D1669077

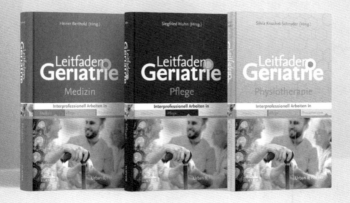

*Silvia Knuchel-Schnyder (Hrsg.)*

Leitfaden Geriatrie Physiotherapie

Silvia Knuchel-Schnyder (Hrsg.)

# Leitfaden
# Geriatrie
# Physiotherapie

## Interprofessionelles Arbeiten in Medizin, Pflege, Physiotherapie

**1. Auflage**

**In Zusammenarbeit mit:**
Heiner K. Berthold
Siegfried Huhn

**Mit Beiträgen von:**

Simone Albert, Heiner K. Berthold, Pia Fankhauser, Martina Fröhlich, Karin Gampp Lehmann, Agnes Görny, Nicola Greco, Stefanie Gstatter, Siegfried Huhn, Catharina Kissler, Evelin Klein, Silvia Knuchel-Schnyder, Barbara Köhler, Monika Leuthold, Brigitte Marthaler Büsser, Daniel Passweg, Constance Schlegl, Cornelia Christine Schneider, Sandra Signer, Yvette Stoel, Ruth Weiss-Trachsel

## ELSEVIER

Elsevier GmbH, Hackerbrücke 6, 80335 München, Deutschland
Wir freuen uns über Ihr Feedback und Ihre Anregungen an books.cs.muc@elsevier.com

ISBN        978-3-437-45381-6
eISBN       978-3-437-29898-1

**Alle Rechte vorbehalten**
1. Auflage 2020
© Elsevier GmbH, Deutschland

**Wichtiger Hinweis für den Benutzer**

Therapeuten, Ärzte und Forscher müssen sich bei der Bewertung und Anwendung aller hier beschriebenen Informationen, Methoden, Wirkstoffe oder Experimente stets auf ihre eigenen Erfahrungen und Kenntnisse verlassen. Bedingt durch den schnellen Wissenszuwachs insbesondere in den medizinischen Wissenschaften sollte eine unabhängige Überprüfung von Diagnosen und Arzneimitteldosierungen erfolgen. Im größtmöglichen Umfang des Gesetzes wird von Elsevier, den Autoren, Redakteuren oder Beitragenden keinerlei Haftung in Bezug auf jegliche Verletzung und/oder Schäden an Personen oder Eigentum, im Rahmen von Produkthaftung, Fahrlässigkeit oder anderweitig, übernommen. Dies gilt gleichermaßen für jegliche Anwendung oder Bedienung der in diesem Werk aufgeführten Methoden, Produkte, Anweisungen oder Konzepte.

**Für die Vollständigkeit und Auswahl der aufgeführten Medikamente übernimmt der Verlag keine Gewähr.**

Geschützte Warennamen (Warenzeichen) werden in der Regel besonders kenntlich gemacht (®). Aus dem Fehlen eines solchen Hinweises kann jedoch nicht automatisch geschlossen werden, dass es sich um einen freien Warennamen handelt.

**Bibliografische Information der Deutschen Nationalbibliothek**

Die Deutsche Nationalbibliothek verzeichnet diese Publikation in der Deutschen Nationalbibliografie; detaillierte bibliografische Daten sind im Internet über http://www.dnb.de/ abrufbar.

20  21  22  23  24          5  4  3  2  1

Bei Patienten und Berufsbezeichnungen wurde die grammatikalisch maskuline oder feminine Form gewählt. Selbstverständlich sind in diesen Fällen immer alle Geschlechter gemeint.

Planung: Elisa Imbery, München
Projektmanagement: Ines Mergenhagen, München
Herstellung: Felicitas Hübner, München
Redaktion: Michaela Mohr/Michael Kraft, mimo-booxx | textwerk., Augsburg
Abbildungsmangement: Marlene Meier, München
Covergestaltung: Stefan Hilden, hildendesign.de
Covermotiv: © HildenDesign unter Verwendung von Bildern von NewAfrica, Chinnapong, wavebreakmedia: Shutterstock.com
Umschlagherstellung: SpieszDesign, Neu-Ulm

Aktuelle Informationen finden Sie im Internet unter www.elsevier.de.

# Vorwort

Kaum eine andere klinische Disziplin hat eine so große fachliche Breite wie die Geriatrie. Die Versorgung geriatrischer Patienten lebt deshalb auch von der interdisziplinären und interprofessionellen Zusammenarbeit der Berufsgruppen der Ärzt*innen, der Pflege, der Physiotherapeut*innen und Angehörige weiterer Fachberufe.

Aus diesem Gedanken ist die Idee entstanden, einen dreibändigen Leitfaden für die gesamte Geriatrie und alle Professionen zu erstellen. Der vorliegende Band „Physiotherapie" wird flankiert von den weiteren Bänden „Pflege" und „Medizin". Alle drei Bücher haben die gleiche Gliederung. Die Schwerpunktsetzung und Detailtiefe der Themen orientiert sich an den Bedürfnissen der entsprechenden Zielgruppe, was eine zielgruppenbezogene und zugleich interdisziplinäre und interprofessionelle Herangehensweise gewährleistet.

Das Buch bietet praxisnahe, kompakt aufbereitete Informationen zum Gebrauch am Point of Care, d. h. zum Beispiel am Patientenbett im Krankenhaus, in der geriatrischen Teambesprechung oder im Pflegeheim.

Ein Herzstück dieser Leitfaden-Reihe sind sog. Blickpunkt-Kästen. Sie stehen für die interprofessionellen Zusammenhänge und sollen den Weg ebnen, die Sichtweise der anderen Berufsgruppen zu verstehen und für sich nutzbar zu machen. Die Schwerpunkte der ergotherapeutischen Behandlung werden ebenso in Blickpunkt-Kästen zusammengefasst und vervollständigen die therapeutischen Behandlungsmöglichkeiten.

Im therapeutischen Bereich richtet sich dieses umfassende Nachschlagewerk an Physio- und Ergotherapeut*innen, die nicht den Zugang zu einem spezialisierten geriatrischen Zentrum haben, aber in ihrem Berufsalltag regelmäßig mit betagten Patienten arbeiten und ihnen in ihrer Praxis, im Akutkrankenhaus, im Pflegeheim oder zu Hause eine umfassende interdisziplinäre Therapie anbieten möchten – und sich für die umfassende Prävention und Therapie bei älter werdenden Menschen einsetzen.

Meine Danksagung gilt vor allem den beiden Herausgebern der Bände „Medizin" (Prof. Dr. med. Heiner K. Berthold) und „Pflege" (Siegfried Huhn) für die gute Zusammenarbeit und die Unterstützung bei diesem Leitfaden „Physiotherapie".

Ein besonderes Dankeschön meinen Autor*innen, die es ermöglicht haben, in jedem Bereich die aktuellen, praxisnahen und evidenten Therapieleitlinien abzubilden. Elisa Imbery danke ich für das kritische Gegenlesen und die Unterstützung bei der Zusammenarbeit mit den Autor*innen, Herrn Michael Kraft für die Redaktion, die mit einer Geduld und Ruhe erfolgte, die alle Hektik vergessen ließ und Frau Ines Mergenhagen für die Endspurtarbeit und Topkoordination als Hüterin des Zeitmanagements.

Liebe Kolleg*innen, ich wünsche Ihnen eine spannende Lesezeit und hoffe, dass wir Sie mit diesem Werk für die umfassende interprofessionelle Behandlung unserer älter werdenden Patient*innen begeistern können.

Anmerkungen und Verbesserungsvorschläge helfen, das Wissen aktuell zu halten. Daher freuen sich Herausgeberin, Autor*innen und der Verlag über entsprechende Rückmeldungen (E-Mail: silvia@knuchel-schnyder.ch und books.cs.muc@elsevier.com).

*Utzenstorf/Schweiz, im Juni 2020*
Silvia Knuchel-Schnyder

# Autorenverzeichnis

**Simone Albert**
Co-Leitung Therapien
Universitäre Altersmedizin
FELIX PLATTER
Burgfelderstr. 101 CH - 4055 Basel,
Dozententätigkeit an versch.
Fortbildungsinstitutionen
*Fortbildungen:* MAS Gerontologie,
Bobath-Instruktorin (IBITA
anerkannt), CAS-MS-Lehrthera-
peutin, FBL Functional-Kinetics-
Therapeutin

**Prof. Dr. med. Heiner K. Berthold**
M.Sc. Facharzt für Innere Medizin
und Geriatrie, Facharzt für Klinische
Pharmakologie, Ernährungsmedizin,
Ärztliches Qualitätsmanagement,
Hygienebeauftragter Arzt, ABS-
Experte, M.Sc. Medizinische
Biometrie/Biostatistik, apl. Prof.
an der Universität Bonn Chefarzt
der Klinik für Innere Medizin und
Geriatrie Evangelisches Klinikum
Bethel Schildescher Str. 99, D - 33611
Bielefeld und Chefarzt der Abt.
für Innere Medizin, HIV- und
Suchtbehandlung Zentrum für
Behindertenmedizin, Krankenhaus
Mara Maraweg 21, D - 33617 Bielefeld

**Pia Fankhauser**
Physiotherapeutin HF Inhaberin
Physiotherapie geriamobil In
den Lettenreben 15 CH - 4104
Oberwil Ehemalige Präsidentin a. i.
Physioswiss
Mitglied Kantonsparlament Basel-
Landschaft 2006–2019 *Fortbildungen:*
Weiterbildung in Sturzprophylaxe

**Martina Fröhlich**
Physiotherapeutin MSc Praxis
Physioaktiv Dr.-Alfred-Klar-Str.
18 A - 4400 Steyr Physiotherpeutin
in freier Praxis; Dozentin FH
Steyr, Dozentin für Demenz

und Validation *Fortbildungen:*
Masterstudium Demenz; zertifizierte
Validationspresenter; Motogeragogin,
Motopädagogin

**Karin Gampp Lehmann**
Physiotherapeutin BSc Stabstelle
Dysphagie Physiotherapie
Bahnhofplatz Belp GmbH
Bahnhofstr. 11 CH - 3123 Belp Leitung
Qualitätszirkel für Dysphagie und
für periphere Fazialisparese, Schweiz
Externe Dozentin FH Pflege, Bern,
Schweiz *Fortbildungen:* abgeschlossen
Ausbildung in kraniosakraler Osteo-
pathie, Bobath, F.O.T.T., kraniofaziale
Therapie, Dysphagie, Neurodynamics,
Motor Learning, Manuelle Therapie.

**Mag. iu Agnes Görny**
Leiterin Ressort Medizinrecht bei
Physio Austria
Physio Austria, Bundesverband der
PhysiotherapeutInnen Österreichs
Lange Gasse 30/1 A - 1080 Wien
Juristin mit Spezialisierung
Medizinrecht; Abschluss
an der Universität Wien
Rechtswissenschaftliche Fakutät;
Zusatzdiplom im Medizinrecht der
Universität Wien; ehem. juristische
Referentin im Gesundheitsministerium
und juristische Auskunftsperson
für den Psychotherapiebeirat beim
BMG. Seit 2003 Leiterin des Ressorts
Medizinrecht bei Physio Austria; seit
2008 Dozentin an der Fachhochschule
„FH Campus Wien" im Bereich
„Recht für Gesundheitsberufe"
und „Gesundheitswesen und
Gesundheitsökonomie" *Fortbildungen:*
zahlreiche Publikationen v.a. in
Medien des Berufsverbands Physio,
Austria; Vortragstätigkeit im Bereich
Medizinrecht und Datenschutz
im Gesundheitswesen; laufende
Fortbildungen im juristischen Bereich

**Nicola Greco**
Physiotherapeut Msc. in
Kardiorespiratorischer Physiotherapie
(Medizinische Universität Graz)
Leitung Therapie Innere Medizin-
Pneumologie
UniversitätsSpital Zürich
Physiotherapie Ergotherapie
Gloriastr. 25
CH - 8091 Zürich
Dozent Innere Organe und Gefässe
an der Zürcher Hochschule für
Angewandte Wissenschaften/CH
*Fortbildungen:* Diploma of Advanced
Studies DAS in Bewegungs- und
Sporttherapie „Innere Erkrankungen"
EHSM, Certificate of Advanced
Studies CAS in Bewegungs- und
Sporttherapie „psychische
Erkrankungen" EHSM, Diplom als
Herztherapeut SAKR, Zertifikat als
Physiotherapeut mit Zusatzausbildung
in Pulmonaler Rehabilitation IGPTR.

**Stefanie Gstatter**
Physiotherapeutin B. A. Kliniken
Südostbayern AG Cuno-Niggl-Str. 3
83278 Traunstein *Fortbildungen:*
manuelle Lymphdrainage und
physikalische Ödemtherapie, Bobath,
Zercur Geriatrie Grund- und
Aufbaumodule, Physiotherapie in
Palliative Care, Aquafitness-Trainer

**Siegfried Huhn**
BScH; MPH; Fachkrankenpfleger
f. Geriatrische Rehabilitation
und Gerontopsychiatrie und
für Psychosomatische und
Psychotherapeutische Medizin;
Gesundheitswissenschaftler
und -Pädagoge, Dipl. Sozialfachwirt
Pflegeberatung Hagelberger Str. 46
10965, Berlin,
Arbeitsschwerpunkte: Klinische
Pflege und Präventologie; Gewalt in
Pflegebeziehungen; Psychosomatik
und Psychoedukation
Lehraufträge: Deutsches Zentrum
f. Neurogenerative Erkrankungen/
DZNE | Ernst Moritz Arndt

Universität Greifswald | Dementia
Care Management, Theologische
Hochschule Friedensau | Gesundheits-
und Pflegewissenschaft

**Catharina Kissler, BSc. MA**
Ergotherapeutin  In der Klausen 17A
A - 1230 Wien  Österreich
Ergotherapeutische Leitung
interdisziplinäres Zentrum für
Gangsicherheit SicherGehen –
SturzAdé, Referentinnentätigkeit für
den Krankenanstaltenverband Wien
KAV, das Kuratorium der Wiener
Pensionistenwohnhäuser KWP, das
Wiener Hilfswerk und Physio, Austria
Vortagstätigkeit bei Kongressen
sowie an der Fachhochschule St.
Pölten  1. Platz beim Förderpreis der
Gesundheitsberufekonferenz 2014
mit dem Projekt „Alltagsorientiertes
Gangsicherheitraining im Setting
Pensionistenhaus"

**Evelin Klein**
Physiotherapeutin  Bereichsleitung
Physikalische Therapie KH
Trostberg der Kliniken Südostbayern
Siegerthöhe 1  D - 83308 Trostberg
Übungsleiter: Rheuma, Fibromyalgie
und Seniorensport  *Fortbildungen:*
Bobath, kraniosakrale Therapie,
Manuelle Therapie, MLD

**Silvia Knuchel-Schnyder**
Physiotherapeutin BSc
Physiotherapie (klinisch tätig in den
Bereichen Neurologie, Geriatrie und
Schwindel)  Bürgerspital Solothurn
Schöngrünstr. 42  Ch - 4500, Solothurn
Dozentin für Schwindel an der FH
Physiotherapie Bern, Dozentin im
In- und Ausland für Sturzpräventions-
und Schwindelkurse für
Physiotherapeut*innen, Mitarbeit in
nationalen Sturzpräventionskonzepten
*Fortbildungen:* Aus- und Weiterbildungen
in Erwachsenendidaktik, Bobath,
PANat, PNF, Motor Learning, CIMT,
Spiraldynamik, Manuelle Therapie,
Schwindel, Gleichgewicht, geriatrische

Themen (Sturz, Multimorbidität, Demenz, Training im Alter, Parkinson etc.), kognitive Verhaltenstherapie, Schmerzen verstehen, CAS-Behandlung von Patienten mit MS

**Prof. Dr. rer. medic. Barbara Köhler**
Praxis für Beckenboden-Gesundheit
Mühlegasse 25 CH - 8001
Zürich Dozentinnentätigkeiten:
Berner Fachhochschule BFH
(Masterstudiengang), Zürcher
Hochschule für Angewandte
Wissenschaften ZHAW
(Weiterbildung CAS)

**Monika Leuthold**
Physiotherapeutin MAS Teamleiterin
Universitäre Klinik für Akutgeriatrie
Stv. Leitung Physiotherapie Stadtspital
Waid Tièchestra. 99 CH - 8037
Zürich Physiotherapie Neftenbach
CH - 8413 Neftenbach
Fachbereichsleiterin Gerontologie/
CH, Physiotherapie/CH; Dozentin
an der ZHAW Physiotherapie,
Winterthur/CH *Fortbildungen:*
abgeschlossene Ausbildung in
MAS Sports Physiotherapy, CAS
klinische Expertise in geriatrischer
Physiotherapie, Bobath Grundkurs
und Bobath Advanced Kurs,
F.O.T.T Grundkurs, Grundkurs
Schwindelphysiotherapie

**Brigitte Marthaler Büsser**
Physiotherapeutin FH Praxisinhaberin
Physio Elfenau Elfenauweg 52
CH - 3006 Bern MAS in Gerontologie,
Altern: Lebensgestaltung 50 +,
Training und Prävention 80 +

**Dr. med. Daniel Passweg**
Schwerpunkt operative Gynäkologie
und Urogynäkologie Chefarzt-
tellvertreter Stadtspital Waid
und Triemli, Standort Triemli
Birmensdorferstr. 497 CH - 8063
Zürich Leitung interdisziplinäres

Beckenbodenzentrum Stadtspital
Triemli/Frauenklinik

**Constance Schlegl, MPH**
Freiberuflich tätige Physiotherapeutin
in Wien Projektkoordinatorin
Masterlehrgang Neurophysiotherapie
an der Donauuniversität
Krems Präsidentin Physio,
Austria Bundesverband der
PhysiotherapeutInnen Österreichs
Lange Gasse 30/1 A - 1080 Wien
*Fortbildungen:* Gangstörungen und
Sturz, Schwindel, Geriatrisches
Assessment, Public Health Studium

**Cornelia Christine Schneider**
Dipl.-Physiotherapeutin MSc Health
Sciences Beraterin im psychosozialen
Bereich SGfB Pflegezentrum
Entlisberg Paradiesstr. 45 CH - 8038
Zürich *Fortbildungen:* lymphologische
Physiotherapie, F.O.T.T., FDM
Typaldos, integrative Faszientherapie,
musikbasierte Altersarbeit

**Sandra Signer**
Physiotherapeutin, MAS in Managed
Health Care Co-Leitung Therapien
Universitäre Altersmedizin
FELIX PLATTER Burgfelderstr. 101
CH - 4055 Basel Instruktorin PANat
*Fortbildungen:* Bobath, FOTT,
FDT, Manuelle Therapie, diverse
neurologische Fortbildungen
Diverse Dozententätigkeiten an der
Berner Fachhochschule Gesundheit,
Mitglied Interessengemeinschaft
Physiotherapie Neurorehabilitation
IGPTR-N

**Yvette Stoe MAS ZFH**
Klinische Spezialistin Lymphologie
Kantonsspital Winterthur Institut
für Therapien und Rehabilitation
Brauerstr. 15, Postfach 834 CH - 8401
Winterthur *Fortbildungen:* MAS
Management in Physiotherapie,
Schwerpunkt lymphologische

Physiotherapie; CAS klinische
Expertise in lymphologischer
Physiotherapie

**Ruth Weiss-Trachsel**
Physiotherapeutin FH, MAS
Neurologie  Praxis Physiozug

Luzernerstr. 48 CH - 6330 Cham
Dozentin Berner Fachhochschule
Studiengang BSc PHY  Murtenstr. 10
CH - 3008 Bern *Fortbildungen:* Bobath,
PANat, MS, Gangsicherheit/Sturz/
Schwindel

# Abkürzungsverzeichnis

## A

| | |
|---|---|
| **A.** | Arteria |
| **AABT** | Aachener Aphasie-Bedside-Test |
| **AAL** | Ambient/Active Assisted Living |
| **AAPV** | allgemeine ambulante Palliativversorgung |
| **AAT** | Aachener Aphasie-Test |
| **ABI** | Knöchel-Arm-Index (Ankle Brachial Index) |
| **ABS** | Antibiotic Stewardship |
| **ACA** | American College of Cardiology |
| **ACBT** | Active Cycle of Breathing |
| **ACp** | Advanced Care Planning |
| **ACR** | American College of Rheumatology, Albumin/Kreatinin-Quotient |
| **AD** | Alzheimer-Erkrankung, autogene Drainage |
| **ADH** | antidiuretisches Hormon |
| **ADL** (auch: ATL) | Aktivitäten des täglichen Lebens (Activities of Daily Living) |
| **AGAST** | Arbeitsgruppe Geriatrisches Assessment |
| **AHA** | American Heart Association |
| **AHRE** | Atrial High-rate Episodes |
| **AIHDA** | Amsterdam Inventory for Auditory Disability and Handicap |
| **Ak** | Antikörper |
| **AKD** | Acute Kidney Disease |
| **AKI** | Acute Kidney Injury |
| **AKT** | Alters-Konzentrations-Test nach Gatterer |
| **ALL** | akute lymphatische Leukämie |
| **ALS** | amyotrophe Lateralsklerose |
| **ALT** | Alanin-Aminotransferase |
| **AM** | Arzneimittel |
| **AMD** | altersabhängige/-bedingte Makuladegeneration |
| **AM-RL** | Arzneimittel-Richtlinie |
| **ANA** | antinukleäre/r Antikörper |
| **ANELT** | Amsterdam Nijmegen Everyday Language Test |
| **ANV** | akutes Nierenversagen |
| **AO** | Arbeitsgemeinschaft für Osteosynthesefragen |
| **a.-p.** | anterior-posterior |
| **AP** | alkalische Phosphatase, Angina pectoris |
| **ARI** | akute respiratorische Insuffizienz |
| **ARNI** | Angiotensin-Rezeptor-Neprilysin-Inhibitor |
| **ASPA** | Aachener Sprachanalyse |
| **AST** | Aspartat-Aaminotransferase, Apraxia-Screening aus TULIA |
| **ASVG** | Allgemeine Sozialversicherungsgesetz (Österreich) |
| **AT** | Augentropfen |
| **ATS** | Antithrombosestrümpfe |
| **AU** | Arbeitsunfähigkeit |
| **AU-RL** | Arbeitsunfähigkeits-Richtlinie |
| **AVP** | Arginin-Vasopressin |
| **AZ** | Allgemeinzustand |

## B

| | |
|---|---|
| **BÄK** | Bundesärztekammer |
| **BAI** | Beck Anxiety Inventory |
| **BAP** | Knochen-AP |
| **BB** | Blutbild |
| **BBG** | Beckenbodengymnastik |
| **BBS** | Berg Balance Scale |
| **BCC** | Basalzellkarzinome |
| **BCM** | Körperzellmasse |
| **BDI** | Beck-Depressionsinventar |
| **bds.** | beidseits, beidseitig |
| **BES** | Balance Evaluation Systems |

| | |
|---|---|
| **BfArM** | Bundesinstitut für Arzneimittel und Medizinprodukte |
| **BGA** | Blutgasanalyse |
| **BHS** | Blut-Hirn-Schranke |
| **BI** | Barthel-Index |
| **BIA** | bioelektrische Impedanzanalyse |
| **BiAS** | Bielefelder Aphasie Screening |
| **BMD** | Bone Mineral Density |
| **BMI** | Body-Mass-Index |
| **BMS** | Bare Metal Stent (Metall-Stent) |
| **BODS** | Bogenhausener Dysphagie-Score |
| **BoNT** | Botulinum-Neurotoxin |
| **BOT** | basal unterstützte orale Therapie |
| **BPH** | benigne Prostatahyperplasie |
| **BPLS** | benigner paroxysmaler Lagerungsschwindel |
| **BPSD** | Behavioral and Psychological Symptoms of Dementia |
| **BRMS** | Bech-Rafaelsen-Melancholie-Skala |
| **BSG** | Blutkörperchensenkungsgeschwindigkeit, Bundessozialgericht |
| **BtM** | Betäubungsmittel |
| **BtMG** | Betäubungsmittelgesetz |
| **BtMVV** | Betäubungsmittel-Verschreibungsverordnung |
| **BWS** | Brustwirbelsäule |
| **BZ** | Blutzucker |
| **BZD** | Benzodiazepin/e |
| **BZgA** | Bundeszentrale für gesundheitliche Aufklärung |

## C

| | |
|---|---|
| **CAM** | Confusion Assessment Method |
| **CAP** | ambulant erworbene Pneumonie, Community-acquired Pneumonia, kryptogene axonale Polyneuropathie |
| **CAT** | COPD Assessment Test |
| **CCS** | Canadian Cardiovascular Society |
| **CCT** | Uhrentest (Clock-Completion-Test) |
| **CDAD** | Clostridium-difficile-assoziierte Diarrhö |
| **CDI** | Clostridium-difficile-Infektion |
| **CERAD** | Consortium to Establish a Registry for Alzheimer's Disease |
| **CFS/ME** | chronisches Erschöpfungssyndrom/myalgische Enzephalomyelitis |
| **CFU** | koloniebildende Einheit, Colony Forming Unit |
| **CGA** | (umfassendes) geriatrisches Assessment (Comprehensive Geriatric Assessment) |
| **CHr** | Corpuscular Hemoglobin Content (Concentration) of the Reticulocytes |
| **CIAT** | Constraint-induced Aphasia Therapy |
| **CK** | Kreatinkinase |
| **CKD** | chronische Nierenerkrankung (Chronic Kidney Disease) |
| **Cl** | Clearance |
| **CLL** | chronische lymphatische Leukämie |
| **CML** | chronische myeloische Leukämie |
| **CMML** | chronische myelomonozytäre Leukämie |
| **CMV** | Cytomegalovirus |
| **COMT** | Catechol-O-Methyltransferase |
| **COPD** | chronisch obstruktive Lungenerkrankung (Chronic Obstructive Pulmonary Disease) |
| **cP** | Centipoise |
| **CRP** | C-reaktives Protein |
| **CRT** | kardiale Resynchronisationstherapie/n |
| **CT** | Computertomografie, konventionelle Insulintherapie |
| **CTPA** | CT-Pulmonalisangiografie |

| | | | | |
|---|---|---|---|---|
| **CTSIB** | Clinical Test for Sensory Interaction in Balance | | **DSM** | Diagnostic and Statistical Manual of Mental Disorders |
| **CVI** | chronisch venöse Insuffizienz | | **DVO** | Dachverband Osteologie e.V. |

**D**

| | |
|---|---|
| **d** | Tag/e |
| **db HL** | Decibel Hearing Level |
| **DCS** | Diagnostikum für Zerebralschädigung |
| **DD** | Differenzialdiagnosen |
| **DDD** | Defined Daily Dose, definierte Tagesdosis |
| **DEMMI** | De Morton Mobility Index |
| **DES** | Drug-eluting Stent |
| **DGAZ** | Deutsche Gesellschaft für Alterszahnmedizin |
| **DGG** | Deutsche Gesellschaft für Geriatrie |
| **DGI** | Dynamic-Gait-Index |
| **DGU** | Deutsche Gesellschaft für Unfallchirurgie |
| **DHEA** | Dehydroepiandrosteronacetat |
| **DHI** | Dizziness Handicap Inventory |
| **DHS** | dynamische Hüftschraube |
| **DK** | Dauerkatheter |
| **DKG** | Deutsche Krankenhausgesellschaft |
| **DM** | Dermatomyositis, Diabetes mellitus |
| **DMARD** | Disease-modifying Antirheumatic Drugs |
| **DNQP** | Deutsches Netzwerk für Qualitätsentwicklung in der Pflege |
| **DNR** | do not resuscitate |
| **DOS** | Delirium Observatie Screening |
| **DPH** | Diphenhydramin |
| **DPNP** | diabetische Polyneuropathie |
| **DRG** | diagnosebezogene Fallgruppen. Diagnosis Related Groups |
| **DRU** | digitale rektale Untersuchung |
| **DSA** | digitale Subtraktionsangiografie |

| | |
|---|---|
| **DXA** | Osteodensitometrie (Dual-Energy-X-ray-Absorptiometrie) |

**E**

| | |
|---|---|
| **EBM** | einheitlicher Bewertungsmaßstab |
| **ECW** | extrazelluläres Wasser |
| **EF** | Ejektionsfraktion |
| **EFAS** | Essener Fragebogen Alter und Schläfrigkeit |
| **eGFR** | geschätzte (estimated) glomeruläre Filtrationsrate |
| **EMG** | Elektromyografie |
| **EPMS** | extrapyramidalmotorische Bewegungsstörung/en |
| **EPUAP** | European Pressure Ulcer Advisory Panel |
| **ESI** | Emergency Severity Index |
| **ESS** | Epworth-Schläfrigkeitsskala |
| **ETS** | Esslinger Transfer-Skala |
| **EULAR** | European League Against Rheumatism |

**F**

| | |
|---|---|
| **FAC** | Functional Ambulation Categories |
| **FDD** | Fragebogen zur Depressionsdiagnostik |
| **FEES** | Flexible Endoscopic Evaluation of Swallowing |
| **FeM** | freiheitseinschränkende Maßnahme/n |
| **FeNO** | fraktioniertes exhaliertes Stickstoffmonoxid |
| **FES** | Falls Efficacy Scale |
| **FES-I** | Falls Efficacy Scale-International Version |
| **FET** | forcierte Exspirationstechniken |
| **FeV** | Fahrerlaubnisverordnung |
| **$FEV_1$** | Einsekundenkapazität |
| **FFM** | fettfreie Masse |
| **FFMI** | Fettfreie-Masse-Index |

| | |
|---|---|
| **FFP** | Fragility Fractures of the Pelvis |
| **FGA** | Functional Gait Assessment |
| **FIM™** | Functional Independence Measure |
| **FKJ** | Feinnadel-Katheter-Jejunostomie |
| **fl** | Femtoliter |
| **FM** | Fettmasse |
| **fMRT** | funktionelle Magnetresonanztomografie |
| **FR** | Functional Reach Test |
| **FRB** | Frührehabilitations-Barthel-Index |
| **FRI** | Frührehabilitationsindex |
| **FRIDs** | Fall Risk Increasing Drugs |
| **FSH** | follikelstimulierendes Hormon |
| **FSME** | Frühsommer-Meningoenzephalitis |
| **FSSt** | Four Step Square Test |
| **FTLD** | frontotemporale lobäre Demenz/en |
| **FUO** | Fieber ungeklärter Ursache |
| **FVC** | forcierte Vitalkapazität |

**G**

| | |
|---|---|
| **G-AEP** | Grundlage für die Beurteilung der Notwendigkeit stationärer Behandlungen (German Appropriate Evaluation Protocol) |
| **GAS** | Goal Attainment Scale |
| **G-BA** | Gemeinsamer Bundesausschuss |
| **GBS** | Guillain-Barré-Syndrom |
| **GCS** | Glasgow Coma Scale |
| **GDH** | Glutamatdehydrogenase |
| **GDS** | geriatrische Depressionsskala |
| **GEM** | Geriatric Evaluation and Management |
| **GFR** | glomeruläre Filtrationsrate |
| **GH** | Wachstumshormon (Growth Hormone) |
| **GI** | gastrointestinal |
| **GIA** | geriatrische Institutsambulanz/en |

| | |
|---|---|
| **GIT** | Gastrointestinaltrakt |
| **GKV** | gesetzliche Krankenversicherung |
| **GN** | Glomerulonephritis |
| **GNP** | Gesellschaft für Neuropsychologie |
| **GUSS** | Gugging Swallowing Screen |

**H**

| | |
|---|---|
| **h** | Stunde/n |
| **HA** | Hämagglutinin |
| **HADS** | Hospital Anxiety and Depression Scale |
| **HAM-A** | Anxiety Rating Scale |
| **HADS** | Hamilton Depression Rating Scale |
| **HAP** | nosokomial erworbene Pneumonie (Hospital-acquired Pneumonia) |
| **HAPA** | Health Action Process Approach |
| **Hb** | Hämoglobin |
| **HCQ** | Hydroxychloroquin |
| **HDRS** | Hamilton Depression Rating Scale |
| **HeilM-RL** | Heilmittel-Richtlinie |
| **HeimAufG** | Heimaufenthaltsgesetz (Österreich) |
| **HF** | Herzfrequenz |
| **HHIE** | Hearing Handicap Inventory for the Elderly |
| **HHS** | Harris Hip Score |
| **HI** | Herzinsuffizienz |
| **Hib** | Haemophilus influenzae Typ b |
| **HIIT** | hochintensives Intervalltraining |
| **HIT** | Home Intervention Team, heparininduzierte Thrombozytopenie, High Intesity Interval |
| **HKP-RL** | Häusliche Krankenpflege-Richtlinie |
| **HME** | Heat and Moisture Exchanger |
| **HPT** | Hämatopneumothorax, Hyperparathyreoidismus |
| **HR-CT** | hochauflösende Computertomografie |

| | | | |
|---|---|---|---|
| **hrMRT** | hochauflösende Magnet-resonanztomografie | **IOF** | International Osteoporosis Foundation |
| **HWI** | Harnwegsinfektion | **IPS** | idiopathisches |
| **HWS** | Halswirbelsäule | | Parkinson-Syndrom |
| **HWZ** | Halbwertzeit | **IPSS** | internationaler |
| **Hz** | Hertz | | Prostata-Symptomen-Score |
| **HZV** | Herzzeitvolumen | **IR** | Insulinresistenz |
| | | **i. S.** | im Serum, im Sinn/e |
| **I** | | **ISAR** | Identification Of Seniors At Risk |
| **IADL** | instrumentelle Aktivitäten des täglichen Lebens (Instrumental Activities of Daily Living) | **IST** | Intelligenz-Struktur-Test |
| | | **ITS** | Intensivstation, intensivierte Therapie |
| **i. Allg.** | im Allgemeinen | **i. U.** | im Urin |
| **IBM** | Einschlusskörperchenmyositis | **i. v.** | intravenös |
| **ICB** | intrazerebrale Blutung | **J** | |
| **ICD** | implantierbare Kardioverter/Defibrillator (International Statistical Classification of Diseases and Related Health Problems) | **J.** | Jahr/e |
| | | **K** | |
| | | **KAI** | Kurztest für Allgemeine Intelligenz |
| | | **KDIGO** | Kidney Disease – Improving Global Outcome Initiative |
| **ICF** | internationale Klassifikation der Funktionsfähigkeit, Behinderung und Gesundheit (International Classification of Functioning, Disability and Health) | **KG** | Körpergewicht, Krankengymnastik |
| | | **KH** | Krankenhaus |
| | | **KHK** | koronare Herzkrankheit |
| | | **KHSG** | Krankenhausstrukturgesetz |
| | | **KI** | Kontraindikation/en |
| **ICIQ UI SF** | International Consultation on Incontinence Questionnaire for Urinary Incontinence Short Form | **KIT** | Kopfimpulstest |
| | | **KO** | Körperoberfläche |
| | | **KOOS** | Knee Injury and Osteoarthritis Outcome Score |
| **ICS** | inhalatives Kortikosteroid, International Continence Society | **KSU** | klinische Schluckuntersuchung |
| | | **KUS** | Kompressionsultraschall |
| **ICT** | intensivierte konventionelle Insulintherapie | **KV** | Kassenärztliche Vereinigung |
| **ICW** | intrazelluläres Wasser | **KVG** | Krankenversicherungsgesetz (Schweiz) |
| **IDDSI** | International Dysphagia Diet Standardisation Initiative | **KZBV** | Kassenzahnärztliche Bundesvereinigung |
| **i. d. R.** | in der Regel | | |
| **IE** | internationale Einheit | **L** | |
| **IfSG** | Infektionsschutzgesetz | **l** | Liter |
| **IGF-I** | Insulin-like Growth-Factor I | **LABA** | langwirksames Betamimetikum |
| **IMC** | Intermediate Care | **LAMA** | langwirksamer Muskarinantagonist |
| **IMT** | Inspiratory Muscle Trainer | | |

| | | | |
|---|---|---|---|
| **LCRS** | Living Conditions Rating Scale | **MDE** | Major Depression (Major Depressive Episode) |
| **LDH** | Laktat-Dehydrogenase | **MDRD** | Modification of Diet in Renal Disease |
| **LE** | Lupus erythematodes, Lungenembolie | **MDS** | myelodysplastisches Syndrom |
| **LEF** | Leflunomid | | |
| **LH** | luteinisierendes Hormon, Luteinisierungshormon | **mEBT** | modifizierter Evans Blue Test |
| **Lj.** | Lebensjahr/e | **MFS** | Miller-Fisher-Syndrom |
| **LK** | Lymphknoten | **MGUS** | monoklonale Gammopathie unklarer Signifikanz |
| **LOT** | Langzeit-$O_2$-Therapie | | |
| **LPS** | Leistungsprüfungssystem, Lindop Parkinson's Disease Mobility Assessment | **MI** | Myokardinfarkt |
| | | **min** | Minute/n |
| | | **MLD** | manuelle Lymphdrainage |
| **LQ** | Lebensqualität | **MM** | malignes Melanom (schwarzer Hautkrebs) |
| **LR** | Lateral Reach Test | | |
| **LTOT** | Langzeitsauerstofftherapie | **MMN** | multifokale motorische Neuropathie |
| **LUTS** | Symptome und Beschwerden des unteren Harntrakts (Lower Urinary Tract Symptomes) | **MMST** | Mini-Mental-Status-Test |
| | | **MNA** | Mini Nutritional Assessment |
| **LV** | linksventrikulär | **MOCA** | Montreal Cognitive Assessment |
| **LVH** | linksventrikuläre Hypertrophie | | |
| | | **Mon.** | Monat/e |
| **LWS** | Lendenwirbelsäule | **MPN** | myeloproliferative Neoplasie |
| | | **MRGN** | multiresistente gramnegative Stäbchen |
| **M** | | | |
| **MADR** | Montgomery-Asberg Depression Rating Scale | **MRSA** | multiresistente Staphylococcus-aureus-Stämme |
| **MADRE** | Mannheimer Traumfragebogen | **MRT** | Magnetresonanztomografie |
| **MAI** | Medication Appropriateness Index | **MS** | multiple Sklerose |
| | | **MSA** | Multisystematrophie |
| **MAO** | Monoaminooxidase | **MTPS** | medizinische Thromboseprophylaxestrümpfe |
| **MCH** | mittleres korpuskuläres Hämoglobin | | |
| | | **MTS** | Manchester Triage System, medizinische Thromboseprophylaxestrümpfe |
| **MCHC** | mittlere korpuskuläre Hämoglobin-Konzentration | | |
| | | **MTX** | Methotrexat |
| **MCI** | Mild Cognitive Impairment | **mU** | Milli-Unit/s |
| | | **MUPS** | magensaftresistente Pellets (Multiple Unit Pellet System), Münchner Parasomniescreening |
| **MCID** | Minimally Clinical Important Difference | | |
| **MCP** | Metoclopramid | | |
| **MCV** | mittleres korpuskuläres Volumen | **MUST** | magensaftresistente Pellets Malnutrition Universal Screening Tool |
| **MDC** | Minimal Dedectable Change | | |
| **MD** | Medizinischer Dienst, Makuladegeneration | **MVC** | Maximal Voluntary Contraction |

## N

| | |
|---|---|
| NA | Neuraminidase |
| NAI | Nürnberger-Alters-Inventar nach Oswald und Fleischmann |
| NANDA | North American Nursing Diagnosis Association |
| NBI | neues Begutachtungsinstrument |
| NDD | National Dysphagia Diet |
| NERD | NSAR-Exacerbated Respiratory Disease |
| NET | Neglect-Test |
| NGS | nasogastrale Sonde |
| NI | Niereninsuffizienz |
| NICE | National Institute for Health and Clinical Excellence |
| NIHSS | National Institutes of Health Stroke Scale |
| NIV | nichtinvasive Beatmung |
| NLG | Nervenleitgeschwindigkeit |
| NMH | niedermolekulare/s Heparin/e |
| NMR | Kernspinresonanz (Nuclear Magnetic Resonance) |
| NMS | nicht motorische/s Symptom/e |
| NMSC | weißer Hautkrebs (Non Melanoma Skin Cancer) |
| NNH | Nasennebenhöhle/n |
| NNR | Nebennierenrinde |
| NNT | Number Needed to Treat |
| NOAK | neue orale Antikoagulanzien |
| NPH | Normaldruckhydrozephalus |
| NPWT | Vakuumtherapie (Negative Pressure Wound Therapy) |
| NRS | numerische Ratingskala, Nutritional Risk Screening |
| NSAR | nichtsteroidale Antirheumatika |
| NTx | Nierentransplantation |
| Nü-BZ | Nüchtern-Blutzucker(wert) |
| NVL | Nationale Versorgungsleitlinie/n |
| NW | Nebenwirkung/en |
| NYHA | New York Heart Association |

## O

| | |
|---|---|
| OAB | überaktive Blase (Overactive Bladder) |
| OAK | orale Antikoagulation |
| OE, OEX | obere Extremität |
| ÖGD | Ösophagogastroduodenoskopie |
| oGTT | oraler Glukosetoleranz-Test |
| OK | Oberkörper |
| OÖS | oberer Ösophagussphinkter |
| OPMD | okulopharyngeale Muskeldystrophie |
| OPS | Operationen- und Prozedurenschlüssel |
| OS | Oberschenkel |
| OSAS | obstruktives Schlafapnoe-Syndrom |
| ÖS | Ösophagussphinkter |
| OSG | oberes Sprunggelenk |
| OTC | Over the Counter (Drug) |

## P

| | |
|---|---|
| PACS | Picture Archiving and Communication System |
| PAL | Physical Activity Level |
| PAS | Penetrations-spirations-Skala |
| pAVK | periphere arterielle Verschlusskrankheit |
| PCI | perkutane Koronarintervention |
| PCT | Procalcitonin |
| PEB | Plasmaeiweißbindung |
| PEF | exspiratorischer Spitzenfluss |
| PEG | perkutane endoskopische Gastrostomie |
| PEJ | perkutane endoskopische Jejunostomie |
| PEM | Protein Energy Malnutrition |
| PEMU | pflegerische Erfassung von Mangelernährung und deren Ursachen in der stationären Langzeit-/Altenpflege |
| PET | Positronenemissionstomografie |

| | |
|---|---|
| **pg** | Piktogramm |
| **PID** | Potentially Inappropriate Doctors |
| **PIM** | potenziell inadäquate Medikation/en (Potentially Inappropriate Medications) |
| **PIP** | Potentially Inappropriate Patients |
| **Pkt.** | Punkt/e |
| **PM** | Polymyositis |
| **PNF** | propriozeptive neuromuskuläre Fazilitation |
| **PNP** | Polyneuropathie/n |
| **PNS** | paraneoplastische Störungen/Syndrome |
| **p.o.** | per os, peroral |
| **POMA** | Performance-oriented Mobility Assessment |
| **PPA** | primär progressive Aphasie |
| **PPI** | Protonenpumpeninhibitor |
| **PPPD** | Persistent Postural Perceptual Dizziness |
| **PS** | Parkinson-Syndrom/e |
| **PSA** | persönliche Schutzausrüstung |
| **PSD** | Post-Stroke-Depression |
| **PSG** | Pflegestärkungsgesetz |
| **PSP** | progressive supranukleäre Blickparese |
| **PSQI** | Pittsburgh-Schlafqualitätsindex |
| **PT** | Physiotherapie, Physiotherapeut/in |
| **PTH** | Parathormon |
| **PTHrP** | Parathormon-related Protein |
| **PTS** | postthrombotisches Syndrom |

**Q**

| | |
|---|---|
| **QCT** | quantitative Computertomografie |
| **QUS** | quantitativer Ultraschall |

**R**

| | |
|---|---|
| **RA** | rheumatoide Arthritis |
| **RANKL** | Receptor Activator of NF-κB-Ligand |

| | |
|---|---|
| **RAW** | relative antiphlogistische Wirkung |
| **RCT** | randomisierte kontrollierte Studie |
| **RDW** | Erythrozytenverteilungsbreite (Red Cell Distribution Width) |
| **RF** | Risikofaktor/en |
| **RG** | Rasselgeräusch/e |
| **RM** | Repetition Maximum |
| **RMW** | relative mineralokortikoide Wirkung |
| **ROM** | Range of Motion |
| **RR** | Riva-Rocci |
| **RSI** | Regensburger Insomnieskala |
| **RT-PCR** | Reverse-Transkriptase-Polymerase-Kettenreaktion |
| **RWT** | Regensburger Wortflüssigkeitstest |

**S**

| | |
|---|---|
| **s** | Sekunde/n |
| **SAB** | Subarachnoidalblutung |
| **SAPV** | spezialisierte ambulante Palliativversorgung |
| **SBMA** | spinobulbäre Muskelatrophie |
| **s.c.** | subkutan |
| **SCC** | kutanes Plattenepithelzellkarzinom (Squamous Cell Carcinoma) |
| **SCPT** | Treppensteigtest (Stair Climb Power Test) |
| **SD** | Standardabweichung/en, Schilddrüse |
| **SEM** | Standard Error Measurement |
| **SERM** | selektive/r Östrogenrezeptormodulator/en |
| **SGA** | Subjective Global Assessment |
| **SGB** | Sozialgesetzbuch |
| **SGS** | strukturierte geriatrische Schulung |
| **SHT** | Schädel-Hirn-Trauma |
| **SIADH** | Syndrom der inadäquaten ADH-Sekretion (Schwartz-Bartter-Syndrom) |

| | | | | |
|---|---|---|---|---|
| **UBG** | Unterbringungsgesetz (Österreich) | | **VOR** | vestibulookulärer Reflex |
| **UE, UEX** | untere Extremität | | **VRS** | verbale Ratingskala |
| **UÖS** | unterer Ösophagussphinkter | | **VZV** | Varizella-Zoster-Virus/en |

**V**

| | |
|---|---|
| **UPDRS** | Unified Parkinson Disease Rating Scale |
| **US** | Unterschenkel, Ultraschall |
| **u.v.m.** | und vieles mehr |

**V**

| | |
|---|---|
| **V.** | Vena |
| **$V_D$** | Verteilungsvolumen |
| **v. a.** | vor allem |
| **V. a.** | Verdacht auf |
| **VAP** | beatmungsassoziierte Pneumonie (Ventilator-associated Pneumonia) |
| **VAS** | visuelle Analogskala |
| **VFSS** | Videofluoroscopic Swallowing Study |
| **VHF** | Vorhofflimmern |
| **VKA** | Vitamin-K-Antagonisten |
| **VLMT** | Verbaler Merk- und Lernfähigkeitstest |

**W**

| | |
|---|---|
| **WAIS** | Wechsler Adult Intelligence Scale |
| **WK** | Wirbelkörper |
| **WM** | Wirkmechanismus |
| **Wo.** | Woche/n |
| **WOMAC** | Western Ontario and McMaster Universities Osteoarthritis Index |
| **WS** | Wirbelsäule |
| **WST** | Wassertest |
| **WW** | Wechselwirkung/en |

**Z**

| | |
|---|---|
| **ZEKO** | Zentrale Ethikkommission |
| **z. N.** | zur Nacht |
| **Z. n.** | Zustand nach |
| **ZNS** | zentrales Nervensystem |
| **ZVD** | zentraler Venendruck |
| **ZVK** | zentraler Venenkatheter |

# Abbildungsnachweis

Der Verweis auf die jeweilige Abbildungsquelle befindet sich bei allen Abbildungen im Werk am Ende des Legendentextes in eckigen Klammern. Alle nicht besonders gekennzeichneten Grafiken und Abbildungen © Elsevier GmbH, München.

**F217-004**   Ahmed N et al.: Frailty: An Emerging Geriatric Syndrome. In: The American Journal Of Medicine. Volume 120, Issue 9, Pages 748–753, Elsevier, 2007/Stefan Dangl, München

**F1030-001**   Warden V et al.: Development and Psychometric Evaluation of the Pain Assessment in Advanced Dementia (PAINAD) Scale. In: Journal of the American Medical Directors Association, Volume 4, Issue 1, Pages 9–15. Elsevier. January–February 2003

**F1049**   Schwarzer R, Lippke S, Luszczynska A: Mechanisms of health behavior change in persons with chronic illness or disability: The Health Action Process Approach (HAPA). In: Rehabilitation Psychology, American Psychological Association, Aug 1, 2011

**H117-001**   Schädler S: Stimmgabeltest-128 Hertz. In: physiopraxis. Volume 10, Issue 6, Georg Thieme Verlag KG, 2012

**L141**   Stefan Elsberger, Planegg

**L231**   Stefan Dangl, München

**M614**   Prof. Dr. Wolfgang Rüther, Hamburg

**M1022**   Silvia Knuchel-Schnyder, Utzenstorf

**M1043**   Stefanie Gstatter, Ruhpolding

**W193**   Statistisches Bundesamt, Wiesbaden

# Inhaltsverzeichnis

# I Der alte Mensch

# 1 Veränderungen im Prozess des Alterns

*Martina Fröhlich, Silvia Knuchel-Schnyder, Hans Böhme, Evelyn Franke, Siegfried Huhn und Andreas Kutschke*

# 1.1 Altersbilder

*Silvia Knuchel-Schnyder und Siegfried Huhn*

Altersbilder schaffen oder beeinflussen die Realität, an der sich das charakteristische Verständnis vom Alter einzelner Personen und innerhalb der Gesellschaft begründet und orientiert. Altersbilder drücken nicht nur Annahmen darüber aus, was Altsein bedeutet oder nicht, sondern wecken auch Erwartungen daran, wie das Alter und der alte Mensch sein oder nicht sein sollten. Sie enthalten Normwissen, Bewertungen und emotionale Interpretationen. Daraus resultieren Meinungen, Einstellungen und die Behandlung alter Menschen.

Es ist äußerst schwierig, die **Normalität des Alters** zu erfassen und die Komplexität der Wirklichkeit des Alters in ein Altersbild zu bringen. Es überwiegen häufig negative Assoziationen, insbesondere Hinfälligkeit und Pflegebedarf. Im kognitiv-psychischen Bereich werden dem Alter insbesondere das Nachlassen geistiger Fähigkeiten, demenzielle Entwicklungen, Unzufriedenheit und Inflexibilität zugeordnet. Bei Widerspruch durch alte Menschen wird oftmals unreflektiert von Altersstarrsinn gesprochen. Positive Aspekte wie Reife, Gelassenheit, Wissen und Lebensweisheit, Zufriedenheit und Freude am Dasein werden auch von professionellen Akteuren seltener gesehen.

Die Verwirklichung von Entwicklungsmöglichkeiten im Alter kann durch Altersbilder, welche Stärken und Kompetenzen des Alters nicht reflektieren, erheblich erschwert werden. Dies zum einen, wenn Menschen ihre eigenen Fähigkeiten und Fertigkeiten unterschätzen und bestehende Chancen nicht ergreifen, zum anderen, wenn Menschen infolge ihres Alters Möglichkeiten vorenthalten werden (Berner et al. 2012; Sachverständigenkommission 2010).

**Altersbilder und Gesundheit:** Altersbilder können sich prägend auf die Lebensgestaltung, auf Normen und Erwartungen des Alters auswirken. Sie bestimmen möglicherweise mit, wie sich das persönliche Altern und das Alter entwickeln, welche Werte und Rechte der alte Mensch für sich annimmt und welche Möglichkeiten durch die Umwelt für ihn bereitstehen. Im Zusammenspiel mit biologischen und soziobiografischen Faktoren haben bestimmende Altersbilder somit einen Anteil an der Lebensqualität, der Gesundheit und dem Gesundheitsverhalten, der Krankheitserwartung und Krankheitsbewältigung sowie der Lebensentwicklung der Altersphase. Insbesondere können sie mitbestimmend sein, wie Alterspathologien empfunden und ob gesundheitsfördernde und präventive Maßnahmen wahrgenommen werden.

**Gesellschaftliche und institutionelle Altersbilder:** Gesellschaftliche Altersbilder manifestieren eine Sicht auf das Alter und auf alte Menschen, die zumeist defizitorientiert geprägt ist und das Älterwerden und Altsein mit einem zunehmenden Verlust an Gesundheit und Wohlbefinden assoziiert. Auch moralische Vorstellungen, wie alte Menschen sein sollen, werden in gesellschaftlichen Altersbildern transportiert und können der Heterogenität der alten Menschen nicht gerecht werden. Institutionelle Altersbilder können so weit beeinflussen, dass sich die gesundheitliche Versorgung, insbesondere in den Bereichen Gesundheitsförderung, Prävention und Rehabilitation, geringer darstellt als bei jüngeren Gruppen. Institutionelle Altersbilder legen in den jeweiligen Institutionen (Krankenhaus, Pflegeheim, Krankenkasse usw.) Maßstäbe und Handlungsanweisungen für die gesundheitliche Versorgung fest. Die Umgangsformen alten Menschen gegenüber und die Einbeziehung in Entscheidungsprozesse sowie die Förderung von Selbstwirksamkeit hängen in hohem Maße von den Altersbildern der verantwortlichen Akteure und den Vorstellungen, die in den Teams der Institution vorherrschen, ab (BMG 2012).

Gängige Einteilungen der Altersgruppen:
- „Junge Alte", „drittes Lebensalter": 65- bis 85-Jährige
- „Alte Alte", „viertes Lebensalter": ≥ 85 J (Böhm et al. 2009)

## 1.1.1 Gesellschaft des langen Lebens

Die höhere Lebenserwartung ist multifaktoriell begründet, Altern ist eine Mischung aus genetischer Disposition und Umwelteinflüssen. Die Entwicklungen in der allgemein- und der notfallmedizinischen Versorgung sowie die technischen Errungenschaften, die zu Verbesserungen und Gesundheitserhaltung am Arbeitsplatz und vielen persönlichen Lebensbereichen geführt haben, haben direkt und indirekt zur Verlängerung der allgemeinen Lebenserwartung beigetragen.

Die Lebenserwartung von neugeborenen Mädchen liegt heute in Deutschland bei 82,4 Jahren, die der Jungen bei 77,17 Jahren. Bei Erreichen des 80. Lebensjahres werden Frauen heute im Durchschnitt noch 8,97 Jahre, die 80-jährigen Männer noch 7,65 Jahre leben. Die Mehrheit der Menschen in Westeuropa kann davon ausgehen, nach dem Ausscheiden aus dem Erwerbsleben noch viele Jahre ein Leben, das sie frei gestalten können, bei guter Gesundheit, hohem Leistungsvermögen und Aktivitätspotenzial vor sich zu haben.

### Grenzen des Alters und Multipathologie

Die begrüßenswerten Fortschritte führen jedoch auch dazu, dass sich in der Gesellschaft des langen Lebens nicht nur die positiven Möglichkeiten des Alters zeigen, sondern auch die Grenzen des Alters und die möglichen Auswirkungen eines langen Lebens mit Multimorbidität, Behinderung und Pflegebedarf. Gleichzeitig mit den positiven Errungenschaften wird sehr wahrscheinlich auch die Anzahl der chronisch kranken und pflegebedürftigen Menschen steigen. Und diese werden trotz multipler Pathologien deutlich länger leben, als das noch in der vorherigen Generation der Fall war (Sachverständigenkommission 2010).

Bei geriatrischen Patienten besteht ein höheres Risiko für Komplikationen, Folgekrankheiten und die Chronifizierung von Erkrankungen mit Verlust an Selbstständigkeit und Alltagsbewältigung.

### Freizeitwert und Freizeitgestaltung

Die Erwerbsarbeit hat den Tageslauf in Arbeit und Freizeit eingeteilt. Diese Struktur geht vorübergehend verloren.

Die eigenen Fähigkeiten einzusetzen, diese der Umwelt zur Verfügung zu stellen und so Anerkennung zu bekommen, ist ein existenzielles Grundbedürfnis aller Menschen. In der Freiwilligenarbeit haben ältere Menschen die Möglichkeit, ihre Kompetenzen in eine sozial anerkannte Tätigkeit weiterhin einzubringen, wodurch zum Teil die frühere Anerkennung durch den Beruf ersetzt wird. Etwa ein Drittel der alten Menschen bekleidet ein zeitintensives festes Ehrenamt. Etwa ein Fünftel der alten Menschen geht einer ehrenamtlichen Tätigkeit bis ins hohe Alter nach.

Soziale Aktivitäten, wie persönliche Kontakte, Veranstaltungen und Unterhaltungen sind für die Zufriedenheit und die Gesundheit im Alter von großer Bedeutung. Die Beziehungen zu nahestehenden und emotional wichtigen Personen bekommen Vorrang. Mit zunehmendem Alter und möglichen Mobilitätseinschränkungen verlieren außerhäusliche Aktivitäten teilweise an sinnstiftender Bedeutung und es findet ein Rückzug auf innerhäusliche Aktivitäten und passive Beschäftigungen wie Fernsehen, Radio, Zeitunglesen statt. Diese passiven Aktivitäten bieten eine stabilisierende Konstante im Leben des älteren Menschen. Vor diesem Hintergrund ist erklärbar, dass auch ältere Menschen mit höherer passiver Freizeitbeschäftigung und geringen Außenkontakten nicht unmittelbar eine größere Unzufriedenheit in ihrem Alter erleben. Vielmehr arrangieren sich die älteren Menschen so in der Bewertung der Abnahme aktiver Tätigkeiten und erleben eine gewisse Zufriedenheit in ihrer scheinbaren Inaktivität.

## 1.1.2 Die Bevölkerung in der Bundesrepublik Deutschland

### Altersgruppen und Geschlecht
▶ Abb. 1.1, ▶ Tab. 1.1.

### Bevölkerungsentwicklung
▶ Abb. 1.2.

### Konsequenzen für die Physiotherapie
In Zukunft wird es aufgrund der demografischen Entwicklung zu einer medizinisch-therapeutischen Unterversorgung der hochbetagten erkrankten Menschen kommen. Es bedarf Physiotherapeutinnen, die den älteren Menschen unterstützen beim Wiedererlangen oder Erhalten seiner Mobilität. Dazu werden evidenzbasiertes Fachwissen und Kompetenzen in den zwischenmenschlichen Fähigkeiten nötig sein. Diesen Bedarf gilt es vielfältig abzudecken im präventiven, kurativen, palliativen, rehabilitativen, forschenden und beratenden Bereich.

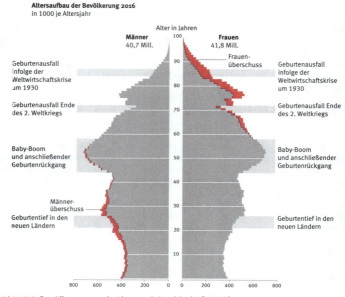

Abb. 1.1 Bevölkerung nach Alter und Geschlecht [W193]

### Tab. 1.1 Das Alter ist weiblich

| Altersgruppe | Frauen [%] | Männer [%] |
|---|---|---|
| Bevölkerung >65 J. | 59,4 | 40,6 |
| Bevölkerung >80 J. | 70,8 | 29,2 |
| Alleinlebende >65 J. | 80,9 | 19,1 |
| Pflegebedarf >65 J. | 74 | 26 |
| Pflegebedarf >80 J. | 81 | 19 |
| Armutsschwelle >80 J. | 87,6 | 12,4 |
| Pflegende Angehörige | 80 | 20 |
| Im Pflegeheim lebend | 78,9 | 21,1 |
| An Demenz erkrankt | 70 | 30 |

Quelle: Schulz 2006; DZA 2016

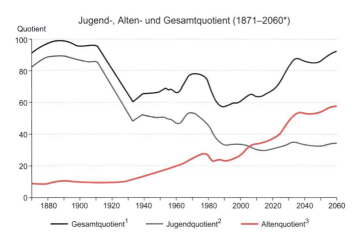

Jugend-, Alten- und Gesamtquotient (1871–2060*)

——— Gesamtquotient[1]  ——— Jugendquotient[2]  ——— Altenquotient[3]

[1] Anzahl Personen unter 20 Jahre und über 65 Jahre je 100 Personen im Alter 20–64 Jahre
[2] Anzahl Personen unter 20 Jahre je 100 Personen im Alter 20–64 Jahre
[3] Anzahl Personen über 65 Jahre je 100 Personen im Alter 20–64 Jahre
* Ab 2019: Ergebnisse der 14. koordinierten Bevölkerungsvorausberechnung des Bundes
und der Länder
Variante 2: Moderate Entwicklung der Fertilität, Lebenserwartung und Wanderung
(langfristiger Wanderungssaldo: 206.000 jährlich)

Datenquelle: Statistisches Bundesamt
Berechnung: Bundesinstitut für Bevölkerungsforschung (BIB)

Abb. 1.2 Jugend-, Alten- und Gesamtquotient in Deutschland, 1871–2060 [W193]

# 1.2 Somatische Veränderungen

*Silvia Knuchel-Schnyder, Andreas Kutschke und Siegfried Huhn*

Altersbedingte Veränderungen an Organen und Systemen sind ein fortlaufender Prozess von der Zeugung bis zum Tod. Die Abgrenzung zwischen physiologischen Alterungsprozessen und Pathologien sind häufig schwierig. Das biologische Alter ist abhängig von genetischer Disposition, Umwelteinflüssen, Lebensführung und den Wechselwirkungen untereinander.

## 1.2.1 Schlafen

### Veränderungen und Störungen

Bei den über 65-Jährigen klagen ca. 60 % über leichte bis starke Insomnien. Frauen sind wesentlich häufiger, über einen längeren Zeitraum und in der Ausprägung stärker von Schlafstörungen betroffen als Männer.

Durch ständigen schlechten Schlaf manifestieren sich Folgeprobleme, die insbesondere bei alten Menschen zu psychischen Beeinträchtigungen bis hin zu einer Depression führen können. Zudem erscheint es vielfach unklar, ob die Schlafstörungen die Ursache oder die Folge des Problems sind (Perrar et al. 2011).

Die **Einschlafzeit** verlängert sich und die Tiefschlafphasen und der REM-Schlaf nehmen ab, es kommt zu vermehrten Schlafunterbrechungen. Die Sekretion schlafassoziierter Hormone verändert sich. Die Folge ist eine geringere **„Schlafeffizienz"**. Tagsüber kommt es zu häufigen kleinen Schlafphasen, den „Nickerchen" zwischendurch, die unkontrolliert durchaus zu einem Problem für den Nachtschlaf werden und zu einer Verschiebung des Tag-Nacht-Rhythmus führen können.

Schlafstörungen über einen längeren Zeitraum, bedingt durch verminderte psychische und körperliche Belastbarkeit, können zu Beeinträchtigungen der Alltagsbewältigung führen. Bedeutend ist eine Zunahme des Sturzrisikos und ein erhöhtes Unfallrisiko beim Autofahren.

Eine Schlafabklärung mittels Schlaftagebuch, subjektiven Einschätzungsskalen, Interviews und Beobachtungen ist nötig zur Evaluation der gezielten Behandlung. In der Physiotherapie können wir die Patienten in einem aktiveren Alltag mit regelmäßiger körperlicher Bewegung unterstützen und somit den Schlaf positiv beeinflussen.

## 1.2.2 Körperliche Funktionen

Die wichtigsten altersbedingten Veränderungen sind in ▶ Tab. 1.2 dargestellt.

## 1.2.3 Körperliche Aktivität

### Alltagsaktivität

Unter Alltagsaktivitäten versteht man jene Aktivitäten, die nötig sind, um den persönlichen Alltag zu bewältigen, insbesondere Haushaltsführung und Freizeitgestaltung.

### Aktivitätseinbußen

Die Abnahme der körperlichen Leistungsfähigkeit beginnt ab dem 30. Lj. und sinkt um ca. 5 % pro Lebensjahrzehnt mit einem stärkeren Abfall ab dem 56.–70. Lj.

## Tab. 1.2 Wichtigste altersbedingte Veränderungen

| Organ/System | Altersbedingte Veränderung | Mögliche Folgen |
|---|---|---|
| **Sinnesorgane Augen Ohren** | • Alterssichtigkeit (Presbyopie)<br>• Linsentrübung<br>• Hochtonverlust (Presbyakusis) | • Verminderte Akkomodation<br>• Abnahme des Sehvermögens<br>• Eingeschränkte Wortdiskrimination bei Hintergrundgeräuschen |
| **Magen-Darm-Trakt** | • Inappetenz und schnelle Sättigung<br>• Verzögerte Darmpassage<br>• Verringerter Defäkationsreflex | • Mangelernährung mit Gewichtsabnahme und fehlenden Nährstoffen<br>• Blähungen, Reizdarm und Obstipation |
| **Hormonsystem** | • Beeinträchtigte Glukosetoleranz<br>• Abnahme Vitamin-D-Absorption und -Aktivierung in der Haut<br>• Abnahme des Blutöstrogenspiegels bei der Frau<br>• Abnahme des Testosteron-Östradiol-Quotienten beim Mann | • Erhöhter Blutzuckerspiegel bei akuten Erkrankungen, u. a. Osteopenie<br>• Wechseljahre/Menopause, u. a. Störungen der Sexualfunktion<br>• Sarkopenie<br>• Osteopenie/Osteoporose |
| **Herz-Kreislauf-System und Atemtrakt** | • Abnehmende Anpassung der Arterien, zunehmender systolischer und diastolischer Blutdruck, aber auch zunehmende Blutdruckamplitude (Abstand zw. syst. und diastol. Wert)<br>• Verzögerte Blutdruckregulation<br>• Einschränkung des Herzschlagvolumens<br>• Abnahme der Lungenelastizität | • Orthostatische Probleme<br>• Erhöhte Herzfrequenz<br>• Max. Sauerstoffaufnahme u. aerobe Kapazität ↓<br>• Veränderte Lungenfunktionsparameter: RV ↑, FVC u. $FEV_1$ ↓<br>• Gasaustausch langsamer, reduzierte Leistungsfähigkeit<br>• Risiko für COPD u. Pneumonie ↑ |
| **Urogenitaltrakt** | • Perzeption von Durst ↑, Perzeption von Sättigung ↑<br>• Muskelzellen im Beckenboden u. Elastizität des Bindegewebes ↓<br>• Harnblasentonus ↑, Kapazität ↓<br>• Niere: glomeruläre Filtrationsrate ↓<br>• Benigne Prostatahyperplasie | • Gefahr der Exsikkose ↑<br>• Häufiger Harndrang, verzögerte Blasenentleerung<br>• Risiko Harninkontinenz<br>• Wasserverlust ↑<br>• Nächtliches Wasserlassen, Harnverhalt<br>• Risiko für Infektionen u. Medikamententoxizität ↑ |

**1**

| Tab. 1.2   Wichtigste altersbedingte Veränderungen *(Forts.)* | | |
|---|---|---|
| **Organ/System** | **Altersbedingte Veränderung** | **Mögliche Folgen** |
| **Blut- und Immunsystem** | • Vermutete Abnahme der Knochenmarkreserve<br>• Funktion der T- u. B-Zellen ↓<br>• Autoantikörper ↑ | • Verminderte Immunantwort<br>• Infektanfälligkeit, Risiko für Tumorerkrankungen u. Autoimmunerkrankungen ↑ |
| **Stütz- und Bewegungsapparat** | • **Muskulatur:** Muskelfasern u. Muskelmasse ↓, Umbau in Fettgewebe ↑, koordinative u. metabolische Leistungskapazität ↓<br>• Abnahme der Dehnbarkeit von Bändern, Sehnen und Muskeln<br>• Abnahme der Beweglichkeit der Gelenke<br>• Abnahme des Mineralstoffgehalts der Knochen | • Kraft ↓ (Sarkopenie, Dynapenie ↑)<br>• Veränderung im Gangbild: Gehgeschwindigkeit u. Schrittlänge ↓, Gangvariabilität ↑ u. längere Doppelstützphase, max. Tritthöhe beim Treppensteigen ↓<br>• Veränderung der Gleichgewichtsstrategien<br>• Sturzgefahr ↑<br>• Beweglichkeit ↓: vermehrte degenerative Sehnenprobleme, Arthrosen<br>• Heilungs- u. Regenerationsfähigkeit ↓<br>• Osteoporose, Risiko für Frakturen ↑ |
| **Nervensystem Sensomotorisches System** | • Abnahme der Ganglienzellen und Neurotransmitter<br>• Abnahme der Phospholipide in der Zellmembran<br>• Beeinträchtigung der Rezeptorenfunktion<br>• Veränderungen der Muskelspindel | • Nervenleitgeschwindigkeit ↓<br>• Aufnahme schädlicher Substanzen ↑<br>• Glukoseaufnahme ↓<br>• Gleichgewichtsstrategien (verminderte Fußstrategien u. Schutzschritte) ↓<br>• Gangvariabilität, Sturzgefahr bei Dual-task ↑ |

Mit dem Auftreten gesundheitlicher Probleme bzw. akuter Ereignisse geht zumeist ein Rückschritt der körperlichen Aktivitäten einher. Teilweise geschieht dies aus der Angst heraus, den körperlichen Anforderungen nicht gewachsen zu sein oder auch nach einem akuten belastenden Ereignis wie z. B. einem Sturz, um weitere Stürze zu vermeiden. Die Angst, den Anforderungen des schnellen Geschehens im Straßenverkehr nicht mehr zu genügen, führt häufig dazu, dass die Teilnahme reduziert wird. Damit geht dann ein tatsächlicher Rückgang der körperlichen Leistung einher, der zu weiteren Einschränkungen führt. Ein Großteil der alten Menschen schränkt die körperlichen Aktivitäten so weit ein, dass diese kaum mehr über Alltagsaktivitäten innerhalb der Wohnung hinausgehen.

## Körperliches Training/Sportaktivität

Mit zunehmendem Alter nimmt das Risiko, an einer chronischen Erkrankung zu erkranken, zu. Es besteht ein bedeutender Zusammenhang zwischen physischer Inaktivität, tiefer Kardiovaskulärer Fitness und einer bestehenden chronischen Erkrankung.

Bei den ≥ 75 J. erreichen nur noch 15 % das vorgeschlagene Training pro Woche:
- 150 min moderates Ausdauertraining aufgeteilt auf 5 d
- Krafttraining 2–3 ×
- Gleichgewichtstraining ≥ 3 × (nach: DHHS Physical Activity Guidelines 2008)

Grundsätzlich hat sich die sportliche Aktivität in der Gruppe der Personen über 65 Jahre im Vergleich mit früheren Untersuchungen deutlich erhöht. Dabei werden Spaß an Bewegung, Erhalt körperlicher Fitness und Gesundheitsprävention als Gründe genannt. Zur Prävention wird Personen ab dem 50. Lj. ein regelmäßiges Bewegungs- und Muskeltraining empfohlen. Beim erkrankten alten Menschen gilt ein individuell gesteigertes Training als evident. Motto: **„Jeder Schritt mehr zählt."**

## 1.2.4 Ernährung

Essen und Trinken sind überwiegend als Routinen an Rituale und soziale Funktionen gebunden. Bei der „Singularisierung" im Alter werden diese Routinen oft aufgegeben. Dadurch kann es zu einer Vernachlässigung der Selbstfürsorge bei der Ernährung kommen. Andere Probleme liegen in der Nahrungsbeschaffung und der Nahrungsauswahl, die besonders bei alten Menschen mit Einschränkungen in den ADL einhergehen.

### Nahrungsbedarf

Der Bedarf an Nährstoffen bleibt im Alter konstant, während der Bedarf an Energie abnimmt. Für alte Menschen werden deshalb Lebensmittel mit hoher Nährstoffdichte (vitamin- und mineralstoffreich) statt energiereicher Lebensmittel empfohlen. Kalorienbedarf rund 500–600 weniger im Alter, aber nicht < 1200 kcal/d.

### Ernährungsstatus

Für alte Menschen hat die BMI-basierte Einteilung eine andere klinische Relevanz als für jüngere Menschen. Ältere Menschen profitieren von einem leichten Übergewicht, weshalb als Grenze für **Untergewicht ein BMI < 20 kg/m$^2$** angenommen wird und der Bereich BMI **25–30 kg/m$^2$ nicht zwingend als Übergewicht** anzusehen ist (WHO).

**Altersanorexie:** Abnahme der Hungersignale gehen einher mit gleichzeitiger Zunahme von Sättigungssignalen. Abnehmende Geruchswahrnehmung und Geruchssinn beeinflussen das Essverhalten. Zusätzlich wird eine Abnahme des zentralen Essensantriebs, der hormonell reguliert wird, diskutiert.

**Adipositas:** Tritt bei älteren Menschen derzeit häufiger auf als bei jüngeren. Der Anteil der 60- bis 75-Jährigen mit Adipositas lag im Jahre 2013 bei über 20 % und nahm mit dem 75. Lj. wieder leicht ab.

**Adipöse Sarkopenie** (bzw. sarkopene Adipositas) bedeutet ein erhöhter BMI bei verminderter Muskelmasse und erhöhtem Fettanteil.

### Flüssigkeitsversorgung

Das Durstempfinden nimmt im Alter ab, gleichzeitig kommt es aufgrund endokrinologischer Altersveränderungen in der Niere dazu, dass die Ausscheidung harnpflichtiger Substanzen mit größeren Wassermengen vonstattengeht, was zusätzlich einen Wasserverlust bedeutet. Deshalb besteht für alte Menschen bei ohnehin reduziertem Körperwassergehalt ein hohes Dehydratationsrisiko (Huhn 2009).

**Zu bedenken in der Physiotherapie**
- Bei vorhandenen oder erwartbaren Ernährungsproblemen soll eine fachgerechte Ernährungsberatung und eine multimodale Intervention erfolgen.
- Ein guter Ernährungszustand ist die Voraussetzung für ein körperliches Training und den erwünschten Muskelzuwachs.

**Blickpunkt Pflege**
**Die Mundhygiene ist im Alter wichtig**
- Paradontitis ist unter den Senioren am weitesten verbreitet.
- Paradontitis zeigt Wechselwirkungen zu allgemeinmedizinischen Erkrankungen (Diabetes, Herz-Kreislauf etc.).
- Fäulnisprozesse führen zu Keimverschleppung in den ganzen Organismus, der Zusammenhang zwischen schlechter Mundhygiene und Pneumonie ist belegt.

## 1.2.5 Sexualität

Sexualität ist nicht an Alter gebunden, wenngleich das Alter auch hier Veränderungen mit sich bringt. So nimmt die sexuelle Aktivität im höheren Lebensalter ab, verliert sich jedoch beim überwiegenden Teil der alten Menschen nicht ganz. Frauen sind in ihrem Sexualverhalten mehr als Männer an eine feste Partnerschaft gebunden.
Alters- und krankheitsbedingte Störungen sowie die Medikation können die sexuelle Aktivität deutlich beeinflussen. Dabei müssen nicht die Sexualorgane selbst betroffen sein. Nahezu alle gesundheitlichen Probleme können die sexuelle Appetenz oder deren Erleben negativ beeinflussen. Inkontinenz führt oft zu Scham- und Ekelerleben und einem Rückzug aus der aktiven Sexualität. Demenzerkrankungen können zu einer Abschwächung wie zu einer Hyperstimulation führen.

# 1.3 Psychische Veränderungen

*Silvia Knuchel-Schnyder und Siegfried Huhn*

## 1.3.1 Angst, Depression und Suizidalität

### Angst
Sobald sich im Alter körperliche Einschränkungen und Leistungsminderung zeigen, wird häufig die Angst vor hoher Abhängigkeit benannt und es schwingt die Angst mit, anderen zur Last zu fallen. Bei Sturzangst wird häufig der Bewegungsradius eingeschränkt. Bei Leistungseinbußen auf kognitiver Ebene entstehen Ängste durch verminderte Anpassungsleistungen oder Orientierungsprobleme und führen bei beginnender Demenzerkrankung oft zu Panikattacken oder Verhaltensänderungen. Angststörungen können zum sozialen Rückzug, zur Einengung der Lebensbezüge und zu depressiver Freudlosigkeit führen. Bei fehlenden Bewältigungsstrategien kann es zu einem Substanzmissbrauch (Alkohol, Schlafmittel) kommen.

### Depression
„Depression" oder „depressives Syndrom" sind Überbegriffe für Krankheitsbilder, die mit einer anhaltenden gedrückten Stimmung und Verminderung von Antrieb und Aktivität einhergehen.

Das Erscheinungsbild der Depression ist durch drei Symptombereiche gekennzeichnet:

- **Affektive Symptome:** innere Leere, Bedrücktheit, Freud- und Gefühllosigkeit, Unfähigkeitserleben, Hoffnungs- und Perspektivlosigkeit, Angst und Schuldgefühle, Grübeln, eingeengtes Denken, Konzentrationsverlust, Pessimismus
- **Antrieb, Psychomotorik:** Antriebsarmut, Alltagsaufgaben mühevoll, Vernachlässigung von Pflichten, der Alltag ist von hoher Anstrengung geprägt, mangelhafte Körperpflege
- **Vegetative Symptome:** Appetitmangel, veränderte Nahrungsauswahl (Schokolade), körperliche Sensationen wie Atemnot, Herzrasen, Parästhesien, Ein- und Durchschlafstörungen, funktionelle Magen-Darm-Beschwerden, Schwindel, Schwäche

Geriatrische Syndrome und chronische Schmerzen können Auslöser für eine Depression sein. Depressive Syndrome werden bei etwa 30 % der hospitalisierten geriatrischen Patienten angenommen. Unbehandelt erhöht sich durch die Depression das Risiko dauerhafter Pflegebedürftigkeit.

### Suizidalität

Die Inzidenz von Suiziden nimmt im höheren Alter kontinuierlich zu. Das liegt jedoch nicht an der höheren Zahl von Suizidversuchen, sondern an der Vulnerabilität alter Menschen, die dazu führt, dass Versuche häufiger erfolgreich sind als bei jüngeren Menschen. Suizidversuche im Alter treten fast ausschließlich im Rahmen psychischer Erkrankungen auf, wobei die Depression, Abhängigkeitserkrankungen (Alkohol) und schizophrene Psychosen dominieren. Männer führen häufiger Suizide durch als Frauen.

## 1.3.2 Somatoforme Störungen

Somatoforme Störung ist ein Überbegriff für Krankheitsbilder, bei denen körperliche Beschwerden im Vordergrund stehen, für die nach gründlicher Diagnostik

- keine ausreichende somatische Ursache gefunden werden kann,
- die mindestens ein halbes Jahr andauern oder
- eine relative Beeinträchtigung im Alltag bedeuten.

Typischerweise werden die Beschwerden von den Betroffenen hartnäckig vorgetragen und deren Vorhandensein gegen den negativen Befund nahezu verteidigt. Die Betroffenen entwickeln häufig selbst Diagnosen und neigen zum sog. „Doctor-Hopping".

Die Prävalenz wird mit 5–10 % in der Allgemeinbevölkerung und etwa 20 % in der Hausarztpraxis angegeben (AWMF-Leitlinie). Somatoforme Störungen kommen in jeder Bevölkerungsschicht, bei jedem Bildungsgrad, jedem kulturellen Hintergrund und in jedem Alter vor. Frauen geben häufiger als Männer somatoforme Beschwerden an.

Die häufigsten Erscheinungsformen sind: Schmerzen, Störung der Organfunktionen, Erschöpfung und Müdigkeit.

Bei geriatrischen Patienten mit multiplen Pathologien ist die wichtigste Differenzialdiagnostik die Abgrenzung von organisch begründeten Beschwerdebildern. Medikamentenwirkungen, psychische Erkrankungen, wie depressive Störungen, Angststörungen oder Abhängigkeitskrankheiten, müssen in die Diagnostik einfließen.

# 1.4  Soziale Teilhabe

*Silvia Knuchel-Schnyder, Hans Böhme und Siegfried Huhn*

## 1.4.1 Soziale Isolation/Singularisierung

Die Bedeutung sozialer Kontakte wird für alte Menschen zu einem hohen Wert, da sie Sicherheit und Verlässlichkeit schaffen.

**Soziale Isolation** wird nicht nur unter Quantitätsaspekten (Anzahl der sozialen Kontakte oder Kontaktpartner), sondern auch im Hinblick auf die Qualität sozialer Beziehungen gewertet. Soziale Isolation kann sowohl das Gesundheitsverhalten, den Gesundheitszustand und die Inanspruchnahme von Versorgungseinrichtungen negativ beeinflussen als auch eine Folge von gesundheitlicher Beeinträchtigung sein. Besonders im Falle chronischer Erkrankung mit Mobilitätseinschränkung und bei Pflegebedürftigkeit lassen soziale Kontakte nach.

## 1.4.2 Fahrtauglichkeit

### Grundlagen

Alte Menschen geben das **selbstständige Autofahren** als dringend notwendig an, um ihre persönliche Unabhängigkeit und Mobilität zu erhalten. Der freiwillige oder erzwungene Verzicht auf das Autofahren stellt eine große Befürchtung dar. 38 % der 80- bis 85-Jährigen nutzen heute noch den eigenen Pkw.

Wahrnehmung, Reaktionsfähigkeit und Aufmerksamkeit sind absolute Grundvoraussetzungen, um Sicherheit im Straßenverkehr zu gewährleisten. Bei alten Menschen bestehen häufig Leistungseinbußen unterschiedlicher Ausprägung bei den erforderlichen Teilnahmefähigkeiten. Die heutige Generation der älteren Autofahrer verfügt aber über eine nahezu lebenslange Fahrerfahrung und zeichnet sich durch einen verantwortungsvollen Umgang mit dem Fahrzeug aus. Automatisierte Handlungsabläufe und Fertigkeiten bleiben auch bei älteren Verkehrsteilnehmern i. d. R. abrufbar. Schwierig wird es im Alter, auf Veränderungen zu reagieren (neue Verkehrsführung, andere Verkehrsteilnehmer etc.).

Für die **Fahrtauglichkeit** müssen mehrere Funktionssysteme berücksichtigt werden. Sie ist im Straßenverkehrsgesetz (StVG), in der Fahrerlaubnisverordnung (FeV) und in den Begutachtungsleitlinien zur Kraftfahreignung der Bundesanstalt für Straßenwesen geregelt.

### Regelungsinhalt zur Fahrtauglichkeit

Wenn Tatsachen bekannt werden, die Bedenken gegen eine Fahrtauglichkeit begründen, wird die zuständige Straßenverkehrsbehörde tätig. Ohne **ärztliche Begutachtung** wird also keine Fahrerlaubnis entzogen, es sei denn, es liegt ein Strafvergehen vor, das regelmäßig mit dem Entzug der Fahrerlaubnis verbunden ist, wie z. B. eine Trunkenheitsfahrt.

Während in vielen anderen Staaten ab einem Mindestalter, z. B. ab 65 oder 70 Jahre eine medizinische Begutachtung zur Feststellung der Fahrtauglichkeit vorgeschrieben ist, wird das in Deutschland (noch) nicht verlangt.

### Was tun, wenn der Patient nicht will?

Wenn ärztlicherseits die Fahruntauglichkeit festgestellt wird und der Patient dennoch weiterhin Auto fahren will, bleibt alles Weitere grundsätzlich dem Patienten überlassen. Auf keinen Fall dürfen Ärzte oder Pflegepersonen die Polizei oder die

Straßenverkehrsbehörde ohne Weiteres von sich aus informieren. Dies verbietet sich in Deutschland aus Gründen der strafbewehrten Schweigepflicht, des Kompetenzverhältnisses zum ärztlichen Dienst und des Kompetenzverhältnisses im Arbeitsrecht.

In Gesundheitsberufen besteht eine umfassende Schweigepflicht hinsichtlich der Person des Patienten und all seiner Eigenschaften, insbesondere hinsichtlich seiner Erkrankungen und damit auch der Fahrgeeignetheit. Der behandelnde Arzt hat eine Interessenabwägung vorzunehmen und zunächst alle möglichen zusätzlichen Vorkehrungen zu treffen, andere Anzeigeerstatter machen sich strafbar!

# 1.5 Multimorbidität

*Silvia Knuchel-Schnyder und Siegfried Huhn*

Unter Multimorbidität ist ein Zustand zu verstehen, bei dem eine Person zwei oder mehr akute oder chronische Erkrankungen aufweist. Dabei müssen keine kausalen Zusammenhänge zwischen den Erkrankungen oder Beschwerden bestehen und keiner der Erkrankungen wird eine größere Bedeutung beigemessen als den anderen. Es werden alle gesundheitlichen Probleme gleichermaßen betrachtet und es können dann in Anpassung an die Gesamtsituation der Patienten entsprechende Schwerpunkte gesetzt werden.

Im Unterschied hierzu wird bei der **Komorbidität** davon ausgegangen, dass auf eine bestimmte Erkrankung, der sogenannten **„Indexerkrankung"**, andere Erkrankungen folgen. In diesem Fall wird das Krankheitsaufkommen hierarchisch betrachtet.

## 1.5.1 Altersspezifika

Mit zunehmendem Alter steigt die Wahrscheinlichkeit für das Vorliegen mehrerer chronischer Krankheiten. Es zeigt sich eine vermehrte Krankheitsanfälligkeit, eine längere Erkrankungsdauer und eine Verlängerung der Rekonvaleszenzperioden. Die gesundheitliche Situation alter Menschen ist daher durch die Gleichzeitigkeit von akutem Krankheitsgeschehen, Mehrfacherkrankung und Chronizität gekennzeichnet, die öfter zu bleibenden körperlichen Einschränkungen führen.

## 1.5.2 Prävalenz

Die Patienten in Hausarztpraxen weisen inzwischen in bis zu 80 % der Fälle multiple Erkrankungen auf. Die Prävalenz wird bei den > 65-Jährigen in Studien mit 55–98 % angegeben und bei den > 80-Jährigen mit etwa 80 %. Es wird über eine höhere Multimorbidität bei Frauen als bei Männern berichtet.

Personen aus unterprivilegierten Schichten, mit niedrigem Bildungsgrad und Einkommen sowie geringer Gesundheitskompetenz sind häufiger und im Schnitt 15 J. früher von Multimorbidität betroffen (Muth et al. 2014).

Für die Erkrankungen wurden folgende häufige Kombinationen identifiziert (Muth et al. 2014):

- Kardiovaskuläre und metabolische Erkrankungen (metabolisches Syndrom)
- Angsterkrankungen, Depression und weitere psychische Erkrankungen
- Neuropsychiatrische und gerontopsychiatrische Erkrankungen

**1**

**Expansion of Morbidity:** Es wird davon ausgegangen, dass sich durch die verbesserte Medizin und Pflege die Krankheiten besser kontrollieren lassen und sich somit die Lebenserwartung erhöht, jedoch zum Preis eines schlechteren Gesundheitszustandes. Das bedeutet, dass die mit chronischer Krankheit einhergehende Lebensphase länger wird. Dadurch müsste das Gesundheitssystem immer mehr Anstrengungen unternehmen, Kranke zu versorgen, und die Kranken selbst immer mehr Lebensjahre bei schlechter Gesundheit und in Pflegeabhängigkeit verbringen.

Demgegenüber steht die Annahme der **Compression of Morbidity:** Die Vertreter der Kompressionstheorie gehen davon aus, dass sich die zeitliche Dauer der chronischen und Mehrfacherkrankungen durch präventive Maßnahmen verringern wird. Chronische Erkrankungen werden später auftreten und damit in ein höheres Lebensalter verdrängt. Somit verlängert sich gesunde Lebenszeit. Gleichzeitig lassen sich Folgeerkrankungen früher erkennen und belastende Momente der Erkrankungen besser regulieren, wodurch trotz Erkrankung subjektiv ein höheres Gesundheitserleben erreicht wird.

## 1.6  Veränderung der Wahrnehmung

*Silvia Knuchel-Schnyder und Siegfried Huhn*

Wahrnehmungsstörungen, bezeichnet auch als Perzeptionsstörung oder sensorische Integrationsstörung, können in unterschiedlichen Schweregraden altersbedingt oder als Begleitmoment bei anderen Erkrankungen auftreten (zerebral, internistisch etc.)

Von den Altersveränderungen sind alle Sinne betroffen (Sehen, Hören, Riechen, Schmecken, Tasten, kinästhetischer Sinn zum Empfinden von Eigenbewegungen und des Gleichgewichts). Die Leistung der Sinne trägt zu einer guten Lebensqualität bei, während sensorische Leistungsverschlechterungen die Teilhabe am aktiven Leben erschweren und zu einer Minderung der kognitiven Fähigkeiten führen können.

### 1.6.1  Sehen, Hören, Schmecken, Riechen

#### Sehen – visuelle Wahrnehmung

Das Sehen ist der dominanteste Sinn des Menschen. Über 80 % der Informationen erfährt der Mensch über das Auge. Zudem führen sensorische Defizite im Alter zu einer vermehrten visuellen Abhängigkeit. Das Nachlassen der Sehfähigkeit ist meist mit der Angst verbunden, den selbstbestimmten Lebensstil aufgeben zu müssen.

#### Auswirkungen der Veränderungen

**Hell-Dunkel-Adaptation:** Die Pupille reagiert verzögert auf Lichtveränderungen. Beim Übergang von einem dunklen in einen hellen Raum kommt es zu vorübergehendem Blenden, beim umgekehrten Weg zu kurzer Sehunfähigkeit. Da diese Sehstörungen mit Orientierungs- und Sturzrisiko verbunden sind, soll der Startpunkt des Gehens erst nach Anpassung der Sehleistung erfolgen.

**Alterssichtigkeit:** Mit der Abnahme der Akkommodationsmöglichkeit steigt die Entfernung ab der die Sehschärfe einsetzt (ca. 90 cm). Größere Schriftzeichen, Lesebrillen, Lupen und gute Lichtverhältnisse werden nötig. Bei einer vorbestehenden Kurzsichtigkeit werden jetzt zwei Brillen oder Gleitsichtbrillen benötigt.

**Merke**
- Die Umstellung auf Biofokal- oder Gleitsichtbrillen muss trainiert werden, insbesondere bei erhöhter Sturzgefahr.
- Die anderen sensorischen Systeme wie die Propriozeption oder das vestibuläre System müssen zur Kompensation spezifisch trainiert werden, z. B. um Stürze zu vermeiden.

Krankheitsbilder ▶ Kap. 41.

## Hören – auditive Wahrnehmung

Von **Schwerhörigkeit** ist im hohen Alter etwa jeder zweite Mensch betroffen. Degenerative Veränderungen betreffen v. a. das Innenohr und die zentrale Hörbahn. Die Hörstörung tritt überwiegend im Bereich der Hochtonfrequenzen auf. Akustische Reize werden im Gehirn langsamer verarbeitet, sodass mehrere Lautquellen schlechter abgespalten werden können, um sich auf ein Gespräch zu konzentrieren. In Situationen mit vielen Hintergrundgeräuschen sind Hörminderungen besonders problematisch. Mit der Schwerhörigkeit geht oft Misstrauen einher.

**Merke**
- In der Therapie ruhige Umgebung vorziehen.
- In der Gruppentherapie, Schwerhörige direkt neben die Therapeutin.
- Musik in der Gruppentherapie überlegt einsetzen, kann das Sprachverständnis erschweren.
- Zweiergespräch mit Blickkontakt, klar artikulieren, den Mund freilassen.
- Mit dunkler, kräftiger Stimme sprechen, nicht schreien.
- Zeit lassen und nachfragen.
- Einfache Sätze, keine Schachtelung, immer nur eine Information.
- Themenwechsel ankündigen.
- Mit einem Hörgerät wird nie ein 100-prozentiger Ausgleich erreicht.

## Schmecken – gustatorisches System

Ist bei multimorbiden und pflegebedürftigen alten Menschen mit einer Vielzahl von Medikamenten ein häufiges Problem. Dies gilt umso mehr bei vernachlässigter Mundhygiene und bei Rauchern.
**Geschmacksempfinden:** Geschmackserkennungsschwelle sinkt, „sauer" und „bitter" stärker betroffen als „salzig" und „süß". Häufig Appetitlosigkeit, da die Speisen nicht mehr als wohlschmeckend empfunden werden.
**Mundtrockenheit:** Mit der Abnahme der Anzahl der Speicheldrüsen nimmt die Speichelproduktion ab. Andere Begleitfaktoren wie z. B wenig trinken, Flüssigkeitsverlust, mangelnder Mundschluss, Medikamente usw. können zu Mundtrockenheit führen und müssen abgeklärt werden.

## Riechen – olfaktorisches System

Die Wahrnehmung und Erkennungsschwelle für Gerüche sinkt und Geruchskonzentrationen werden schlechter wahrgenommen.
Die Veränderungen im Geschmacks- und Geruchsempfinden tragen mit dazu bei, dass Speisen weniger appetitlich erscheinen.

## 1.6.2 Sensomotorik, vestibuläres System

### Sensomotorik

Das sensomotorische System liefert Informationen zur Körperwahrnehmung über verschiedene Rezeptoren, die auf bestimmte Empfindungen spezialisiert sind (Mechanorezeptoren, Nozizeptoren, Thermorezeptoren, Propriozeptoren).

> **Merke**
> - Abnahme des Vibrationssinns der unteren Extremität führt zu erhöhtem Schwanken im Stehen und verminderter posturaler Kontrolle, das Sturzrisiko nimmt zu.
> - Reduzierte Somatosensorik führt zu einer verzögerten muskulären Reaktion (z. B. veränderte Gleichgewichtsstrategien), die visuelle Abhängigkeit nimmt zu.
> - Nachlassen des Druckempfindens erhöht das Dekubitusrisiko.
> - Reduziertes Tastempfinden führt zu Problemen der Feinmotorik in den Händen und beeinflusst die Alltagsaktivitäten.
> - Schmerzwahrnehmung kann vermindert oder verstärkt sein.

### Vestibuläres System

Das Vestibularorgan nimmt Beschleunigungen in verschiedenen Richtungen war:
- Bogengangsystem: Winkelbewegungen in allen drei Ebenen, z. B. Drehen, Bücken
- Utriculus: horizontale Beschleunigung (Tempo)
- Sacculus: vertikale Beschleunigung (Gravitation, z. B. Hüpfen)

Sturz ▶ Kap. 28, Schwindel ▶ Kap. 29.

> **Merke**
> Altersbedingte Veränderungen des neuronalen Netzwerks sowie des Nichtgebrauchs bei verminderter körperlicher Aktivität führen zu massiven Beeinträchtigungen mit Schwindel, Angst und erhöhtem Sturzrisiko.
> Die Störungen sind meist multifaktoriell und gehen einher mit vielen beitragenden Faktoren (Multimorbidität, Frailty, Medikamente etc.).
> Krankheiten mit Funktionseinbußen des vestibulären Systems sind im Alter gehäuft und können schlechter kompensiert werden.
> → Eine multidimensionale Abklärung mit einer gezielten Therapie ist notwendig.

# 1.7 Veränderung der Kognition

*Martina Fröhlich*

Kognition ist ein Sammelbegriff für die **geistige Aktivität von Menschen.** Kognitive Funktionen sind Funktionen des Gehirns, die das Gedächtnis, die Vorstellung, das räumliche Vorstellungsvermögen, das Denken beschreiben. Ebenso werden Aufmerksamkeit, Lernen, Informationsverarbeitung, Wahrnehmung, Sprachverständnis und Sprachproduktion sowie exekutive Funktionen als kognitive Prozesse bezeichnet.

Kognitive Veränderungen im Alter sind nicht als genereller Leistungsabbau zu betrachten. Vielmehr sind die kognitiven Veränderungen im Alter ein dynamischer Prozess, der laufend eine neue Anpassung erfordert.

## 1.7.1 Das Gedächtnis

Gedächtnis kann als Fähigkeit verstanden werden, Informationen aufzunehmen, zu speichern, zu festigen und wieder abzurufen. In allen Teilschritten des komplexen Prozesses können Störungen auftreten.

Die Gedächtnisfunktionen können in unterschiedlicher Weise eingeteilt werden:

- **Nach der Zeit:** Ultrakurzzeit-, Kurzzeit-, Arbeits- und Langzeitgedächtnis
- **Nach den zu speichernden Inhalten:**
    - Verbales und nonverbales Gedächtnis für sprachliche und nicht sprachliche Inhalte
    - Autobiografisch-episodisches Gedächtnis für erlebte und erfahrene Informationen, individuelle Lebensgeschichte
    - Prozedurales Gedächtnis für Gewohnheiten, Handlungsabläufe und Fertigkeiten
- **Nach dem Prozess des Lernens bzw. Abrufens:**
    - Explizites (oder deklaratives) Lernen beinhaltet bewusste Operationen zum Abruf von Informationen wie Fakten und Ereignisse.
    - Implizites (nicht deklaratives) Lernen beinhaltet unbewusste Lernprozesse wie Priming (verbesserte Reizverarbeitung durch eine vorangegangene Aktivierung eines ähnlichen Reizes), prozedurales Lernen, Konditionieren, Sensibilisierung und Gewöhnung.

Gedächtnisinhalte können durch Hinweisreize aktiviert werden. Je ähnlicher sich diese beim Einspeichern und beim Abruf sind, umso leichter wird die Information abgerufen.

Situationen oder Informationen, die persönlich wichtig sind, werden tiefer verarbeitet und besser eingespeichert. Je mehr Sinnesreize bei einem Lernprozess angesprochen werden, umso besser wird die Information gespeichert und kann später wieder schneller abgerufen werden.

### Gedächtnisfunktionen und deren Veränderungen im Alter

Im Alter kommt es zu vielfältigen strukturellen Veränderungen, diese betreffen die zerebralen Zellmembranen, die Empfindsamkeit für Neurotransmitter bzw. die Häufigkeit der Rezeptoren, Veränderungen des zerebralen Glukosestoffwechsels, Ablagerungen (Tau-Protein, β-Amyloide usw.). Außerdem kommt es zu natürlichen makro- und mikrovaskulären Veränderungen, die eine mehr oder weniger große Minderdurchblutung des Gewebes verursachen.

Der Alterungsprozess greift in die verschiedenen Gedächtnisfunktionen in unterschiedlichem Maße ein.

Im Alter kann der Lernprozess von neuen Informationen erschwert sein, wenn die Sinne (Sehschärfe, Hörfunktion …) nachlassen. Zum einen, weil die Informationen nur noch erschwert aufgenommen werden können, zum anderen, da die Informationstiefe durch die Sinnesbeeinträchtigung abnehmen kann.

Mit zunehmendem Alter reduziert sich die Informationsverarbeitungs-Geschwindigkeit und damit auch der Umfang gleichzeitig verfügbarer Informationen. Aufnahme-, Verarbeitungs- und Abrufprozesse nehmen dadurch ab.

**Merke**
Im normalen Alterungsprozess bleibt die Fähigkeit, Neues zu lernen erhalten. Eine wesentliche Rolle spielt dabei das veränderte **Tempo:** Werden Informationen sehr rasch präsentiert, können diese von alten Menschen nicht in derselben Zeit aufgenommen werden wie von jungen Menschen, was in weiterer Folge den Lernprozess beeinträchtigt. Bei älteren Menschen ist es daher sehr sinnvoll, sich Zeit zu nehmen.

Gut integriertes Wissen, lebenspraktische und soziale Fertigkeiten bleiben lange erhalten. Bestimmte implizite Lernformen wie etwa das Priming, Konditionieren, Sensibilisierungs- und Gewöhnungseffekte bleiben beim gesunden Altern intakt.

## 1.7.2 Kristalline und fluide Intelligenz

Im Bereich der geistigen Leistungsfähigkeit eines Menschen unterscheidet man zwei unterschiedliche Bereiche: die „kristallinen" und die „fluiden" Funktionen.
**Kristalline Intelligenz:** Faktenwissen über die Welt, Wortschatz und Bildung im Allgemeinen, soziale Kompetenz.
**Fluide Intelligenz:** schlussfolgerndes Denken, Abstraktionsvermögen, Flexibilität, Fähigkeit, komplexe Zusammenhänge zu erkennen.

### Veränderungen im Alterungsprozess
**Die kristalline Intelligenz oder „Power-Funktion"**
- ist stark von Umweltbedingungen abhängig,
- bleibt leistungsmäßig konstant,
- ist bis ins hohe Alter trainierbar und
- ermöglicht eine Kompensation von Defiziten in anderen Bereichen.

Kristalline Intelligenz wird umgangssprachlich oft als **„Altersweisheit"** bezeichnet.
**Die fluide Intelligenz oder „Speed-Funktion"**
- erreicht ihren Höhepunkt mit Mitte 20 und
- weist danach einen langsamen aber stetigen Abwärtstrend auf.

**Merke**
Bis ins hohe Alter ist es möglich, geistige Fähigkeiten zu trainieren. Geistige Aktivitäten halten Gehirnleistungen länger aufrecht und wirken dem Alterungsprozess entgegen. Die körperliche Mobilität spielt hier insofern eine wesentliche Rolle, da sie es erleichtert, sich der Umwelt zuzuwenden. Es gilt der Grundsatz „use it or lose it".

# 1.8 Sucht im Alter

*Silvia Knuchel-Schnyder und Andreas Kutschke*

## 1.8.1 Bedeutung von Sucht

Im Alter dominieren insbesondere die **Alkohol-, Medikamenten- und Nikotin-abhängigkeit**.

**Alkohol:** Jeder zehnte Bewohner in einem Altenheim hat eine Alkoholdiagnose (Weyerer 2006) und über 11 % der Heimbewohner trinken mehr als die empfohlenen 10 g Alkohol am Tag (NIAAA 2011). Insgesamt gibt es mehr als 400 000 ältere Alkoholabhängige in Deutschland, mehr Männer als Frauen. Die Alkoholtoleranz sinkt mit steigendem Alter.

**Medikamente:** Es dominiert die Abhängigkeit von Benzodiazepinen. Es wird von bis zu 1,5 Millionen benzodiazepinabhängigen Personen ausgegangen, wobei hier überwiegend Frauen betroffen sind und der Konsum mit dem Alter steigt (DHS 2006).

Die Versorgung von sucht- bzw. abhängigkeitskranken alten Menschen stellt eine besondere Herausforderung dar, muss doch zwischen Genussfreude und Lebensziel der Patienten/Bewohner, des Abhängigkeitspotenzials und der möglicherweise therapeutischen Notwendigkeit eine Balance hergestellt werden.

**Blickpunkt Pflege**
**Abhängigkeit erkennen**
Abhängigkeiten werden oft erst spät diagnostiziert, da die Symptome häufig als altersbedingt eingestuft oder durch die vorhandene Multimorbidität überlagert werden Um den Verdacht einer **Suchtkrankheit im Alter** zu erkennen, ist deshalb die direkte Beobachtung notwendig (z. B. Koordinationsstörungen, aggressives Verhalten, Enthemmung, Verwahrlosung etc.).
- Fragebogen zur Alkoholabhängigkeit (SMAST – Geriatric Version, DHS 2006)
- Fragebogen zur Medikamentenabhängigkeit

## 1.8.2 Folgen der Abhängigkeit

Im Alltag von älteren Abhängigen kann es immer zu einem **Entzug** kommen. Insbesondere treten Entzüge auf, wenn die Substanzbeschaffung unterbrochen wird, z. B. bei plötzlicher Immobilisierung und bei Krankenhauseinweisung (▶ Tab. 1.3). Ein Entzug ist für die Betroffenen immer unangenehm und teilweise lebensbedrohlich. Deshalb ist es wichtig, den Entzug frühzeitig zu erkennen. In der Regel müssen Patienten/Bewohner im Entzug engmaschig überwacht und nach Arztanordnung mit Medikamenten versorgt werden.

| Tab. 1.3 Folgen, die aus der Abhängigkeit entstehen können (Kutschke 2012) | |
|---|---|
| **Benzodiazepin-Abhängigkeit** | **Alkoholabhängigkeit** |
| • Vermehrte Stürze<br>• Appetit- und Schluckstörungen<br>• Starke Stimmungsschwankungen<br>• Gereiztheit/Aggressivität<br>• Vernachlässigung der Kleidung und der Wohnung<br>• Tremor<br>• Rückzug/Apathie<br>• Gedächtnisstörungen | • Gastritis oder Mund-, Darm- und Speiseröhrenkrebs<br>• Mangel- oder Unterernährung<br>• Leber- und Pankreaserkrankungen<br>• Epileptische Anfälle etc.<br>• Korsakow-Syndrom<br>• Zusätzliche Demenzsymptome<br>• Vernachlässigung<br>• Polyneuropathien<br>• Schlecht heilende Wunden |

**1**

## 1.9  Spiritualität und Sinnfindung

*Siegfried Huhn*

Bestätigt hat sich, dass in der Phase eines absehbaren Lebensendes und des Abschiednehmens die Frage nach dem Lebenssinn eine zentrale Rolle einnimmt. In der spirituellen Begleitung gilt es, die Eigensprache und Werte der Person anzuerkennen.

Mit zunehmendem Alter haben viele Menschen ein Bedürfnis, über ihr Leben nachzudenken und das gelebte Leben als sinnvoll zu verstehen und so wertzuschätzen, wie es verlaufen ist. Deshalb erzählen alte Menschen sehr gern über ihr vergangenes Leben. Dabei steht das Erleben der Person im Vordergrund, während „objektive Wirklichkeiten" in den Hintergrund treten. Lebensrückblick- oder Biografiearbeit unterstützt die Person dabei, ihr Leben zu betrachten, gegenwärtige Aufgaben zu bewältigen und den weiteren Lebensweg zu begleiten.

## 1.10  Der alternde Mensch mit Behinderung

*Silvia Knuchel-Schnyder und Evelyn Franke*

Menschen mit geistiger, körperlicher Behinderung können wie alle anderen Menschen alt werden – entweder gesund, mobil und fit oder mit den gleichen Erkrankungen und Einbußen, die das Altern begleiten und erschweren.

Was den Gesundheitszustand im Alter beeinflussen kann, sind chronische Erkrankungen und Behinderungen, aufgrund derer die Einnahme von Medikamenten über Jahre oder Jahrzehnte nötig war, mit all ihren Nebenwirkungen. Zu der vorbestehenden Behinderung kommen altersbedingte Veränderungen, die Kompensationsmöglichkeiten werden deutlich eingeschränkt.

Bei Menschen mit Behinderung zeigt sich meist schon in früheren Jahren eine Einschränkung der Mobilität, mit der Folge von Trainingsmangel, Inaktivität und erhöhter Sturzgefahr. Bei Verletzungsfolgen lässt sich die vorbestehende Mobilität nicht immer wiederherstellen.

**Soziobiografische Unterschiede:** Im Rentenalter sind sie häufig ohne Familie, Mitbewohner aus Wohngruppen sind als ihre Angehörigen zu sehen. Durch weniger Hobbys und Aktivitäten in der Gesellschaft fehlt ihnen im Alltag ein Aktivitäts- und Bestätigungsfeld. Sie benötigen im Alter eine **intensivere soziale und aktivierende Betreuung.** Ansonsten kann es rasch zu Langeweile, einem Gefühl von Nutzlosigkeit und nicht selten zu depressiven Verstimmungen führen.

**Demenzielle Erkrankungen:** Bei Menschen mit geistiger Behinderung ist es eine Herausforderung, zusätzliche Demenzerkrankungen zu erkennen, damit eine gezielte Behandlung eingeleitet werden kann.

## 1.11  Der alternde Mensch mit Migrationshintergrund

*Silvia Knuchel-Schnyder und Siegfried Huhn*

Ältere Menschen mit Migrationshintergrund rekrutieren sich hauptsächlich aus der Gruppe der Arbeitsmigranten der 1960er- und 1970er-Jahre. Besonders häufig finden sich hier Personen mit geringer Bildung, höherer Altersarmut und einem Erwerbsleben mit überwiegend schwerer körperlicher Arbeit. In der medizinischen Versorgung sind ältere Menschen mit Migrationshintergrund unterrepräsentiert, da viele trotz medizinischem Behandlungsbedarf aufgrund des schlechteren sozioökonomischen Status sowie vorhandener Sprach-, Traditions-, Religions- und Kulturbarrieren vergleichsweise nur schwer Zugang zum deutschen Gesundheitssystem finden.

**Psychische Belastungen:** Die Migrationserfahrung geht für viele Betroffene mit erheblichen psychischen Belastungen einher. Die Schwierigkeit, traditionelle Werte aufrecht zu halten, und die oft vorhandene Diskriminierung durch die Mehrheitsbevölkerung können zu Depression, psychosomatischen Beschwerden und Zwangsstörungen führen.

**Schmerzen:** Eine besondere Herausforderung an die Behandler stellt der Umgang mit Schmerzen dar. In unterschiedlichen Kulturkreisen und Religion werden Schmerzen unterschiedlich wahrgenommen, angenommen und auch bewältigt. Schmerzen von Migranten werden oft als übertrieben dargestellt gesehen, was zu einer „Untertherapie" führen kann. Die dramatische Darstellung von Schmerzen durch den Betroffenen kann eine „Übertherapie" zur Folge haben.

**Mangelhafte Sprachkenntnisse:** Erschweren den Zugang zum geriatrischen Patienten. Bei verbaler Kommunikation über Dritte entsteht für Patienten oft der Eindruck, ausgegrenzt und nicht Partner im Behandlungsprozess zu sein.

**Familie:** Auch bei Patienten aus traditionellen Familienverbünden muss nach deutschem Recht die Entscheidung durch die Patienten selbst gefällt werden. Um kritische Situationen zu entschärfen, sollen deshalb nach Einwilligung durch die Patienten die Familienoberhäupter durchaus einbezogen werden. Zumal das Einbeziehen der Familie als vertrauensbildende Maßnahme gesehen werden soll, um die Versorgung sicherzustellen.

> **Merke**
> - Es braucht eine grundsätzliche **Kulturkompetenz** im Umgang mit Migranten.
> - Der Umgang mit körperlicher **Berührung und Schamerleben** soll im Patientenkontakt immer berücksichtigt werden
> - Teilweise ist es üblich, dass bei Untersuchung und Behandlung immer ein Familienmitglied anwesend ist
> - Es können traditionelle Vorschriften über die Geschlechterzuteilung bei der Behandlung gelten.

# 2 Sterben und Tod

*Stefanie Gstatter, Elke Bachstein und Siegfried Huhn*

# 2.1 Der Prozess des Sterbens

*Stefanie Gstatter und Siegfried Huhn*

## 2.1.1 Körperliche Aspekte

Mitarbeiter der Geriatrie und Altenpflege berichten, dass das Sterben für die meisten alten Menschen friedlich verläuft, sofern keine besonderen körperlichen Belastungen vorliegen. Der Stoffwechsel wird heruntergefahren, das Verlangen nach Essen und Trinken wird weniger und erlischt später völlig. Der alte Mensch wirkt matt und schläft immer mehr. Essen und Trinken sollten weiterhin angeboten, jedoch nicht forciert werden. Im Vordergrund der ärztlichen, pflegerischen und therapeutischen Interventionen sollte die Symptomkontrolle, besonders die Schmerzbehandlung und Atemerleichterung, stehen.

Für den Sterbeprozess werden oft drei Phasen beschrieben, die für die Wahl der Therapieziele von Bedeutung sind (Fux 2016, Lauster et al. 2014, Fuchs et al. 2012):

**Rehabilitationsphase** (Jahre bis Monate vor dem Tod): akute Beschwerden, die eine medizinische Behandlung notwendig machen, zusätzlich zu altersbedingten Prozessen. Die medizinischen Behandlungen nehmen in ihrer Häufigkeit zu, der alte Mensch ist aber in der Lage sich zu erholen und in sein gewohntes Lebensumfeld zurückzukehren.

**Terminalphase** (Monate bis Wochen vor dem Tod): Akute und chronische gesundheitliche Beschwerden nehmen deutlich zu. Der alte Mensch wird erkennbar schwächer, schläft viel, wird zum Teil bettlägerig, Organfunktionen lassen nach.

**Finalphase** (Tage bis Stunden vor dem Tod): Die Körperfunktionen erlöschen zunehmend, das Bewusstsein richtet sich nach innen, der sterbende Mensch erscheint teilnahmslos. Die Aufmerksamkeits- und Konzentrationsphasen werden kürzer, Organfunktionen reduzieren sich und versagen zusehends. Diese Phase beschreibt den direkten Sterbeprozess.

### Sterbeprozess

Das Sterben geht mit einer Reihe von **charakteristischen Symptomen** einher (Fux 2016, Lauster et al. 2014, Fuchs et al. 2012):

**Gesicht:** Kinn und Nasenspitze sind weißlich, kalt und erscheinen spitz zulaufend. Die Veränderungen im Gesicht werden als **„Facies hippocratica"** bezeichnet. Das sogenannte „Todesdreieck" gilt als sicheres Zeichen des nahen Todes.

**Hände und Füße:** Extremitäten werden kalt und verfärben sich bläulich. Es bilden sich rosettenartige dunkle Verfärbungen, die oftmals als „Kirchhofrosen" bezeichnet werden.

**Atmung:** wird flacher, unregelmäßig und schnappend mit längeren Atempausen. Bei 90 % der Sterbenden kommt es zum **„terminalen Rasseln"** (Ansammlung von Sekret in den Atemwegen). Wenn keine erhebliche Luftnot besteht, ist die Belastung für die sterbende Person weitaus geringer als es den Anschein macht. Eine Intervention beispielsweise durch Absaugen ist nicht angezeigt, da sie mehr Stress verursacht als Nutzen bringt.

**Herz-Kreislauf:** Herzschlag verlangsamt sich, wird unregelmäßig, Blutdruck sinkt.

**Ausscheidung:** Urinproduktion, Verdauungs-, Leberfunktionen werden eingestellt. Stoffwechselprodukte sammeln sich an, es kommt zur Vergiftung: Schläfrigkeit, Bewusstseinstrübung und Bewusstlosigkeit, Juckreiz, Übelkeit und Wassereinlagerungen.

**Unruhe:** Der Großteil der Sterbenden wird in ihren letzten Stunden stark unruhig (Hin- und Herschieben der Füße oder Zupfen an der Bettdecke). Berührungen oder beruhigende Worte von Angehörigen verringern die Unruhe, auch eine medikamentöse Behandlung ist möglich.

**Gehirn und Nervensystem:** Verschlechterung der Wahrnehmung und Eintrübung des Bewusstseins durch zunehmenden Sauerstoffmangel. Ebenso Übelkeit, Erbrechen, Darmverschluss und Inkontinenz.

**Todeszeichen:** Pulslosigkeit, Atemstillstand, erweiterte Pupillen ohne Reaktion und fehlender Muskeltonus kennzeichnen den eingetretenen Tod. Als sichere Todeszeichen gelten rotviolette Totenflecken (nach etwa 2 Stunden) und die Totenstarre (vom Kopf ausgehend nach 2–4 Stunden).

## 2.1.2 Psychosoziale Aspekte

Für den alten Menschen kommt der Tod nicht plötzlich. Während des Alterns wird der Mensch immer mehr damit konfrontiert: Familienmitglieder, Freunde, Nachbarn und Bekannte sterben und Begegnungen in diesem Kreis finden oft nur noch bei Begräbnissen statt. Die psychosozialen Bedürfnisse ändern sich:

- Wichtige soziale Bedürfnisse aufrechterhalten oder beenden zu können.
- Unterstützung bei der Regelung von Angelegenheiten zu erhalten, die noch erledigt werden sollen.
- Die Sicherheit, dass die eigenen Wünsche und Bedürfnisse in der letzten Lebensphase berücksichtigt werden.
- Alle Gefühle und die eigene Hilflosigkeit zum Ausdruck bringen zu können.
- In Frieden Abschied nehmen zu können, ungeklärte Konflikte zu vergessen.
- Die Sicherheit zu haben, dass die persönliche Würde in Pflege und Therapie auch dann gewahrt bleibt, wenn man sich nicht mehr äußern kann.
- Das Einhalten respektvoller Behandlung auch bei Bewusstlosigkeit.
- Ggf. den Besuch eines Seelsorgers oder spirituelle Rituale zu erhalten.
- Eine menschenwürdige Behandlung auch nach dem Tod.

Die Aufzählung legt keine Hierarchie fest (nach Marwedel 2013).

Alte Menschen beschäftigt weniger die Angst vor dem Sterben selbst als vielmehr die Angst vor Schmerzen und der Abhängigkeit von anderen Personen. Alte Menschen rekapitulieren ihr Leben, wobei die positiven Aspekte meist überwiegen. Gleichzeitig bringen sie zum Ausdruck, dass der Tod als logische Konsequenz und Abschluss gesehen wird. Anstelle der Lust zum Weiterleben tritt ein hohes Schlafbedürfnis.

### Die Rolle der Angehörigen

Beim Sterben tritt die Kommunikation mit dem Sterbenden und die Begleitung des Sterbenden und dessen Angehörigen stärker in den Vordergrund. Bis zuletzt wird der Tod oft ausgeblendet und alles versucht, einen nahestehenden Menschen davor zu bewahren. Nicht selten soll nichts unversucht gelassen werden. Deshalb ist die Aufklärung über das Sterben und die Begleitung durch geschulte Mitarbeiter sehr wichtig:

- Aufklärung über die Symptome im Sterbeverlauf
- Nach Möglichkeit Angehörige bei den täglichen Pflegemaßnahmen miteinbinden oder anleiten
- Nach Wunsch die physiotherapeutische Behandlung unterstützen und begleiten (Entlastungsstellungen, Tipps zum Umlagern, angenehmes Durchbewegen, Massagen), den Sterbenden nicht aus seiner Ruhe holen, sondern begleiten und nicht überanstrengen

- Einsatz von Lieblingsmusik, Duftstoffen, Farben, Lichtern, abhängig von der Reaktion des Betroffenen
- Die Möglichkeit von Gesprächen mit einem hauseigenen Psychologen

### Der eigene Umgang mit dem Sterben

Wer sich für den Beruf des Physiotherapeuten in der Geriatrie entscheidet kommt oft schneller mit dem nahenden Tod in Berührung als erwartet. Voraussetzungen und Möglichkeiten zur Verarbeitung:
- Gefestigte Persönlichkeit
- Empathie, aber auch Abgrenzung dem Patienten gegenüber
- Rituale im Team: Gesprächsangebote, Schweigeminute, Anzünden einer Kerze
- Austausch mit Reflexion sind notwendig (Fallbesprechungen, Supervisionen, Balint-Gruppen etc.)
- Auseinandersetzung mit dem Thema Tod im Allgemeinen (z. B. durch Literatur)
- Weiterbildung im eigenen Fachbereich sowie übergreifend bei internen Fortbildungen
- Stabile soziale Strukturen (Familie, Freundeskreis) und Ausgleich zur Arbeit (Hobbys)

## 2.2 Kurative und palliative Ansätze und Hospizarbeit

*Stefanie Gstatter und Siegfried Huhn*

### 2.2.1 Kurative und palliative Versorgung

Unter **kurativ** (heilend) versteht man im Allgemeinen die Wiederherstellung der Gesundheit. In der Geriatrie wird dieser Begriff aber auch verwendet, wenn keine Heilung möglich ist und sich die Therapie auf die Wiederherstellung funktionell relevanter Fähigkeiten bezieht. Es soll der bestmögliche physische, psychische und geistige Zustand angestrebt werden. Das Gesundheitsziel liegt im Erhalt oder der Verbesserung von Selbstständigkeit, Unabhängigkeit und dem Verbleib in der gewohnten Lebenssituation. Die kurative Versorgung wird häufig durch präventive, rehabilitative und soziale Maßnahmen ergänzt und an die Ressourcen, Bedarfe und Bedürfnisse der Person angepasst (Dallmann und Schiff 2016, Tesky 2014, Runge und Rehfeld 2006).

In der **palliativen** Versorgung werden Patienten und deren Angehörige betreut, die mit einer lebensbedrohlichen Erkrankung konfrontiert sind und eine Lebensverlängerung nicht möglich erscheint oder nur mit für den Patienten nicht vertretbaren Mitteln erreicht werden kann. Große Bedeutung hat hier der Begriff **Lebensqualität,** deren Verbesserung, Beibehaltung oder Wiederherstellung im Mittelpunkt steht. Es werden physische, psychische, spirituelle und wirtschaftliche Belange miteinbezogen und Hilfe angeboten. Der Patient bestimmt, was für ihn Lebensqualität bedeutet und daraus werden Ziele formuliert. Laut WHO soll der Tod weder beschleunigt noch hinausgezögert werden.

## 2.2.2 Hospizarbeit und Palliative Care

**Stationäre Hospize** werden Einrichtungen benannt, die auf die Betreuung und Versorgung von Schwerkranken und Sterbenden sowie deren Angehörigen spezialisiert sind. Es gibt ein Konzept für Sterbe- und Trauerbegleitung und speziell für diese Aufgabe ausgebildete Mitarbeiter. Alle Maßnahmen werden auf das abgestimmt, was der Patient als sinnvoll und angemessen betrachtet.

**Ambulante Hospizdienste** ergänzen das Angebot ambulanter Pflegedienste. Sie beraten und begleiten Palliativpatienten und ihre Angehörigen zu Hause, damit der Patient in seinem gewohnten Umfeld bleiben kann. Diese spezialisierte ambulante Palliativversorgung (SAPV) kann auch in stationären Pflegeeinrichtungen erbracht werden.

## 2.2.3 Die Rolle der Physiotherapie in der Palliative Care

Die **Teamarbeit** hat in der Palliativversorgung einen hohen Stellenwert. Die Aufgaben der Physiotherapie sind zudem die Unterstützung funktioneller Ressourcen, um ein möglichst beschwerdearmes, würdevolles Leben bis zum Schluss zu ermöglichen.

**Aufgaben und Ziele der physiotherapeutischen Behandlung:**
- Therapiekoordination und Anpassung im Rahmen des interprofessionellen Teams
- Zielformulierung angelehnt an Ziele des Patienten im Sinne des ICF
- Stetige Evaluation der Ziele und Maßnahmen vor, während und nach der Behandlung mit sofortiger Anpassung
- Genaues Beobachten, da adäquate Kommunikation oft nicht mehr möglich
- Symptomlinderung
- Körperliche Funktionen erhalten oder Funktionsverlust durch Hilfsmittel oder andere Anpassungen ausgleichen
- Instruktionen an Angehörige

**Schmerzen:** aufgrund von Bewegungsmangel durch Bettlägerigkeit, Kontrakturen, Sensibilitätsstörungen, Ödeme, falsche oder unzureichende Lagerung. Maßnahmen: aktives assistives, passives Bewegen; weitere Mobilisationen an den Bettrand oder Transfer in den Stuhl, MLD, leichte Kompression bei Bedarf; Wickel, Massagen, TENS, basale Stimulation; Lagerung nach Lagerungsplänen; Entspannungstechniken, falls möglich

**Verstopfung:** Kolonmassage (Kontraindikationen und Abwehrverhalten beachten!), Ausstreichungen im Kolonverlauf

**Atembeschwerden, Luftnot, Angst vorm Ersticken:**
- **Aktiv:** Entspannungstechniken, atemerleichternde Ausgangsstellungen, Lippenbremse, Atemvertiefung
- **Passiv:** Kontaktatmung, Lagerungen, Packgriffe in Verbindung mit Inhalation oder Sauerstoffgabe, Oberkörperhochlagerung bei offenem Fenster

**Unruhe, Delir:** großflächige Ausstreichungen, Kontaktatmung, Lagerung (Begrenzungen schaffen, Nestpflege mit Pflegekräften), Wickel, Einreibungen, Aromatherapie.

**Mundtrockenheit:** Getränke reichen, Anfeuchten oder Eincremen der Lippen, Anfeuchten des Mundes (Mundpflegeschwämmchen, Pumpzerstäuber mit Wasser oder Lieblingsgetränk), durch geschulte Pflegekraft oder Logopäden zeigen lassen.

**2**

> **Blickpunkt Pflege**
> **Sicherung der Basisbetreuung:**
> - Adäquate, bedürfnisorientierte Körperpflege, Linderung von Schmerzen, Atemnot und Übelkeit, Stillen von Hunger und Durst
> - In einer menschenwürdigen Unterbringung mit Zuwendung und Trauerbegleitung
>
> **Symptomkontrolle:**
> - Schmerzen, Exsikkose, Inappetenz/Malnutrition, Übelkeit, Kachexie, Dysphagie, Dyspnoe
> - Enge Zusammenarbeit mit allen Professionen und Angehörigen

> **Blickpunkt Medizin**
> Die **medizinische Versorgung** eines Patienten in der letzten Lebensphase soll **Über- und Unterversorgung vermeiden.**
> Zur Therapiebegrenzung in der Sterbephase (Negativempfehlungen) gehören alle medizinischen, pflegerischen und physiotherapeutischen Maßnahmen, bei denen kein Nutzen im Hinblick auf Symptomlinderung besteht.
> In der Sterbephase sollten ausreichend **Bedarfsmedikamente** zur Verfügung gestellt werden, die in dieser Zeit für die häufigsten Symptome wie Schmerzen, Angst, Atemnot, Unruhe/Delir, Übelkeit und Rasselatmung benötigt werden.

## 2.3 Sterbehilfe

*Stefanie Gstatter und Siegfried Huhn*

**Passive Sterbehilfe:** Therapieabbruch bei todkranken Patienten ohne Aussicht auf Heilung oder Besserung der derzeitigen Lebenssituation. Im Zweifel wird nach dem geäußerten oder mutmaßlichen Willen des Patienten gehandelt.

**Indirekte Sterbehilfe:** Durch Gabe von symptomlindernden Medikamenten (Schmerz-, Beruhigungsmittel), kann eine Lebensverkürzung in Kauf genommen werden. Dies geschieht aber weitaus seltener als angenommen.

**Aktive Sterbehilfe:** Gezielte Maßnahmen, um den Tod direkt herbeizuführen. In Deutschland, Österreich und der Schweiz verboten.

**Assistierter Suizid:** Der sterbenden Person wird von einer anderen Person ein Mittel besorgt, das den Tod herbeiführt. In Deutschland und der Schweiz ist der assistierte Suizid straffrei, wenn es sich nicht um eigennützige Interessen handelt. Auch die sog. geschäftsmäßige Sterbehilfe ist seit 2020 in Deutschland nicht mehr strafbewehrt (§ 217 StGB), Einschränkungen gelten für medizinisches Personal, da dieses der Fürsorgepflicht gegenüber den Patienten unterliegt. Das Verordnen todbringender Medikamente ist gegen das Arzneimittelgesetz und somit strafbar.

## 2.4 Trauer

*Stefanie Gstatter und Siegfried Huhn*

Trauer gilt als eine angeborene emotionale Fähigkeit, die als sehr schmerzhaft empfunden wird und als innerer und äußerer Realisierungsprozess auf Verluste verläuft. Trauer wird ausgelöst durch Verlust einer Person, einer Sache oder durch das Aufgeben von existenziellen Wünschen und Zielen, zu denen eine sinnerfüllte existenzielle Beziehung bestanden hat (nach Müller et al. 2005).

**Trauerprozess:** Trauer gestaltet sich als individueller Prozess und ist abhängig von vielen intrinsischen (Persönlichkeit der trauernden Person, Qualität der Bindung, bereits vorhandene Copingstrategie) und extrinsischen Faktoren (Religion, soziales Netz, Kultur). Sie kann sich **physisch** (Schlaflosigkeit, Unruhe, Erschöpfung, Herz-Kreislauf- oder Verdauungsstörungen), **psychisch** (Trauer, Niedergeschlagenheit, Gedankenleere, Wut, Angst, Aggression, Konzentrationsstörungen, Verschlechterung vorbestehender Erkrankungen), **sozial** (Isolation, Aufgabe von Hobbys, Rückzug) und/oder **spirituell** (hinterfragen von Werten, Glaube) äußern. Je weniger Ressourcen hier zur Verfügung stehen, desto stärker belastend wird das Ereignis empfunden. Daraus kann sich unter Umständen eine komplizierte, auch prolongierte Trauer entwickeln, die einer Therapie durch Psychologen bedarf.

## 2.5 Patientenverfügung

*Stefanie Gstatter und Elke Bachstein*

Eine Patientenverfügung ist eine schriftliche Festlegung eines einwilligungsfähigen Volljährigen für den Fall seiner Einwilligungsunfähigkeit, ob er in bestimmte, zum Zeitpunkt der Festlegung noch nicht unmittelbar bevorstehende Untersuchungen seines Gesundheitszustandes, Heilbehandlungen oder ärztliche Eingriffe einwilligt oder sie untersagt (§ 1901a BGB).

Der Betreuer hat dann im konkreten Fall zu prüfen, ob die Festlegungen zutreffen. Wenn ja muss er dem Willen Ausdruck verleihen, falls nicht, muss er nach dem mutmaßlichen Willen handeln. Die Erstellung einer Patientenverfügung ist nicht zwingend. Der behandelnde Arzt ist dazu verpflichtet zu prüfen, welche Behandlungen mit der Verfügung zu vereinbaren sind und bespricht diese mit dem Betreuer. Die Patientenverfügung muss konkrete Festlegungen für bestimmte Situationen beinhalten. Das Zentrum für medizinische Ethik in Bochum hat Verfügungen mit unterschiedlichen Schwerpunkten zusammengefasst (www.ethikzentrum.de/patientenverfuegung). Als Einstieg empfiehlt sich die Broschüre des Bundesjustizministeriums (www.justiz.bayern.de). Ein Gespräch mit dem Hausarzt, einer anerkannten Beratungsstelle oder einem Juristen ist sinnvoll. Ein Überarbeiten der Verfügung sollte zum eigenen Schutz in regelmäßigen Abständen durchgeführt werden.

## 2.6 Vollmacht

*Elke Bachstein und Stefanie Gstatter*

Im Gegensatz zur Patientenverfügung ermächtigt der Vollmachtgeber eine auserwählte Person dazu, in seinem Namen Erklärungen abzugeben, zu denen er infolge des Verlustes seiner Urteilsfähigkeit nicht mehr in der Lage ist. Voraussetzungen zur Erstellung einer Vollmacht sind die Geschäftsfähigkeit und die Volljährigkeit des Vollmachtgebers. Die Erteilung einer Vollmacht kann mündlich erfolgen, eine schriftliche Festlegung ist sinnvoll.

**Generalvollmacht:** Die bevollmächtigte Person ist in der Lage alle Rechtsgeschäfte auszuführen. Die Vollmacht gilt für alle Lebensbereiche. Bei freiheitsentziehenden Maßnahmen oder bei Eingriffen mit erheblichen Gesundheitsbeeinträchtigungen muss die Vollmacht in schriftlicher Form vorliegen, Bereiche müssen explizit benannt sein (§1904 Abs. 2 u. §1906 Abs. 5 BGB). Diese Maßnahmen bedürfen einer Genehmigung des Betreuungsgerichts (Ausnahme: Notfall). Für den Bereich Gesundheitssorge sollte der Bevollmächtigte autorisiert werden, Krankenakten einsehen und mit behandelnden Ärzten sprechen zu dürfen.

**Bankvollmacht:** ist notwendig, um Zugriff auf die Konten des Vollmachtgebers zu haben. Beide Unterschriften müssen bei der Bank hinterlegt sein.

**Notarielle Vollmacht:** muss erfolgen, wenn Immobilien vorhanden sind.

Voraussichtlich wird in Kürze das Vormundschafts- und Betreuungsrecht in Deutschland grundlegend geändert, was jedoch noch keine Berücksichtigung in dieser Auflage finden konnte.

Den Text des Gesetzesentwurfs (Entwurf eines Gesetzes zur Reform des Vormundschafts- und Betreuungsrechts; Referentenentwurf des Bundesministeriums der Justiz und für Verbraucherschutz) finden Sie hier https://www.bmjv.de/SharedDocs/Pressemitteilungen/DE/2020/062320_Reform_Vormundschaft.html (letzter Zugriff: 4.8.2020)

# 3 Faktoren und Grundlagen für eine verbesserte Lebensqualität alternder Menschen

*Simone Albert, Siegfried Huhn und Catharina Kissler*

# 3.1 Was bedeutet Lebensqualität?

*Simone Albert*

### 3.1.1 Begriffsbestimmung

Der Begriff „Lebensqualität" (LQ) ist ein Konstrukt aus unterschiedlichen Dimensionen. Bereiche wie subjektive Gesundheit, Lebenszufriedenheit oder auch Wohlbefinden werden häufig damit verbunden. Es existieren viele Definitionen, eine allgemeingültige Definition und Messmethode existiert jedoch nicht.

Die WHO mit der WHOQOL-Group bemüht sich kontinuierlich um die Weiterentwicklung des Lebensqualitätskonzepts.

Die **Definition** der „subjektiven Lebensqualität" lautet (nach WHOQOL-BREF 1996):

„Lebensqualität als die individuelle Wahrnehmung der eigenen Lebenssituation im Kontext der jeweiligen Kultur und des jeweiligen Wertesystems in Bezug auf die persönlichen Ziele, Erwartungen, Beurteilungsmaßstäbe und Interessen."

Übereinstimmung besteht darin, dass sich Lebensqualität aus psychischen, sozialen, körperlichen und funktionalen Aspekten von Wohlbefinden und Funktionsfähigkeit aus Sicht des Patienten zusammensetzt.

> **Merke**
> Was als ein gutes Leben bezeichnet wird, ist individuell und muss im Einzelfall betrachtet werden.

### 3.1.2 Gesundheitsbezogene Lebensqualität

Der Fokus liegt verstärkt auf den gesundheitsbezogenen Aspekten, das bedeutet auf dem subjektiv wahrgenommenen Gesundheitszustand einer Person.

Gesundheitsbezogene Lebensqualität ist ein mehrdimensionales Konstrukt und kann in **vier Bereiche** zusammengefasst werden:

* Krankheitsbedingte körperliche Beschwerden
* Psychische Verfassung, allg. Wohlbefinden, Lebenszufriedenheit
* Erkrankungsbedingte funktionale Einschränkungen in alltäglichen Lebensbereichen wie Beruf, Haushalt und Freizeit
* Zwischenmenschliche Beziehungen und soziale Interaktionen sowie krankheitsbedingte Einschränkungen in diesem Bereich

Sobald Einschränkungen in der Gesundheit wahrgenommen und Personen in ihrer Funktionalität eingeschränkt werden, steht die Gesundheit für die Lebensqualität im Mittelpunkt.

### 3.1.3 Lebensqualität im Alter

Es besteht noch immer keine allgemeingültige Theorie zur LQ im Alter bzw. zum erfolgreichen Alter(n). Ein beachtenswerter Faktor ist, dass der alte Mensch Bereiche der LQ, je nach Lebenszyklus, unterschiedlich beurteilt. Ein Beispiel für die ansteigende negative Tendenz der Lebensqualität im höheren Alter, ist der Verlust an sozialen Beziehungen und den daraus folgenden Einschränkungen in der sozialen Partizipation. Ein weiterer negativ einschneidender Faktor in Bezug auf die LQ, ist das Eintreten einer Krankheit, der sich durch Prävention und Gesundheitsförderung beeinflussen lässt.

Es verlangt Umorientierung und Anpassungsfähigkeit, um sich mit neuen Situationen und Bedingungen auseinanderzusetzen.

Krankheit im höheren Alter ist weit verbreitet und die Frage nach Möglichkeiten, die Lebensqualität trotz Beeinträchtigung positiv zu beeinflussen, ist berechtigt. Ansatzpunkte und Interventionsmöglichkeiten werden in ▶ Kap. 3.3 näher beschrieben.

Gesundes bzw. erfolgreiches Altern hängt somit nicht nur von den körperlichen, seelischen und sozialen Aspekten ab, sondern hat einen ganzheitlichen Zugang. Lebensführung und positive Lebenseinstellung spielen dabei eine Schlüsselrolle und werden beeinflusst durch

- personale Faktoren (Ressourcen, Barrieren),
- Lebensstil,
- Einstellungen der Person in Vergangenheit und Gegenwart,
- gesellschaftlichen Bedingungen,
- soziale Beziehungen und Infrastruktur.

**Beitrag der Physiotherapie:** Der Zugang in der physiotherapeutischen Intervention liegt dabei in der gesundheitsbezogenen Lebensqualität.

**Blickpunkt Ergotherapie**
Der Fokus der Ergotherapie liegt darin, Menschen beim Erhalt der größtmöglichen Selbstständigkeit, der Partizipation sowie der zufriedenstellenden Ausführung relevanter Handlungen zu unterstützen. Hierbei kommen gezielte therapeutische Interventionen, Beratung, Umweltanpassung und Hilfsmittelversorgung zum Einsatz. Verloren gegangene Fähigkeiten werden wiedererlernt, vorhandene Fähigkeiten gefördert und erhalten sowie Kompensationsmöglichkeiten bei Funktionsverlust entwickelt. Alternde Menschen können so auf vorhandene Ressourcen so lange wie möglich zurückgreifen, wodurch sich auch deren Lebensqualität verbessert. Das ist der Grund, warum die Ergotherapie im multiprofessionellen geriatrischen Team vertreten sein muss.

## 3.1.4 Lebensqualität messen

Heute ist nicht mehr allein die Veränderung klinischer Symptomatik wichtig, sondern es geht darum, wie der betroffene Mensch seinen Gesundheitszustand subjektiv erlebt und wie er im Alltag zurechtkommt.

Deshalb sollte der Betroffene nach Möglichkeit selbst seine wahrgenommene LQ erfassen. Dazu sind verschiedene Verfahren durchführbar:

- Die Selbsteinschätzung der Person
- Fremdbeurteilung durch nahestehende Personen (Angehörige und Familienmitglieder)
- Fremdbeurteilung durch Gesundheitspersonal (Ärzte und Pflegekräfte)

Eingesetzte Instrumente sind Fragebögen, die jedoch für alle Altersgruppen gleichermaßen entwickelt wurden oder auf spezifische Erkrankungsgruppen ausgerichtet sind. Außerdem werden v. a. Gesundheit und Funktionalität untersucht. Bereiche wie Umwelt (Wohnbedingungen, Infrastruktur etc.), Mobilität oder religiöse Aspekte, die für ältere Erwachsene eine bedeutende Rolle spielen können, sind oft nicht vorhanden (Conrad und Riedel-Helle 2016).

Zusätzliche Option bei Personen mit schweren kognitiven Beeinträchtigungen: Verhaltensbeobachtung.

Ein bekanntes Messinstrument zur Selbsteinschätzung ist der **SF36-Fragebogen:** Er dient der Selbsteinschätzung von psychischen, körperlichen sowie sozialen Aspekten und erfasst mit 36 Fragen neun Dimensionen der subjektiven LQ. Davon vier für den Bereich der körperlichen Gesundheit, vier für die subjektive Einschätzung der psychischen Gesundheit und eine Dimension thematisiert die zeitliche Veränderung der Gesundheit. Die Nutzung des Fragebogens ist mit Gebühren verbunden. Hohe Validität, breite Anwendbarkeit.

Messverfahren für bestimmte Patientengruppen und spezifische Erkrankungen richten den Fokus auf die gesundheitsbezogene Lebensqualität.

## 3.2 Prävention, Prophylaxe, Risikoverminderung

*Simone Albert*

Grundsätzlich sind mit der **Prävention** alle Interventionen gemeint, die helfen, das Eintreten oder das Ausbreiten einer Krankheit zu vermeiden, Krankheitsrisiken zu verhindern und/oder abzuwenden.

Einige Beispiele bekannter Risikofaktoren, die nachweislich zur Entstehung und zum Verlauf einer Krankheit beitragen:

- Bluthochdruck
- Übergewicht (schlechte Ernährung)
- Bewegungsmangel
- Erhöhte Sonnenstrahlung

Zur **Gesundheitsförderung** zählen alle Interventionen, die zur Stärkung der Gesundheitsressourcen (gesundheitliche Entfaltungsmöglichkeiten) beitragen.

> **Merke**
> Beim älteren Menschen sollten präventive Maßnahmen deshalb als ein ganzheitlicher Ansatz, im Sinne von Gesundheitsgewinn, gesehen werden und nicht nur in Bezug auf die Krankheit und ihre Risiken. Zwei Ansatzpunkte müssen in Betracht gezogen werden:
> - Persönliche Faktoren (personale Ressourcen)
> - Umweltfaktoren

### 3.2.1 Personale Ressourcen, die ein positives Gesundheitsverhalten fördern

Personale Ressourcen (geistig-psychische Merkmale, wie z. B. Kompetenzen, Präferenzen) bestimmen, wie sich der alte Mensch im Umgang mit einer Erkrankung verhält. Diese sind entscheidend für die Initiierung und Beibehaltung von Verhaltensänderung (Deutsches Zentrum für Altersfragen 2008–2010). Personale Ressourcen (persönliche Faktoren) sind:

1. Positives Altersbild
2. Selbstwirksamkeitserwartung
3. Einstellungen
4. Pläne
5. Selbstbeobachtung

Ansätze, die sich gut in eine physiotherapeutische Intervention integrieren lassen.
**Beitrag der Physiotherapie:** Der primäre Zweck physiotherapeutischen Handelns
besteht darin, positiv und nachhaltig auf die Gesundheit des alten Patienten zu
wirken und ihn zu einem aktiven Lebensstil zu motivieren.

**Merke**
Bisher beachtete die Physiotherapie diese Aspekte zu wenig, doch langfristig
werden psychotherapeutische Ansätze aus der Verhaltenstherapie mit einer
psychosozialen Herangehensweise zur Entwicklung und Stärkung gesund-
heitsfördernden Verhaltens für den alten Menschen immer bedeutsamer.

## Stärkung der personalen Ressourcen in der Physiotherapie

**3**

1. **Eine positive Sicht auf das eigene Älterwerden (positives Altersbild)**
   – Altersbild positiv, aber differenziert beeinflussen durch wohlwollende
     Beispiele.
   – Verlustorientierte Haltung (v. a. körperlich) des Patienten verändern,
     durch gegenteilige gute körperliche Erfahrungen (passendes Übungs-
     niveau)
   – Positive Gedanken und Einstellungen gegenüber dem Altern fördern,
     Neues ausprobieren und kreativ mit dem Patienten sein
2. **Stärkung von Selbstwirksamkeitserwartungen:** die subjektive Gewissheit,
   neue oder schwierige Herausforderungen aufgrund eigener Kompetenz
   bewältigen zu können (Schwarzer 2004)
   – Verbal überzeugen, dass der Patient diese Herausforderung schaffen kann,
     optimistisch, aber noch realistisch. Unsicherheiten und Ängste reduzie-
     ren; ermutigen und inspirieren.
   – Erfolgreiche Erfahrungen von Aktivitäten, die durch eigene Fähigkeiten
     und Anstrengungen gemeistert werden, fördern. Durch herausfordernde
     Aufgaben ohne Über- oder Unterforderung, Prinzip der Passung. Ver-
     stärkung positiver Erfahrungen durch Rückmeldestrategien. Kompetenz-
     erleben ermöglichen.
   – Situationen schaffen, in welchen der Patient mit Personen gleichen Alters
     und ähnlich gelagerten Schwierigkeiten in eine soziale Interaktion treten
     kann. Möglichkeit, eigene Fähigkeiten vergleichen zu können (Personen,
     die zur Nachahmung inspirieren). Beispielsweise Übungsangebot zu zweit
     oder in der Gruppe (Erfahrungsaustausch).
   – Gefühlsregungen, Stimmungen und körperliche Empfindungen, die
     mit körperlichen Aktivitäten verbunden sind, abrufen. Verstärken von
     Erfolgserlebnissen für ein positives Speichern im Gehirn. Verknüpfung
     zwischen eigener Anstrengung und erzieltem Erfolg. Negative Befindlich-
     keiten wie beispielsweise Ärger und Unlust verbalisieren.

**Merke**
Positive Erfahrung bei und während körperlicher Aktivität steht in Wechselwirkung
mit dem steigenden Vertrauen in die eigenen Fähigkeiten.

1. **Einstellungen und Wertehaltung:** Verlustorientierte Haltungen wirken sich negativ auf die nachfolgende Gesundheit aus
   - Patienten auffordern, eigene Wertvorstellung und Haltungen zu überprüfen. Skepsis und Vorbehalte lösen.
   - Die durch selektive Informationen und falsche Annahmen, z. B. über Krankheit und deren Umgang, bestehenden Haltungen korrigieren.
   - Ängste und Unsicherheiten ansprechen.
   - Gemeinsam Ziele für das Gesundheitsverhalten formulieren.
   - Wertschätzung erfahren lassen.
2. **Pläne**
   - Unterstützung selbstbestimmter Zielsetzung, Handlungspläne.
   - Hilfe in der Planung und Coaching, wann, wo, wie anbieten.
   - Barrieren ansprechen, Wenn-dann-Formulierungen, z. B.: „Wenn ich nicht mit meiner Nachbarin zum Schwimmen fahren kann, dann habe ich die Möglichkeit, mit dem Bus in das Hallenbad zu kommen."
3. **Selbstbeobachtung:** Ein bewusster Prozess, bei dem eine Person ihre Vorstellungen oder Handlungen durchdenkt
   - Gesundheitsverhalten mit dem Patienten interaktiv besprechen.
   - Gezielt eingesetzte Rückmeldungsstrategien, um die Selbstbewertung anzuregen. Fragen stellen, bei denen der Patient seine Handlungen beurteilen muss.
   - Verknüpfungen zwischen der eigenen Anstrengung und dem erzielten Erfolg bilden.
   - Erinnerungen an frühere Erfolge oder Misserfolge.

### Einflussgröße Selbstwirksamkeitserwartung

Nach den bisherigen Untersuchungen zeigt eine positive Selbstwirksamkeitserwartung erfolgreichen Einfluss auf folgende Bereiche:
- Veränderung von gesundheitsrelevantem Verhalten
- Aspekte der Lebensqualität
- Indikator, um Verhalten vorherzusagen
- Indikator, ob Menschen sportliche Aktivität initiieren und aufrechterhalten

**Merke**

**Wichtigste Ansatzpunkte zur Stärkung der Selbstwirksamkeitserwartung auf einen Blick**
- Gemeinsame Zielbesprechung
- Herausfordernde Aufgaben ohne Über- oder Unterforderung
- Verstärkung positiver Erfahrungen durch Rückmeldestrategien
- Wahrnehmung der eigenen Fähigkeiten stärken
- Sozialer Kontext durch Gruppentherapie oder Therapie zu zweit
- Verbalisieren von Gemütszuständen
- Verstärken von Erfolgserlebnissen

## 3.2.2 Umweltfaktoren, die ein positives Gesundheitsverhalten fördern

Ansätze in räumlichen, sozialen, infrastrukturellen Umweltbedingungen:
1. Wohnung- und Wohnungsumgebung
2. Hilfsmittel und Technik

3. Unterstützung durch Dienstleistungen
4. Möglichkeit zur sozialen Partizipation

**Beitrag der Physiotherapie:** Je länger, umso mehr sind Beratung und Management gesundheitlicher Probleme durch Kooperation mit anderen Dienstleistungen in einer physiotherapeutischen Intervention beim alten Menschen von wachsender Bedeutung. Nur durch eine gute Aufklärung und eine Hilfestellung kommt es zum nachhaltigen Erfolg.

### Integration beeinflussbarer Umweltfaktoren

1. **Wohnung- und Wohnungsumgebung** (▶ Kap. 3.9.2)
    – Durch Wohnungsabklärungen Barrieren erkennen und anpassen
    – Anpassungen von Sanitäreinrichtungen, Lichtquellen schaffen v. a. in der Nacht
    – Wohnortorientierte Versorgung organisieren
2. **Hilfsmittel und Technik** (▶ Kap. 3.9.2): Hilfsmittel unterstützen den alten Menschen im täglichen Leben, geben ihm Sicherheit und ermöglichen ihm Aktivität. Ziel dabei ist es, die größtmögliche Selbstständigkeit zu bewahren und Risikosituationen zu mindern.
    – Bereich Selbstversorgung (Waschen, Anziehen, Mobilität etc.), z. B. Badewannenbrett, langer Schuhlöffel, Gehstock
    – Bereich Produktivität (Arbeit, Haushalt, Kochen etc.), z. B. elektrischer Dosenöffner, Griffverdickungen
    – Bereich Freizeit (Lesen, Sport, Besuchen, Telefonieren, etc.), z. B.: Lupe, Hörgeräte
    – Bereich Sicherheit, z. B. Telealarm durch Armbandsender
3. **Unterstützung durch spezifische Dienstleistungen:** In gemeinsamer Absprache mit dem Patienten und seiner Zustimmung, Organisation und Einbeziehung von anderen Dienstleistungen, z. B. Ernährungsberatung.
4. **Soziale Partizipation:** Der Kontakt und Austausch mit anderen Personen wird von den meisten älteren Menschen sehr geschätzt und stärkt die Motivation für körperliche Aktivitäten, z. B. in einem Gruppentraining; die Physiotherapie kann das fördern.
    – Gemeinsame Zielsetzung durch Selbstbestimmung (▶ Kap. 3.4)
    – Konkrete Hilfestellung bei der Umsetzung
    – Wenn möglich wohnortnah
    – Mobilisation sozialer Unterstützung
    – Stabile Gegebenheiten schaffen; Patienten beim ersten Besuch in die Gruppe begleiten; gibt Sicherheit und schafft angenehme Atmosphäre

## 3.3 Pflegebedürftigkeit vermeiden

*Simone Albert*

Durch das steigende Lebensalter oder eine Verletzung steigt die Gefahr ernsthafter Einschränkungen und damit verbundener Pflegebedürftigkeit von alten Menschen.

Grundlagen und Grenze der Selbstständigkeit bilden die basalen Alltagsaktivitäten (essen, ins Bett gehen, sich an- oder auszuziehen, zur Toilette gehen, baden oder duschen).

Studien belegen, dass eine bedeutende veränderbare Einflussgröße auf Gesundheit und Autonomie im Alter, in der körperlichen Aktivität zu finden ist. Selbst bei gesundheitlich stark beeinträchtigten älteren Menschen hat sie einen positiven Einfluss auf die Fähigkeit, Aktivitäten des täglichen Lebens kompetent auszuführen.

**Merke**
Körperliche Inaktivität kann als eine der primären Ursachen von Funktionsverlusten im Alter angesehen werden.

Um eine gesundheitsfördernde Wirkung zu erreichen, sollte nach aktuellen Empfehlungen neben den Alltagsaktivitäten regelmäßig ein moderates Ausdauer-, Kraft- und Gleichgewichtstraining durchgeführt werden. Als moderates Training gelten Aktivitäten, bei denen die Atmung über das Normalmaß gesteigert wird, z. B. strammes Spazierengehen, Radfahren.

- Moderates Ausdauertraining 30 min an 5 d/Wo.
- Krafttraining 2 ×/Wo.
- Gleichgewichts- und Training der Beweglichkeit 3 ×/Wo. bis täglich

Zudem verhindert eine bewegungsfreudige, reizvolle Wohnumgebung den Abbau von Körper und Geist („Physical activity is medicine for older adults." [Taylor D 2014]).

**Blickpunkt Pflege**
Der Mobilitätsförderung und dem körperlichen Training kommen auch im Pflegealltag besondere Bedeutung zu. Mobil zu sein, ist vielleicht der wichtigste Faktor für den Erhalt von Autonomie und Teilhabe.
- Förderung eines sicheren und zur Bewegung motivierenden Umfeldes
- Genügend Freiflächen für das Gehtraining im Korridor mit Hilfsmitteln (z. B. Geländer) oder auch Assistenz
- Mithilfe des Konzepts der Kinästhetik Bewegungskompetenz verbessern
- Gemeinschaftsräume außerhalb der Zimmer mit Essmöglichkeiten, sodass das Gehtraining im Alltag integriert ist
- Einrichten von Bewegungsecken mit Bildanleitungen und Übungsmaterial
- Unterstützung der Physiotherapie zur Implementierung der täglichen körperlichen Aktivität

**Motto:** Möglichst wenig Zeit im Bett verbringen mit Anreiz zu selbstständigem Bewegen.

## 3.3.1 Mobilität erhalten

**Aus Sicht der Physiotherapie:** In der Physiotherapie betrifft es in erster Linie Personen, die bereits durch Beschwerden in ihren körperlich-motorischen Fähigkeiten eingeschränkt sind. Um die physischen Ressourcen, die als Indikatoren der Selbstständigkeit gelten, zu erhalten, müssen sich die Patienten regelmäßig in Eigenleistung körperlich betätigen. Dies kann durch selbstständiges Üben allein oder in Gruppen geschehen.

Wie können therapeutische Interventionen einen aktiven Lebensstil älterer Menschen fördern und welche Faktoren spielen dabei eine Rolle?

**Maßnahmen zur Motivation zu weiterführender Aktivität:** Um das Gesundheitsverhalten zu verstehen, zu erklären und vorauszusagen, orientiert sich die

Gesundheitspsychologie an unterschiedlichen Gesundheitsmodellen. Sie helfen, den Prozess einer Handlung (Verhaltensänderung) zu erklären und zeigen, von welchen Faktoren durchlaufende Phasen abhängig sind.

**Grundsätzlich muss unterschieden werden, in welcher Phase sich der Patient befindet:** Ein empfehlenswertes Modell für den Übertrag in die Physiotherapie ist das **sozial-kognitive Prozessmodell** gesundheitlichen Handelns (HAPA, Health Action Process Approach) nach Reuter und Schwarzer. Dieses Modell dient als Leitfaden in der Praxisanwendung (▶ Abb. 3.1).

3

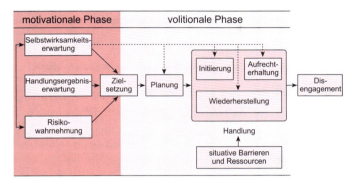

Abb. 3.1 Sozial-kognitives Prozessmodell gesundheitlichen Handelns (nach Reuter und Schwarzer 2009) [L141]

Das Modell besteht primär aus den Komponenten Motivation und Volition und betont in allen Phasen die Selbstwirksamkeitserwartung als bedeutsamen Faktor.

**1. Motivationale Phase** (Absichtsbildung): Prozess der Zielsetzung. Möchte der Patient sich überhaupt regelmäßig bewegen, welches konkrete Ziel hat er, was spricht dafür und was dagegen, was würde ihm Spaß machen. Wie könnte das aussehen?

**2. Volitionale Phase** (Handlungsplanung und Ausführung): Prozess der Zielausführung. Zunächst die Verhaltensänderung planen, danach starten und beibehalten. Der Patient hat sich entschieden, was er gerne tun würde. Er hat ein Ziel und plant, wie es realisierbar ist. Er startet mit der Ausführung. Er bleibt dabei oder gibt auf.

### Ansätze zur Unterstützung der motivationalen Phase (Absichtsbildung)

1. Überzeugung, dass ein aktiver Lebensstil positive Konsequenzen hat
2. Informationen über die eigenen gesundheitlichen Risiken eines inaktiven Lebensstils
3. Unterstützende biografische Ansätze erfragen
4. Gemeinsame stabile Gegebenheiten schaffen bzw. suchen
5. Vertrauen in die eigenen Fähigkeiten stärken (Selbstwirksamkeitserwartung)

### Überzeugung, positiver Konsequenzen

Bedeutungsvollste Überzeugung in Bezug auf die Motivation bei sich etwas zu ändern. Zentral ist die Erkenntnis, dass man durch sein verändertes Verhalten etwas bewirkt:

- Aufklärung über die Reduktion der wahrgenommenen Bedrohung
- Zusammenhang zwischen der Bedrohung und den positiven Erfolgen schaffen
- Abwägen von positiven und negativen Ergebnissen
- Welche Vorteile und Nachteile ergeben sich durch die entsprechenden Handlungen (Kosten-Nutzen-Analyse); abwägen von positiven und negativen Ergebnissen

**Beispiel:** „Welche Vorteile hätten Sie, wenn Sie regelmäßig diese Übungen machen würden? Können Sie mir einige nennen?" – Positive Erwartungen aufzählen lassen:

- Vorteil 1: „Wenn ich regelmäßig übe, kann ich in 3 Wochen ohne Rollator gehen."
- Vorteil 2: „Ich kann mich leichter in meiner Wohnung ohne Rollator vorwärtsbewegen."
- Vorteil 3: „Ich brauche keine fremde Hilfe, um die Eingangstür zu öffnen."

### Risikowahrnehmung

Basiert auf der subjektiven Einschätzung des Schweregrads von Erkrankungen sowie der eigenen Verwundbarkeit. Wahrgenommene Bedrohung.

- Patienten über seine eigenen gesundheitlichen Risiken bei Inaktivität informieren, dabei personalisierte statt allgemeiner Rückmeldung geben
- Zusammenhang zwischen dem eigenen Verhalten und der persönlichen Gesundheit aufzeigen
- Information gewinnbasierend statt verlustbasierend

**Beispiel:** „Wenn Sie mehr üben, dann können Sie bald wieder ohne Rollator gehen." statt „Wenn Sie nicht üben, dann können Sie nie ohne Hilfsmittel gehen."

### Biografische Ansätze

- Bei Patienten mit langen, durchweg positiven Erfahrungen mit körperlichen Aktivitäten ist eine hohe Selbstwirksamkeitserwartung bei physischen Betätigungen zu erwarten.
- Auf unterstützende biografische Ansätze bauen, Vorlieben bei körperlichen Betätigungen berücksichtigen.

### Stabile Gegebenheiten

Einbeziehen der Gegebenheiten des unmittelbaren Wohnumfelds (Umweltfaktoren).

### Selbstwirksamkeitserwartung

Stärkung s. o.

## Ansätze zur Unterstützung der volitionalen Phase (Planung/Aufrechterhaltung)

1. Vertrauen in die eigenen Fähigkeiten stärken
2. Konkrete Hilfestellungen bei der Umsetzung, Unterstützung in konkreten Handlungsplänen
3. Barrieren erkennen
4. Unterstützung der Ergebniswahrnehmung
5. Stabile Gegebenheiten schaffen bzw. suchen

**Selbstwirksamkeitserwartung**
Siehe oben.

**Konkrete Hilfestellungen bei der Umsetzung**
- Selbstbestimmende Zielformulierung, erreichbare Unterziele setzen, Belohnungen schaffen, anspruchsvolle Fernziele formulieren, eventuell sogar schriftlich festhalten
- Hilfe bei konkreten Handlungsplänen bieten bezüglich Bedingungen und Realisierungsmöglichkeiten, d. h. wann, wo, wie? (Planungs-Coaching)

**Barrieren erkennen**
Faktoren, die einen negativen, hemmenden Einfluss auf die Handlung haben, z. B. Kosten, Zeit, Anstrengung, verkehrsungünstige Lage, nachteilige Infrastrukturen, z. B. ungünstige Einstiegsmöglichkeiten in Schwimmbäder.
Hindernisse erkennen und Wenn-Dann-Pläne besprechen (s. o.).

**Unterstützung der Ergebniswahrnehmung**
- Handlungsergebnis bewerten, Erfolge und Misserfolge gemeinsam besprechen, Misserfolge begründen und Kompetenzen diesbezüglich aufbauen
- Auch bei Rückschlägen immer wieder zu weiteren Versuchen motivieren
- Auch bei Rückschlägen immer wieder motivieren

**Stabile Gegebenheiten schaffen bzw. suchen**
Es ist förderlich, körperliche Bewegung zu einer stabilen Gewohnheit werden zu lassen, dadurch muss über die Ausführung nicht mehr nachgedacht werden. Gewohnheit ersetzt Planungs- und Handlungskontrollstrategien.
Patienten beim ersten Besuch in die Gruppe begleiten. Gibt Sicherheit und schafft angenehme Atmosphäre

### 3.3.2 Demenz

Mit zunehmendem Lebensalter steigt das Risiko, an einer Demenz zu erkranken rapide an. In absehbarer Zeit werden immer mehr ältere Menschen mit demenziellen Erkrankungen einen erhöhten pflegerischen Versorgungsbedarf haben. Demzufolge steigt die Nachfrage nach stationären Einrichtungen mit einem gut geschulten Personal. Die Lebensqualität älterer Menschen mit demenziellen Erkrankungen steht in engem Zusammenhang mit den Einrichtungen, den Mitbewohnern und den Mitarbeiter, deren Arbeitszufriedenheit und Ausbildung in der Verantwortung des jeweiligen Zentrums stehen (▶ Kap. 33.4).

## 3.4 Prävention Hygiene

*Siegfried Huhn*

Für Deutschland werden etwa 400 000 bis 600 000 nosokomiale Infektionen angenommen. Durch multiresistente Erreger werden etwa 30 000 Infektionen angenommen, wobei etwa die Hälfte dieser Infektionen Menschen zwischen 70 und 89 Jahren betreffen. Ein Drittel aller Infektionen wäre durch Einhaltung hygienischer Standards vermeidbar (RKI 2013, Tiemer et al. 2017).
Hygiene in Krankenhäusern, Arztpraxen und Pflegeheimen unterliegt verschiedenen Rechtsgrundlagen und ist für alle Einrichtungen als **Teil des Qualitätsmanagements** verbindlich umzusetzen.

> **Merke**
> **Hygienemaßnahmen in der Physiotherapie**
> **Händehygiene:** Als wichtigster Überträger von Krankheitserregern gelten die Hände der Mitarbeiter. Die Händehygiene stellt daher die **wichtigste Maßnahme** gegen die Verbreitung von Erregern dar.
> **Therapiematerial:** Konsequente Desinfektion beim Wechsel von Patient zu Patient.
> **Isolation:** Einhalten von Isolationsmaßnahmen bei MRSA oder anderen resistenten Keimen.

## 3.5 Kuration/Wiederherstellung, Besserung

*Simone Albert und Siegfried Huhn*

**Kuration/Wiederherstellung:** Der Begriff **Kuration (Heilung)** zielt auf die Wiederherstellung des Zustandes vor der Erkrankung ab. In der Geriatrie wird auch von Kuration gesprochen, wenn zwar keine vollständige Heilung erzielt wird, jedoch keine funktionell relevanten Defekte zurückbleiben (Runge und Rehfeld 2011). **Ziel der Kuration** wäre demnach nicht Heilung einer Krankheit, sondern der Erhalt oder das Erreichen von Selbstständigkeit, Unabhängigkeit und der Verbleib in der gewohnten Lebenssituation bei Krankheitseintritt. In der Rehabilitation kommt man den begrenzten Leistungsreserven des alten Menschen entgegen und verfolgt eine Anpassung an persönliche Bedürfnisse, die nicht unbedingt Heilung beinhalten, sondern Leistungsfähigkeit bei eingeschränkter Alltagskompetenz verfolgen.
**Besserung:** Sind Kuration und Wiederherstellung nur begrenzt möglich, wird in erster Linie eine **Symptomlinderung** angestrebt, die zu einer **Verbesserung der Lebensqualität** führt.

## 3.6 Hilfreiche Kommunikation

*Simone Albert und Siegfried Huhn*

Alte Menschen erleben es häufig, dass eher über sie als mit ihnen gesprochen wird, oder Informationen nicht weitergegeben werden, weil angenommen wird, den alten Menschen damit zu überfordern. Mitarbeiter werden mitunter ungeduldig, da sie die Kommunikation den Möglichkeiten der Patienten anpassen müssen, das verlangsamte Denken und das Sprachverständnis berücksichtigen und den Wortschatz entsprechend wählen sollen. Bei fehlender oder mangelhafter Kommunikation und bei Zuschreibung der eher passiven Rolle im Kommunikationsprozess wird den Patienten eine relative Unmündigkeit vermittelt und lässt sie als Menschen zu einer Sache werden, über die verhandelt wird.
Hilfreiche Kommunikation gewährt den Patienten ein Mitspracherecht und bietet Unterstützung in deren Entscheidungsfindung und Zukunftsplanung für die altersbedingten Einschränkungen und gesundheitlichen Probleme. **Hilfreiche Kommunikation** im therapeutischen Prozess ist gekennzeichnet durch **Respekt, Offenheit, Wahrhaftigkeit** und **Verständlichkeit.**
Wichtige Gespräche und Informationenweitergabe sollen in einem angemessenen Rahmen stattfinden. Informationen „im Vorbeigehen" werden selten richtig verstanden. Informationen zu diagnostischen Befunden und zum Prozedere sollen zeitnah erfolgen. Entsprechende Informationen stellen Klarheit her. Selbst Krankheitsbefunde sind oft leichter zu ertragen als der Zustand der Ungewissheit.

# 3.7 Die Angehörigen

*Simone Albert und Siegfried Huhn*

## 3.7.1 Angehörige als Co-Therapeuten

### Informationsweitergabe

**Pflegende Angehörige** sollen möglichst früh in die medizinische, pflegerische und therapeutische Versorgung eingebunden werden. Am Behandlungsbeginn können Angehörige wichtige Informationen zur akuten Situation des Patienten sowie zum bisherigen Krankheitsverlauf geben und so die Diagnostik unterstützen. Auch Informationen zum bisherigen Umgang mit der Erkrankung und dem Pflegebedarf helfen, die Therapie und die Weiterbehandlung nach der Entlassung realistisch zu planen. Deshalb sollen Angehörige weitgehend in die Krankenhausversorgung eingebunden werden. Die Entlassung und spätere Versorgung soll im geriatrischen Team gemeinsam mit Patienten und Angehörigen geplant werden.

### Therapiebegleitung

Im Therapieprozess und Krankheitsverlauf werden Angehörige zu **„Experten der Versorgung"**. Sie kennen dann die Besonderheiten der chronischen Erkrankung und des Pflegebedarfs, tragen wesentlich zur Therapietreue bei oder übernehmen die Durchführung von Verordnungen. Angehörige beobachten Veränderungen im Krankheitsgeschehen, sorgen für nötige Anpassungen, begleiten therapeutische Maßnahmen und führen diese fort.

## 3.7.2 Angehörige unterstützen

Mehrheitlich berichten pflegende Angehörige, dass sie die Betreuungs- und Pflegeaufgaben gern wahrnehmen, sich des Vertrauens bewusst sind und zu den Pflegebedürftigen einen neuen Zugang gefunden haben, der als Bereicherung der bisherigen Beziehung gesehen werden kann.

Bei allen positiven Aspekten geht die Betreuung chronisch Kranker und Pflegebedürftiger dennoch mit Belastungen und Einschränkungen einher. Häufig brauchen Angehörige Unterstützung zum Erhalt der eigenen Gesundheit und um Überlastungssituationen abzuwenden.

### Angehörigenedukation

Bei der Angehörigenedukation handelt es sich um einen systematischen Prozess, der Patienten und deren Bezugspersonen (pflegende Angehörige) darin unterstützt, mit den Anforderungen und den Auswirkungen von gesundheitlichen Einschränkungen, Krankheit, Behinderung oder Pflegebedürftigkeit ohne eigene Überlastung umzugehen. Die Angehörigenedukation setzt sich aus folgenden Elementen zusammen:

- **Information:** ist eine gezielte Mitteilung über Sachinhalte zur Erkrankung und zum Pflegebedarf, zu speziellen Aspekten wie Medikamentenwirkung, Hilfsangeboten und zu möglichen Leistungsansprüchen bei Kranken- und Pflegekassen.
- **Schulung:** ist eine zielorientierte, kleinschrittige Vermittlung von Wissen und Fertigkeiten zur Versorgung pflegebedürftiger Personen. Dazu gehören auch praktische Anleitungen wie Lagerungstechniken, rückengerechte Patiententransfers oder Inkontinenzversorgung.

- **Beratung:** ist ein ergebnisoffener, bedürfnisgerechter und dialogischer Prozess zur Unterstützung der Entscheidungsfindung oder Problemlösung bei besonderen Fragestellungen.

## 3.8  Compliance und Adhärenz

*Simone Albert und Siegfried Huhn*

Der Begriff **Compliance** meint das **Kooperationsverhalten des Patienten im Rahmen der Therapie.** Gute Compliance bedeutet ein konsequentes Befolgen der ärztlichen Anordnungen und therapeutischen Vorgaben.

Als **Adhärenz** wird die **Einhaltung gemeinsam von Patient und Behandler festgelegter Therapieziele und entsprechender Maßnahmen** bezeichnet. Mit der gewünschten Mitsprache des Patienten zur Therapievereinbarung verspricht man sich eine höhere Compliance.

### Ebenen der Therapietreue

Die WHO definiert fünf miteinander verknüpfte Ebenen, die auf die Compliance einwirken:

1. Sozioökonomische Faktoren (Armut, Ausbildungsstand, Arbeitslosigkeit)
2. Patientenabhängige Faktoren (Informiertheit und Wissen um die Relevanz, Fähigkeit zur Selbstorganisation, Vergesslichkeit)
3. Krankheitsbedingte Faktoren (Symptome, gefühlter Nutzen, gleichzeitige Depression)
4. Therapiebedingte Faktoren (Nebenwirkungen, Komplexität der Verabreichung)
5. Gesundheitssystem- und therapeutenabhängige Faktoren (Kostenübernahme, Behandlungsmöglichkeiten, Kommunikation)

### Non-Compliance

Das **Nichteinhalten therapeutisch notwendiger Maßnahmen** wird als Non-Compliance bezeichnet.

**Absichtliche Nichtbeachtung** von therapeutisch notwendigen Maßnahmen ist am ehesten mit mangelnder Information über deren Bedeutung, mit unerwünschten oder Wechselwirkungen sowie mit Stress, Angst und Kosten zu erklären.

Für nicht-absichtliche **Non-Compliance** wird am häufigsten Vergesslichkeit angenommen sowie das frühe Beenden von Maßnahmen bei subjektiv erlebter Besserung. Als wesentliche Faktoren der Non-Compliance werden inzwischen die mangelhafte Kommunikation zwischen Behandler und Patienten sowie eine nicht patientengerechte Sprache erachtet.

Eine ungenügende Compliance kann mit mehr Krankheitssymptomen, geringerer Lebensqualität und einem erhöhten Sterberisiko einhergehen. Auch lässt sich eine gewisse Anzahl von Krankenhauseinweisungen mit mangelnder Umsetzung der therapeutischen Vorgaben erklären.

### 3.8.1  Adhärenz

Adhärenz beschreibt das Einverständnis des Patienten, die gemeinsam mit dem Therapeuten beschlossenen Therapieziele und die dazu nötigen Interventionen nach besten Möglichkeiten einzuhalten. Damit wird dem Umstand Rechnung getragen, dass für den Therapieerfolg die Mitarbeit des Patienten ebenso wie die Fachkenntnis des Therapeuten entscheidend ist und beide als Behandlungspartner für den Erfolg eintreten. Es wird nach einer Übereinstimmung aller Beteiligten gesucht (Shared Decision Making). Der Schwerpunkt liegt auf der **Stabilisierung des Erkrankten** und darin, mögliche **Überforderungen durch Therapievorgaben auszuschalten.** Der Patient soll zum persönlichen Experten seiner Erkrankung werden. Dazu braucht es seine Mündigkeit und für alle Beteiligten Toleranz seiner Entscheidungen und das Akzeptieren von Ambivalenzen.

## 3.9 Hilfsmittel

*Siegfried Huhn und Catharina Kissler*

Hilfsmittel spielen in der geriatrischen Versorgung eine wichtige Rolle. Sie verbessern und erleichtern die Selbstständigkeit trotz funktioneller Einschränkungen und Behinderungen. Schon bei der Krankenhausaufnahme werden vorhandene Hilfsmittel erfasst.

Der korrekte Gebrauch von Hilfsmitteln kann während eines stationären Aufenthalts überprüft und verbessert werden. Häufig ist es sinnvoll, dass der Patient seine eigenen Hilfsmittel verwendet. Es ist beispielsweise besser, wenn er einen vorhandenen Rollator mitbringt (mitbringen lässt), als sich mit einem Leihrollator der Klinik vertraut machen zu müssen.

Besondere Aufmerksamkeit in Bezug auf korrekte Verwendung von Hilfsmitteln ist bei kognitiv eingeschränkten Patienten erforderlich. Es ist zu entscheiden, ob ein Hilfsmittel bei diesen Patienten tatsächlich hilft oder den Patienten eher gefährdet. So können ein falsch verwendeter Rollator oder Unterarmgehstützen zu einer Erhöhung der Sturzgefahr führen, wenn das Hilfsmittel nicht richtig eingesetzt wird. Zudem ist es wichtig, dass ein Hilfsmittel im häuslichen Umfeld eingesetzt werden kann.

Auch die Einschätzung der Motivation spielt für die Akzeptanz von Hilfsmitteln eine wichtige Rolle.

Die Verordnung von Hilfsmitteln ist primär ärztliche Aufgabe. Die Notwendigkeit für Hilfsmittel wird jedoch multidisziplinär im geriatrischen Team festgelegt. Dabei werden neben den klassischen Teammitgliedern Ärzte, Pflege, Therapeutengruppen und Sozialdienst auch die Orthopädietechniker einbezogen.

Nach den geltenden Bestimmungen der Sozialgesetzbücher können Hilfsmittel verordnet werden im Rahmen
- der kurativen Versorgung,
- der Versorgung als Maßnahme zum Ausgleich einer Behinderung und
- der medizinischen Rehabilitation.

Eine Beachtung auch der trägerspezifischen Regelungen ist erforderlich.

Die Hilfsmittelversorgung ist wichtiger Teil der Entlassungsplanung und sollte frühzeitig während des stationären Aufenthalts begonnen werden.

Bei Verordnung neuer Hilfsmittel ist es häufig günstig, diese bei einem stationären Aufenthalt bereits in die Klinik liefern zu lassen, damit der tägliche Umgang geübt werden kann und die korrekte Nutzung gewährleistet ist. Die Compliance wird dadurch langfristig erhöht.

**Merke**
Zahlreiche Hilfsmittel sind nicht erstattungsfähig im Rahmen der GKV. Eine Beratung sollte aber dennoch erfolgen. Dazu gehören v. a. Hausnotrufsysteme.

Für häusliche Umbauten oder den Einbau von Treppenliften gibt es teilweise beträchtliche Zuschüsse (meist bis zu 4000 Euro pro Einzelmaßnahme).

### 3.9.1 Ambient Assisted Living

*Siegfried Huhn*

Unter Ambient Assisted Living (AAL; auch Active Assisted Living) versteht man den Einsatz von altersgerechten Assistenzsystemen für ein unabhängiges Leben unter Verwendung moderner technologischer Hilfsmittel und entsprechender Elektronik.

Hintergrund der Entwicklung von AAL-Systemen ist der Wunsch der meisten Menschen, so lange wie möglich in der eigenen Wohnung selbstbestimmt, autonom und mobil leben zu können.

**Primäres Ziel** des Einsatzes von AAL ist die **Sicherheit in der Häuslichkeit.** Die Systeme registrieren Gewohnheiten (z. B. inhäusige Wohnungsmobilität), werten diese aus und alarmieren bestimmte Personen (Angehörige, Pflegedienste), wenn die fortlaufend registrierten Zeiten und Schemata von der individuellen Norm abweichen.

**Konkrete Beispiele:** Sensoren in der Matratze zur Schlafanalyse, Aufstehhilfen am Bett, automatisches Lichteinschalten bei Bewegung, LED-Bänder als Wegweiser in der Wohnung, Toiletten mit erweiterten Funktionen zur Intimpflege, Sturzsensoren in den Fußböden, Zeitschaltuhren für Herdplatten, Sensoren am Kühlschrank zur Dokumentation des Nahrungsmittelverbrauchs, elektronische Tablettendose, Messung von Vitalfunktionen und Blutzucker, einfache Telekommunikation mit Angehörigen usw. Die denkbaren Techniken reichen bis hin zu Pflegerobotern.

**Erweiterte Ziele** der Entwicklung von AAL Systemen neben der Sicherheit sind die Erhaltung der Gesundheit und Funktionsfähigkeit von älteren Menschen sowie ein besserer Lebensstil für Personen mit körperlichen Beeinträchtigungen.

Die Technik ist v. a. angesichts der immer weiter steigenden Anzahl von Einpersonenhaushalten interessant. Die Entwicklung von AAL-Technologien wird mit öffentlichen Mitteln gefördert.

Hinderungsgründe für eine breite Implementierung in Deutschland sind die Kostenfrage für den Masseneinsatz, aber auch die weitverbreitete relative Zurückhaltung der Bevölkerung neuen Technologien gegenüber. Auch Ängste vor Abhängigkeit von Technik, Datenschutz, möglicher Missbrauch der Technologie etc. sind Hinderungsgründe. Zu den weiteren Hinderungsgründen gehört ebenfalls, dass die bislang angebotenen AAL-Systeme noch immer zu technisch und zu komplex sind, um breite Akzeptanz zu finden.

Kosten-Nutzen-Analysen weisen darauf hin, dass die Ausrüstung einer Seniorenwohnung den Umzug in ein Pflegeheim durchaus verzögern könnte und eine positive Kostenbilanz besteht. Der Ausbau der Technologie könnte auch einen gewissen Anteil des Fachkräftemangels im Pflegebereich (Mangel an Pflegeheimplätzen) kompensieren.

Der **Hausnotruf** gehört zu den frühesten Entwicklungen von AAL-Systemen und erfreut sich großer Beliebtheit und Akzeptanz. Angeboten wird er z. B. vom Deutschen Roten Kreuz und von den Johannitern.

Hausnotrufsysteme werden als Pflegehilfsmittel zur selbstständigeren Lebensführung anerkannt (Produktgruppe 52). Unter bestimmten Umständen werden die Kosten (meist etwa 20 EUR/Mon.) von der Pflegekasse übernommen. Ein bewilligter Pflegegrad ist erforderlich.

## 3.9.2 Privaten Wohnraum gestalten

*Catharina Kissler und Siegfried Huhn*

Das Ziel jeder Wohnraumabklärung und -anpassung ist, den Verbleib und die selbstständige Lebensführung im eigenen Wohnumfeld zu ermöglichen und lange zu erhalten. Dazu wird der Wohnraum den Bedarfen der alten Menschen entsprechend gestaltet (▶ Tab. 3.1). Veränderungen sollen immer langsam und mit den betroffenen Personen zusammen gestaltet werden.

**3**

| **Tab. 3.1 Tipps für die Wohnraumgestaltung** | |
|---|---|
| **Wohnraum** | Inhalte von Schränken und Regalen so organisieren, dass häufig benutzte Dinge gut erreichbar sind. Schiebetüren an den Schränken sind von Vorteil. |
| | Sitzgelegenheiten der Körpergröße entsprechend (mind. 90°-Winkel in Hüfte und Knie), mit Armlehnen, rutschsicher und stabil. Feste Polsterung und eine ebene Sitzfläche sind zu empfehlen. Lehnsessel/Sofa evtl. fachmännisch erhöhen lassen. |
| | Schränke, Regale, Beistelltische, Lehnsessel **keinesfalls** auf Rollen. |
| | Fenstergriffe, Telefon und Lichtschalter gut erreichbar. Fensterbrett und Ablageflächen nicht vollgestellt, damit sie zum Festhalten verwendet werden können. |
| | Empfehlenswert ist ein schwerer, massiver Tisch, an dem man sich gut festhalten und aufstützen kann. **Cave:** Kippgefahr bei sehr leichten Tischen oder mit nur einem Mittelfuß! |
| **Boden** | Rutschende Teppiche, aufgebogene Teppichränder, Teppichfalten und lange Fransen können ein erhebliches Sturzrisiko darstellen. Teppiche sowie lose Fußmatten am besten mit doppelseitigem Klebeband oder rutschfester Unterlage fixieren. |
| | Alle Gehflächen von Gegenständen freihalten. |
| | Kabel hinter Regalen verlaufen lassen, an der Wand befestigen oder in Kabelschächten unterbringen. |
| | Türschwellen entschärfen, entfernen oder kontrastreich hervorheben. |
| | Treppenkanten mit selbstklebenden Antirutschstreifen versehen oder kontrastreich kennzeichnen. |
| | Hohe Schwellen z. B. auf Terrasse oder Balkon mit einer Rampe versehen oder Höhenunterschied durch wetterbeständigen Holzboden ausgleichen. |
| **Beleuchtung** | Ausreichende und blendfreie Beleuchtung. |
| | Lichtschalter gut zu erreichen und leicht zu bedienen (Kippschalter). Kontraste an Treppen und Übergängen. |
| | Evtl. Bewegungsmelder für den Weg zur Toilette und im Bereich der Eingangstüre. |

**3**

**Tab. 3.1 Tipps für die Wohnraumgestaltung** *(Forts.)*

| | |
|---|---|
| **Bad und WC** | Rutschsichere Beläge in Bad und WC.<br>Rutschfeste Matten in Badewanne und Dusche sind unerlässlich.<br>Die Dusche bietet gegenüber der Badewanne Vorteile, vor allem bei schwellenfreiem Zugang. Falls nicht vorhanden, kann ein Podest (muss unbedingt an der Ober- und Unterseite rutschfest und stabil sein!) Abhilfe schaffen. Bei Platzmangel können Duschschiebetüren durch einen Duschvorhang ersetzt werden. Diverse Hilfsmittel wie z. B. Duschsessel, Duschhocker oder Duschklappsitz erleichtern die Abläufe.<br>Haltegriffe im Duschbereich und bei der Toilette sind zu empfehlen.<br>Toilettensitzerhöhung erleichtert das Aufstehen (optional mit schwenkbaren Armlehnen).<br>Handtücher, Waschutensilien, Spülknopf, Toilettenpapier und Toilettenbürste gut erreichbar platzieren.<br>Beim Waschbecken sind Einhandmischer und lange Griffhebel eine große Erleichterung.<br>Den Badezimmerspiegel evtl. tiefer montieren, schräg stellen oder einen langen Spiegel montieren.<br>Sitzgelegenheit zum An- und Ausziehen im Bad.<br>**Badezimmertüre sollte nach außen zu öffnen sein, damit im Notfall Helfer hineinkönnen.** |
| **Schlafzimmer** | Das Bett im Bedarfsfall erhöhen, z. B. mit Holzstaffeln. **Cave:** Nicht mit einer zweiten Matratze! Rutschgefahr!<br>**Tipp:** Der empfohlene Bewegungsraum vor dem Bett beträgt 150 cm. Genügend Platz, um sich mit einer Gehhilfe sicher vor dem Bett zu bewegen.<br>Hilfsmittel verwenden, wie z. B. Bettleiter.<br>Nachtlicht oder Bewegungsmelder anbringen und darauf achten, dass der Lichtschalter gut erreichbar ist.<br>Telefon in Reichweite und evtl. Toilettenstuhl für die Nacht.<br>Schrank mit Schiebetüren und langen Griffen. Kleiderstange auf Augenhöhe oder tiefer montieren.<br>Die Kleidung der Jahreszeit entsprechend lagern. Aktuelles immer gut erreichbar. |
| **Küche** | Für den Transport einen Servierwagen verwenden.<br>Kühlschrank wenn möglich auf Augenhöhe.<br>Häufig genutzte Utensilien griffbereit verstauen (Ordnung in den Schränken).<br>Sitzgelegenheit, damit Arbeitsabläufe im Sitzen verrichtet werden können.<br>Rauchmelder anbringen. |
| **Im Notfall** | Schlüssel beim Nachbarn oder Schlüsselsafe.<br>Geregelte Telefonkontakte oder sonstige Verabredungen treffen.<br>Notrufsystem und das Notrufarmband auch in der Nacht tragen.<br>Seniorengerechtes Telefon/Handy mit Notruftaste. |

### 3.9.3 Informationsmöglichkeiten

*Catharina Kissler und Siegfried Huhn*

**Serviceportal des Bundesministeriums** für Familie, Senioren, Frauen und Jugend: www.serviceportal-zuhause-im-alter.de: Hier finden sich Informationen zu Förderprogrammen der Bundesregierung, Informationen zu barrierefreiem Wohnen, zum Umbau, zu altersgerechten Musterwohnungen, zu speziellen Wohnformen und zur Technik. Weiterhin bietet das Portal Informationen zu Nachbarschaftshilfe und sozialen Dienstleistungen sowie einen nützlichen Werkzeugkasten.

**Bundesarbeitsgemeinschaft Wohnungsanpassung:** www.bag-wohnungsanpassung.de. Die BAG ist ein Verein zur Förderung selbstständigen und selbstbestimmten Wohnens. Sie führt Wohnberatungen durch und stellt zahlreiche Materialien zur Verfügung.

**Fachportal nullbarriere.de:** https://nullbarriere.de/. Das Fachportal veröffentlicht Informationen zu DIN-Normen, Gesetzen und Richtlinien des barrierefreien Bauens. Anbieterinformationen werden ebenfalls aufgenommen.

**Barrierefrei Leben e. V.:** www.online-wohn-beratung.de. Der Verein stellt online Informationen zum barrierefreien Leben zur Verfügung.

**Bauliche und technische Aspekte des Wohnens:** www.generationenfreundlicher-betrieb.de gibt Informationen des Zentralverbands des Deutschen Handwerks. Zertifizierte Betriebe finden sich unter www.dincertco.de.

**Ambient Assisted Living:** www.innovationspartnerschaft.de.

**Hausnotruf:** www.initiative-hausnotruf.de, www.bpa-hausnotruf.de.

**Nachbarschaftshilfe:** www.netzwerk-nachbarschaft.de, www.deinnachbar.de.

**Bundesarbeitsgemeinschaft der Freiwilligenagenturen:** www.bagfa.de.

**Pflegeheime:** www.heimverzeichnis.de, www.pflegenoten.de.

**Hilfe im Haushalt** (haushaltsnahe Dienstleistungen): www.hilfe-im-haushalt.de.

**Finanzierung altersgerechter Umbau:** www.kfw-foerderbank.de.

**Hilfsmittelverzeichnis:** www.gkv-spitzenverband.de.

**Pflegeleistungen:** www.pflegestaerkungsgesetz.de, www.wege-zur-pflege.de. Gibt Informationen über Einstufung des Pflegegrades, Kurzzeitpflege, Verhinderungspflege etc.

**Kuratorium Deutsche Altershilfe:** www.kda.de. Überparteiliche und gemeinnützige Institution, die sich der Entwicklung von Konzepten und Modellen der Altenhilfe verpflichtet fühlt.

**Bundesarbeitsgemeinschaft der Senioren-Organisationen** (BAGSO): www.bagso.de. Arbeitsgemeinschaft mit Vereinsstruktur, die über 100 Verbände im Bereich der Seniorenarbeit koordiniert.

**BIVA Pflegeschutzbund:** www.biva.de. Interessenvertretung der Nutzer von Wohn- und Betreuungsangeboten im Alter und bei Behinderung, auch Rechtsberatung.

**II** Rahmenbedingungen bei geriatrischen Patienten

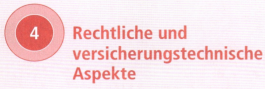

# 4 Rechtliche und versicherungstechnische Aspekte

*Elke Bachstein, Pia Fankhauser, Agnes Görny, Evelin Klein und Silvia Knuchel-Schnyder*

# 4.1 Versicherungen und Tarife

▶ Tab. 4.1.

**Blickpunkt Pflege**
**Deutschland**
Die Pflegebedürftigkeit wird über ein neues Begutachtungsinstrument (BI) in acht Bereichen (z. B. Mobilität, kognitive und kommunikative Fähigkeiten, Selbstversorgung etc.) erhoben, anhand derer der Pflegebedarf festgestellt wird. Der Pflegegrad von 1 bis 5 bestimmt die Höhe der zu erwartenden Leistung.
Die Pflegeversicherung greift bei der ambulanten (häusliche Pflege), stationären (Altenheim) und teilstationären (Tagesbetreuung) Pflege. Bei professioneller ambulanter oder (teil-)stationärer Pflege werden die Kosten bis zu bestimmten Höchstbeträgen übernommen

**Österreich**
Das Pflegegeld richtet sich nach der Höhe der Pflegestufen 1 bis 7 (Pflegebedarf in h/Mon. von 65 bis > 180 h) und ist eine zweckgebundene Leistung zur Ermöglichung der notwendigen Pflege. Bei der Pflegegeldeinstufung von schwer geistig oder schwer psychisch behinderten, insbesondere an Demenz erkrankten Personen ≥ vollendetem 15. Lj. wird ein Erschwerniszuschlag pauschal in der Höhe von 25 h angerechnet. www.sozialministerium.at/Themen/Pflege.html

**Schweiz**
**Akutgeriatrie:** Die geriatrische Rehabilitation befasst sich mit dem Bearbeiten von Behinderung und Funktionsfähigkeit im Hinblick auf die Rückgewinnung, Stabilisierung und (Wieder-)Befähigung zur möglichst selbstständigen Lebensführung geriatrischer Patienten. Bedingungen und Tarife siehe unter: www.hplus.ch/de/politik/defrehac und www.hplus.ch/de/tarife/st-reha.
**Pflegekosten im Pflegeheim:** Die Kosten der stationären Pflege werden von der Krankenkasse, der Heimbewohnerin und der öffentlichen Hand bezahlt und richten sich nach den Pflegestufen. Die Kosten für nicht pflegerische Leistungen (Hotellerie) gehen zulasten der Bewohnerinnen, bei finanziellen Schwierigkeiten gibt es Unterstützungsmöglichkeiten bei der Finanzierung (siehe z. B. Ergänzungsleistungen etc.).
**Pflegekosten ambulant:** Die Kosten für ärztlich verschriebene Pflege zu Hause werden zu bestimmten Tarifen von der Krankenkasse übernommen. Zudem zahlt die Pat. zusätzlich zum Selbstbehalt einen kantonal festgelegten Tagespauschalbeitrag. Restkosten, die bei finanziellen Nöten nicht getragen werden können, übernehmen Kantone und Gemeinde. Bezieherinnen von Hilflosenentschädigung, die auf regelmäßige Hilfe angewiesen sind, aber dennoch zu Hause leben möchten und eine dafür nötige Person einstellen, können einen Assistenzbeitrag geltend machen.
Wer sich um pflegebedürftige Angehörige kümmert, hat unter Umständen Anspruch auf Betreuungsgutschrift und oder Erwerbsausfallentschädigung. Mehr Infos zu Pflegekosten: www.comparis.ch/gesundheit/leben-im-alter/alter/information/finanzierung-kosten-pflege.

**Tab. 4.1** Versicherungsrechtliche Regelungen, Tarife und Kosten in Deutschland, Österreich und der Schweiz

| Bereich | Deutschland | Österreich | Schweiz |
|---|---|---|---|
| Versicherung | Die soziale Pflegeversicherung ist eine Pflichtversicherung zur Absicherung der Kosten bei eintretendem Pflegebedarf. Leistungen werden nach „Graden der Pflegebedürftigkeit" gewährt. Um eine vollständige Absicherung zu erzielen, ist der Abschluss einer privaten Pflegezusatzversicherung notwendig. Bei Bedürftigkeit besteht Anspruch auf Hilfe zur Pflege als bedarfsorientierte ergänzende Sozialleistung. | Das Allgemeine Sozialversicherungsgesetz (ASVG) ist die Grundlage für die gesetzliche Pflichtversicherung und Versorgung der Versicherten. Gesetzliche Pflichtleistungen bestimmter Gesundheitsberufe sind durch die Sozialversicherung zu leisten – entweder als Sachleistung durch „Vertragsphysiotherapeutin" als Vertragspartnerin der Krankenkassen (Vertragsbereich) oder als Kostenerstattung bei Behandlung durch „Wahltherapeutin" (Wahlbereich). Die Leistungen der Krankenbehandlung durch freiberufliche PT sind Pflichtleistungen der gesetzlichen SV. Neben der auf Kassenverträgen durch Vertrags-PT geleisteten direkten Sachleistung an Versicherte gibt es die Leistungen durch sog. Wahl-PT. In Bereichen in denen die gesetzliche Sozialversicherung (SV) keine Verträge bzw. nicht flächendeckend Verträge vergeben hat. Unterschieden wird daher zwischen kostenlosen Vertragsleistungen und Wahlleistungen bei nur teilweiser Kostenübernahme durch die SV. Für den Leistungsanspruch beim älteren Menschen mit chronisch degenerativen oder neurologischen Erkrankungen ist die Begründung für die Physiotherapie besonders wichtig: Maßnahmen, die zur Stabilisierung des Zustands (Verbesserung o. Verzögerung des Krankheitsverlaufs, Minderung der Symptome) führen, gelten als Pflichtleistung. Gemäß dem ASVG ist eine Krankenbehandlung nur in dem Umfang zu gewähren, in welchem sie notwendig und zielführend ist (§ 133 [2] ASVG). Eine notwendige Krankenbehandlung in sozialversicherungsrechtlichem Sinn ist auch dann anzunehmen, wenn die Behandlung geeignet erscheint, eine Verschlechterung des Zustandbildes hinzuhalten („Stabilisierung"): Oberster Gerichtshof. Auch dauerhaft pflegebedürftige Personen haben einen uneingeschränkten Anspruch auf Krankenbehandlung | **Krankenversicherung gemäß KVG** ist eine für alle Personen mit Wohnsitz in der Schweiz obligatorische Sozialversicherung. Sie deckt alle Leistungen ab, die von definierten Leistungserbringern im Rahmen ihrer Kompetenzen erbracht werden. Es besteht freie Arzt- und Therapiewahl. Ausgenommen sind Modelle der Krankenversicherer, die diese Wahl einschränken. Es gelten die WZW-Kriterien (wirtschaftlich, zweckmäßig, wirksam). Die Physiotherapie muss dafür den Nachweis erbringen (Befund/Assessment/Zielsetzung). Möglichkeit einer LangzeitpflegeZusatzversicherung (Leistungen sehr unterschiedlich, Prämien hoch) |

4

**Tab. 4.1** Versicherungsrechtliche Regelungen, Tarife und Kosten in Deutschland, Österreich und der Schweiz *(Forts.)*

| Bereich | Deutschland | Österreich | Schweiz |
|---|---|---|---|
| **Kosten/ Physiotarife** (stationär/ ambulant) | **Ambulante PT** wird nach den Richtlinien des Heilmittelkatalogs verordnet und über die Krankenkassen abgerechnet. Die Leistungen zur medizinischen Rehabilitation sind in § 40 SGB V geregelt. Voraussetzungen sind:<br>• Mind. 70 J.<br>• Mehrfach erkrankt<br>• Gefährdet durch alterstypische Funktionseinschränkungen<br>• Angewiesen auf einen besonderen rehabilitativen Handlungsbedarf<br>Es bestehen 2 Arten von Leistungen:<br>• Ambulante geriatrische Rehabilitation<br>• Stationäre geriatrische Rehabilitation | • Eine chefärztliche Bewilligung (im Namen der gesetzlichen Sozialversicherung) ist die Voraussetzung für die Kostenübernahme.<br>• **Vertrags-PT:** Direktzahlung an die PT gegen elektronische Honorarabrechnung mit der Krankenkasse. Kostenlose Direktleistung an Versicherte.<br>• **Wahl-PT:** Bestehen Verträge mit der Kasse, Rückerstattung eines Betrags durch die SV an den Versicherten (80 % der Kosten der entsprechenden Vertragsleistung) nach Begleichung des Honorars an PT durch Versicherte.<br>• **Kostenzuschüsse:** Krankenkassen ohne PT als Vertragspartner haben bei Pflichtleistungen Kostenzuschüsse zu leisten, die Betragshöhe legt die Krankenkasse in ihrer Satzung selbst fest.<br>• Freie Honorargestaltung durch **freiberufliche PT ohne Kassenvertrag:** die Honorarhöhe variiert je nach Zeiteinheit, Leistungsumfang (Hausbesuch), angewandten Methoden und Qualifikationen der PT.<br>• **Tipps** zur Begründung eines Leistungsanspruchs bei geriatrischen Patienten:<br>– Klare, gut formulierte Therapieziele, die sich mit gesetzlichen Zielen der Krankenbehandlung decken (Heilung, Verbesserung u. Stabilisierung i. S. von Verhinderung drohender Verschlechterung, Verlaufsmilderung)<br>– Erläutern, mit welchen Verschlechterungen gerechnet werden muss, wenn die Therapie nicht durchgeführt würde. | Im stationären Bereich gelten entweder die DRG (Fallkostenpauschalen) für die Akutgeriatrie oder die Pflegenormkosten für die Langzeitpflege. In der **Akutgeriatrie** gelten die Fallkostenpauschalen; die Therapie ist dabei inbegriffen.<br>In den Pflegeheimen **(stationäre Langzeitversorgung)** ist die PT eine Zusatzleistung; es gilt der ambulante Tarif gemäß Tarifvertrag. Wenn eine externe PT behandelt, gibt es keine Weg-/Zeitentschädigung. Diese muss mit dem Pflegeheim vereinbart werden oder man verzichtet darauf.<br>Im ambulanten Bereich steht für aufwendige Therapie die Position 7311 zur Verfügung. Die Abrechnung nach Ziff. 7311 kann erfolgen bei Bestehen eines der nachstehenden Krankheitsbilder oder einer der folgenden Situationen, welche die Behandlung erschweren:<br>• Beeinträchtigungen des Nervensystems.<br>• Lungenventilationsstörungen. |

**4**

**Tab. 4.1** Versicherungsrechtliche Regelungen, Tarife und Kosten in Deutschland, Österreich und der Schweiz *(Forts.)*

| Bereich | Deutschland | Österreich | Schweiz |
|---|---|---|---|
| | Der Anspruch besteht über die gesetzlichen Krankenkassen, bei allen Pflichtversicherten. Weitere Finanzierung über die privaten Krankenkassen, bei Beamten ist die Finanzierung über die Beihilferegelung möglich. In jedem Fall muss der Arzt die Notwendigkeit bescheinigen. Bei stationären Rehamaßnahmen prüft der medizinische Dienst der Kassen. **Hausbesuche des PT** werden ggf. vom Arzt verordnet; je nach Krankenversicherung wird ein Kilometergeld erstattet. | • Bericht mit Zielen, Behandlungsplan an die Chefärztin zur weiteren Prüfung.<br>• Meldung an die Patientenanwaltschaft des jeweiligen Bundeslandes.<br>• Die Honorare an Vertragspartner, Rückerstattungen bei Behandlung im Wahlbereich bzw. Zuschüsse bei Fehlen von Verträgen für eine Behandlungseinheit variieren bei den verschiedenen Sozialversicherungsträgern und Bundesländern.<br>• **Hausbesuch:** Honorar abhängig von Gestaltung des „Hausbesuchszuschlags" nach Entfernung/Pauschale – zusätzlich zum reinen Leistungshonorar; freie Honorargestaltung, Honorarhöhe variiert je nach Zeiteinheit, Leistungsumfang (Hausbesuch), angewandten Methoden und Qualifikationen der PT. | • Störungen des Lymphgefäßsystems, die eine komplexe Behandlung durch speziell dafür ausgebildete PT erfordert.<br>• Palliative Situation.<br>• Sensomotorische Verlangsamung (verlangsamte, unkoordinierte Bewegungsabläufe oder Beeinträchtigung beim Sprechen, Schlucken) oder kognitives Defizit von Aufmerksamkeit, Erinnerung, Lernen, Planen, Orientierung und Wille. Defizite sind Verminderungen oder Verzögerungen in der (Weiter-)Entwicklung dieser Fähigkeiten, die zu einer Verlangsamung der Pat. bei der physiotherapeutischen Zielerreichung führen.<br>• Behandlung von ≥ 2 Körperregionen.<br>• Behandlung von 2 nicht benachbarten Gelenken (kann in derselben Körperregion sein).<br>• Bei einer Erkrankung, die eine aufwendige Hilfestellung erfordert (z. B. Verbrennungen). Für die Domiziltherapie (Therapie bei den Patienten zuhause) steht eine pauschale Weg-/Zeitentschädigung zur Verfügung. Sie muss speziell verordnet werden. |

**Tab. 4.1** Versicherungsrechtliche Regelungen, Tarife und Kosten in Deutschland, Österreich und der Schweiz *(Forts.)*

| Bereich | Deutschland | Österreich | Schweiz |
|---|---|---|---|
| **Präventive Maßnahmen** | Präventionskurse werden über die SPP (Soziale Prüfstelle Prävention) anerkannt. Diese Anträge bzw. genau gegliederte Stundenvorbereitungen müssen von der PT erstellt und zur Anerkennung vorgelegt werden. Sobald eine Anerkennung ausgesprochen ist, gibt es eine Erstattung der Kosten. | Insbesondere zur Wahrung des gesetzlichen Leistungsanspruchs beim älteren Menschen ist die genaue Betrachtung u. Argumentation der physiotherapeutischen Maßnahme in ihrer Zielsetzung und Zuordnung zur Behandlung oder Prävention notwendig:<br>• Führen die Maßnahmen zur Stabilisierung des sich ansonsten verschlechternden Krankheitszustands, zur Verbesserung des Krankheitsverlaufs auch im Sinne der Verzögerung von Verschlechterungen oder auch Abmilderung/Verbesserung der Symptomatik eines Krankheitsgeschehens?<br>• Handelt es um eine Krankenbehandlung und somit um Pflichtleistungen der gesetzlichen Sozialversicherung?<br>• Die ärztliche Verordnung ist die Grundlage.<br>• Besteht eine Pathologie?<br>**Präventive Maßnahmen** und Beratung bei gesunden Klienten (noch kein krankheitswertiges Geschehen) benötigen keine ärztliche Verordnung und sind keine Pflichtleistungen der gesetzlichen Sozialversicherung. | Es werden keine präventiven Maßnahmen von den Sozialversicherungen übernommen. In der Zusatzversicherung sind Leistungen möglich. Sekundärprävention auf ärztliche Verordnung wird hingegen übernommen. |
| **Kosten für Hilfsmittel** (Rollstühle, Gehhilfsmittel, Einlagen etc.) | Über die Pflegeversicherung können auch Pflegehilfsmittel, Maßnahmen zur Wohnraumanpassung sowie Leistungen ehrenamtlich Pflegender (Pflegegeld) geltend gemacht werden. | Hilfsmittel bedürfen einer ärztlichen Verordnung und werden vom chefärztlichen Dienst der Sozialversicherungen mit einer teilweisen Kostenübernahme, einem Maximalbetrag und einem Selbstbehalt des Patienten bewilligt. | Hilfsmittel müssen vom Arzt verordnet werden. Die Rechnungstellung erfolgt an die Pat., die Beiträge bzw. Ergänzungsleistungen von der AHV oder von der Krankenkasse (siehe Leistungskatalog) beanspruchen kann. |

**Tab. 4.1** Versicherungsrechtliche Regelungen, Tarife und Kosten in Deutschland, Österreich und der Schweiz *(Forts.)*

| Bereich | Deutschland | Österreich | Schweiz |
|---|---|---|---|
| | Hilfsmittel werden vom Arzt verordnet und je nach Krankenkasse und Verträgen mit den Sanitätshäusern oder dem eigenen Lager ausgeliefert. Die Krankenkassen regeln in eigener Sache die Höhe der Kostenbeteiligung. Nachfragen von Vorteil! Siehe Heil- und Hilfsmittelkatalog. | | |
| Ergänzungsleistungen | Bei Bedürftigkeit besteht Anspruch auf Hilfe zur Pflege als bedarfsorientierte ergänzende Sozialleistung. | | Wenn die Renten und das Einkommen die minimalen Lebenskosten nicht decken, besteht Anspruch auf Ergänzungsleistungen. Diese müssen beantragt werden. |
| Hilflosenentschädigung | | | Unabhängig vom Einkommen und Vermögen und zusätzlich zur AHV-Rente; für Pflegebedürftige, die in unterschiedlichem Maße bei sog. Lebensverrichtungen (Anziehen, Aufstehen, Essen etc.) auf Hilfe von Dritten angewiesen sind. Mehr Infos: www.ahv-iv.ch/de/Sozialversicherungen/Invalidenversicherung-IV/Hilflosenentschädigung#qa-1234 |

## 4.2 Betreuung von Patienten (in Österreich und der Schweiz: Vertretung)

Eine Betreuung (Vertretung) von Patienten wird immer dann notwendig, wenn ein volljähriger Mensch nicht mehr in der Lage ist, aufgrund einer psychischen Krankheit oder einer körperlichen, geistigen oder seelischen Behinderung seine Angelegenheiten ganz oder teilweise zu besorgen (eingeschränkte Handlungs-, Entscheidungsfähigkeit; ▶ Tab. 4.2).

## 4.3 Freiheitsentziehende und -beschränkende Maßnahmen

Freiheitsentziehende Maßnahmen (FEM; ▶ Tab. 4.3) liegen vor, wenn ein Mensch seinen Willen, sich frei zu bewegen, für längere Zeit oder regelmäßig nicht verwirklichen kann. Auch wenn der Betroffene nicht freiheitsfähig sein sollte (mangels Einsichtsfähigkeit).

Um weitestgehende Bewegungsfreiheit für alle Bewohner zu ermöglichen, sollten in der Praxis vermehrt Konzepte alternativer Schutzvorkehrungen zur Anwendung kommen. Diese sollten einerseits die Freiheit so wenig wie möglich einschränken, andererseits aber auch sicherstellen, dass ein Bewohner nicht zu Schaden kommt. Es bieten sich folgende Möglichkeiten an: Beschäftigung oder Spaziergang anbieten, verstärkte Personalpräsenz, Zusammenlegung von betroffenen Bewohnern in einer speziellen Wohneinheit, Matratze vors Bett legen etc.

**Tab. 4.2** Betreuung/Vertretung von Patienten in Deutschland, Österreich und der Schweiz

| Bereich | Deutschland | Österreich | Schweiz |
|---------|-------------|------------|---------|
| Vertretung, Betreuung, Beistandschaft | **Betreuung** (§ 1896 BGB): Umfasst alle Tätigkeiten, die sich aus den Aufgabenkreisen ergeben; der Betreuer hat die Angelegenheiten zum Wohl des Betreuten zu besorgen (§§ 1901, 1901a BGB). Den Antrag auf Betreuung kann der Betroffene selbst stellen. Sollte er dazu nicht in der Lage sein, wird eine Betreuung von Amts wegen bestellt. Wenn der Betroffene ausschließlich aufgrund körperlicher Beeinträchtigung nicht fähig sein sollte, seine Angelegenheiten zu besorgen, so kann nur er einen Antrag auf Betreuung stellen. Gegen den freien Willen des Volljährigen darf ein Betreuer nicht bestellt werden. **Betreuungsgericht:** Bei bestimmten Maßnahmen ist zusätzlich die Genehmigung des Betreuungsgerichts notwendig, falls keine Patientenverfügung besteht: z. B. bei ärztlichen oder freiheitsentziehenden Maßnahmen oder der Frage der Unterbringung. | Es gilt das **Erwachsenenschutzgesetz**; individuell wird der Vertretungsbedarf gestützt auf den Schutzbedarf und die Entscheidungsfähigkeit ermittelt: <br>• **Gewählter Erwachsenenvertreter:** Der Patient kann noch für sich selbst sprechen und selbst eine Person bestimmen. <br>• **Gerichtlicher Erwachsenenvertreter:** Bei eingeschränkter Entscheidungsfähigkeit müssen Gesundheitsberufe (oder jeder Bürger) aktiv werden und das Pflegschaftsgericht kontaktieren; zum Schutz des betroffenen Erwachsenen wird bei Ermangelung von gewählten Vertretern (s. o.) bzw. Angehörigen ein gerichtlicher Erwachsenenvertreter beauftragt. <br>• **Gesetzlicher Erwachsenenvertreter:** Stehen noch Angehörige oder Vertrauenspersonen für diese Aufgabe zur Verfügung, kann durch das Gericht aus ihrem Kreis ein gesetzlicher Erwachsenenvertreter bestimmt werden. | Es gilt das **Erwachsenenschutzrecht**, das darauf ausgerichtet ist, sich den Bedürfnissen hilfsbedürftiger Personen anzupassen. Dies ist im Zivilgesetzbuch (ZGB) geregelt. Geregelt werden darin Patientenverfügung (Art. 370–373) und Vorsorgeauftrag (Art. 360–369) sowie gesetzliche Vertretungsrechte. Beistandschaftsarten: Begleit-, Vertretungs-, Mitwirkungsbeistandschaft und umfassende Beistandschaft. Die Erwachsenenschutzbehörde prüft die Situation einer schutzbedürftigen Person und entscheidet, ob behördliche Maßnahmen nötig sind. |

4

**Tab. 4.3** Freiheitsentziehende und -beschränkende Maßnahmen in Deutschland, Österreich und der Schweiz

| Bereich | Deutschland | Österreich | Schweiz |
|---|---|---|---|
| Freiheitsbeschränkung, freiheitseinschränkende Maßnahmen, Fixierung | Auch wenn Maßnahmen mit freiheitsentziehendem Charakter (z. B. Bettgitter, Gurtfixationen etc.) angewandt werden, sind nicht alle Handlungsweisen als Freiheitsberaubung zu werten, z. B. wenn sie in erster Linie dem Schutz des Bewohners dienen oder der Betroffene seine Einwilligung erteilt hat. Keiner richterlichen Genehmigung bedürfen v. a. vorübergehend eingesetzte Maßnahmen, die abgesprochen sind. Voraussetzung für den Einsatz von **Fixierungsmaßnahmen** ist, dass alle anderen Möglichkeiten der Problembewältigung ausgeschöpft wurden. | Freiheitseinschränkende Maßnahmen sind nur in entsprechenden Institutionen zulässig, nicht im häuslichen Bereich und gesetzlich streng geregelt. Zulässig sind sie im Grunde bei „Selbst-, oder Fremdgefährdung" und sind hinsichtlich der Angemessenheit zu prüfen, um jeweils die Wahl der gelindesten Mittel und die Verhältnismäßigkeit zu gewährleisten. Diese Voraussetzungen sind entsprechend dem institutionellen Kontext im Unterbringungsgesetz (UBG) und Heimaufenthaltsgesetz (HeimAufG) geregelt. Bei begründetem V. a. Gewalt (auch durch Vernachlässigung, Misshandlung, Quälen oder sexuellen Missbrauch) u. a. gegen ältere Menschen, besteht für PT eine berufsgesetzliche Anzeigepflicht an die Kriminalpolizei oder Staatsanwaltschaft. Mehr Information zum Vorgehen bei Gewalt(-verdacht) gibt das Gesundheits-/Sozialministerium auf seiner Website, in Broschüren und über die beauftragten Vereine (z. B. telefonische Sofortberatung unter Beratungstelefon „Gewalt und Alter" 0699/11200099, www.gewaltfreies-alter.at) | Ebenfalls im ZGB geregelt ab Art. 382 für Institutionen wie Wohn- und Pflegeheime. Die betroffene Person kann jederzeit die Erwachsenenschutzbehörde (KESB) anrufen. Bei Gewalt im Alter weitere Hilfe auf: http://alterohnegewalt.ch |
| Freiheitsentzug, „Fürsorgerische Unterbringung" (Schweiz) | Freiheitsentziehende Maßnahmen sind bei Einwilligung des einwilligungsfähigen Betroffenen oder des gesetzlichen Vertreters unter folgenden Voraussetzungen zulässig, benötigen jedoch die Genehmigung durch das Betreuungsgericht:<br>• **§ 32 StGB Notwehr**<br>• § 34 StGB rechtfertigender Notstand | Die Unterbringung mit oder ohne Verlangen ist im Unterbringungsgesetz (UBG) und Heimaufenthaltsgesetz (HeimAufG) geregelt und bedarf der gesetzlich geregelten Voraussetzungen und Abläufe, unterliegt u. a. der gerichtlichen Überprüfung. Beschwerden fallen u. a. auch in die Zuständigkeit der Anwaltschaft der Pat. | ZGB ab Art. 426. Die Zuständigkeit für die Anordnung ist kantonal unterschiedlich geregelt. |

# 5 Organisation der interprofessionellen Versorgung

*Brigitte Marthaler Büsser, Catharina Kissler und Heiner K. Berthold*

# 5.1  Strukturen der geriatrischen Versorgung

*Brigitte Marthaler Büsser und Heiner K. Berthold*

Für eine adäquate geriatrische Versorgung ist ein landesweites flächendeckendes, abgestuftes Gesamtkonzept erforderlich. Im Zentrum der Versorgung stehen die Hausärzte. An der Spitze der Versorgung stehen geriatrische Fachabteilungen in Krankenhäusern, die bestimmte Strukturmerkmale aufweisen müssen. Diese Abteilungen sind besonders für den Übergang von der Akutbehandlung über die frührehabilitative in eine rehabilitative Behandlung wichtig.

**Geriatrische Fachabteilungen** sind die Spitze der geriatrischen Versorgung. Ein abgestuftes Versorgungsnetz stützt sich auf Krankenhausabteilungen, Tageskliniken (teilstationäre Versorgung), geriatrische Rehabilitation, ambulante und mobile Rehabilitation sowie die ambulante Versorgung.

## 5.1.1  Stationäre Krankenhausbehandlung – multi- und interprofessionelle Zusammenarbeit

Geriatrische Fachabteilungen wie die **Akutgeriatrie** in Krankenhäusern haben die höchste Kompetenz auf dem Gebiet der geriatrischen Medizin. In diesen Fachabteilungen werden geriatrisch-frührehabilitative Komplexbehandlungen im Rahmen eines therapeutischen Gesamtkonzepts durchgeführt.

Die interprofessionelle Zusammenarbeit im multiprofessionellen geriatrischen Team unter der Leitung eines Geriaters ist eine Voraussetzung. Dazu bedarf es Experten, spezialisierter Physiotherapeuten in den Fachgebieten der Geriatrie (Gerontologie, Neurologie, Innere Medizin, Schwindel, Prävention etc.).

Es resultiert ein selbstbewusstes und verantwortungsvolles Handeln im Team, zum Wohle des Patienten.

### Geriatrisch-frührehabilitative Komplexbehandlung

Akutgeriatrien erbringen die sog. geriatrisch-frührehabilitative Komplexbehandlung. Besonders indiziert bei Patienten mit noch unsicherer Rehaprognose oder wenn noch Diagnostik- oder Therapiebedarf besteht. Es bestehen klare Aufnahme-, Abrechnungs- und Qualitätskriterien.

**Merke**

- 10 Therapieeinheiten/7 Behandlungstage (PT/ET) à 30 min; max. 10 % davon als Gruppentherapie
- Behandlung durch ein geriatrisches Team unter fachärztlicher Behandlungsleitung
- Standardisiertes geriatrisches Assessment zu Beginn der Behandlung in mind. 4 Bereichen (Selbsthilfefähigkeit, Mobilität, Kognition, Emotion) und am Ende der geriatrisch-frührehabilitativen Behandlung in mind. 2 Bereichen (Selbsthilfefähigkeit, Mobilität)
- Soziales Assessment zum bisherigen Status in mind. 5 Bereichen (soziales Umfeld, Wohnumfeld, häusliche/außerhäusliche Aktivitäten, Pflege-/Hilfsmittelbedarf, rechtliche Verfügungen)
- Wöchentliche Teambesprechung unter Beteiligung aller Berufsgruppen einschließlich fachärztlicher Behandlungsleitung mit wochenbezogener

Dokumentation bisheriger Behandlungsergebnisse und weiterer Behandlungsziele
- Teamintegrierter Einsatz von mind. 2 der folgenden 4 Therapiebereiche: Physiotherapie/physikalische Therapie, Ergotherapie, Logopädie/fazio-orale Therapie, Psychologie/Neuropsychologie; aktivierend-therapeutische Pflege durch besonders geschultes Personal

**Wird der Patient zur Physiotherapie angemeldet:**
- Sämtliche Unterlagen (Diagnosen, Röntgen, Arztberichte, Übergabeberichte) sind bei Eintritt des Patienten vor Ort und für alle Beteiligten zur Einsicht zugänglich. Somit werden Fehler in den ersten Tagen des Aufenthalts im Umgang mit dem Patienten vermieden.
- In der gemeinsamen Eintrittssitzung werden alle beteiligten Berufsgruppen vom stationären Arzt, basierend auf vorangegangenen Gesprächen mit dem geriatrischen Patienten und dessen Angehörigen, über das genaue Ziel und die Dauer des aktuellen Aufenthalts informiert.
- Anamnese und spezifische Untersuchung mit Assessments werden in den ersten Tagen erhoben und sind Grundlage für den Austausch und die Zielformulierung in der Teamsitzung.

### Die Arbeit im geriatrischen Team
- Physiotherapeuten sind stationär gut vernetzt. Ihre Aufgabenbereiche erfordern Kontakt zu vielen anderen Berufsgruppen. Das Wissen und die große Erfahrung ermöglichen häufig die Einleitung eines interprofessionellen Prozesses.
- Die gegenseitige Wertschätzung und Anerkennung der einzelnen Berufsgruppen und deren Kompetenzen fördern den Berufsstolz. Die Zusammenarbeit mit allen Berufsgruppen ist die Voraussetzung für eine auf die Bedürfnisse des Patienten ausgerichtete Behandlung.
- Ein regelmäßig stattfindendes, strukturell verankertes Informationsaustauschsystem muss in jeder Institution angestrebt werden.
- Im akut stationären Bereich stehen medizinische Entscheidungen im Vordergrund. Im ambulanten Bereich und in der Übergangsphase sind es die alltagsrelevanten Funktionen des Patienten.
- Die Physiotherapeuten nehmen bei der Beschaffung und Weiterleitung von Informationen eine aktive, gemeinschaftsbezogene Rolle ein.

## Weitere geriatrische Behandlungsformen
Nebst der Behandlung auf einer Akutgeriatrie oder Rehastation ist die physiotherapeutische Betreuung in einer teilstationären Tagesreha, im ambulanten Setting in der Praxis, in der eigenen Wohnumgebung oder im Pflegeheim möglich. Auch präventive Angebote wie Sturzpräventionsgruppen gehören zum geriatrischen Angebot.

# 5.2 Dokumentation und Evaluation der Therapie

*Brigitte Marthaler Büsser*

Das **multidimensionale geriatrische Assessment** ist ein umfassender, interprofessioneller diagnostischer Prozess, d. h. ein gründlicher Abklärungsprozess unter Beteiligung verschiedener Berufsgruppen mit dem Ziel, die medizinischen, funktionellen und psychosozialen Probleme und Ressourcen des alten Menschen und seiner physischen Umgebung systematisch zu erfassen und einen umfassenden Plan für die weitere Behandlung und Betreuung zu entwickeln. Dieser sollte den unterschiedlichen Lebensrealitäten und den Bedürfnissen des Patienten angepasst sein (GEM, Geriatric Evaluation and Management).

Das umfassende geriatrische Assessment ist die **wichtigste geriatrische Arbeitsmethode.** Sowohl die ganzheitliche Betrachtung des Patienten und die Evaluierung der Gesundheitsprobleme auf physischer, psychischer, sozialer, funktioneller, ökonomischer und spiritueller Ebene als auch die Einbindung des therapeutischen Teams in Diagnostik und Behandlung sind darin verwirklicht.

Verschiedene standardisierte und validierte Assessmentinstrumente werden je nach Bedarf eingesetzt. Diese dienen nicht nur der Diagnostik, sondern auch der Verlaufsbeurteilung und der Evaluation. Damit sind die Voraussetzungen für die Qualitätskontrolle, die Kostenübernahme und die Forschung gegeben.

## 5.2.1 Geriatrische Teamsitzung

Für eine optimale Zusammenarbeit ist es von Vorteil, wenn die beteiligten Berufsgruppen vor Ort sind. Ein spontaner mündlicher Informationsaustausch ist jederzeit möglich, auch außerhalb von strukturell geregelten Berichtssystemen.

In kleineren Betrieben ohne Arzt erfolgt die Kommunikation mit Belegärzten und/oder klinikexternem Pflegepersonal per Mail oder telefonisch (▶ Tab. 5.1).

**Tab. 5.1 Teamsitzung**

| Struktur | Inhalt |
|---|---|
| • Wöchentlich stattfindende Teamsitzungen/ Berichtssysteme/Visiten<br>• Anwesenheit aller beteiligten Berufsgruppen (Arzt, Pflege, Therapien, Sozialdienst, Seelsorge, Psychologe) | • Befindlichkeit des Patienten, Beobachtungen, Einschätzungen zum Erreichen von Minimalkriterien, um wieder in die gewohnte Umgebung zurückkehren zu können<br>• Medizinische Verläufe insbesondere bezüglich Belastbarkeit oder auch Einfluss von Medikamenten auf den Rehabilitationsverlauf<br>• Interprofessionelle Zielsetzungen (Parameter, Assessments)<br>• Verlauf diskutieren (wo steht man in der Zielerreichung?), nötige Anpassungen treffen<br>• Entlassung organisieren, Verantwortungen abstimmen<br>• Offene Fragen klären |

Jeder Informationsaustausch bezüglich Zielsetzung, Behandlungsverlauf und -ergebnisse sowie Verlauf und Planung der Therapie des Patienten wird von allen beteiligten Berufsgruppen schriftlich dokumentiert.

Die **wesentliche Aufgabe der Teambesprechung** ist die Formulierung und Dokumentation von Therapiezielen aufgrund der Befunde aus Assessments und Untersuchungen sowie der individuellen Patientenwünsche, der Machbarkeit, der Prioritätensetzung und zahlreicher anderer Faktoren.

> **Zielformulierung nach SMART**
> **S**pecific: So spezifisch wie möglich formuliert
> **M**easurable: Ziele müssen messbar, objektivierbar sein
> **A**chievable: Ziele müssen erreichbar, angemessen sein
> **R**easonable: Ziele müssen relevant und realistisch sein
> **T**ime Bound: Ziele sind in einem definierten Zeitraum erreichbar (terminiert)

## 5.2.2 Physiotherapiespezifische Aspekte des geriatrischen Assessments

Für die physiotherapeutischen Assessments sollen zuverlässige und valide Messinstrumente verwendet werden. In der praktischen alltäglichen Arbeit können zusätzlich folgende **Kriterien** bei der Auswahl eines Assessments berücksichtigt werden:

- In die Therapie integrierbar, einfache Ausführung
- Minimaler Zeitaufwand; kostengünstig, wenig Infrastruktur notwendig
- Dem Patienten gut angepasst ohne Boden- und Deckeneffekte, valide reliabel und sensitiv
- Für den Patienten motivierend, alltagsrelevant; interprofessionell verständlich, weitverbreitet

Die **Wahl des physiotherapeutischen Assessments** obliegt der Fachkompetenz des behandelnden Physiotherapeuten und orientiert sich an Befund, Problematik, Zielsetzung und Behandlungsplanung.

Der Physiotherapeut kommuniziert Befund und Relevanz der physiotherapeutischen Assessments im interprofessionellen Team.

Assessments sind immer als Grundlage von vereinbarten Behandlungszielen mit dem Patienten zu verstehen. Sie können in die physiotherapeutische Arbeit am Patienten integriert werden und die Compliance positiv beeinflussen.

Assessments sind die Grundlage einer aussagekräftigen Dokumentation. Sie belegen Befund, Krankheitsverlauf und Zielerreichung gegenüber den verordnenden Ärzten und den Kostenträgern (▶ Kap. 6).

In bestimmten Settings, wie z. B auf einer Akutgeriatrie, ist die Testbatterie für jede Berufsgruppe festgelegt. Diese ist Grundlage für die interprofessionelle Behandlungsplanung, aber auch Pflicht für Kostengutsprachen bei den Kostenträgern.

## 5.2.3 Der physiotherapeutische Prozess

Der physiotherapeutische Prozess umfasst Anamnese, Befunderhebung, Analyse (physiotherapeutischer Denkprozess, Clinical Reasoning), Zielsetzung, Behandlung und Evaluation. Er muss den besonderen Bedingungen eines alten Menschen angepasst werden (▶ Kap. 6).

- Die Kommunikation ist so zu wählen, dass der alte Mensch die Vorgänge versteht.
- Für jeden Schritt (Eigen- und Fremdanamnese, Befunderhebung, Behandlung) ist das Einverständnis des Patienten sicherzustellen.
- Bei der Anamnese sind die biografischen Zusammenhänge zu beachten.

**5**

- Bei multimorbiden alten Menschen ist die Gesamtsituation zu beachten; präventive, kurative und palliative (kompensatorische) Aspekte werden in die Analyse einbezogen.
- Die Befunderhebung ist ressourcenorientiert. Sie beachtet die sozialen Kontextfaktoren und die Kontextfaktoren der Umwelt, die für den alten Menschen ausschlaggebend hinsichtlich seiner Lebensqualität und Selbstständigkeit sein können.
- Bei der Auswahl und Durchführung von Assessments und Behandlungsmethoden ist den Risikofaktoren (mögliche Kontraindikationen) Rechnung zu tragen. Sie werden den körperlichen und kognitiven Möglichkeiten des Patienten angepasst.
- Die Zielsetzung erfolgt gemeinsam mit dem alten Menschen zu seinem größten subjektiven Nutzen im Alltag. Erhaltung und/oder Verbesserung einer bestimmten Funktion/Aktivität/Partizipation zur Stützung der Selbstständigkeit oder der Lebensqualität ist in der Geriatrie eine sinnvolle Zielsetzung.
- Bei multimorbiden Personen können mehrere therapeutische Ziele gleichzeitig bestehen und werden in wechselnden Prioritäten, dem jeweiligen Zustand entsprechend, verfolgt.
- Die Behandlung erfolgt zielorientiert und enthält gleichzeitig kurative, kompensatorische und präventive Interventionen.
- Mit dem Einverständnis des Patienten kann dessen soziales Umfeld einbezogen werden.
- Regelmäßige, verständlich kommunizierte Evaluation und Anpassung der Zielsetzungen stützen die Motivation des Patienten.

**◉ Blickpunkt Ergotherapie**
Ebenso wie andere Disziplinen im Gesundheitsbereich, setzt die Ergotherapie standardisierte Assessments, eine klare Zielformulierung, Evaluation und Dokumentation sowie den Austausch im multiprofessionellen geriatrischen Team ein, um eine Qualitätssicherung gewährleisten zu können. Ähnlich wie bei der Physiotherapie orientiert sich die Ergotherapie hierbei am „ergotherapeutischen Prozess". Oberstes Ziel ist hier immer, den Menschen die Ausführung der für sie relevanten Handlungen zu ermöglichen.

## 5.2.4 Im stationären Setting (allgemeine Medizin, Orthopädie)

Geriatrische Patienten werden auch auf allgemeinen Akutabteilungen in den Krankenhäusern versorgt, hier hat die medizinische Versorgung Priorität. Physiotherapeutisch stehen präventive Zielsetzungen im Vordergrund, wie Vorbeugen von Immobilität, Dekubitusprophylaxe, sorgfältige Mobilisation bis Gangsicherheit.

Der akutstationäre Aufenthalt verlangt häufig eine rasche Einschätzung und Behandlung. Ziel ist die möglichst rasche Überweisung oder Entlassung. Weiterführende Abklärungen, Therapieempfehlungen werden mit dem zuständigen Arzt abgesprochen und organisiert. Das Wissen und die große Erfahrung ermöglichen häufig die Einleitung eines interprofessionellen Prozesses.

In der stationären Akut- und Übergangspflegesituation wird in einer ersten Phase ein geriatrisches Basisassessment durch die Pflege durchgeführt. Im Zentrum stehen die Anamnese/Fremdanamnese, die Befundaufnahme und ein umfassendes, alltagsbezogenes erstes Assessment wie z. B. FIM™ (Functional Independence Measure) oder BI (Barthel-Index, ▶ Kap. 6).

Dieses erste Screening erlaubt es, den Patienten in seiner ganzen Komplexität und möglichst alle Symptombereiche (Immobilität, Instabilität, Inkontinenz, intellektueller Abbau, chronische Schmerzen, Depression und Malnutrition) zu erfassen. Entsprechend dem Befund werden interprofessionell erste, kurzfristige Behandlungsziele definiert und die benötigten therapeutischen Berufsgruppen in den Prozess einbezogen.

### Spezifisch physiotherapeutische Assessments

Als Spezialisten für Mobilität, Gleichgewicht und Kraft erfassen und beurteilen Physiotherapeuten in einer zweiten Phase des stationären Aufenthalts schwerpunktmäßig die Mobilität, das Sturzrisiko und die Schmerzen.

Physiotherapeutische Assessments können indirekt **Hinweise auf Einschränkungen** in anderen Symptomfeldern geben:

- Kraftverlust/verminderte Leistungsfähigkeit aufgrund von Malnutrition
- Sturzrisiko aufgrund von Inkontinenz
- Gangbildveränderung aufgrund kognitiver Veränderungen

In der Physiotherapie gibt es eine Vielfalt von Assessments zur Erfassung und Analyse der Hauptprobleme sowie zur Behandlungsplanung und Evaluation. Meist eingesetztes Assessment, welches das ganze Mobilitätsspektrum abbildet, ist der DEMMI (De Morton Mobility Index). Die spezifischen Assessments werden in den Kapiteln zu den Symptomkomplexen ausführlich besprochen (▶ Kap. 6).

Die individuelle Auswahl der Assessments erfolgt aufgrund des **Clinical-Reasoning-Prozesses.** Der momentane Zustand des Patienten und das Vorhandensein von mehreren Problembereichen beeinflussen die Wahl und die Durchführbarkeit.

Zu bedenken ist auch, dass in der Akutsituation, durch die häufig nicht stabile Situation und die vielen Begleitfaktoren, die Abklärungen nicht abgeschlossen werden können. Eine umfassende Beurteilung findet dann während der stationären Rehabilitation oder im ambulanten Setting statt.

## 5.2.5 Ambulante Versorgung

Im ambulanten Bereich und in Übergangsphasen stehen die **alltagsrelevanten Funktionen** des Patienten im Vordergrund. Die umfassende erste Beurteilung des Patienten in der stationären Phase ist Grundlage für das weiterführende Behandlungsprozedere in der Rehabilitation oder im ambulanten Setting.

Eine wichtige Voraussetzung ist ein **strukturiertes Schnittstellenmanagement.** Die Zusammenarbeit der stationären und ambulanten Institutionen gewährleistet eine hohe Nachhaltigkeit der ADL-Kompetenzen nach der Entlassung des Patienten aus der stationären Phase.

Ein optimal strukturiertes Kommunikationssystem beinhaltet Übergangs-, oder Entlassungsplanung, Runder-Tisch-Gespräch, Assessments und Entlassungsbericht.

Patienten, Angehörige, ambulanter Pflegedienst, Hausärzte, Physio- und Ergotherapeuten sind optimal informiert, sodass die Betreuung effizient und effektiv weitergeführt werden kann. Aufgrund der oft sehr komplexen Alltagssituationen zu Hause sind ambulanter Pflegedienst, Physio-, und Ergotherapeuten auf eine enge Zusammenarbeit angewiesen. Fehlt die Ergotherapie in der Behandlungskette, kann eine Hausabklärung vor der Entlassung aus der Rehabilitationsinstitution durch einen Physiotherapeuten ausgeführt werden.

Die Transparenz der Dokumentation/des Assessments sichert die interprofessionelle Behandlungsqualität:

5

- Die Patienten erreichen eine nachhaltige Selbstständigkeit, Sicherheit und gute Lebensqualität zu Hause.
- Das interprofessionelle Behandlungsteam weist eine hohe Arbeitszufriedenheit dank guter Zusammenarbeit auf.

Durch Effizienz und Effektivität können teure Langzeitpflegekosten in einer Institution eingespart werden.

## 5.3 Delegation

*Brigitte Marthaler Büsser*

Die **Physiotherapie** kann aufgrund der hierarchischen Gegebenheit **keine Delegationsaufträge erteilen,** vielmehr sind es physiotherapeutische Empfehlungen und Anregungen an den Pflegedienst oder Angehörige.

Voraussetzungen für effektive Zusammenarbeit mit allen Beteiligten sind:

- Vertrauensverhältnis, gemeinsame Haltung ohne Konkurrenz
- Wissen um Kosten/Kapazität des ambulanten Pflegedienstes/der Angehörigen
- Klar definierte physiotherapeutische Zielsetzungen
- Institution: Wissensaustausch interprofessionell und gemeinsam verankerte Zielsetzungen bezüglich Bewegungsangeboten, Sturzprophylaxe, Dekubitusprophylaxe, Immobilitätsprophylaxe

Sind diese Voraussetzungen erfüllt, können ambulanter Pflegedienst/Angehörige den häuslichen Alltag des Patienten therapeutisch gezielter unterstützen und beraten.

**Physiotherapie im Pflegealltag integriert**
- **Körperpflege:** den Patienten im Stehen am Waschbecken pflegen statt im Sitzen.
- **Bewegung:** den Patienten spontan zu einem Spaziergang auffordern, zu Fuß zu jeder Mahlzeit gehen.
- **Sturzprophylaxe:** Die Pflegenden motivieren den Patienten für Gruppenangebote in der Institution mit Trainingsinhalten wie Bewegung, Koordination, Gleichgewicht und Kraft, Bewegungsecken auf der Abteilung, Durchführung des Heimprogramms u. Ä.

Physiotherapeuten müssen ihren eigenen Wissensstand kennen und die Bereitschaft haben, in besonderen Fällen Patienten an spezialisierte Kollegen weiterzuempfehlen, zu delegieren. Eine interprofessionelle Vernetzung unter Physiotherapeuten ist von Vorteil. Der Arzt wird über das Vorhaben informiert und entscheidet zum Wohl des Patienten.

## 5.4 Ambulant: Kooperation zwischen Krankenhaus/Heim und Hausarzt/häuslicher Pflege/Therapeut

*Brigitte Marthaler Büsser*

Im ambulanten Setting sind Physiotherapeuten in einem nahen Vertrauensverhältnis mit dem geriatrischen Patienten. Daraus ergeben sich häufig Diskussionen oder konkrete Fragen über die aktuelle medizinische Situation und die damit verbundene kurz-, oder längerfristige Zukunft eines Patienten.

Die Rolle des Physiotherapeuten erweitert sich zum Berater bei Themen wie Wohnformen im Alter, Betreuungsmöglichkeiten, häusliche Mithilfe oder Pflege, ambulanter Pflegedienst, Transportdienste etc.

Der Physiotherapeut nimmt bei der Beschaffung und Weiterleitung von Informationen des Patienten eine aktive, gemeinschaftsbezogene Rolle ein.

Zusammen mit dem verordnenden Arzt diskutiert der Physiotherapeut die aktuelle Situation des Patienten und macht konkrete Empfehlungen.

Der Arzt wird als Kompetenzträger die Kooperation übernehmen und Schritte einleiten (▶ Kap. 5.2.1, ▶ Kap. 5.2.2).

Es ist möglich, dass sich in der Zukunft neue Rollenverteilungen ergeben. Die Physiotherapie könnte mit ihrem Wissen Aufgaben im Gesundheitswesen wie z. B. eine Case-Management-Funktion in der Koordination übernehmen. Diese Koordinationsarbeit muss längerfristig bezahlt sein und in der Bildung sollten die Kurrikula den interprofessionellen Prozess miteinbeziehen.

## Internetadressen

Unter www.sgg-ssg.ch Berufsprofil Geriatrie/FPG Fachgruppe Physiotherapie in der Geriatrie, kann das Dokument Geriatrischer Befund Physiotherapie und eine Vielzahl von verschiedenen Assessments in den Links heruntergeladen werden.

# 5.5 Der geriatrische Patient in der zentralen Notaufnahme

*Brigitte Marthaler Büsser und Heiner K. Berthold*

Im Vergleich zu jüngeren Patienten stellen sich ältere Menschen, insbesondere > 80-Jährige, häufiger in der Notaufnahme vor. Sie nehmen mehr Zeit und Ressourcen in der Notaufnahme in Anspruch, werden häufiger stationär aufgenommen und haben ein hohes Risiko, wieder vorstellig zu werden. In der Gruppe der alten Patienten sind Morbidität und Mortalität höher als bei jüngeren Patienten, ebenso funktioneller Abbau und das Risiko, hospitalisiert zu werden. Chronologisches Alter allein ist jedoch kein Kriterium, um von einer schlechteren Prognose auszugehen, zumal andere Faktoren, wie Komorbidität oder späte Diagnosestellung einen weit größeren Einfluss haben.

**Exemplarische Besonderheiten geriatrischer Patienten:**

- **Geriatrischer Patient:** Definition weniger über Alter als über Multimorbidität, erhöhte Vulnerabilität, Komorbidität, Risiko der Chronifizierung und des Autonomieverlusts.
- **Hochrisikopatient:** komplexe Problemstellung mit Behandlungsdringlichkeit.
- **Triagesystem:** auch bei schwerwiegenden Erkrankungen stehen oft Allgemeinsymptome im Vordergrund. Deshalb besteht eine Gefahr der Fehleinschätzung mit einer zu geringen Triage.
- **Häufigkeit:** etwa 30 % > 70-Jährige, 20 % > 80-jährige Patienten. In einigen Fachabteilungen zeigt sich ein überproportionaler Anstieg älterer Patienten. Auf einer Intensivstation ist inzwischen etwa jeder sechste Patient > 80 J. alt.

- **Anamnese:** optimale Bedingungen herstellen, geräuscharmes Umfeld, erforderliche Hilfsmittel wie Brille oder Hörgerät sollten beim Patienten sein.
- **Ersteinschätzung:** durch Geriater oder Screening mithilfe des ISAR-Fragebogens, wenn nötig weiteres geriatrisches Assessment und nachfolgend spezifische geriatrische Behandlung.
- **Begleiterkrankungen:** 3–9 Begleiterkrankungen sind zu erwarten, bis zu 12 % aller Krankenhausaufenthalte sind auf Polypharmazie mit Neben- und Wechselwirkungen zurückzuführen.
- **Atypische Symptomatik:** asymptomatische oder oligosymptomatische Verläufe. Infektionen in bis zu 30 % der Fälle ohne erhöhte Temperatur oder bronchiale Infekte liegen vor, obwohl das Kardinalsymptom „Husten" fehlt. Oft wird Verschlechterung des Allgemeinzustands, verminderte Mobilität, Nahrungsverweigerung, Schläfrigkeit, neue Kognitionseinschränkung angegeben.
- **Delir als Notfall:** Ein Delir ist ein Syndrom, akut auftretende Verwirrtheit, als Abgrenzung von Demenz. Es weist auf eine andere zugrunde liegende Problematik hin.

Geriatrische Notfälle in der Notaufnahme sind v. a. AZ-Verschlechterung, Delir, Stürze, Diarrhö mit den Folgen und Auswirkungen der Dehydration.

Geriatrische Therapiekonzepte in der stationären Behandlung älterer, geriatrischer Patienten sind wirksam. Daher ist es wichtig, diese Patienten bereits bei der (Not-)Aufnahme zu erkennen und wenn möglich in die geriatrische Weiterbehandlung zu übergeben.

# 5.6  Entlassung

*Brigitte Marthaler Büsser*

Ein Entlassungsmanagement erfordert ein strukturiertes Vorgehen aufgrund verankerter Vorgaben. In der Regel koordiniert der Arzt den Prozess. Alle beteiligten Berufsgruppen liefern rechtzeitig inhaltlich festgelegte Entlassungsberichtsinhalte. Strukturelle Berichtssysteme wie Entlassungsplanung, Runder-Tisch-Gespräche (mündlich) und Grundlagen wie Assessments und Entlassungsberichte (schriftlich) sind Voraussetzung, dass die weitere Versorgung ambulant oder zu Hause effizient und effektiv weitergeführt werden kann.

Der Physiotherapeut vor Ort übernimmt die Organisation der weiterführenden Physiotherapie am Wohnort des Patienten. Die Physiotherapie sollte für den Patienten gut erreichbar sein oder je nach Bedarf Heimbehandlungen im Angebot haben.

## 5.6.1  Physiotherapeutische Entlassungsinformationen

**Die wichtigsten Entlassungsinformationen:**
- Diagnose
- Alltagsbezogener funktioneller Status (nötige Hilfsmittel und Hilfestellungen):
  - Transfer (Bewegungsübergänge)
  - Gehen/Gehstrecke
  - Treppe
  - Allgemeine ADL (Anziehen, Verpflegung [Schlucken], Toilettenbenutzung etc.)

- Körperlicher Status:
  - Schmerz
  - Beweglichkeit/Einschränkungen
  - Koordination
  - Kraft
  - Gleichgewichtsfunktionen
- Empfehlung für die weiterführende Physiotherapie: klare Formulierung der Nah-und Fernziele, Einschätzungen bezüglich Sturzrisiko
- Patientenrelevante Informationen:
  - Kognitive Veränderungen
  - Verhaltensauffälligkeiten (z. B. Sturzangst mit Vermeidungsstrategien)

Ein mündlicher Informationsaustausch mit dem weiterführenden Physiotherapeuten und die schriftliche Überweisung der Unterlagen erweist sich bei komplexen geriatrischen Patienten als sehr nützlich und fördert die Zusammenarbeit.

# 5.7 Therapiesysteme, -modelle und -konzepte

*Brigitte Marthaler Büsser*

## 5.7.1 Geriatrisches Behandlungskonzept

Die Geriatrie befasst sich mit den spezifischen Erkrankungen oder Unfallfolgen älterer multimorbider Patienten. Der Fokus einer geriatrischen Behandlung richtet sich weniger auf eine einzelne Erkrankung und den akuten Behandlungsbedarf. Vielmehr stehen auf der Grundlage multidimensionaler Diagnosestellung die komplexen Zusammenhänge der verschiedenen gesundheitlichen Beeinträchtigungen im Mittelpunkt. Das geriatrische Behandlungskonzept folgt der aktivierend-rehabilitativen Versorgung. Hierunter wird eine therapeutische Versorgung verstanden, die alte und multimorbide Patienten in ihrem Unterstützungsbedarf unter Einbeziehung der persönlichen und sozialen Ressourcen fördert. Verfolgt werden die Aspekte:

- Beziehungen erhalten und fördern
- Förderung von Teilhabe
- Biografieorientierte Therapieangebote
- Mobilitätserhalt und -förderung
- Selbstfürsorge bzw. Hilfe zur Selbsthilfe

Der Zustand eines geriatrischen Patienten kann sich täglich verändern. Die körperliche und geistige Befindlichkeit des Patienten ist maßgebend, ob sich der Physiotherapeut für aktive oder passive Therapiemaßnahmen entscheidet.

## 5.7.2 Therapieschwerpunkte aktiv

Im Vordergrund steht der aktive Zugang, mit dem Ziel einer möglichst raschen Mobilisation aus dem Bett und der Vergrößerung des Mobilitätsgrades zu Hause, um weitere Komplikationen zu vermeiden.

**Trainingsangebote/Behandlungsschwerpunkte aktiv:**

- **Krafttraining:** selektiv mit dem eigenen Körpergewicht und in der medizinischen Trainingstherapie an Geräten, funktionsbezogen (z. B Aufstehtraining vom Boden)
- **Gleichgewichtstraining:** statisch, dynamisch, funktionell, Schutzreaktionen, Training der Sensorik

5

- **Multitasking:** Training von Kognition und Bewegung, Tanzen, Step Plate
- **Vestibuläre Rehabilitation:** spezifische vestibuläre Reha, Befreiungsmanöver
- **Gehtraining:** Gehen im Freien, Gehvariationen, Treppen, Hindernisse, Dual Task
- **Atemtherapie:** Frühmobilisation, Sekretmobilisation, spezifische Atemübungen
- **Alltagstraining:** Umgang mit Hilfsmitteln, öffentliche Verkehrsmittel, Handlungsorganisation, Anpassung an veränderte Umgebung
- **Eigentraining:** Förderung der Selbstwirksamkeit, Trainingsprogramm und -plan für zu Hause

### 5.7.3 Therapieschwerpunkte passiv

Passive Behandlungstechniken werden bei Bedarf angepasst an den Befund ergänzend an den Patienten eingesetzt.

- **Lagerungen:** Haut, Gelenke, Bewegungsapparat, Lunge, Gefäße, Kardiologie, Neurologie. **Beispiel:** Die Lagerung wird entsprechend dem körperlichen Problem des Patienten angepasst.
- **Gelenkmobilisation/manuelle Therapie:** Konzepte wie Maitland, Sohier, Cyriax, Kaltenborn, widerlagernde Mobilisationen etc. **Beispiel:** Die Gelenke werden bei Einschränkungen oder Schmerzen ohne willkürliche Muskelarbeit bewegt.
- **Weichteiltechniken:** klassische Massage, Lymphdrainage, myofasziale Release-Technik, Triggerpoint-Technik etc. **Beispiel:** Ödemresorption mit Lymphdrainage, z. B. postoperativ nach Hüft-OP etc.
- **Physikalische Interventionen:** Kälte, Wärmeanwendungen, TENS etc. **Beispiel:** Bei subakuten Rückenbeschwerden lindert eine wärmende Packung Schmerzen.

Die Auflistung ist eine Auswahl der aktiven und passiven Therapiemöglichkeiten. Vollständig und detailliert werden sie in den entsprechenden Fachkapiteln behandelt.

**Blickpunkt Pflege**
Die Aufgabe der Pflegeberufe im therapeutischen Team besteht darin, aus der Pflegesituation heraus Möglichkeiten zu erfassen oder zu entwickeln, die den Patienten und ihren Bezugspersonen helfen, ihre Bedürfnisse zu befriedigen und mit den jeweiligen Einschränkungen in ihren Aktivitäten, ihren Beziehungen und ihren existenziellen Erfahrungen zurechtzukommen. Das pflegerische Handeln wird darauf abgestellt, das Wohlbefinden und die Unabhängigkeit der Personen zu fördern und eine stabile Alltagskompetenz zu erlangen.

### 5.7.4 Angebote/Wirkungsorte in der Physiotherapie

Die Heterogenität des Alters verlangt von der modernen Physiotherapie das Denken in verschiedenen Konzepten. Diese Tatsache ermöglicht es der Physiotherapie, Angebote für verschiedene Zielgruppen zu entwickeln:

- Physiotherapie in der Akutklinik (Akutgeriatrie), in der Rehabilitation, im Pflegeheim
- Physiotherapie im ambulanten Setting, auch in der Langzeittherapie
- Gesundheitsförderungs- und Präventionsprogramme

- Gruppenangebote
- Ambulante Rehabilitationsprogramme
- Abklärung der Mobilität und Mobilitätstraining
- Abklärung der Wohnsituation und Hilfsmittelberatung
- Domizilbehandlungen
- Beratung für Angehörige

Der geriatrischen Versorgung liegt ein ganzheitlicher, interprofessioneller und interprofessioneller Anspruch zugrunde. Patienten und deren Angehörige werden frühzeitig in den Entscheidungsprozess miteinbezogen. Das aktuelle Gesundheitsproblem wird im Kontext alterstypischer Einschränkungen und Erkrankungen und der Lebenssituation mitsamt ihren Folge- und Wechselwirkungen gesehen. **Ziel** ist es, möglichst den Zustand vor dem Akutereignis und der Krankenhauseinweisung wiederherzustellen, die Selbstversorgung zu fördern, Pflegebedürftigkeit zu vermeiden und eine wünschenswerte Lebensgestaltung zu erreichen. Dabei richtet sich die Behandlung nicht nur auf das krankenhausinterne Geschehen, sondern darüber hinaus unter Berücksichtigung der jeweiligen Lebensrealität auf die Entlassungssituation mit Angeboten der ambulanten oder teilstationären Weiterversorgung. Geriatrische Versorgung ist demnach an ein Entlassungsmanagement gebunden.

# 5.8 Gestaltung von Krankenhäusern und Pflegeeinrichtungen

*Catharina Kissler*

In den letzten Jahren stieg das öffentliche Bewusstsein für die Schaffung von Lebensräumen, die allen Menschen gleichermaßen zugänglich sein sollen. Gesundheits- und gesellschaftspolitisch trägt auch der hohe und v. a. steigende Anteil an Menschen > 65 J. in der Bevölkerung dazu bei, dass in der Bauplanung und -ausführung der Aspekt der **Barrierefreiheit** einen immer größeren Stellenwert einnimmt.

Es gibt national, europäisch und weltweit Empfehlungen und Mindeststandards dafür, wie Gebäude barrierefrei gestaltet und eingerichtet werden können. Um nur wenige Beispiele zu nennen: in Österreich gibt es die ÖNORM B 1600 (in einigen Bundesländern die OIB-Richtlinie), in Deutschland die DIN 18040 und in der Schweiz die Norm SIA 500.

> **Merke**
> **Barrierefreiheit**
> „Barrierefrei sind bauliche und sonstige Anlagen, wenn sie für Menschen mit Behinderungen in der allgemein üblichen Weise, ohne besondere Erschwernis und grundsätzlich ohne fremde Hilfe, zugänglich und nutzbar sind." Behindertengleichstellungsgesetz vom 27. April 2002 (BGBl. I S. 1467, 1468)

Für das Setting Krankenhaus und Pflegeeinrichtungen ist die Umsetzung dessen längst alltäglich. Aber wie sollten Pflegeeinrichtungen gestaltet sein, damit sie den Bedürfnissen der Patienten von heute entsprechen?

Neue Krankheitsbilder und Syndrome sind aufgrund der steigenden Lebenserwartung zu erwarten. So rücken Begriffe wie Frailty, Palliative Care, bariatrische Patienten und die Versorgung für Menschen mit kognitiven Beeinträchtigungen wie beispielsweise „Demenz" ins Zentrum der Aufmerksamkeit. Dies stellt neue Ansprüche an Einrichtungen, Ausstattung und natürlich an das Pflegepersonal.

**Einrichtungen bei Menschen mit Adipositas:** Am Beispiel von Patienten mit Adipositas permagna wird ersichtlich, dass die Gegebenheiten in Krankenhäusern oder Pflegeeinrichtungen nicht auf das hohe Gewicht dieser Patienten ausgerichtet sind und das Pflegepersonal oftmals überfordert wird.

Bauliche Mindeststandards reichen z. B. nicht immer aus, um schwer übergewichtige Patienten (Adipositaspatienten) in Krankenhäusern und Pflegeeinrichtungen zu versorgen. Es gilt Folgendes zu beachten:

- Türrahmen sollten so breit gebaut sein, dass ihn ein Patient mit einem bariatrischen Rollstuhl selbstständig passieren kann. Der Türrahmen muss sowohl für die Sitzbreite des Rollstuhls als auch für die Arme und Hände, die zum selbstständigen Anschieben eingesetzt werden, ausreichen.
- WC-Anlagen und Toiletten müssen dem Übergewicht der Patienten entsprechend Rechnung tragen. Der Schwenkradius mit einem bariatrischen Rollstuhl vergrößert sich und schränkt den Platz für eine Hilfs- oder Pflegeperson ein, was eine unergonomische Arbeitsweise nach sich ziehen kann.
- Pflegebetten, Matratzen (Antidekubitus) und Patientenlifter, Sitzmöglichkeiten (beispielsweise in Wartebereichen), Zimmertoiletten, Duschsitze, Haltegriffe etc. müssen den Bedürfnissen bariatrischer Patienten gerecht werden.

**Einrichtungen bei Patients mit einer Demenz:** Nach aktuellen Schätzungen leben heute rund 1,3 Mio. Menschen mit Demenz in Deutschland. In Österreich sind es rund 130 000 und 120 000 in der Schweiz. Europaweit war bei der Hälfte aller Heimbewohner Demenz der Hauptgrund oder einer von mehreren Gründen für die Langzeitpflegebedürftigkeit, die schließlich zur Übersiedlung ins Heim geführt hat.

Um eine gute pflegerische Versorgung auch in Zukunft gewährleisten zu können, muss das Angebot erweitert und ausdifferenzierter gestaltet werden. Angefangen bei der Gesundheitsförderung und Prävention bis hin zu palliativer Pflege. Auch personelle Ressourcen müssen geschaffen werden, da schon jetzt ein akuter Pflegemangel herrscht.

Um Pflegeeinrichtungen demenzfreundlich zu gestalten, haben sich folgende Punkte bewährt:

- Eine auffällige Beschilderung, z. B. von Toiletten, Gemeinschaftsräumen etc. Hier können auch Symbole, verschiedene Farben oder markierte Wege am Boden eingesetzt werden.
- Dimmbares Licht, das dem Tagesablauf angepasst wird, Tafeln mit den Fixzeiten im Tagesablauf (z. B. Mahlzeiten), Uhren und Kalender sorgen für eine bessere zeitliche Orientierung. Zudem wirken sich Lichtkonzepte positiv auf den Tag-Nacht-Rhythmus und Verhaltensauffälligkeiten aus.
- Tafeln mit den Fotos der Mitarbeiter helfen dabei, diese wiederzuerkennen.
- Türen, die zu nicht oft genutzten Räumen führen, sollten so gestaltet werden, dass sie nicht sofort identifiziert werden können, um die Gefahr des Weglaufens zu minimieren.
- Therapieräume direkt auf der Station sind von Vorteil, ein Ortswechsel wird dadurch vermieden.
- Die Gestaltung der Flure soll zum Verweilen, Bewegen oder Betrachten anregen, Aufenthaltsräume sollten klar erkennbar und einladend sein.
- Ältere Möbelstücke und Fotos „von damals" wecken Erinnerungen und vermitteln Sicherheit.

- Um dem Bewegungsdrang gerecht zu werden, können Stationen so geplant werden, dass deren Korridore im Rundgang angelegt sind. Auch speziell angelegte und gesicherte Gärten/Dachgärten geben diesen Menschen mit ihrem Bewegungsdrang Raum.
- Pflegeeinrichtungen, die sowohl über private Rückzugsmöglichkeiten als auch Gemeinschaftsräume verfügen, dokumentieren eine Reduktion von Verhaltensauffälligkeiten.
- Spezielle Schulungen der Mitarbeiter hinsichtlich Kommunikation leisten ebenfalls einen wertvollen Beitrag, um Menschen mit Demenz im Alltag zu unterstützen.

**Lärm:** Besonders in Krankenhäusern sollte die Lärmbelastung sowohl für stationäre als auch ambulante Patienten so gering wie möglich sein. Dies ist durch die baulichen Gegebenheiten (große, offene Wartebereiche, lange Flure, Mehrbettzimmer etc.) und organisatorische Abläufe (Telefone, Monitore, Geräte) jedoch oft nicht gegeben. Auch das Krankenhauspersonal ist diesen Bedingungen ausgesetzt. Da sich Ruhe und Entspannung aber positiv auf das Wohlbefinden der Patienten und Mitarbeiter gleichermaßen auswirkt, lohnt es sich hier Lösungen aufzuzeigen. Mit speziellen Deckenverschalungen können Geräusche absorbiert werden. Eine Teilung der Räume in verschiedene Bereiche, z. B. nach Nutzung, kann ebenfalls zur Lärmreduktion beitragen. Auch im Speisesaal eines Pflegewohnhauses kann durch diese Maßnahmen ein angenehmeres „Geräuschklima" geschaffen werden.

Jedoch sollten auch andere wesentliche Aspekte bei der Gestaltung dieser Einrichtungen berücksichtigt werden. Im Angesicht der Zeit ist es unerlässlich, dass Einrichtungen umweltschonend, energieeffizient und nachhaltig sind. Auch weil durch Umweltschutzmaßnahmen die Entsorgungs- und Energiekosten maßgeblich gesenkt werden könnten.

5

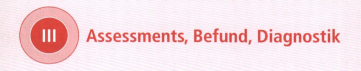

# III Assessments, Befund, Diagnostik

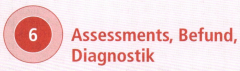

# 6 Assessments, Befund, Diagnostik

*Ruth Weiss-Trachsel*

# 6.1 Einleitung

In der Geriatrie überlagern sich häufig verschiedene gesundheitliche Probleme (z. B. altersspezifische Funktionsverluste, alterstypische Pathologien, chronische Erkrankungen, Nebenwirkungen von Medikamenten) und beeinträchtigen das bio-psycho-soziale Befinden des Individuums. Um ein ganzheitliches Erfassen der Gesamtsituation zu gewährleisten, eignet sich als Grundlage das Core Set Geriatrie des ICF (www.icf-core-sets.org). Das dem ICF zugrunde liegende bio-psycho-soziale Modell unterstützt das Erfassen von individuellen Auswirkungen von Gesundheitsstörungen auf die verschiedenen Lebensbereiche und fördert das Erkennen von Wechselwirkungen einzelner Aspekte untereinander.

Dabei bildet die im Folgenden beschriebene **physiotherapeutische Befundaufnahme** häufig nur einen Teil des interprofessionell aufgenommenen geriatrischen Assessments. Der Austausch der professionsspezifischen Befundanteile ist für das Verständnis der Gesamtsituation des geriatrischen Patienten zwingend notwendig. Ebenso müssen gemeinsam mit dem Patienten interprofessionell patientenzentrierte, realistische Zielsetzungen erarbeitet werden. Aufgrund dieser Zielsetzungen erfolgt die detaillierte interprofessionelle Therapieplanung.

> **Multidimensionales geriatrisches Assessment**
> ist ein diagnostischer Prozess zur systematischen Erfassung der Ressourcen und Defizite in allen Gesundheitsdimensionen und hilft bei der Planung gezielter Interventionen, bei der Therapieüberwachung und Kontrolle des Therapieerfolgs.

**Zielsetzungen der Befundaufnahme:**
- **Physiotherapeutische Diagnose:** Diese ist das Resultat des Clinical-Reasoning-Prozesses und versucht die in der Befundaufnahme auf den verschiedenen Ebenen des ICF erhobenen Daten miteinander in Verbindung zu bringen und so beobachtete Einschränkungen zu beschreiben und zu erklären.
- **Grundlage für die Therapieplanung:** Diese beinhaltet spezifische kurz-, mittel- und langfristige Zielsetzungen auf allen Ebenen des ICF, definiert konkrete Therapiemaßnahmen sowie geeignete Verlaufsparameter zur Evaluation des Therapieerfolgs.
- **Prognostische Aussage:** Was kann basierend auf der Befundaufnahme im optimalen Fall in welchem Zeitraum erreicht werden?
- **Grundlage für die Argumentation gegenüber den Kostenträgern.**

# 6.2 Anamnese

Eine ausführliche Anamnese bildet die Basis für die nachfolgende körperliche Untersuchung. Folgende Aspekte sind in der Arbeit mit geriatrischen Patienten von besonders großer Bedeutung:
- **Subjektives Hauptproblem**
- **Geschichte bezüglich des Hauptproblems**/allgemeine Krankheitsgeschichte (nach Möglichkeit kurzhalten); detaillierte Sturzanamnese (▶ Kap. 28)
- **Nebendiagnosen** (z. B. Osteoporose, Diabetes mellitus, Bluthochdruck, KHK, PAVK, Herzinsuffizienz, kognitive Einschränkungen)
- **Aktivitäts- und Partizipationsebene (Ressourcen und Einschränkungen):**
  - Körperpositionen halten und wechseln/Bewegungsübergänge
  - Mobilität (aktuell und allenfalls vor akutem Ereignis/akuter Krankheit)

- Max. Gehstrecke (Wie häufig? Mit/ohne Pausen?)
- Hilfsmittel (Innen-/Außenbereich? Seit wann?)
- Treppe (Mit/ohne Geländer? Alternierend/im Nachstellschritt? Anzahl Stufen oder Stockwerke?)
- Benutzung öffentlicher Verkehrsmittel/Auto
- ADL (Activities of Daily Living, z. B. sich waschen und pflegen, sich kleiden, essen, trinken, Toilette benutzen; Grad der Selbstständigkeit/des Hilfebedarfs erfragen)
- IADL (Instrumental Activities of Daliy Living, z. B. einkaufen, kochen, Finanzen regeln)
- Arm-/Handgebrauch (z. B. etwas tragen, feinmotorische Aktivitäten wie Geldmünze aufnehmen, Knopf schließen)
- Kommunikation (gesprochene/geschriebene Sprache; nonverbale Kommunikation; Einsatz Kommunikationsgeräte)
- Hobbys/(ehemaliger) Beruf/aktuelle Aufgaben
- **Körperstruktur-/Körperfunktionsebene**
  - Schmerzanamnese
  - Relevante Einschränkungen Bewegungsapparat (Beweglichkeit, Kraft)
  - Kardiovaskuläre und pulmonale Situation (z. B. Bluthochdruck, Herzrhythmusstörungen, Belastbarkeit, Ermüdbarkeit, Dyspnoe)
  - Sehen (hell/dunkel, Brille)/Hören (Hörgeräte)/vestibuläre Funktionen (spezifische Schwindelanamnese ▶ Kap. 29)
  - Tastsinn (z. B. Taubheitsgefühle, Missempfindungen)/Wahrnehmung der Körperposition/Körperbewegung (Propriozeption)
  - Ausscheidung/Kontinenz
  - Körpergewicht/Veränderung des Körpergewichts in letzter Zeit/Appetit
  - Orientierung zu Ort/Zeit/Person/Situation
  - Weitere kognitive Funktionen (z. B. Gedächtnis, Aufmerksamkeit, Wahrnehmung)
  - Psychische Verfassung (z. B. Antrieb, Krankheitsverarbeitung, Angst, Belastungssituationen)
  - Schlafverhalten
- **Personenbezogene Faktoren und Umweltfaktoren (Förderfaktoren und Barrieren)**
  - Medikamente (Art und Anzahl der Medikamente, Dosierung)
  - Hilfsmittel (Welche? Seit wann? Wie werden diese eingesetzt?)
  - Wohnsituation (z. B. Haus/Wohnung/Treppe mit oder ohne Geländer/ Lift/Schwellen/Zugang/Entfernung zu öffentlichen Verkehrsmitteln)
  - Familienangehörige (Beziehung, mögliche Unterstützung durch Angehörige, Unterstützungsbedarf der Angehörigen)
  - Andere Bezugspersonen (z. B. Nachbarn, Freunde)
  - Externe Fachpersonen (z. B. Spitex, Mahlzeitendienst, Haushalthilfe; Wie oft? Wie lange?)
- **Persönliche Zielsetzungen und Erwartungen an die Therapie**

**6**

**Tipps für die Anamnese – Fallen in der Anamnese**
- Bezüglich aktueller Mobilität besonders exakt nachfragen, da oft Angaben aus der Vergangenheit gemacht werden und dadurch das Mobilitätsniveau leicht überschätzt wird.

- Falls der Patient nicht adäquat Auskunft geben kann oder Zweifel an den gemachten Angaben bestehen, möglichst ergänzend Fremdanamnese durchführen.
- Geriatrische Patienten geben nicht selten bei typischerweise mit starken Schmerzen assoziierten Pathologien (z. B. Myokardinfarkt/Pneumonie) keine oder kaum Schmerzen an, d. h. ggf. trotz des Fehlens von (starken) Schmerzen den Patienten zu weiteren Abklärungen zum Arzt überweisen.

**Clinical Reasoning A**

Aufgrund der Anamnese die Planung für die Untersuchung auf Aktivitäts-ebene vornehmen und dafür einige für den Patienten bedeutungsvolle Aktivitäten auswählen.

Hilfreiche Überlegungen zur Priorisierung:
- Was bereitet dem Patienten (oder den betreuenden Angehörigen) im Alltag besonders Schwierigkeiten?
- Was möchte der Patient unbedingt wieder besser können?
- Was muss der Patient für eine Rückkehr in das gewohnte Umfeld/für das Verbleiben im gewohnten Umfeld unbedingt können?

## 6.3  Inspektion

**In der Geriatrie häufig zu beobachtende Veränderungen:**
- Schulterprotraktion
- BWS-Kyphose
- Tannenbaumphänomen (charakteristische Hautfalten am Rücken bei einer Wirbelsäulenverkürzung, i. d. R. durch Osteoporose)
- Knie- und Hüftflexionsstellung
- Fuß-/Handdeformitäten
- Atrophien
- Ödeme
- Zyanose

**Weiter zu beachten:**
- Ernährungszustand
- Hautveränderungen
- Atmung (z. B. Ruhedyspnoe)

## 6.4  Untersuchung Aktivitätsebene

### 6.4.1  Funktionelle Demo/Bewegungsanalyse bedeutungsvoller Aktivitäten

Zwei bis drei für den Patienten bedeutungsvolle Aktivitäten, die aktuell Schwierigkeiten bereiten, auswählen und diese 1 : 1 durchführen lassen. Diese Aktivitäten sowohl quantitativ (Grad der Selbstständigkeit/Grad des Hilfebedarfs, z. B. mit FIM-Skala 1–7 ▶ Tab. 6.2) als auch qualitativ (detaillierte Bewegungsanalyse) beurteilen.

**Clinical Reasoning B**
- Während der Untersuchung auf Aktivitätsebene laufend **Hypothesen aufstellen,** welche Einschränkungen auf Körperstruktur-/ Körperpunktionsebene für das beobachtete Bewegungsverhalten infrage kommen könnten
- **Funktionelle Schwelle** für bedeutungsvolle Aktivitäten möglichst exakt bestimmen (was kann Patient gerade noch/was geht gerade nicht mehr?)
- **Verlaufsparameter auf Aktivitätsebene** bestimmen

**Cave**
Bei der gesamten Untersuchung **jederzeit Sicherheit gewährleisten,** nahe stehen und Hände zur allfälligen notwendigen Unterstützung frei halten!

## 6.4.2 Ganganalyse

- Qualitative Ganganalyse (Tempo, Rhythmus, Schrittlänge, Spurbreite, Einordnung Körperlängsachse, Rumpfrotation, Armpendel, Deviation, detaillierte Analyse verschiedener Gangphasen)
- Gangvariationen
  - Rückwärts-/Seitwärtsgehen
  - Kreuzschritte in beide Richtungen (vorn/hinten gekreuzt)
  - Richtungswechsel (z. B. verbales Kommando)
  - Tempowechsel
  - Gehen auf verschiedenen Unterlagen/bergauf und bergab gehen/über Hindernisse gehen
  - Gehen mit Dual Task (z. B. während des Gehens von 80 in Dreierschritten rückwärtszählen)
  - Anpassungsfähigkeit mittels Steps to Follow (der Patient wird vom Therapeuten am Becken geführt, dabei Tempo und Richtung variieren; beurteilt wird, ob und wie rasch Patient Tempo und Richtung übernehmen kann)
  - Ergänzend ein standardisiertes gangspezifisches Assessment anwenden
    ▶ Tab. 6.1

**6**

| **Tab. 6.1 Gangspezifische Assessments** | |
| --- | --- |
| **Assessment** | **Inhalt und Ausführung (A)/Interpretation (I)/Gütekriterien (G)/Empfehlung (E)** |
| **Strecke/Zeit** (6/10/25 m) | **A:** Selbst gewählte Gehgeschwindigkeit mit üblichem Hilfsmittel über eine definierte Strecke mit je 2 m Vorlauf/Nachlauf; gemessen mittels Stoppuhr<br>**I:**<br>• Normwerte: Durchschnittliches Gangtempo 70- bis 79-jährige gesunde Senioren: Frauen 1,27 m/s, Männer 1,33 m/s<br>• Benötigte Gehgeschwindigkeit zur Überquerung der Straße während der Grünlichtphase 1,1–1,5 m/s<br>• Klinisch relevante substanzielle Veränderung: 0,13 m/s<br>**G:** Intra- und Intertester-Reliabilität hoch bis sehr hoch für verschiedene Pathologien (ICC 0,8–0,99); gute Validität<br>**E:** Befund, Verlauf, Prognose<br>www.sralab.org/rehabilitation-measures/10-meter-walk-test |

**Tab. 6.1 Gangspezifische Assessments** *(Forts.)*

| Assessment | Inhalt und Ausführung (A)/Interpretation (I)/Gütekriterien (G)/Empfehlung (E) |
|---|---|
| **Six Minute Walking Test (SMWT) Hinweis:** alternativ kann analog des SMWT der 2-Minuten-Gehtest auf einer Strecke von 15 m durchgeführt werden | **A:** Während 6 min auf einer Strecke von 30 m mit üblichem Hilfsmittel soweit wie möglich hin- und hergehen; gemessen wird die absolvierte Strecke<br>**I:**<br>• Normwerte zu Hause lebende Senioren 70- bis 79-jährig: Männer 527 m, Frauen 471 m<br>• MCID (Minimally Clinical Important Difference) geriatrische Patienten: 50 m<br>**G:** Intra- und Intertester-Reliabilität hoch bis sehr hoch für verschiedene Pathologien (ICC 0,8–0,99); gute Validität<br>**E:** Befund, Verlauf, Prognose<br>www.sralab.org/rehabilitation-measures/6-minute-walk-test |

## 6.4.3 Standardisierte Untersuchung ADL/allgemeine Mobilität

Zur quantitativen **Einschätzung der Selbstständigkeit bei verschiedenen ADL** können standardisierte Assessments eingesetzt werden. Häufig werden diese durch ein interprofessionelles Team angewendet (▶ Tab. 6.2).

**Tab. 6.2 Assessments zur Einschätzung der Selbstständigkeit bezüglich der ADL**

| Assessment | Inhalt und Ausführung (A)/Interpretation (I)/Gütekriterien (G)/Empfehlung (E) |
|---|---|
| **Functional Independence Measure™ (FIM)** | **A:** Der Grad der Selbstständigkeit wird in den Bereichen Selbstversorgung, Kontinenz, Transfers, Fortbewegung, Kommunikation und kognitive Fähigkeiten aufgrund direkter Beobachtung auf einer Skala von 1–7 beurteilt<br>**I:** Subskalen Motorik (Selbstversorgung, Kontinenz, Transfers, Fortbewegung) und soziokognitive Funktionen (Kommunikation, kognitive Fähigkeiten); Gesamtscore oder Auswahl einzelner Items<br>MCID (Minimally Clinical Important Difference) bei Z. n. Schlaganfall 22 Pkt.<br>**G:** Intra- und Intertester-Reliabilität je nach Patientenkollektiv von moderat bis sehr gut (ICC 0,56–0,99); Validität für verschiedene Patientengruppen gut; möglicher Deckeneffekt bei kognitiven Items<br>**E:** Befund, Verlauf, Prognose; primär Einsatz im stationären Bereich |
| **Barthel-Index (BI)** | **A:** Der Grad der Selbstständigkeit wird in den Bereichen Stuhl- und Blasenkontrolle, Körperpflege, Toilettenbenutzung, Essen, Lagewechsel, Fortbewegung, An- und Ausziehen, Treppensteigen und Baden aufgrund direkter Beobachtung oder Interview auf einer vierstufigen Punkteskala (0, 1, 2, 3) beurteilt<br>**I:** Bei Schlaganfallpatienten korrelieren Blasenkontrolle und freier Sitz eine Woche nach Ereignis mit späterer motorischer Erholung<br>**G:** Intra- und Intertester-Reliabilität sehr gut (ICC 0,71–0,99); Goldstandard zur Beurteilung der Selbstständigkeit im ADL-Bereich<br>**E:** Befund, Verlauf, Prognose<br>www.sralab.org/rehabilitation-measures/barthel-index |

Zur **Beurteilung der allgemeinen Mobilität** stehen einerseits kurze Screening-Tests zur Verfügung, die eine rasche erste Einschätzung erlauben, andererseits umfassendere Assessments, die unterschiedliche Aspekte der Mobilität erfassen (▶ Tab. 6.3).

**Tab. 6.3 Assessments allgemeine Mobilität**

| Assessment | Inhalt und Ausführung (A)/Interpretation (I)/Gütekriterien (G)/ Empfehlung (E) |
|---|---|
| Timed-up-and-go-Test | **A:** Der Patient sitzt auf einem Stuhl mit Armlehnen, die Arme sind aufgestützt und der Rücken ist angelehnt. Auf das Kommando „Start" steht der Patient auf, geht in seiner sicheren und komfortablen Gehgeschwindigkeit 3 m weit, dreht um, geht zurück zum Stuhl und sitzt ab, sodass der Rücken die Stuhllehne wieder berührt. Gemessen wird die dazu benötigte Zeit in Sekunden.<br>**I:**<br>• Normwerte: Senioren ohne Sturzgeschichte 8,4 s, 70- bis 79-jährige Personen 9 s, 80- bis 89-jährige Männer 10 s und Frauen 11 s<br>• > 13,5 s hohes Sturzrisiko (ohne neurologische Erkrankungen)<br>• Patienten mit neurologischen Erkrankungen: < 20 s meist selbstständig mobil, > 29 s i. d. R. Bedarf an Hilfestellungen<br>**G:** sehr hohe Inter- und Intratester-Reliabilität (ICC > 0,91); hohe Sensitivität (Voraussage stürzende Personen) und Spezifität (Voraussage nicht stürzende Personen)<br>**E:** Befund, Verlauf, Prognose<br>www.sralab.org/rehabilitation-measures/timed-and-go |
| TUG Cognitive Task/ TUG Manual Task (TUGcog/ TUGman) | **A:** siehe TUG-Test; zusätzlich mit kognitiver Aufgabe (von zufällig gewählter Zahl zwischen 20 und 100 in Dreierschritten rückwärtszählen) oder manueller Aufgabe (Glas mit Wasser tragen)<br>**I:**<br>• Normwerte:<br>  – Senioren ohne Sturzgeschichte TUGcog und TUGman 9,7 s<br>  – Zu Hause lebende Senioren TUGcog 9,8 s und TUGman 11,6 s<br>• ≥ 15 s bedeutet hohes Sturzrisiko<br>• Differenz zwischen TUG und TUGman > 4,5 s bedeutet ein erhöhtes Sturzrisiko<br>**G:** sehr hohe Inter- und Intratester-Reliabilität (ICC > 0,94); TUGcog hohe Sensitivität (Voraussage stürzende Personen) und Spezifität (Voraussage nicht stürzende Personen)<br>**E:** Befund, Verlauf, Prognose<br>www.sralab.org/rehabilitation-measures/timed-and-go-dual-task-timed-and-go-cognitive-timed-and-go |
| POMA (Performance-oriented Mobility Assessment, „Tinetti-Test") | **A:** Es werden 17 Items rund um das Sitzen, Aufstehen, Gehen und Absitzen mit 0, 1 oder 2 Punkten beurteilt.<br>**I:**<br>• Subskalen Gleichgewicht (16 Pkt.) und Gang (12 Pkt.)<br>• Als Supervision wird gewertet, wenn sich Physiotherapeut ohne potenzielle Gefährdung des Patienten während der Ausführung des entsprechenden Items nicht entfernen könnte<br>• Einschätzung des Sturzrisikos allein aufgrund von verschiedenen existierenden Cut-off-Werten vermeiden!<br>• MDC (Minimal Detectable Change) 4,2–6 Pkt.<br>**G:** gute Intertester-Reliabilität und Intratester-Reliabilität (ICC 0,84–0,87) prädiktive Validität (z. B. Patienten mit ≤ 20 Pkt. haben ein erhöhtes Risiko für rezidivierende Stürze) umstritten<br>**E:** Screening-Test-Befund, eingeschränkt empfohlen für Verlauf und Prognose<br>www.sralab.org/rehabilitation-measures/tinetti-performance-oriented-mobility-assessmen |

6

**Tab. 6.3 Assessments allgemeine Mobilität** *(Forts.)*

| Assessment | Inhalt und Ausführung (A)/Interpretation (I)/Gütekriterien (G)/ Empfehlung (E) |
|---|---|
| **Short Physical Performance Battery Test (SPPB)** | **A:** Der Test besteht aus drei Bereichen (proaktive Gleichgewichtskontrolle in drei verschiedenen Positionen, Gehgeschwindigkeit über 3 bzw. 4 m, Aufstehen von einem Stuhl). Erreicht werden können max. 12 Pkt. <br>**I:** <br>• Normwert für zu Hause lebende Senioren mean (SD) 9,7 (2,0) bzw. 10,45 (1,6) <br>• MCID (Minimally Clinically Important Difference) 1 Pkt. <br>• Cut-off: ≤ 10 Pkt. deutet auf eine Einschränkung der Mobilität hin <br>**G:** Ausgezeichnete Test-Retest-Reliabilität (ICC 0,81–0,91); SEM 0,68–1,42 Pkt. <br>**E:** Screening-Test unter www.sralab.org/rehabilitation-measures/short-physical-perfromance-battery |
| **De Morton Mobility Index (DEMMI)** | **A:** Es werden 15 Items über das gesamte Mobilitätsspektrum (Bewegen im Bett, Aufstehen, Stehbalance und Gang) beurteilt und in den DEMMI-Score mit einem Maximum von 100 Pkt. umgerechnet <br>**I:** <br>• Akutbereich Geriatrie MCID 10 Pkt. <br>• MDC (Minimal Dedectable Change): 9,5 Pkt <br>**G:** gute Intertester-Reliabilität (ICC 0,94) <br>**E:** Befund, Verlauf, Prognose; in verschiedenen Settings einsetzbar (stationär, Rehabilitation, ambulant) <br>www.hs-gesundheit.de/fileadmin/user_upload/Studieren_an_der_hsg/Bachelor_Studiengaenge/Physiotherapie/DEMMI_GER_Design_150623.pdf |

**6**

**Tab. 6.4 Einschätzung sturzassoziierter Selbstwirksamkeit**

| Assessment | Inhalt und Ausführung (A)/Interpretation (I)/Gütekriterien (G)/ Empfehlung (E) |
|---|---|
| **Falls Efficacy Scale – International Version (FES-I)** | **A:** Der Patient beurteilt 16 Aktivitäten auf einer Skala von 1–4 bezüglich seiner Bedenken, bei diesen Aktivitäten zu stürzen. <br>**I:** Eine höhere Punktzahl bedeutet eine größere Sturzangst, die wiederum zu einer Einschränkung des Aktivitätsradius und damit zunehmenden Einschränkungen auf Körperstruktur-/-funktionsebene führen kann. <br>**G:** gute Test-Retest-Reliabilität (ICC 0,79–0,82) <br>**E:** Befund, Verlauf; für Prognose teilweise empfohlen |
| **Activities-Specific Balance Confidence Scale (ABC Scale)** | **A:** Der Patient beurteilt 16 Items auf einer Skala von 0–100 % bezüglich seiner Sicherheit bei verschiedenen Aktivitäten. Das Resultat ergibt sich aus dem Gesamttotal geteilt durch die Anzahl der Items <br>**I:** <br>• Normwert für zu Hause lebende Senioren: Mean (SD) = 79,89 % (20,59 %) <br>• < 67–69 % deutet auf erhöhtes Sturzrisiko hin <br>**G:** sehr gute Test-Retest-Reliabilität (r = 0,92); SEM (Standard Error Measurement) bei zu Hause lebenden Senioren 1,2, bei Patienten nach Schlaganfall 6,8 <br>**E:** Befund, Verlauf, Prognose <br>www.sralab.org/rehabilitation-measures/activities-specific-balance-confidence-scale |

Verschiedene Fragebögen können zur **Einschätzung der sturzassoziierten Selbstwirksamkeit** benutzt werden (▶ Tab. 6.4). Der Patient schätzt dabei ein, wie groß seine Bedenken sind, bei verschiedenen ADL zu stürzen (z. B. ein Bad nehmen oder auf unebenem Untergrund gehen).

## 6.4.4 Haltungskontrolle/Gleichgewicht

Zur standardisierten Beurteilung der verschiedenen Aspekte des Gleichgewichts stehen eine Vielzahl an verschiedenen Assessments und Tests zur Verfügung (▶ Abb. 6.1, ▶ Tab. 6.5).
Im Wesentlichen werden folgende Aspekte beurteilt:
- **Steady-state-Gleichgewichtskontrolle:** Diese beinhaltet das Halten der Balance sowohl in statischen Situationen (z. B. Parallelstand, Einbeinstand) als auch in gleichbleibenden dynamischen Situationen (z. B. gleichmäßiges Gehen).
- **Proaktive Gleichgewichtskontrolle:** Diese beinhaltet die Koordination von Ziel- und Stützmotorik bei vom Patienten selbst geplanten und initiierten Bewegungen/Aktivitäten. Dabei ist unmittelbar vor der Ausführung einer geplanten Bewegung eine vorbereitende Anpassung der posturalen Kontrolle erforderlich.
  **Hinweis:** Fehlen antizipatorische posturale Anpassungen oder setzen diese verspätet ein, führt dies zu einer verminderten Stabilität sowie einer Temporeduktion während der Ausführung der geplanten Bewegungen/Aktivitäten.
- **Reaktive Gleichgewichtskontrolle:** Diese beinhaltet das Reagieren auf einen von außen erfolgten Störimpuls.
- Hinzu kommt das Beurteilen der **Gleichgewichtskontrolle in Dual-Task-/Multi-Task-Situationen:** Diese beinhaltet das gleichzeitige Ausführen mehrerer Aufgaben (häufig motorisch-kognitiv oder motorisch-motorisch).

Zur **Kontrolle des Gleichgewichts** stehen verschiedene Strategien zur Verfügung (▶ Abb. 6.1):
- **Fuß-Strategie** (ca. 8° Dorsalextension bis 4° Plantarflexion)

**6**

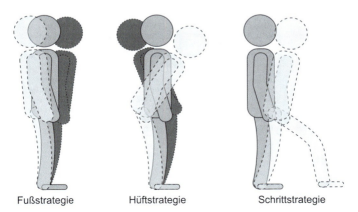

Fußstrategie          Hüftstrategie          Schrittstrategie

Abb. 6.1 Gleichgewichtsstrategien [L141]

- **Hüft-Strategie** (Hüftflexion mit Oberkörpervorneigung/Hüftextension mit Oberkörperrückneigung)
- **Protektive Strategien:** Für die Wiederherstellung des Gleichgewichts ist das Verändern der Unterstützungsfläche entweder durch das Auslösen eines Schrittes oder durch das Abstützen mit den Armen notwendig.

Die **Testauswahl/Auswahl der Assessments** erfolgt aufgrund des Levels an Schwierigkeiten, die der Patient zeigt sowie aufgrund der Erfordernisse des Umfeldes, in dem der Patient lebt.

**Sicherheit gewährleisten**
- Sorgfältige Instruktion
- Immer nahe am Patienten stehen (Wo stehe ich, damit ich den Patienten im Notfall auffangen könnte?)
- Hände frei und bereithalten
- Verhalten des Patienten beobachten
- Falls Patient das Gleichgewicht verliert und nicht selbst wiederherstellen kann, Körperschwerpunkt sofort wieder über Unterstützungsfläche bringen (am Becken geführt) oder im Notfall Patient kontrolliert auf den Boden begleiten

**Tab. 6.5 Spezifische Assessments Haltungskontrolle/Gleichgewicht**

| Assessment | Inhalt und Ausführung (A)/Interpretation (I)/Gütekriterien (G)/Empfehlung (E) |
| --- | --- |
| Functional Reach Test (FR) | **A:** kurzer Screeningtest; Ausgangsstellung: aufrechter, hüftbreiter Stand, seitlich stehend vor einer Wand mit cm-Messband, Arme in 90°-Flexion (adaptierte Version); Ausgangssituation in cm auf Höhe Mittelfingerspitze ablesen; dann beugt sich Patient so weit wie möglich nach vorn, Endstellung analog ASTE ablesen; Differenz ergibt Testresultat<br>**I:** > 25 cm Sturzrisiko 1; 15–25 cm Sturzrisiko 2×; 0–15 cm Sturzrisiko 4×; 0 cm Sturzrisiko 8× (zu Hause lebende Senioren)<br>**G:** gute Intertester-Reliabilität (ICC 0,81); prädiktive Validität bezüglich Sturzrisiko eingeschränkt<br>**E:** Untersuchung funktioneller Reichweite, nur bedingt geeignet für Verlauf und Prognose |
| Lateral Reach Test (LR) | **A:** Ausgangsstellung: hüftbreiter Stand mit Rücken zur Wand mit befestigtem cm-Messband und auf Testseite 90°-Schulterabduktion; Ausgangssituation in cm auf Höhe Mittelfingerspitze ablesen, dann so weit wie möglich zur Seite reichen, Endstellung analog ASTE ablesen; Differenz ergibt Testresultat<br>**I:** Normwerte 80-jährige Frauen: FR 17 cm, LR 14,5 cm |

**Tab. 6.5** Spezifische Assessments Haltungskontrolle/Gleichgewicht *(Forts.)*

| Assessment | Inhalt und Ausführung (A)/Interpretation (I)/Gütekriterien (G)/Empfehlung (E) |
|---|---|
| **Berg Balance Scale (BBS)** | **A:** Es werden Aktivitäten unterschiedlichen Schwierigkeitsgrades (z. B. Transfer, 360°-Drehung, Tandemstand), bei denen das Gleichgewicht gehalten werden soll, eingeschätzt. Die 14 Items werden auf einer Skala von 0–4 bewertet. <br> **I:** <br> • Normwerte zu Hause lebende Senioren 70–79-jährig: Männer 54/56 Pkt., Frauen 53/56 Pkt. <br> • < 45/56 Pkt.: erhöhtes Sturzrisiko; relatives Risiko (RR), in den nächsten 12 Mon. zu stürzen 27 <br> • < 40/56 Pkt.: stark erhöhtes Sturzrisiko <br> • MDC (Minimal Dedectable Change): Senioren 3–6 Pkt.; in Pflegeinstitutionen lebende Senioren 8 Pkt. <br> • ≤ 51 Pkt. mit Sturzgeschichte oder ≤ 42 Pkt. ohne Sturzgeschichte mit Sensitivität 91 % und Spezifität 82 % bezüglich weiterer Sturzereignisse <br> **G:** sehr gute Test-Retest-, Inter- und Intratester-Reliabilität (ICC verschiedener Studien > 0,88) <br> **E:** Befund, Verlauf, Prognose; möglicher Decken- und Boden-effekt beachten <br> www.sralab.org/rehabilitation-measures/berg-balance-scale |
| **Dynamic Gait Index (DGI)** | **A:** In 8 Items wird die dynamische Anpassungsfähigkeit während des Gehens (z. B. Gehen mit Kopfbewegungen, Gehen um Hindernisse) auf einer Punkteskala von 0–3 beurteilt. <br> **I:** <br> • Normwert gesunde Senioren 70- bis 79-jährig: 23/24 Pkt. <br> • MCID (Minimally Clinical Important Difference) bei zu Hause lebenden Senioren 1,9 Pkt. <br> • ≤ 19 Pkt. erhöhtes Sturzrisiko (Sensitivität 67 %, Spezifität 86 %) <br> **G:** sehr gute Inter- und Intrarater-Reliabilität (ICC > 0,82); SEM (Standard Error Measurement) 1,04 Pkt.; Deckeneffekt bei zu Hause lebenden Senioren mit guter Balance <br> **E:** Befund empfohlen, Verlauf und Prognose teilweise empfohlen <br> www.sralab.org/rehabilitation-measures/berg-balance-scale |
| **Functional Gait Assessment (FGA)** | **A:** Der FGA beurteilt mittels 10 Items die posturale Kontrolle während des Gehens inkl. motorischer Multitasks. Die Items werden auf einer Skala von 0–3 beurteilt. Dies ergibt ein Total von max. 30 Pkt. <br> **I:** <br> • MCID (Minimally Clinical Important Difference) bei zu Hause lebenden Senioren 4 Pkt. <br> • Cut-off-Scores: ≤ 22 Pkt. Erhöhtes Sturzrisiko mit einer Sensitivität von 0,66–0,85 und einer Spezifität von 0,84–0,86 <br> **G:** ausgezeichnete Test-Retest-Reliabilität (ICC 0,91) und Intertester-Reliabilität (ICC 0,93) <br> www.sralab.org/rehabilitation-measures/functional-gait-assessment |

6

**6**

| Tab. 6.5 Spezifische Assessments Haltungskontrolle/Gleichgewicht *(Forts.)* | |
|---|---|
| **Assessment** | **Inhalt und Ausführung (A)/Interpretation (I)/Gütekriterien (G)/ Empfehlung (E)** |
| **Clinical Test for Sensory Interaction in Balance CTSIB,** ▶ **Abb. 6.2** | **A:** Differenzierung der peripheren Gleichgewichtssysteme (visuell, vestibulär, sensorisch) und deren Kompensationsmöglichkeiten. Der Patient hat den Auftrag, barfuß mit geschlossenen Füssen in 6 verschiedenen Ausgangssituationen 30 s das Gleichgewicht zu halten. Die Arme dürfen nicht zum Ausbalancieren benutzt werden. Pro Position dürfen 2 Versuche gemacht werden. Bewertet wird die beobachtete Oszillation mittels einer Skala von 1–4. **I:** ▶ Abb. 6.2 **G:** sehr gute Test-Retest-Reliabilität bei zu Hause lebenden Senioren (r = 0,75) und Intertester-Reliabilität bei St.n. Stroke (Kappa 0,77); für andere Patientengruppen zeigen Untersuchungen sehr unterschiedliche Resultate **E:** Befund, insbesondere bei V. a. eine vestibuläre Dysfunktion (zentral oder peripher), bedingt für Verlauf und Prognose einsetzbar www.sralab.org/rehabilitation-measures/clinical-test-sensory-interaction-balance-vedge |
| **Four Step Square Test (FSST)** ▶ **Abb. 6.3** | **A:** Der Test beinhaltet das Übersteigen von im Kreuz angeordneten Hindernissen (4 Stöcke) in alle Richtungen. Die Hindernisse dürfen dabei nicht berührt werden, der Blick bleibt möglichst nach vorn gerichtet. Es müssen jeweils beide Füße jedes Quadrat berühren. Die Zeit wird mit der Stoppuhr gemessen, nach einem Probedurchgang dürfen zwei Versuche gemacht werden, wobei der bessere Versuch gewertet wird. **I:** > 15 s erhöhtes Sturzrisiko für rezidivierende Stürze (geriatrische Patienten) und erhöhtes Sturzrisiko für Patienten mit Z. n. Schlaganfall; > 12 s erhöhtes Sturzrisiko bei vestibulären Problematiken; > 9,68 s erhöhtes Sturzrisiko für Patienten mit Morbus Parkinson **G:** sehr gute Test-Retest-Reliabilität für verschiedene geriatriespezifische Pathologien (ICC 0,78–0,99) **E:** Befund, insbesondere bei Schwierigkeiten mit Richtungswechsel z. B. bei vestibulären Dysfunktionen; Verlauf, Prognose www.sralab.org/rehabilitation-measures/four-step-square-test |
| **Balance Evaluation Systems Test (BESTest)** | **A:** Der BESTest beinhaltet 36 Items in 6 Bereichen, die die posturale Kontrolle beeinflussen (http://bestest.us). Jedes Item wird mit 0–3 Pkt. bewertet, was eine Summe von 108 Pkt. ergibt; die Summe wird in eine Prozentskala von 0–100 % umgerechnet **I:** <br>• Minimal Detectable Change (MDC) 8,9 % <br>• Cut-off-Score 69 % für stürzende Personen versus nicht stürzende Personen (Sensitivität = 0,86, Spezifität = 0,95) **G:** ausgezeichnete Intertester-Reliabilität (ICC > 0,91) http://bestest.us |

**Tab. 6.5 Spezifische Assessments Haltungskontrolle/Gleichgewicht** *(Forts.)*

| Assessment | Inhalt und Ausführung (A)/Interpretation (I)/Gütekriterien (G)/Empfehlung (E) |
|---|---|
| Version: MiniBESTest | **A:** Der MiniBESTest fokussiert das dynamische Gleichgewicht und beinhaltet 14 Items aus 4 der 6 Bereiche des oben beschriebenen BESTest. Die Items werden mit 0–2 Pkt. bewertet. Dies ergibt ein Total von max. 28 Pkt.<br>**I:**<br>• Normwerte für zu Hause lebende Senioren:<br> – 70–79-jährig 21 (3) mean (SD)<br> – 80–89-jährig 19,6 (4,2) mean (SD)<br>• Minimal Detectable Change (MDC) 3–4,1 Pkt.<br>• MCID (Minimally Clinical Important Difference) 4 Pkt.<br>**G:** ausgezeichnete Test-Retest Reliabilität (ICC 0,92–0,98); ausgezeichnete Intertester-Reliabilität (ICC 0,86–0,99)<br>**E:** differenzierte Beurteilung des dynamischen Gleichgewichts Befund, Verlauf<br>http://bestest.us |

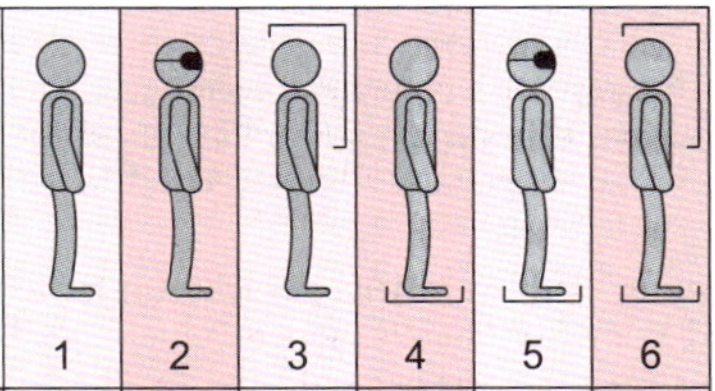

|  |  | 1 | 2 | 3 | 4 | 5 | 6 |
|---|---|---|---|---|---|---|---|
| visuell abhängig | | N | N/A | A | N | N/A | A |
| Verlust vestibuläre Funktion | | N | N | N | N | A | A |
| sensorisches Selektionsproblem | | N | N | A | A | A | A |

N = normale Oszillation, A = abnormale Oszillation/Verlust Gleichgewicht

Abb. 6.2 Häufige klinische Muster CTSIB [L141]

**6**

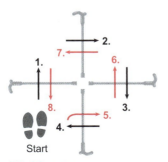

Start

Abb. 6.3 FSST-Testanordnung [L141]

**Hinweise zur Interpretation der angegebenen Werte**
- Zu vielen Assessments existieren Cut-Off-Werte zur Einschätzung des Sturzrisikos. Diese müssen jedoch zwingend im Kontext mit allen anderen Sturzrisikofaktoren interpretiert werden!
- Spezifische Angaben bezüglich Gütekriterien sowie Cut-off-Werten stammen, wo nicht anders genannt, aus Untersuchungen bei geriatrischen Patienten. Die Werte können für andere Pathologien und je nach Studie erheblich davon abweichen.

**Clinical Reasoning C**
**Überlegungen zum Ergebnis einzelner Items der verschiedenen Assessments**
- Mögliche Ätiologie, die zum jeweiligen Resultat führen könnte? Welche weiteren differenzialdiagnostischen Untersuchungen ergeben sich daraus entsprechend?
- Was sind, je nach Resultat der weiteren Untersuchungen, mögliche therapeutische und/oder rehabilitative Maßnahmen, um die primären Ursachen angehen zu können?
- Was sind mögliche präventive und adaptive Maßnahmen, die trotz bestehender Einschränkungen ein sicheres, möglichst selbstständiges Bewältigen des Alltags ermöglichen?

**Testung reaktive Gleichgewichtskontrolle:** Falls der Patient selbstständig geht und keine Kontraindikationen vorliegen (z.B. noch nicht voll belastbare Knochenstrukturen, Schmerzen, ausgeprägte Sturzangst), ist es wichtig, die reaktive Gleichgewichtskontrolle zu prüfen. In einer ersten Stufe werden korrektive Reaktionen mit gleichbleibender Unterstützungsfläche geprüft, in einer zweiten Stufe die protektiven Reaktionen in Form von kompensatorischen Schutzschritten. Die unten beschriebene Testung der korrektiven und protektiven Haltungskontrolle entspricht im Wesentlichen derjenigen des BESTest.

**Testung korrektive Haltungskontrolle nach vorn und hinten:** Der Patient steht mit hängenden Armen in hüftbreitem Stand und hat den Auftrag, exakt in dieser Position zu bleiben. Der Physiotherapeut baut von vorn langsam Druck an den Schultern auf, bis die ventrale Fußmuskulatur anspannt und sich die Zehen vom Boden zu lösen beginnen. Dann folgt ein plötzliches Loslassen. Der Patient hat den Auftrag, möglichst ohne einen Schritt zu machen, das Gleichgewicht zu halten. Die Testung nach hinten erfolgt analog zur Testung nach vorn, der Druck wird dabei an den Skapula aufgebaut, bis sich die Fersen minimal vom Boden zu lösen beginnen (▶ Abb. 6.4).

Interpretation:
- **Normale Reaktion:** Das Gleichgewicht kann mittels Fußstrategie wiederhergestellt werden (ohne zusätzliche Arm- und Hüftbewegung).
- **Eingeschränkte Reaktion:** setzt neben der Fußstrategie zusätzlich Hüft- und Armbewegung ein oder macht einen Schritt, um das Gleichgewicht wiederherstellen zu können.
- **Keine ausreichende Reaktion:** Das Gleichgewicht kann ohne Hilfe nicht gehalten oder wiederhergestellt werden.

**Testung protektive Gleichgewichtsreaktionen (Schutzschritte) nach vorn, hinten und zur Seite:** Der Patient steht in hüftbreitem Stand und wird aufgefordert, gegen die Hände des Therapeuten nach vorn zu drücken, bis Schultern und Hüfte vor den Füßen zu liegen kommen. Dann folgt ein plötzliches Loslassen. Zum Wiedererlangen des Gleichgewichts muss ein kompensatorischer Schritt nach vorn erfolgen. Der Physiotherapeut muss sich so positionieren, dass der Patient ungehindert einen großen Schritt in die Testrichtung machen kann (▶ Abb. 6.5). Die Testung nach hinten erfolgt analog zur Testung nach vorn.

Bei der Testung der Schutzschritte nach rechts und links, steht der Patient im Parallelstand und lehnt sich gegen die am Becken liegende Hand des Therapeuten (evtl. zweite Hand an Schulter legen), bis die Körpermittellinie über den Fuß in Testrichtung ausgerichtet ist. Dann erfolgt ein plötzliches Loslassen.

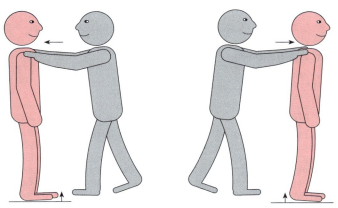

Abb. 6.4 Korrektive Haltungskontrolle nach vorn und hinten (gleichbleibende Unterstützungsfläche) [L141]

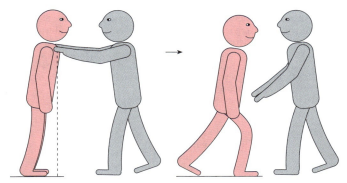

Abb. 6.5 Testung Schutzschritte nach vorn [L141]

Interpretation:
- **Normale Reaktion:** Gleichgewicht wird durch einen großen Schritt sofort wiederhergestellt (bei der Testung zur Seite ist sowohl ein Seitschritt als auch ein Kreuzschritt möglich).
- **Eingeschränkte Reaktion:** benötigt zur Wiederherstellung des Gleichgewichts mehrere Schritte.
- **Keine ausreichende Reaktion:** Das Gleichgewicht kann ohne Hilfe nicht wiederhergestellt werden.

> ⚡ **Cave**
> Achten Sie bei allen Testungen immer darauf, dass Sie den Patienten jederzeit auffangen und einen Sturz verhindern können!

# 6.5 Körperstruktur/Körperfunktionen

## 6.5.1 Vitalparameter

- Bewusstsein/Vigilanz
- Puls, Atmung, Blutdruck in Ruhe sowie unter Belastung

## 6.5.2 Kraft

Die Kraft kann mithilfe verschiedener Methoden untersucht werden:

- Manuelle Muskelkrafttests (M0–M5 [M6])
- Kraftmesszellen
- Testung der Handkraft mittels Dynamometer (korreliert mit der Ganzkörperkraft und mit den körperlichen Aktivitäten, ist Maß für die Gebrechlichkeit)
- Einschätzung des Kraftniveaus mittels Leg Press oder anderer MTT-Geräte
- **Funktionelle Krafttestung:**
  - **Five Chair Rise Test:** Der Patient steht 5× so rasch wie möglich von einem Stuhl (ca. 48 cm hoch) ohne Seitenlehne mit auf der Brust verschränkten Armen auf. Gemessen wird die benötigte Zeit und falls < 5 Wiederholungen möglich sind, wird die Anzahl erfolgreicher Versuche festgehalten. > 15 s deuten auf eine relevante Einschränkung mit potenziell erhöhtem Sturzrisiko hin. www.sralab.com/rehabilitation-measures/five-times-sit-stand-test
  - **Funktionelle Übersichtsteste:** z. B. Bridging, Sit to Stand, Fersen-/Zehenstand, Einbeinstand (beim Fersen-/Zehen-/Einbeinstand ist bei der Testung mit Fokus Kraft ein minimales Abstützen erlaubt; beurteilt wird z. B. die Bewegungsqualität wie Symmetrie und Ausweichmechanismen, Anzahl Wiederholungen, Dauer)
  - **Treppensteigen** (max. Anzahl möglicher Stufen)

> 🔴 **Krafttestung – Tipps und Fallen**
> - Durch funktionelle Tests kann rasch eine gute Übersicht bezüglich der Kraftverhältnisse in alltagsnahen Situationen gewonnen werden.
> - Die im Alter stärker beeinträchtigte **Schnellkraftkomponente** in die Befundaufnahme einbeziehen (z. B. mittels Five Chair Rise Test, MTT-Geräte).

- **Besonders zu beachtende Muskelgruppen:** Dorsalextensoren (Tibialis anterior/Peronäen), Triceps surae, Quadrizeps, Hüftextensoren/-abduktoren, Rumpfmuskulatur).

### 6.5.3 Beweglichkeit

Die Testung der Beweglichkeit kann gemäß der gängigen **Neutral-Null-Methode** erfolgen. Dabei ist es besonders wichtig, Folgendes zu beachten:
- Wirbelsäulenbeweglichkeit, insbesondere Extension: Eine Kyphose führt zu eingeschränkter Kraft der Rumpfextensoren, beeinträchtigt das Gleichgewicht, führt zu einem langsameren Gangtempo sowie schlechterer Performance in verschiedenen ADL.
- Fußgelenk:
  - Zwischen 55 und 85 J. nimmt die Beweglichkeit des Fußgelenks bei Frauen um durchschnittlich 50 %, bei Männern um 35 % ab.
  - Eine eingeschränkte Beweglichkeit verhindert eine effiziente Fußstrategie.

**Testung Beweglichkeit – Tipps und Fallen**
- Priorisieren: Welche Beweglichkeitseinschränkungen sind für die beobachteten Schwierigkeiten auf Aktivitätsebene potenziell mitverantwortlich?
- Die Beweglichkeit immer in Hinblick auf eine relevante Aktivität untersuchen und behandeln!

### 6.5.4 Koordination

Die Testung der Koordination erfolgt in einem ersten Schritt mittels üblicher Übersichtstests wie dem Finger-Nase-Versuch (mit geschlossenen Augen den Zeigefinger zur Nase führen), dem Knie-Hacke-Versuch (in Rückenlage mit geschlossenen Augen die Ferse eines Fußes zum Knie des anderen Beines führen und am Schienbein nach unten streichen) oder dem Diadochokinese-Test (mit beiden Händen schnelle Pro- und Supinationsbewegungen durchführen).

6

### 6.5.5 Sensorik

**Oberflächensensibilität**: Die Berührungsempfindung/Berührungslokalisation kann mithilfe eines Wattebauschs (evtl. mit Puder) auf einer Skala von 0–2 untersucht werden (0 = keine Berührungsempfindung; 1 = eingeschränkte Berührungsempfindung, d.h. Berührung wird wahrgenommen, hat jedoch eine andere Qualität oder Ort der Berührung weicht > 2 cm ab; 2 = normale Berührungsempfindung/Berührungslokalisation). Die Testung der anderen sensorischen Qualitäten (spitz/stumpf, warm/kalt, Druck, Schmerz) kann bei Bedarf analog durchgeführt und beurteilt werden.

**Testung Oberflächensensibilität – Tipps und Fallen**
- Eine eingeschränkte taktile Sensibilität führt dazu, dass zur Erhaltung der Balance vermehrt auf die anderen peripheren Systeme (visuelles, vestibuläres System) zurückgegriffen werden muss. Ebenso verzögert sich z. B. bei einem Wechsel des Untergrunds die muskuläre Antwort.
- Bezüglich Gangunsicherheit ist es insbesondere relevant die Oberflächensensibilität an Fußsohlen und Wade zu testen.

**Lage- und Bewegungssinn:** Bei unilateralen Problematiken wird der Lage- und Bewegungssinn mittels statischem (Lagesinn) und dynamischem (Bewegungssinn) Mirroring getestet. Dabei versucht der Patient mit geschlossenen Augen die vom Therapeuten geführten Positionen (Lagesinn) bzw. Bewegungen (Bewegungssinn) mit seiner nicht betroffenen Seite zu imitieren. Dabei kann jedes Gelenkniveau einzeln beurteilt werden.

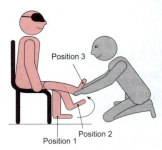

Abb. 6.6 Beurteilung Lagesinn-Niveau Kniegelenk für bilaterale Problematiken [L141]

Interpretation:
- Beurteilt wird mittels einer Skala von 0–3 (0 = keine Wahrnehmung der Bewegung; 1 = es wird Bewegung wahrgenommen, die Bewegungsrichtung jedoch nicht; 2 = Bewegungsrichtung wird korrekt wahrgenommen, die Endposition weicht jedoch > 10° ab; 3 = Bewegungsrichtung wird korrekt wahrgenommen, die Endposition weicht < 10° ab).

Bei bilateralen Problematiken werden mit dem Patienten zuerst mit offenen Augen 3 Positionen (Lagesinn) bzw. ≥ 2 Bewegungsrichtungen (Bewegungssinn) bestimmt, die anschließend vom Patienten mit geschlossenen Augen erkannt werden müssen (▶ Abb. 6.6)

Für eine kurze Übersicht reicht es häufig, distal die Großzehengrundgelenke bzw. Fingergelenke zu testen. Dabei darauf achten, dass lateral gegriffen wird.

**Vibrationssinn:** Zur Testung des Vibrationssinns wird eine Stimmgabel 128 Hz verwendet (▶ Abb. 6.7). Die Stimmgabel wird kräftig angeschlagen und mit dem unteren Ende auf Knochenpunkte gesetzt. Für die untere Extremität eignet sich dazu das Metatarsale 1. Der Patient gibt an, wenn er die Vibration nicht mehr spüren kann. Der Untersucher liest zu diesem Zeitpunkt auf der Skala den Wert der Vibrationsstärke ab (obere Ecke des dunklen, aufsteigenden kleinen schwarzen Dreiecks).

Interpretation:
- Normwert am Metatarsale 1 für 60- bis 80-jährige Personen ≥ 5,2/8.
- Als kritisch sind Werte < 4/8 zu betrachten.

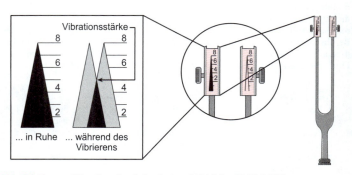

Abb. 6.7 Testung Vibrationssinn (adaptiert nach Schädler, 2012) [L141]

- Ein verminderter Vibrationssinn stellt einen Risikofaktor für wiederholte Stürze dar.
- Ein verminderter Vibrationssinn kann auf eine beginnende Polyneuropathie hinweisen.

## 6.5.6 Kognition/psychische Verfassung

Die spezifische Befundaufnahme kognitiver Fähigkeiten erfolgt i. d. R. durch die Ärzte, ggf. durch Ergotherapeuten oder Neuropsychologen. Machen Sie Beobachtungen, die auf relevante Einschränkungen der Kognition/auf neuropsychologische Störungen hindeuten, ist das Überweisen an die entsprechende Disziplin angezeigt.

**Blickpunkt Medizin**

**Testung Kognition/Emotion**

**Clock-Completion-Test/Uhrentest:** Prüfung komplexer Handlungsplanung und visuell-konstruktiver Fähigkeiten, erlaubt häufig frühzeitige Erkennung von kognitiven Einschränkungen. www.vitanet.de/krankheiten-symptome/demenz-alzheimer/diagnose/video-uhrentest (Watson YI et al.: Clock completion: an objective screening test for dementia. J Am Geriatr Soc. 1993;41:1235–1240)

**Mini-Mental-Status-Test, MMST:** Screening kognitiver Defizite (zeitliche, örtliche Orientierung; Merk-, Erinnerungsfähigkeit; Aufmerksamkeit; Rechnen und Sprache; komplexe Handlungen) (Fohlstein MF et al.: Mini-Mental-State: A practical method for grading the cognitive state of patients for the clinician. J Psychiatr Res. 1975; 12: 189–198)

**DemTec:** Erfassung von kognitiven Einschränkungen, höhere Sensitivität bei beginnenden kognitiven Einschränkungen als der MMST und geeignet zur Verlaufsbeurteilung (Kessler J et al.: DemTect: A new screening method to support diagnosis of dementia. Psycho 2000; 26: 343–347)

**Montreal Cognitive Assessment, MoCA:** Neuropsychologischer Test, erfasst mehrere Teilaspekte einer kognitiven Funktionsstörung (www.mocatest.org), Nasreddine ZS et al. The Montreal Cognitive Assessment, MoCA: A Brief Screening Tool For Mild Cognitive Impairment. JAGS 2005; 53: 695–699

**Geriatrische Depressionsskala, GDS:** Befragungsinstrument zur Erfassung depressiver Störungen (Yesavage JA et al.: Development and validation of a geriatric depression screening scale: a preliminary report. J Psychiatr Res 1982–83; 39: 37–49)

**Weitere Info:** www.kcgeriatrie.de/, Assessments in der Geriatrie.

**6**

**Blickpunkt Ergotherapie**

In der ergotherapeutischen Befunderhebung werden gezielt Assessments gewählt, die Aufschluss über die Alltagskompetenz der Menschen liefern. Bei der geriatrischen Klientel bewähren sich als Standard:

- **Geriatrisches Screening nach Lachs:** hilft bei der Identifikation von Problemen und Ressourcen.
- **Testung Kognition (s. o.):**
  - Clock-Completion-Test/Uhrentest
  - MMST
  - DemTec

- **Testung Selbstversorgung:**
  - **Frührehabilitations-Barthel-Index:** Einsatz in der Frührehabilitation; beurteilt werden Alltagshandlungen und funktionelle Probleme.
  - **Barthel-Index:** gibt Aufschluss über die Selbstständigkeit der Testperson.
  - **Assessment of Motor and Process Skills (AMPS):** analysiert die Qualität der Ausführung von Alltagsaktivitäten.
  - **FIM™ Functional Independent Meassure:** besteht aus einem kognitiven und einem motorischen Teil; die Selbstständigkeit der Testperson wird ermittelt.
- **Testung Mobilität:**
  - **Timed-up-and-go-Test:** kurze Testung zur Messung der Mobilität.
  - **Mobilitätstest nach Tinetti:** beurteilt wird die Mobilität und das Sturzrisiko. Der Test ist unterteilt in einen Balance-Test und eine Gehprobe.
  - **DEMMI (De-Morton-Mobilitätsindex):** zeigt den Mobilitätsstatus der Testperson und deckt dabei ein großes Mobilitätsspektrum (5 Subkategorien) ab.
  - **Short Physical Performance Battery (SPPB):** evaluiert wird die Mobilität anhand der Kategorien Balance, Gehgeschwindigkeit und Aufstehen von einem Stuhl.

**Weitere Info:** www.kcgeriatrie.de, Assessments in der Geriatrie.

# 6.6  Analyse und Behandlungsplanung

**Clinical Reasoning D: Analyse**
- Aktivitäten, die für den Patienten i. d. R. bedeutungsvoll sind und aktuell Schwierigkeiten bereiten, als Hauptproblem ins Zentrum der Analyse stellen.
- Die verschiedenen in der Befundaufnahme gefundenen beitragenden Faktoren mit möglichst konkreten Angaben/Befunden mit dem Hauptproblem verknüpfen sowie gegenseitige Beeinflussung der Faktoren darstellen.
- Anamnestisch erfasste Angaben zur Geschichte sowie Förderfaktoren und Barrieren in die Analyse einbeziehen.
- Die einzelnen Faktoren bezüglich Relevanz gewichten.

Die **Behandlungsplanung** beinhaltet im Wesentlichen 4 Elemente:
- **Zielvereinbarung**
- **Auswahl von geeigneten Maßnahmen**
- **Bestimmen von passenden Verlaufsparametern** (verschiedene ICF-Ebenen berücksichtigen)
- **Bestimmen des jeweils benötigten Zeitraums zur Zielerreichung** (Teilziele und übergeordnete Ziele)

Die **Zielvereinbarung** erfolgt aufgrund der vom Patienten und allenfalls von seinem Umfeld genannten Ziele sowie der Analyse der Befundergebnisse. Setzen Sie die Ziele in aller Regel auf Aktivitäts- und Partizipationsebene. Die Priorisierung der verschiedenen Ziele wird mit dem Patienten/den Angehörigen abgesprochen, ebenso werden übergeordnete Ziele gemeinsam auf erreichbare, realistische Teilziele heruntergebrochen. Das therapeutische Angehen von Einschränkungen auf Körperfunktions- und Körperstrukturebene dient dabei der Zielerreichung auf

Aktivitäts- und Partizipationsebene. Um die gesetzten Ziele zu erreichen, ist häufig eine enge Zusammenarbeit im interprofessionellen Team erforderlich.

**Merke**
Grundstein für erfolgreiches therapeutisches Arbeiten ist eine sorgfältige Zielvereinbarung gemeinsam mit dem Patienten und seinem Umfeld!

Definieren Sie in einem zweiten Schritt die zur Zielerreichung erforderlichen konkreten Maßnahmen sowie zugehörige Verlaufsparameter. Ordnen Sie zudem den Teilzielen und übergeordneten Zielen einen Zeithorizont zu, in dem die Ziele wahrscheinlich erreicht werden können. Die Goal Attainment Scale kann zur Erarbeitung von realistischen Zielsetzungen sowie zur Überprüfung einer individuellen Zielsetzung genutzt werden.

Zur Planung der aktuellen Behandlung kann zur Bildung der **Arbeitshypothese** entsprechend folgendes Raster benutzt werden:

**Clinical Reasoning E: Arbeitshypothese für die aktuelle Behandlung**
- **Priorisierung – mögliche Anhaltspunkte:**
  - Was verursacht primär die vorhandenen Einschränkungen auf der Aktivitäts-/Partizipationsebene?
  - Wo hat die Physiotherapie den besten Einfluss, um die gesetzten Ziele zu erreichen?
  - Wo könnten längerfristig Probleme entstehen und was muss entsprechend zur Vermeidung dieser Probleme frühzeitig angegangen werden?
- **Struktur/Körperfunktionssysteme:** Welche Strukturen/welche Körperfunktionssysteme sind ursächlich am priorisierten Problem beteiligt und sollen in der aktuellen Behandlung gezielt angegangen werden?
- **Ziel für aktuelle Behandlung:** Oft ist es sinnvoll, Ziele über einen Behandlungszeitraum von 2–3 Behandlungen zu setzen.
- **Maßnahmen:** Inkl. Ablauf, Ausgangsstellung, Dosierung
- **Parameter:** Es bewährt sich häufig, den Behandlungserfolg anhand mittelfristig genommener Parameter zu überprüfen.

**6**

# IV Die Top 15 der akutgeriatrischen Fälle

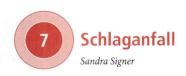

# 7 Schlaganfall

*Sandra Signer*

**Klinische Präsentation**  Schlaganfall ist eine häufige Erkrankung des höheren Lebensalters (▶ Kap. 33.5). Häufige Erscheinungsbilder sind halbseitige Lähmungen der oberen und/oder unteren Extremität, Störungen in Gleichgewicht und Koordination sowie Sprach- und Denk und Planungsstörungen.

Somit können alle Bereiche der Selbstständigkeit im Alltag des älteren Menschen in unterschiedlicher Ausprägung betroffen sein (Mobilität, Kognition, Alltag, Denkvermögen).

Häufig ist der plötzliche Verlust vorbestehender Funktionen ein einschneidendes Ereignis in die Integrität der Betroffenen mit der entsprechenden Verunsicherung.

**Physiotherapeutische Untersuchung**

**Anamnese:**

- Aktuelles Hauptproblem aus Sicht des Patienten (ggf. aus Sicht der betreuenden Angehörigen)
- Vorbestehender Allgemeinzustand (Möglichkeiten und Einschränkungen)
- Vorbestehende Einschränkungen in der Mobilität
- Vorbestehende Hilfestellungen
- Vorbestehende oder aktuelle Schmerzen

**Untersuchung:**

- Art und Ausmaß der neurologischen Einschränkungen wie z. B. **Körperfunktionen:** Spastik/Hypertonus, Gelenkbeweglichkeit und Muskelkraft, motorische Erholung, Selektivität und Manipulationsfähigkeit, Schmerz, allgemeine Belastbarkeit
- Erfassung der Mobilität wie z. B.
  - **Mobilität:** Kurzerfassung über Art der Mobilität, Bewegungsübergänge und Gehfähigkeit, Sturzrisiko, Gehgeschwindigkeit und Gehstrecke
  - **Gleichgewicht:** statische und dynamische Gleichgewichtsfunktionen
  - **Aktivitäten:** Selbstständigkeit im Alltag
  - **Partizipation:** Teilhabe im Umfeld
  - **Angehörige:** Ausmaß der Belastung bei Unterstützung

**Behandlung/Therapie**  Unterteilung der physiotherapeutischen Schwerpunkte in verschiedene Phasen:

- Frühphase (Akutkrankenhaus oder frühe Reha)
- Geriatrische oder neurologische Reha
- Ambulante Nachsorge bis Langzeitbehandlung zu Hause oder in der Institution

Hauptfokus in allen Phasen der Nachbehandlung ist Wiederherstellung bzw. der Erhalt der Mobilität und der bestmöglichen Autonomie des Patienten in seinem Lebensumfeld unter Berücksichtigung der neurologischen Symptome nach Schlaganfall.

- **Frühphase:**
  - Mobilisation aus dem Bett, Transfer in Rollstuhl/Stuhl/Stand (unter Einbeziehung standardisierter oder hausinterner Mobilisationsregeln)
  - Verhinderung von Sekundärkomplikationen wie Pneumonie, Druckstellen, Schmerzen durch Mobilisation, Lagerung und Übungen

- – Beurteilung und Sicherstellung einer sicheren Nahrungsaufnahme (z. B. einfaches Schluckscreening, falls keine Logopädie im Hause)
- – Beginn der Interventionen zur Wiederherstellung von verloren gegangenen Funktionen
- **Rehaphase:**
  - – Wiederherstellung verloren gegangener Funktionen durch repetitives, intensives und kontextorientiertes Training nach den Prinzipien des motorischen Lernens
  - – Training von Bewegungsübergängen, Stand- und Gangfähigkeiten
  - – Gleichgewichtsschulung
  - – Training von Hand- und Armaktivitäten (Greifen, Manipulieren, Hantieren)
  - – Alltagstraining zur Verbesserung der Selbstständigkeit
  - – Prophylaxe von Fehlbelastungen, Schmerzen, Stürzen, erlerntem „Non Use"
  - – Verbesserung der körperlichen Belastbarkeit und Ausdauer
  - – Einbeziehung der betreuenden Angehörigen (Information, Instruktion)
  - – Abklärung und Anpassung allfälliger Hilfsmittel
- **Spätphase:**
  - – Konsequente ziel- und selbstständigkeitsorientierte Behandlungsplanung
  - – Einsatz von Verlaufsmessungen
  - – Definition der Behandlungsschwerpunkte gemäß den Bedürfnissen und den Folgen nach dem Schlaganfall und den ggf. polymorbiden Beeinträchtigungen des älteren Patienten
  - – Einbeziehung von Eigentraining und Gruppensettings

7

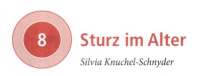

# 8 Sturz im Alter

*Silvia Knuchel-Schnyder*

**Klinische Präsentation**  Ein Drittel der über 65-Jährigen stürzt einmal pro Jahr, bei den 85-Jährigen ist es die Hälfte. Stürze im Alter gehen einher mit erhöhtem Verletzungsrisiko und Komplikationen, sind somit der Grund für den Verlust der Selbstständigkeit.

Der Sturz geschieht bei einer Aktivität oder Fortbewegung meist durch ein Zusammenwirken verschiedener **intrinsischer** (individuenbezogener) und **extrinsischer** (umgebungsbedingten) **Risikofaktoren.** Sturzursachen sind multifaktoriell (▶ Tab. 8.1) → jeder Sturz bedarf einer interprofessionellen Abklärung der Ursache und des Sturzmechanismus (▶ Kap. 28).

Wichtiger **iatrogener Faktor** ist die Polypharmazie (insbesondere Benzodiazepine, Neuroleptika und Antihypertensiva), bei ≥ 4 Medikamenten steigt das Sturzrisiko.

**Merke**

Bei ≥ 4 Risikofaktoren ist das Sturzrisiko signifikant erhöht.

**Physiotherapeutische Untersuchung**  Das Erfassen der Sturzrisikofaktoren und deren Evaluation sollte im interprofessionellen geriatrischen Setting stattfinden. Kognition, Ernährungszustand und Medikation sollten mit erfasst werden.

Die Sturzanamnese gibt Hinweise zu den möglichen Sturzursachen und ermöglicht die Identifikation von Sturzrisikofaktoren (▶ Tab. 8.2).

Für die einzelnen Bereiche stehen geeignete validierte Assessments zur Verfügung (▶ Kap. 6). Neben der klinischen Untersuchung auch extrinsische Risikofaktoren erfassen.

**Erstmaßnahmen**  Die Akuttherapie nach Sturz richtet sich nach den allgemeinen internistischen und unfallchirurgischen/orthopädischen Erfordernissen bzw. den Maßnahmen der Nachbardisziplinen.

**Tab. 8.1 Sturzfaktoren**

| Intrinsische Faktoren | Extrinsische Faktoren |
| --- | --- |
| • Sturzereignis in der Anamnese<br>• Gang- und Gleichgewichtsstörungen<br>• Muskelschwäche, Sarkopenie, Frailty<br>• Sturzangst<br>• Visus-, Hörminderung<br>• Gelenkaffektionen der unteren Extremität<br>• Neurologische Erkrankungen<br>• Kognitive Einschränkungen<br>• Depression<br>• Inkontinenz, gehäufte Toilettengänge<br>• Schwindel<br>• Alter > 80 J. | • Stolperfallen<br>• Schlechte Lichtverhältnisse<br>• Ungünstige Bodenbeschaffenheit<br>• Ungeeignetes Schuhwerk<br>• Ungeeignete Gehhilfen<br>• Polymedikation |

**Tab. 8.2** Sturzanamnese

| | |
|---|---|
| Anamnese | • Sturzumstände (Ort, Zeit, Tätigkeit beim Sturz)<br>• Anzahl der Stürze im letzten Jahr, im letzten Monat<br>• Sturz mit oder ohne Bewusstsein<br>• Selbstständiges Aufstehen vom Boden, Liegezeit? |
| Aktivitäten/<br>Partizipation | • Mit geeigneten Assessments und Bewegungsübergängen im Alltag prüfen |
| Gang und<br>Gleichgewicht | • Adaptationsmöglichkeiten während des Gehens, Gangvariabilität, Gangveränderung in Dual-task-Situationen<br>• Identifikation von Gleichgewichtsdysfunktionen (statisch, reaktiv und proaktiv)<br>• Funktionsfähigkeit der peripheren Gleichgewichtssysteme (Vestibulum, Sensorik, Visus) |
| Beteiligte Strukturen | • Testung der Kraft, Sensorik, Beweglichkeit und Ausdauer |

**Behandlungsschwerpunkte Physiotherapie im Akutkrankenhaus:** Nach der Einschätzung des Sturzrisikos ist die Rückmeldung an Arzt und Pflege bezüglich Gehfähigkeit im Alltag, Risikofaktoren und Anforderungen für zu Hause wichtig.
• Rasche Mobilisation aus dem Bett: Vermeiden von Dekonditionierung mit Zunahme des Sturzrisikos
• Sichere Mobilität im Krankenhausalltag: Training der Bewegungsübergänge, Mobilisationsplan für Pflege und Angehörige (geht der Patient mit oder ohne Begleitung, Hilfsmittel), evtl. Hilfsmittelanpassung inkl. Einübung in den Umgang mit Hilfsmitteln, Umgebungsanpassung (sicheres Schuhwerk, Klingel, Bodenmeldematte, sicherer Weg auf die Toilette)
• Gleichgewichtstraining der identifizierten Gleichgewichtsdysfunktionen
• Krafttraining der unteren Extremität und des Rumpfs
• Funktions- und Verhaltenstraining: Einüben von Alltagssituationen, Gehen mit Richtungswechsel, mit Umherschauen, mit Sprechen, Türen öffnen, Treppen gehen
• Umgang mit Sturzangst: Funktionstraining, Selbstvertrauen stärken, Notrufsysteme
Wichtig ist, eine optimale Anschlusslösung zu diskutieren. Bei Entlassung nach Hause ist eine ambulante weiterführende Therapie mit Behandlung der individuellen Risikofaktoren sinnvoll, denn 1 von 7 Patienten stürzt im ersten Monat zu Hause erneut (▶ Kap. 28).

**8**

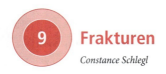

# 9 Frakturen

*Constance Schlegl*

Die Frakturhäufigkeit steigt mit zunehmendem Lebensalter, u. a. bedingt durch den demografischen Wandel. Genaue Inzidenzzahlen gibt es nur für die hüftgelenknahen Frakturen (ca. 125 000 Fälle pro Jahr).

**Gründe für Frakturen im Alter** sind abnehmende Beweglichkeit, Kraft, Gleichgewicht und Koordination mit erhöhtem Sturzrisiko sowie Osteoporose.

Die bedeutsamsten Frakturen des höheren Lebensalters, mit Auswirkung auf die Autonomie, sind hüftgelenknahe Femurfrakturen, Beckenfrakturen, Oberarmkopffrakturen, distale Radiusfrakturen, Wirbelsäulenfrakturen sowie periprothetische Frakturen.

**Ziele der Versorgung in der Alterstraumatologie:**

* Management der Akutsituation und Vermeidung bzw. Minimierung von Komplikationen
* Wiederherstellung von Mobilität und Wiedererlangung der Autonomie mit Minimierung des Sturzrisikos
* Verbesserung von Lebensqualität und Patientenzufriedenheit
* Berücksichtigung ökonomischer Aspekte (Kosten der Akutversorgung und der Folgekosten)

**Klinische Präsentation**   Nach der ärztlichen Versorgung stehen meist Schmerzen, Bewegungseinschränkungen und Funktionseinbußen in allen Alltagsbewegungen im Vordergrund.

Lokal können Schwellungen und/oder Hämatome dominieren.

Nach einem Sturz können Zeichen eines **Postfallsyndroms** vorhanden sein mit großer Angst bei allen Bewegungsübergängen und einem Vermeidungsverhalten. Zusätzlich zeigen sich bei älteren Menschen deutlich mehr postoperative Komplikationen (z. B. Delir, Herz-Kreislauf-Probleme, Atemprobleme etc.)

**Physiotherapeutische Untersuchung**

**Erhebung der individuellen Ressourcen:**

* Erhebung der körperlichen Funktions- und Leistungsfähigkeit (Schmerz, Kraftgrad, Gleichgewicht und Koordination, Beweglichkeit, Ausdauer, Merkfähigkeit, Orientierung, Stimmungslage, Inkontinenz)
* Assessments als Grundlage für Behandlungsplanung (▶ Kap. 6)
* Erstellung der PT-Diagnose im Kontext mit der ICF (▶ Kap. 6)
* Beachtung des prämorbiden Zustands, Verletzungsgeschehens und der Kontextfaktoren

Identifikation von Risikozuständen (z. B. Delir) und Risikopatienten sowie interprofessionelle Abklärung im Behandlungsteam

> **Merke**
> Abstimmung der Behandlung im multiprofessionellen Team. Bei Bedarf Beratung und Einbeziehen betreuender Personen im häuslichen Umfeld des Patienten.

**Erstmaßnahmen**

**Erhalt der Autonomie und Lebensqualität** mit **Wiederherstellung der Mobilität** unter Berücksichtigung individueller Ressourcen:

- Schmerzmanagement
- Lokale Maßnahmen: Ödemresorption
- Einüben von Bewegungsübergängen
- Hilfsmittelmanagement
- Training von Kraft, Koordination, Gleichgewicht und Ausdauer
- Verbesserung der Beweglichkeit, Erhalt der ROM in den angrenzenden Gelenken

**Vermeidung von Komplikationen:**

- Frühmobilisation zur Vorbeugung der Abnahme der funktionellen Leistungsfähigkeit
- Thrombose- und Pneumonieprophylaxe
- Dekubitus- und Kontrakturprophylaxe
- Sturzprophylaxe/Sturzangst behandeln

**Schmerzmanagement:**

- Aufklärung über Wundheilung und Funktion von Schmerz
- Erarbeiten möglichst schmerzfreier Bewegungsabläufe
- Regulation des Muskeltonus
- Adäquater Einsatz von Hilfsmitteln zur Entlastung

**Weiterführende Maßnahmen**   Planung der weiterführenden Rehabilitation im interprofessionellen Team zusammen mit dem Patienten und den Angehörigen. Die Ziele sind:

- Erreichen der bestmöglichen Funktionalität und Autonomie
- Prävention erneuter Stürze
- Behandlung von Komorbiditäten (z. B. Osteoporose, Herz-Kreislauf-Erkrankungen, Frailty etc.)

# Akut exazerbierte COPD (AECOPD)

*Nicola Greco*

**Klinische Präsentation**  Bei der **Chronic Obstructive Pulmonary Disease (COPD)** handelt es sich um eine nicht heilbare Erkrankung der Atemwege, charakterisiert durch eine chronisch-progrediente Verengung (Obstruktion). Hauptrisikofaktor ist der Tabakrauch (90 %). Pathologische Veränderungen in vier verschiedenen Kompartimenten der Lunge (zentrale Atemwege, periphere Atemwege, Lungenparenchym und pulmonales Gefäßsystem).

Die chronische Atemwegsobstruktion wird durch drei Faktoren bedingt:

1. Chronische Entzündung der Bronchien (chronische Bronchitis) mit einhergehender übermäßiger Schleimproduktion (Hyperkrinie)
2. Verkrampfung der Bronchialmuskulatur (Bronchospasmus)
3. Anschwellen der Bronchialschleimhaut (Bronchialödem)

Eine **akut exazerbierte COPD (AECOPD)** definiert sich durch eine Verschlechterung der Grunderkrankung über das Maß einer Tagesschwankung hinaus, welche eine Veränderung der pharmakologischen Basistherapie bedingt.

Die häufigste Ursache der AECOPD sind virale bzw. bakterielle Atemwegsinfekte. Jedoch kann die Ursache von etwa einem Drittel der schweren Exazerbationen nicht identifiziert werden.

**Kardinalsymptome einer AECOPD:**

- Zunahme der Atemnot (Dyspnoe)
- Vermehrter Husten
- Gesteigerte Auswurfmenge mit Veränderung der Sputumfarbe (eitrig)
- Fatigue

### Die Exazerbation ist der medizinische Notfall der COPD

- Negative Auswirkungen auf die Lebensqualität der Patienten
- Eskalation der Symptome
- Abnahme der Lungenfunktion
- Erhöhung des Mortalitätsrisikos v. a. nach notwendiger Hospitalisation
- Hohe sozioökonomische Kosten

## Physiotherapeutische Untersuchung

- Erfassung und Einteilung des Schweregrades der Dyspnoe bei verschiedenen Aktivitäten des täglichen Lebens (ADL)
- Aktuelles Husten- bzw. Sekretmanagement des Patienten (Husten-/Auswurfsquantität bzw. Auswurfqualität)
- Erfassung des qualitativen und quantitativen Aktivitätslevels

## Klinische Untersuchungen

- Pulsoxymetrie
- Dyspnoe-Skala (Borg)
- Auskultation

- Atemfunktion inkl. Messung der Hustenkraft (Peak Cough Expiratory Flow)
- Funktioneller Leistungstest der unteren Extremitäten (1 Minute Sit to Stand Test)
- Messung des Gleichgewichtsverhalten

**Physiotherapeutische Behandlungsschwerpunkte im Akutkrankenhaus**

- **Frühzeitige und regelmäßige Mobilisation**
  - Vermeidung einer fortschreitenden Dekonditionierung mit Abnahme der peripheren Muskelkraft bzw. Leistungsfähigkeit und Erhöhung der Dyspnoe – **Circulus vitiosus!**
  - Fördern der Gehstrecke – Evaluation Einsatz von Gehhilfsmitteln (Rollator) zur sicheren Fortbewegung und Entlastung der Atemhilfsmuskulatur → Evaluation $O_2$-Substitution bei Belastung
  - Training von funktionellen Aktivitäten des täglichen Lebens
- **Dyspnoemanagement**
  - Angst vor Bewegung reduzieren
  - Atemerleichternde Körperstellungen instruieren → Pausenmanagement
  - Instruktion und Integration der Lippenbremse bei Erhöhung der Atemarbeit
- **Sekretmanagement bei Hyperkrinie**
  - Instruktion/Kontrolle Inhalationstherapie (idealerweise aus dem Sitz bzw. OK-Hochlagerung)
  - Anleitung zur selbstständigen Sekretolyse mittels Huffing/Active Cycle of Breathing, PEP-Atemdevice (Flutter, Shaker etc.) Kompakt-CPAP-System (EzPAP®, Boussignac)
  - Bei kognitiv eingeschränktem Patienten: Sekretmobilisation mittels Lagerung (Seitenlagerung) und Kaliberschwankungen via manuelle Atemvertiefung und FET (forcierte Exspirationstechniken)
- **Moderates kardiopulmonales Ausdauertraining und gezieltes Krafttraining v. a. der unteren Extremitäten und des Rumpfes**
  - Regelmäßiges Gehtraining, Sit-to-Stand-Übung, Treppensteigen, Fahrradergometer, Theraband-Übungen
  - Instruktion Pflegepersonal und Familienangehörige zur Aktivitätsunterstützung des Patienten
- **Training des Gleichgewichts und der posturalen Kontrolle**

**Wahl der Interventionen**

- Die **Frühmobilisation** ist die Schlüsselkomponente der akut stationären Physiotherapie. Der Fokus liegt auf der frühzeitigen Vorbeugung der Abnahme der funktionellen Leistungsfähigkeit der Patienten.
- **Patient Education:** Die Schulung des Patienten (und der Familie) durch proaktive, interprofessionelle Betreuung und Unterstützung im Selbstmanagement sollte integraler Bestandteil der AECOPD-Behandlung sein.
- **Nicht invasive Ventilation (NIV)** evaluieren bei hyperkapnischer/ hypoxämischer akuter respiratorischer Insuffizienz (ARI)
- **Weiterführende Physiotherapie** direkt im Anschluss an die Hospitalisation, in Form einer stationären oder ambulanten pulmonalen Rehabilitation gilt weltweit als evidenzbasierte und standardisierte Komponente in der Behandlung symptomatischer Patienten mit COPD und stellt eine unverzichtbare Therapieform dar.

# 11 Dekompensierte Herzinsuffizienz

*Monika Leuthold*

Die akute Dekompensation einer chronischen Herzinsuffizienz ist ein **häufiger Notfall** bei geriatrischen Patienten. Die primäre Diagnostik erfolgt klinisch. Es muss meist die Frage geklärt werden, ob ambulant behandelt werden kann oder stationär eingewiesen werden muss (▶Kap. 34).

**Klinische Präsentation** Typische **klinische Symptome** sind Dyspnoe (bei Belastung oder in Ruhe), Thoraxschmerzen, pulmonale Rasselgeräusche, Ödeme, Nykturien, Gewichtszunahme (Ödeme) und Leistungsminderung, aber auch Gewichtsabnahme (kardiale Kachexie).

Bei **älteren Patienten** manifestiert sich die Herzinsuffizienz häufig atypisch. Die **Leitsymptome** sind häufig eine allgemeine Schwäche, Müdigkeit und Leistungsminderung (Fatigue), insbesondere, wenn sich die pathophysiologischen Prozesse langsam entwickelt haben.

**Untersuchung** Die **Klassifikation** der Herzinsuffizienz erfolgt klinisch nach den Kriterien der **New York Heart Association (NYHA,** ▶ Tab. 11.1).

**Tab. 11.1 Klassifikation der Herzinsuffizienz nach NYHA**

| NYHA-Kriterium | Beschreibung |
|---|---|
| NYHA I | Keine körperlichen Einschränkungen, alltägliche Belastung möglich ohne inadäquate Erschöpfung, Rhythmusstörungen, Dyspnoe oder Angina pectoris. |
| NYHA II | Keine Beschwerden in Ruhe; leichte körperliche Limitationen bei alltäglicher Belastung |
| NYHA III | Keine Beschwerden in Ruhe, aber höhergradige körperliche Einschränkungen bei alltäglicher Belastung |
| NYHA IV | Beschwerden (wie z. B. Dyspnoe) schon in Ruhe |

**Physiotherapeutische Interventionen**
Die **Reha-Phase I,** (▶ Tab. 34.2) entspricht der akutstationären Phase, mit meist sehr stark dekonditionierten Patienten. Das Ziel in der akutstationären Phase ist, die Patienten für Aktivitäten zu motivieren, die sie in ihren Alltag einbeziehen können.

Achttien et al. (2015) empfehlen ein individuell angepasstes **physiotherapeutisches Aufbautraining:**

- Pneumonieprophylaxe
- Patient Education, z.B. Belastungsgrenzen
- ADL, Gehstreckentraining, Gangsicherheitstraining, Treppentraining, Entspannungsübungen

In den **ESC Guidelines 2016** wird hinsichtlich der physiotherapeutischen Interventionen bei akuter Herzinsuffizienz auf Piepoli et al. (2011) Bezug genommen, welche bei Nichtvorhandensein von Kontraindikationen folgendes Vorgehen empfehlen:

- Leichte Bewegungsübungen
- Atemtherapie
- Erstmobilisation

Die Intensität kann anhand der **Borg-RPE-Skala** gemessen werden. In dieser ersten Phase soll die Intensität laut Piepoli et al. (2011) auf der Borg-RPE-Skala < 15 sein.

Die **Reha-Phasen II und III** (▶ Tab. 34.3) sind längerfristige ambulante oder stationäre Rehabilitationen bis hin zur Langzeitrehabilitation und/oder sekundären Prävention:

- Ausdauer
- Kraft
- Entspannung

Nach Beendigung der ambulanten Rehabilitation wird das lebenslange Weiterführen des Trainings in einer ambulanten Gruppe empfohlen.

Generell gilt es, den größtmöglichen Fitnessgrad zu erreichen, wenn möglich anhand der Mindestanforderungen des Gesundheitssports (▶ Tab. 34.1).

# 12 AZ-Verschlechterung

*Silvia Knuchel-Schnyder und Heiner K. Berthold*

Die Verschlechterung des Allgemeinzustands („AZ-Verschlechterung") wird häufig als Leitdiagnose bei Krankenhauseinweisungen von alten Menschen dokumentiert. Spezifische Leitsymptome (Bauchschmerzen, Dyspnoe etc.) werden häufig einer „AZ-Verschlechterung" zugeordnet.

Ältere Patienten mit AZ-Verschlechterung haben in den Notaufnahmen ein erhöhtes Risiko, dass die Schwere ihrer Gesundheitsstörung nicht erkannt oder unterschätzt wird. Grund dafür kann die Fehlannahme sein, dass AZ-Verschlechterungen nicht Ausdruck einer Krankheit, sondern generell Zeichen des Alters oder nicht bzw. nur wenig behandelbar sind.

**Klinische Präsentation**   Häufiger als akute Neuerkrankungen sind graduelle Verschlechterungen chronischer Krankheiten. Aber auch akute Neuerkrankungen können sich bei alten Menschen eher atypisch darstellen. Die atypische Symptompräsentation wird dann „nur" als AZ-Verschlechterung gedeutet. Die Veränderungen werden häufig eher von Angehörigen oder Pflegenden bemerkt als von den Patienten selbst.

Die AZ-Verschlechterung kann unterschiedlich beschrieben werden, z.B. Schwäche, Schlappheit, Wesensveränderung, Inappetenz, größeres Schlafbedürfnis, Interessenverlust, Vernachlässigung von Routinen etc.

Typische und häufige **Ursachen** für AZ-Verschlechterung **(cave:** Liste nicht vollständig):

- Schwere Infektion/Sepsis (V. a. Harnwegsinfekte und Pneumonien)
- Exsikkose
- Verschlechterung der Nierenfunktion, Elektrolytstörungen
- Metabolische Entgleisungen (z. B. Hyper-/Hypoglykämie)
- Unerwünschte Arzneimittelwirkungen (UAW)
- Subakutes kardiales oder zerebrovaskuläres Ereignis
- Akutes Abdomen (z. B. Appendizitis, Cholezystitis)
- Harnverhalt
- Anämie
- Malnutrition, z. B. bei onkologischer Erkrankung oder bei Immobilität
- Exazerbiertes Schmerzsyndrom
- Stürze, nicht erkannte Frakturen, Subduralhämatom etc.

**Untersuchung**   Klinikeinweisungen sind nicht immer nötig, die Situation kann allenfalls schon im Umfeld gelöst werden **(Watchful Waiting).** Insbesondere bei palliativen Situationen ist nach der Einschätzung des Arztes eine symptomatische Behandlung vor Ort möglich. Bei V. a. eine schwere Gesundheitsstörung jedoch großzügige Indikationsstellung zur stationären Aufnahme.

Ist eine Hospitalisation notwendig, ist die Einweisung in die akutgeriatrische Abteilung sinnvoll. Dort sind geriatrische Therapie und Diagnostik mit den organspezifischen Fachgebieten vernetzt. Das geriatrische Assessment und die Behandlung basieren auf der Einschätzung des multidisziplinären Teams. Die Diagnostik ist i. d. R. breit und systemorientiert.

### Medizinische Diagnostik

**Anamnese:** Zeit nehmen, detailliert, wo nötig Fremdanamnese Angehörige und Bezugspersonen miteinbeziehen. Arzneimittelanamnese, wurden verordnete Therapien umgesetzt, verändert, abgesetzt?

Erfassen des vorbestehenden Zustands (Kognition, ADL, Mobilität und Bedürftigkeit). Symptome, Beschwerden und Beobachtungen und deren Dynamik zusammentragen (Zeitachse erstellen). Besonderes Augenmerk auf alle medizinischen Maßnahmen legen (neue Arzneimittel, operative Eingriffe, Behandlungen), aber auch auf Veränderungen im sozialen Umfeld (Unterstützung/Betreuung) achten.

**Untersuchung:** sorgfältige klinische Untersuchung, Labor, andere Untersuchungen nach Bedarf (Rö, CT, EKG etc.)

### Physiotherapeutische Diagnostik

**Anamnese:** Erfassen des subjektiven Hauptproblems inklusive Geschichte, Mobilität (aktuelle und vorbestehende bzgl. Gehstrecke, Hilfsmittel, Treppen, Stürze), Selbstständigkeit in Alltagsaktivitäten, benötigte Hilfestellungen, spezifische Fragen zu den betroffenen Funktionssystemen, Erfassen von Vorsichtssituationen und persönlichen Zielsetzungen.

**Untersuchung:** Richtet sich nach dem subjektiven Hauptproblem und den betroffenen Funktionssystemen. Wichtig ist es, einen raschen Überblick über die Mobilität und Selbstständigkeit zu erhalten, damit mit gezielten Interventionen und Planung des weiterführenden Behandlungssettings gestartet werden kann. Zur Einschätzung der Mobilität eignet sich der De-Morton-Mobility-Index (DEMMI), der umfassend das Mobilitätsspektrum abbildet (▶ Kap 6, ▶ Kap. 28).

**Erstmaßnahmen**   Das Ziel ist die Verbesserung und Behandlung der direkten Folgen der Erkrankung sowie die Prävention von weiteren drohenden Funktionseinschränkungen, die einen Verlust von Selbstständigkeit und Lebensqualität zur Folge haben.

Unabhängig von der Art des akutmedizinischen Einweisungsgrundes ist die **forcierte frühe Mobilisation** sehr wichtig:

- Häufige Lagewechsel im Bett, im Stuhl, Mobilisation aus dem Bett
- Fördern der Gehstrecke, Umsetzung eines regelmäßigen Gehtrainings mit der Pflege und/oder mit Angehörigen, Mobilisationsplan, Einsatz von Gehhilfsmittel
- Training von funktionellen Aufgaben (z. B. wiederholtes Aufstehen/Absitzen vom/auf den Stuhl, Treppensteigen)
- Behandlung der betroffenen Funktionssysteme (Atmung, Schmerzen, Kraft etc.)

**Weiterführende Maßnahmen**   In der Akuthospitalisation ist eine therapeutische Anschlusslösung zu diskutieren – ist sie indiziert und wenn ja, in welcher Form?

- Weiterführende ambulante Physiotherapie, Instruktion der betreuenden Angehörigen oder Fachpersonen, Hilfsmittelanpassung
- Weiterführende Rehabilitationsaufenthalte
- Weitere spezifische Abklärungen

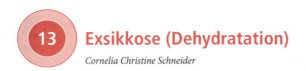

# 13 Exsikkose (Dehydratation)

*Cornelia Christine Schneider*

Physiologische Veränderungen im Wasser- und Elektrolythaushalt können bestehen, ohne sich bemerkbar zu machen und bis zu einem gewissen Grad auch toleriert werden. Durch die abnehmende Gesamtwassermenge des Körpers und ein geringeres Durstempfinden ist der Spielraum jedoch klein. Exsikkose ist ein führender Grund für Krankenhausaufnahmen von geriatrischen Patienten. Zahlreiche Fälle von Exsikkose können und müssen auch in der Häuslichkeit oder im Pflegeheim diagnostiziert und behandelt werden.

13

## Klinische Präsentation

**Leichte bis mittelschwere Form:**

- Durstgefühl, kann fehlen
- Schlucken und Sprechen können durch äußere und innere Mundtrockenheit erschwert sein
- Verminderter Hautturgor (trockene, faltige Haut, stehende Hautfalten, verzögerte periphere Venenfüllung)
- Müdigkeit
- Schwindel beim Aufstehen (Tachykardie, Synkopen, orthostatische Störungen)
- Unsicherer Gang
- Wenig Schweißbildung
- Oligurie, Anurie (wenig/dunkle Urinproduktion)

**Schwere Form:** Schläfrigkeit, Stürze, Verwirrtheit (Delir), erhöhte Körpertemperatur, trockene Haut mit Neigung zu Läsionen (Dekubitus), Verstopfung und Gewichtsverlust.

**Untersuchung** Anamnestisch und diagnostisch mögliche **Ursachen** für eine Exsikkose herausarbeiten (v. a. zur Vermeidung von Wiederholungsfällen).

**Ursachen von erhöhtem Flüssigkeitsverlust:** Durchfall und Erbrechen, Schwitzen und Fieber (Infekte), Erkrankungen (Diabetes, Elektrolytstörungen, Nierenerkrankungen), häufiger Toilettengang (Diuretika, Abführmittel), Klima (Hitze).

**Ursachen von zu geringer Flüssigkeitszufuhr:** kein Durstgefühl, eingeschränktes Geschmacksempfinden, schnelles Sättigungsgefühl, Trinken (und Essen) wird vergessen, Nichtbeachten eines erhöhten Flüssigkeitsbedarfs (Sommer, Fieber), Immobilität (Getränke nicht erreichbar), Schluckstörungen (Schlaganfall, Parkinson, neurokognitive Erkrankung), Inkontinenz, Nebenwirkungen von Medikamenten (Beruhigungsmittel, Geschmacksbeeinträchtigung).

Laboruntersuchungen zur Differenzierung des Flüssigkeits- und Elektrolythaushalts.

**Merke**

Die physiotherapeutische Untersuchung richtet sich nach den betroffenen Organsystemen (ZNS, Haut, Muskulatur und Skelett, Herz-Kreislauf, Nieren, Atmung, Verdauung etc.). Besonders wichtig ist es, die aktuelle Mobilität zu erfassen sowie die Mindestkriterien zu erfragen, damit der Patient wieder in seine gewohnte Umgebung zurückkehren kann.

**Erstmaßnahmen**    Die **Behandlung** ist von Ursache und Schweregrad abhängig. Leichte Austrocknung kann durch Trinken ausgeglichen werden (Trinkpläne erstellen, Trinkzeiten, Trinkmengen festlegen und dokumentieren). Flüssigkeitsanteile in der Ernährung berücksichtigen. Umsetzbarkeit in häuslicher Umgebung und in Pflegeeinrichtungen.

Bei schweren Formen kommt es häufig zur Einweisung ins Krankenhaus mit Rehydration mittels Elektrolytlösung (parenteral, oral, subkutan oder intravenös).

Der Schwerpunkt in der Physiotherapie ist meist die Förderung der Mobilität sowie die Behandlung der Komorbiditäten unter Berücksichtigung der aktuellen Bedingungen und Möglichkeiten des Patienten und/in seiner Umgebung. Es gilt, die Immobilitätszeit so kurz wie möglich zu halten.

**Weiterführende Maßnahmen**    Weitere Überwachung der Flüssigkeitszufuhr, auslösende Ursachen werden weiter medizinisch abgeklärt.

Die **Prävention** hat eine sehr hohe Bedeutung zur Vermeidung von Wiederholungsfällen.

Getränke anbieten, Vorlieben berücksichtigen (individuelles Trinkverhalten).

Nach Möglichkeit Flüssigkeitszufuhr bei erhöhten Außentemperaturen und anstrengendem Training erhöhen.

Es ist wichtig, dem Patienten auch während der physiotherapeutischen Behandlungen regelmäßig Getränke anzubieten.

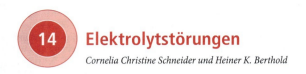

# 14 Elektrolytstörungen

*Cornelia Christine Schneider und Heiner K. Berthold*

Elektrolytstörungen gehören zu den häufigsten Gründen für Krankenhauseinweisungen bei alten Menschen. Die häufigste Elektrolytstörung ist die **Hyponatriämie**. Diese entsteht meist durch eine Störung im Wasserhaushalt.
Entwickeln sich Elektrolytstörungen langsam, werden sie oft nicht bemerkt. Treten sie rasch und in hohem Ausmaß auf, kann sich dies in lebensbedrohlichen Symptomen zeigen und zur Einweisung ins Krankenhaus führen.

**Klinische Präsentation**   Die häufigsten Elektrolytstörungen bei geriatrischen Patienten sind:

- **Hyponatriämie:** Überwässerung, aber auch Normovolämie und Exsikkose möglich. Leichte Formen mit Verwirrtheit, Trägheit, Niedergeschlagenheit, Gangunsicherheit bis zu schweren Formen mit Übelkeit, Erbrechen, Verwirrtheit, Schläfrigkeit bis Koma, Krampfanfälle, Hypotonie, Tachykardie
- **Hypernatriämie:** Durst, Schwäche bis Koma, neuromuskuläre Schwäche, Verwirrtheit, fokale neurologische Defizite, Krampfanfälle, Dehydration; häufige Elektrolytstörung bei präfinalen Patienten
- **Hypokaliämie:** Schwäche, reduzierte neuromuskuläre Erregbarkeit der Skelett- und glatten Muskulatur, Herzrhythmusstörungen, Verwirrtheit
- **Hyperkaliämie:** Herzrhythmusstörungen
- **Hyperkalziämie:** Meist Zufallsbefund im Labor. Muskelschwäche, Herzrhythmusstörungen, Verkalkungen in Weichteilen, Verwirrtheit, Polyurie, Exsikkose

**Untersuchung**   Labor, EKG, Medikation und v. a. auslösende Grunderkrankungen/Ursachen eruieren:

- **Hyponatriämie:** Aufnahme von zu viel Flüssigkeit (intravenös oder durch Nahrung), häufig durch zahlreiche medikamentöse Ursachen (Diuretika, SSRI, Neuroleptika, Morphin, NSAR etc.). Durchfall, Erbrechen, Nieren-, Herz- und Lebererkrankung
- **Hypernatriämie:** zu wenig Flüssigkeit, Schwitzen, Durchfall, Erbrechen, Diuretika, Nierenfunktionsstörung, Diabetes mellitus
- **Hypokaliämie:** Erbrechen, Durchfall, Missbrauch von Abführmitteln, Erkrankungen der Nebenniere, häufig durch Diuretika
- **Hyperkaliämie:** bei Niereninsuffizienz, Dialysepflicht, Kombinationen von Medikamenten
- **Hyperkalziämie:** lange Inaktivität durch Paresen/Bettlägerigkeit, schwere Erkrankungen, maligne Erkrankungen, Erkrankungen der Nebennierenrinde und der Schilddrüse

**Merke**
Die physiotherapeutische Untersuchung richtet sich nach den betroffenen Organsystemen (ZNS, Haut, Muskulatur, Skelett, Herz-Kreislauf, Nieren, Atmung, Verdauung etc.). Besonders wichtig ist es, die aktuelle Mobilität zu erfassen sowie die Mindestkriterien zu erfragen, mit denen der Patient wieder in seine gewohnte Umgebung zurückkehren kann.

**Erstmaßnahmen Ursachenbezogene medizinische Behandlung:**
- **Hyponatriämie:** auslösende Ursachen behandeln, z. B. Diuretika absetzen
- **Hypernatriämie:** Wasserdefizit berechnen, Gabe von isotoner oder hypotoner Flüssigkeit
- **Hypokaliämie:** Monitorüberwachung bei schweren Rhythmusstörungen; auslösende Ursache behandeln, v. a. Diuretika überprüfen; Defizit berechnen
- **Hyperkaliämie:** Monitorüberwachung bei Rhythmusstörungen; auslösende Medikation überprüfen, anpassen
- **Hyperkalzämie:** Rehydrierung und forcierte Diurese

Im Fokus der Physiotherapie steht meist die Förderung der Mobilität und die Behandlung der Komorbiditäten. Es gilt, die Immobilitätszeit so kurz wie möglich zu halten.

Die **Prävention** hat eine sehr hohe Bedeutung. Auch bei leichteren Symptomen wie Müdigkeit, Verwirrtheit und Gangunsicherheit auch an die langsame Entwicklung von Störungen im Elektrolyt- und Wasserhaushalt denken.

Beim Training die Trinkmenge (viel? wenig?) und Toilettengänge (wie oft?) beobachten und die Patienten mit zu wenig Volumen zum Trinken auffordern und unterstützen.

**14**

**Weiterführende Maßnahmen** Bei den weiterführenden Maßnahmen ist häufig ein **Medikationsreview** am effektivsten, wenn Arzneimittel zu den auslösenden Ursachen beigetragen haben. Abschließende Behandlung oder Stabilisierung einer auslösenden Grunderkrankung. Aufklärung über die subjektiven Symptome der jeweiligen Elektrolytstörung, damit erneute Episoden schneller erkannt werden.

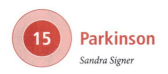

# 15 Parkinson

*Sandra Signer*

**Klinische Präsentation** Parkinson-Syndrome (PS) sind klinisch definiert durch das Vorliegen von Akinesie bzw. Bradykinesie und einem der folgenden **Kardinalsymptome** (▶ Kap. 33.6):

- Rigor
- Ruhetremor
- Posturale Instabilität

Fakultative **Begleitsymptome** sind:

- Sensorische Symptome (Dysästhesien, Schmerzen, Hyposmie)
- Vegetative Symptome (Störungen von Blutdruck, Temperaturregulation, Blasen- und Darmfunktion, sexuelle Funktionen)
- Psychische Symptome (v. a. Depression, Schlafstörungen)
- Kognitive Symptome (frontale Störungen, Demenz)

Die nichtmotorischen Symptome können teilweise schon vor den motorischen Symptomen manifest werden!

Die Kriterien für die Kardinalsymptome sind in allen Lebensaltern identisch, jedoch können sie im höheren Alter durch die Symptomatik anderer Erkrankungen imitiert oder maskiert werden.

> **Häufige Aktivitätsbeeinträchtigungen**
> - Gangstörung: fehlendes Armpendel, Kleinschrittigkeit, Schlurfen, Startschwierigkeiten, Vielschrittigkeit beim Drehen, Blockierungen
> - Haltungsstörung: Nackenflexion, Rundrücken, leichte Flexion in Hüften und Knie, Propulsions- und Retropulsionstendenz
> - Schriftstörung: Mikrografie
> - Sprachstörung: leise, flüsternd, undeutlich, hastig
> - Ess-/Schluckstörung
> - Schlafstörung: Depression, Restless Legs, Unfähigkeit, sich im Bett zu drehen, Schmerzen

**Untersuchung** Anamnese und Untersuchung im Akutkrankenhaus können bei Patienten mit fortgeschrittenem PS und einem akut aufgetretenen medizinischen Problem sehr schwierig sein.

Bei der Fremdanamnese (z. B. bei betreuenden Angehörigen) sind v. a. wichtig:

- Fluktuationen
- Erfolgreiche Bewegungsstrategien
- Maximaler Aktivitätslevel
- Sturzanamnese (▶ Kap. 28)

Die körperliche Untersuchung ist von frakturbedingten Bewegungs- und Belastungseinschränkungen abhängig. Geeignete Untersuchungen sind:

- **Lindop Parkinson's Disease Mobility Assessment (LPS)**
- Transfers und Bewegungsübergänge
- Gleichgewichtsfähigkeiten (statisch, reaktiv, proaktiv)
- Atemfunktion inkl. Hustenkraft

**Erstmaßnahmen**  Unabhängig von der Art des akutmedizinischen Einweisungsgrundes ist die forcierte frühe **Mobilisation** sehr wichtig.

Schwerpunkte der Physiotherapie können sein:

- Mobilisation aus dem Bett mit Hilfestellungen oder Kompensationen
- Regelmäßige und häufige Lagewechsel im Bett, im Stuhl
- Fördern der Gehstrecke
- Einfache Bewegungsübungen mit großer Bewegungsamplitude
- Instruktion von Maßnahmen zur sicheren Nahrungsaufnahme
- Training von funktionellen Aufgaben (z. B. wiederholtes Aufstehen/Absitzen vom/auf den Stuhl, Treppensteigen)
- Einsatz bekannter Cues oder Bewegungsstrategien
- Einsatz von Gehhilfsmitteln zur schnelleren sicheren Fortbewegung

**Wahl der Interventionen**

- Altersbedingte Veränderungen finden an verschiedenen Organen statt, sodass deren Auswirkungen z. B. in der Muskelkraft, im Gleichgewicht, im Visus, im autonomen Nervensystem, in der Kognition oder im kardiovaskulären System verstärkt in Erscheinung treten.
- Wie bei vielen Krankheitsbildern kann sich auch das klinische Bild von Parkinson im Alter erheblich unterscheiden. Bei älteren Patienten sind Akinese, niedriges Mobilitätsniveau und beeinträchtigtes Gleichgewicht diejenigen Symptome mit den größten Folgen für die Pflege.

Es ist sorgfältig zu prüfen, ob und wie eine therapeutische Anschlusslösung aussieht:

- Weiterführende ambulante Physiotherapie mit den vorherigen oder allenfalls angepassten neuen Behandlungsschwerpunkten
- Instruktion der betreuenden Angehörigen oder Fachpersonen
- Weitere Instruktion bei neuen Hilfsmitteln

**15**

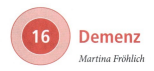

# 16 Demenz

*Martina Fröhlich*

**Klinische Präsentation**  Demenz ist ein klinisches Zustandsbild, gekennzeichnet durch den Abbau kognitiver, emotionaler und sozialer Fähigkeiten.

**Leitsymptome der Demenz:** zunehmende Beeinträchtigung der Gedächtnisleistung und/oder mindestens eines weiteren Symptoms wie z. B. Aphasie, Apraxie, Agnosie oder Störung der exekutiven Funktionen, außerdem treten zeitliche und räumliche Orientierungsstörungen auf, im späteren Stadium kommen Wahrnehmungs- und Bewegungsstörungen hinzu.

 **Merke**

Die Leitsymptome/Defizite müssen länger als 6 Mon. andauern. Die Einschränkungen müssen schwer genug sein und sich in den beruflichen, alltagspraktischen oder sozialen Aufgaben bemerkbar machen.

**Demenzursache und Schweregrade:** Die Alzheimer-Krankheit ist die häufigste Demenzursache (etwa 60 %). Weitere 15 % aller Demenzen sind Folge einer Mischform aus einer Alzheimer-Krankheit und einer vaskulären Hirnschädigung. Den restlichen 10 % aller Demenzen liegen andere Krankheiten zugrunde wie z. B. eine frontotemporale Lobärdegeneration, eine Lewy-Körperchen- oder Parkinson-Erkrankung (▶ Kap. 33.6).

Das „Drei-Stadien-Modell" unterscheidet je nach Symptomatik zwischen **leichtgradiger, mittelgradiger** oder **schwergradiger** Demenz (▶ Kap. 27.4).

**Untersuchung**  Je nach Schweregrad der Demenz und entsprechender Symptomatik erfolgt eine Anamnese mit den Patienten bzw. zusätzlich eine Fremdanamnese mit den betreuenden Angehörigen. Im Rahmen einer Testung und der klinischen Beobachtung wird ein Symptomprofil anhand von kognitiven Defiziten und Verhaltensauffälligkeiten erstellt.

Die Anamnese sollte folgende Bereiche umfassen:

- Symptomentwicklung in den Bereichen Kognition, Verhalten und Alltagsfunktionen
- Vorbestehende somatische und psychische Krankheiten, z. B. Depression
- Medikamentenanamnese
- Risikofaktoren

 **Merke**

Die **Familien- und Sozialanamnese** gibt Auskunft über Risikofaktoren sowie aktuelle Ressourcen und Problemkonstellationen für die Krankheitsbewältigung.

**Erstmaßnahmen**  Menschen mit Demenz werden überwiegend infolge einer internistischen Erkrankung, z. B. Lungenentzündung, nach einem Sturz oder aufgrund einer erforderlichen Operation, in ein Akutkrankenhaus eingewiesen und behandelt.

**Merke**
Wird die Demenzerkrankung des Patienten nicht wahrgenommen, sind auch die Diagnostik und die Therapie nicht den spezifischen Bedürfnissen angepasst. Dies kann zu Verhaltensstörungen, Aggressivität oder auch Verweigerung des Patienten führen.

Die Anforderungen, die ein Krankenhausaufenthalt mit sich bringt (z. B. räumliche Veränderungen, eingeschränkte Bewegungsmöglichkeit, medizinisches Prozedere, Operationen, neue Medikamente), können die Symptome einer Demenz verstärken. Dies stellt eine besondere Anforderung an die Betreuung dar.

**Demenzkranke Patienten benötigen ein spezielles Versorgungssetting:**
- Besonders qualifiziertes und motiviertes Personal mit erhöhtem Personalschlüssel
- Besondere Sicherheitsvorkehrungen, räumliche Anpassungen
- Tagesstrukturierende Angebote
- Intensiver Angehörigenkontakt
- Spezifische Informationsaufnahme beim Krankenhauseintritt
- Optimiertes Entlassmanagement

**Merke**
Die Therapie ist aufgrund des Schweregrades und der unterschiedlichen Symptome individualisiert zu gestalten. Die Behandlung eines Menschen mit Demenz kann dann erfolgreich verlaufen, wenn medizinisches, therapeutisches und pflegerisches Personal sowie pflegende Angehörige zusammenarbeiten.

**Die physiotherapeutische Behandlung zielt darauf ab**
- alltagsrelevante Fähigkeiten möglichst lange zu erhalten,
- Einschränkungen der mobilitätsabhängigen Lebensqualität zu vermeiden,
- körperliche Aktivitäten zu fördern und zu unterstützen,
- das erhöhte Sturzrisiko zu verringern sowie
- dem Verlust motorischer und funktioneller Leistungen entgegenzuwirken.

**Behandlungsschwerpunkte einer Physiotherapie:** Gang- und Standsicherheitstraining, Sturz (▶ Kap. 28), sichere Mobilität im Krankenhaus, im Pflegeheim, zu Hause, Hilfsmittelanpassung, Kraft-, Ausdauer- und Koordinationstraining, Training der motorisch-kognitiven Komplexleistung, Vermeidung der Bettlägerigkeit durch Training der vorhandenen Mobilitätsfähigkeiten.

**Unterstützende Therapiestrategien:** patientengerechte Wissensvermittlung, das Augenmerk auf vorhandene Ressourcen lenken, eine vertrauensvolle Atmosphäre schaffen, Körpersprache und Emotionen beachten, Einbindung von Biografie, Musik, Alltagsmaterialien.

**16**

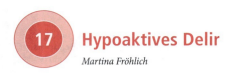

# 17 Hypoaktives Delir

*Martina Fröhlich*

**Klinische Präsentation**  Die Symptome des Delirs zeichnen sich durch akuten Beginn und eine deutliche tageszeitliche Fluktuation aus und gehen mit einer Trübung der Vigilanz einher. Hypoaktive Verläufe werden oftmals nicht so schnell erkannt. Häufig ist ein Delir das Erstsymptom vieler somatischer Erkrankungen wie z. B. Myokardinfarkt oder Stoffwechselentgleisungen. Ein Delir tritt v. a. bei internistischen, intensivmedizinischen Behandlungen und nach chirurgischen Eingriffen (z. B. Hüftoperationen) auf.

**Symptome des Delirs:** Affektstörung, Denkstörung, diffuse kognitive Defizite, Schlaf-Wach-Zyklusstörung, Sprachstörung, Störung der Psychomotorik, Wahrnehmungsstörung.

**Cave**

Da sich die Symptome eines Delirs und einer Demenz in vielen Bereichen überlappen, ist es besonders wichtig herauszufinden, ob es sich um ein reines Delir, eine reine Demenz oder um ein Delir handelt, das sich auf eine vorbestehende Demenz aufgepfropft hat.

**Formen des Delirs:** Je nach Ausprägung der psychomotorischen Manifestationen unterscheidet man zwischen einem **hyperaktiven** und einem **hypoaktiven** Delir. Insbesondere bei älteren Patienten kommt es auch zu Mischformen.

**Merke**

Das hypoaktive Delir ist die häufigste Form bei älteren Menschen. Es wird oft nicht erkannt und nicht behandelt. Jedes Delir bedeutet für den älteren Menschen eine zusätzliche Belastung, verringert die Rehabilitationsfähigkeit und bringt eine deutlich erhöhte Mortalität mit sich.

**Kennzeichen des hypoaktiven Delirs:** Bewegungsarmut, Lethargie, Somnolenz, wenig spontane Kontaktaufnahme, Halluzinationen, Desorientierung.

**Untersuchung/Diagnostik**  Die Erfassung der Symptome sollte im interprofessionellen geriatrischen Setting stattfinden. Die Fremdanamnese mit Angehörigen und Bezugspersonen gibt oft entscheidende Hinweise.

**Diagnostische Wegweiser sind:** Auffassungs- und Gedächtnisstörung, eingeschränkte Wahrnehmung und inadäquate Reaktionen auf Umweltreize, die Unfähigkeit, Aufmerksamkeit zu fokussieren, das Unvermögen, mit der üblichen Klarheit und Kohärenz zu denken, auffällige situative Desorientierung.

**Auslösende und prädisponierende Faktoren:** Schmerzen, schwere akute Erkrankung, Störung der Sauerstoffversorgung, Infektionen, Immobilisierung, Elektrolytstörung, chirurgische Eingriffe, Behandlung auf der Intensivstation, Blutverlust, arterielle Hypotonie, Dehydrierung, Anticholinergika und zahlreiche andere Medikamente, Depression, Demenz, Stoffwechselstörungen, Ängstlichkeit, Alkohol- und Benzodiazepinmissbrauch bzw., -abhängigkeit.

**Merke**
Als Screening für eine gezielte spezielle Diagnostik eignen sich folgende Fragen:
1. Akuter Beginn der Störung?
2. Neu dosierte Pharmaka?
3. Vorhandensein somatischer Erkrankung/en?
4. Sensorische Deprivation?
5. In der Anamnese psychologische Faktoren (z. B. Ortswechsel, Heim- und Krankenhausaufenthalt, Trauer, Verluste, Depression etc.)?

Für eine weiterführende Delirdiagnostik stehen validierte Assessmentinstrumente zur Verfügung (▶ Kap. 33.1).

Erstmaßnahmen

**Merke**
**Prävention** kann das Delirrisiko um bis zu 40 % senken. Delirprävention erfolgt durch eine interprofessionelle Vorgehensweise.

Die **Akuttherapie** richtet sich nach der Art des akutmedizinischen Einweisungsgrundes. Unabhängig davon ist die forcierte sofortige Mobilisation sehr wichtig.
**Physiotherapeutische Behandlungsschwerpunkte im Akutkrankenhaus:**
- Regelmäßige und häufige Lagewechsel im Bett, im Mobilisationsstuhl, im Stuhl
- Rasche Mobilisation aus dem Bett, Hilfsmittelanpassung und Einüben der Handhabung und des Umgangs mit den Hilfsmitteln
- Sichere Mobilität im Krankenhausalltag: Transfertraining, Training der Bewegungsübergänge, Mobilisationsplan für Pflege und Angehörige, ggf. Schulung aller Beteiligten bei der Verwendung von transferunterstützenden Hilfsmitteln (z. B. elektronische Hebehilfen)
- Training von funktionellen Aufgaben (z. B. Aufstehen/Absitzen vom Bett/Stuhl, Treppensteigen etc.), Fördern der Gehstrecke
- Passive Maßnahmen wie z. B. Berührung und Massage
**Unterstützende Therapiestrategien der Physiotherapie:**
- Ruhige und sichere Umgebung schaffen, den Grund der Therapie und des Krankenhausaufenthalts erklären, den Patienten nicht überfordern
- Vertraute Gegenstände von zu Hause wie Fotos, Wecker oder vertraute Musik können für Sicherheit während des stressreichen Krankenhausaufenthalts sorgen, kognitive Reorientierungsmaßnahmen einbauen (z. B. über Ort, Zeit, Situation aufklären)
- Hilfsmittel wie Brille oder Hörgerät verwenden
- Durch verbale Kommunikation Orientierung und Vertrauen vermitteln: sich vorstellen, Inhalte der Therapie ruhig, deutlich und über einfache Anweisungen erklären
- Bei Wahnvorstellungen und Halluzinationen den Patienten beruhigen

17

# 18 Depression

*Martina Fröhlich*

**Klinische Präsentation**   Depressionen werden als psychopathologische Syndrome von bestimmter Dauer definiert, die durch deutlich gedrückte Stimmung, Interesselosigkeit und Antriebsminderung gekennzeichnet sind. Depressionen können mit körperlichen Beschwerden kombiniert sein (▶ Kap. 33.3).

Menschen mit depressiven Erkrankungen gelingt es oft nur schwer, alltägliche Aufgaben zu bewältigen, es besteht ein hoher Leidensdruck, der das Wohlbefinden und das Selbstwertgefühl der Patienten beeinträchtigt. Es ist wichtig, Depressionen im Alter früh zu erkennen. Eine pessimistische Grundhaltung setzt oftmals eine Abwärtsspirale in Gang.

**Hauptsymptome depressiver Episoden:** depressive, gedrückte Stimmung. gravierender Interesseverlust und Freudlosigkeit, Verminderung des Antriebs mit erhöhter Ermüdbarkeit und Aktivitätseinschränkung.

**Zusatzsymptome:** verminderte Konzentration und Aufmerksamkeit, vermindertes Selbstwertgefühl und Selbstvertrauen, Schuldgefühle und Gefühle der Wertlosigkeit, negative und pessimistische Zukunftsperspektiven, Suizidgedanken, Suizidversuche, Schlafstörungen, verminderter Appetit.

**Untersuchung**   Das Erkennen einer Depression bei älteren Menschen ist häufig dadurch erschwert, da sie typische Symptome selten in den Vordergrund stellen. Grund dafür ist oftmals die Angst vor Autonomieverlust und die Schwierigkeit, über psychische Beschwerden zu sprechen. **Häufig werden körperliche Beschwerden in den Vordergrund gestellt:** Schwindelgefühl, Müdigkeit, Appetitlosigkeit, Magendruck, Obstipation, Diarrhö, diffuse Kopfschmerzen, Druckgefühl in Hals und Brust, funktionelle Störungen von Herz und Kreislauf (z.B. Tachykardie, Arrhythmie, Synkopen), Atmung (z.B. Dyspnoe), Muskelverspannungen, diffuse Nervenschmerzen, Konzentrationsstörungen oder Schlafstörungen.

**Merke**

Wenn die körperlichen Befunde die Beschwerden nicht ausreichend erklären oder wenn die Behandlung der somatischen Störung keine Verbesserung mit sich bringt, sollte an das Vorliegen einer **Depression** gedacht werden.

Wenn sich Hinweise auf eine Antriebsminderung und eine Affektlabilität finden, jedoch keine Hinweise auf eine Depression vorliegen, sollte an eine beginnende **Demenz** gedacht und eine entsprechende Diagnostik eingeleitet werden.

**Charakteristika der Risikogruppe für Depression im Alter:**

- Einschneidende Lebenssituationen, (z.B. neu auftretende Krankheiten, Krankenhausaufenthalt oder Heimeintritt u.v.m.)
- Hirnorganische Erkrankungen, z.B. Demenz
- Chronische körperliche Erkrankungen, insbesondere jene, die mit Schmerzen einhergehen und/oder die Mobilität einschränken
- Fehlendes soziales Netz
- Diesbezüglich positive Familienanamnese

Unabhängig vom Alter erfolgt **immer** eine **Einschätzung von Suizidalität.** Es gibt keinen Grund, bei älteren Menschen von einer liberaleren, permissiveren Beurteilung auszugehen. Der Wunsch nach Sterbehilfe, Nahrungsverweigerung, erschöpfte Ressourcen und die Tendenz zur Bilanzierung können Anzeichen für Suizidalität bei älteren Patienten sein.

**Merke**

Die Hauptursache für die hohe Suizidrate in der älteren Bevölkerung sind nicht erkannte und nicht behandelte Depressionen.

**Erstmaßnahmen**   Depressive Stimmung und negatives Selbstbild des alten Menschen werden durch physische, psychische und soziale Elemente beeinflusst. Professionelle pflegerische und therapeutische Interventionen sollten möglichst früh einsetzen, um negative Entwicklungen zu verhindern bzw. zu mildern. Ein wichtiges Ziel ist es, die selbstständige Lebensführung in der gewohnten familiären Umgebung so lange wie möglich zu erhalten.

**Merke**

Die Möglichkeit der Suizidalität ist bei hochaltrigen Menschen immer zu berücksichtigen. Gedanken, sterben zu wollen und „Lebensüberdrussgedanken" können zu Suizidhandlungen führen und müssen daher ernst genommen werden. Über Suizidalität zu sprechen, fördert keine Suizidalität.

Die Auswahl der Behandlungsstrategien richtet sich nach klinischen Faktoren wie Symptomschwere, dem Erkrankungsverlauf sowie der Patientenpräferenz:
- Diese reichen von aktiv abwartender Begleitung (Watchful Waiting oder „niederschwellige psychosoziale Interventionen") bis hin zur Aktivierung des Hausarztes oder speziellen Notrufeinrichtungen.
- Medikamentöse Behandlung, psychotherapeutische Behandlung, Kombinationstherapie (Pharmakotherapie und Psychotherapie).

**Physiotherapeutische Behandlungsschwerpunkte:** Ein körperliches Training wird für Patienten mit depressiven Störungen ohne Kontraindikation für körperliche Belastung empfohlen. Ziel ist es, die Mobilität durch geplante, strukturierte und wiederholte körperliche Aktivitäten zu erhalten oder zu verbessern.
- Kombination aus aerobem Ausdauertraining in moderater Intensität und intensives Training, Krafttraining für alle großen Muskelgruppen, Gleichgewichts- und Koordinationstraining, geeignete sportliche Aktivitäten, z.B. Nordic Walking in Gruppen
- Aktive und passive Entspannungsmaßnahmen
- Gruppentherapien mit dem Ziel, kognitive, emotionale und motorische Kompetenzen zu fördern

Weitere Therapieverfahren wie z.B. Ergotherapie oder künstlerische Therapie werden ebenfalls in der Behandlung eingesetzt.

**18**

# Unerwünschte Arzneimittelwirkungen

*Heiner K. Berthold und Silvia Knuchel-Schnyder*

Unerwünschte Arzneimittelwirkungen (UAW) sind bei älteren Menschen häufig ursächlich für Krankenhausaufnahmen. Sie treten im Alter häufiger auf als bei jüngeren Menschen, verlaufen schwerer und häufiger tödlich. Sie sind bei älteren Patienten schwerer zu erkennen als bei jüngeren.

Risikofaktoren sind v. a. Multimorbidität, Polypharmazie, weibliches Geschlecht, verminderte Organfunktionen (Niere) und zerebrale Beeinträchtigungen.

Entsprechend ihrer Häufigkeit und Wichtigkeit finden sich die auslösenden Wirkstoffe am häufigsten unter den folgenden Wirkstoffgruppen:

- Neuropsychiatrische Wirkstoffe
- Kardiovaskuläre Wirkstoffe
- Gerinnungshemmende Wirkstoffe einschl. Thrombozytenaggregationshemmer (TAH)
- Antidiabetika
- Schmerzmittel (NSAR, Opioide und Opiate)
- Wirkstoffe mit anticholinergen Eigenschaften
- Wirkstoffe mit enger therapeutischer Breite bei eingeschränkter Nierenfunktion
- Antibiotika

**Klinische Präsentation**    Prinzipiell kann fast jedes klinische Symptom bzw. jeder pathologische Laborwert auch durch eine UAW verursacht sein. Die Schwierigkeit besteht darin, die UAW von einer normalen Krankheit oder einem Symptom mit Krankheitswert abzugrenzen.

Klassische **Indikatorsymptome für eine UAW** können sein:

- Sturz, neu aufgetretene Bewegungsstörung
- Akute Verschlechterung der Nierenfunktion (eGFR)
- Neu aufgetretene Elektrolytstörung (z. B. Hyponatriämie, Hypokaliämie)
- Schwindel, Benommenheit, neu aufgetretene systolische Hypotension
- Bradykardie
- Herzrhythmusstörungen (Puls, subjektiv, EKG [z. B. AV-Blockierungen, QT-Syndrom, Extrasystolie])
- Neu aufgetretene Obstipation oder Diarrhö
- Akute Verdauungsstörungen, Bauchschmerzen, Übelkeit
- Akute Blutung, neu aufgetretene Anämie
- Akut aufgetretener Verwirrtheitszustand
- Kognitive Verschlechterung, Beschleunigung eines demenziellen Prozesses
- Trockener Mund, Harnverhalt, Sehstörungen, andere Zeichen von anticholinergen Wirkungen
- Neu aufgetretene Schlafstörungen
- Andere neu aufgetretene Laborauffälligkeiten, z. B. Leberwerte, Gerinnungswerte
- Andere spezifische, bekannte UAW (z. B. symptomatische Hypoglykämie, Nebenwirkungen von Digitalis etc.)

**Erstmaßnahmen**  Behandlung und Stabilisierung der jeweiligen Organfunktionen. Je nach Art und Schweregrad kann ein Absetzen (Pausieren) des angeschuldigten Wirkstoffs oder eine Dosisänderung bereits helfen. In anderen Fällen geht die Therapie bis hin zur ITS-Behandlung oder auch Blutreinigungsverfahren, Gabe von Antidots etc.

**Weiterführende Maßnahmen**
- Stabilisierung der durch die UAW ausgelösten Symptome
- Geriatrisches Assessment
- Revision der Wirkstoffliste, Abgleich mit Listen potenziell ungeeigneter Arzneimittel, Deprescribing erwägen (▶ Kap. 44.5.2)
- Bei wiederholten UAW ggf. TDM erwägen, ggf. pharmakogenetische Diagnostik erwägen
- Compliance-Schulung (Patient, ggf. Angehörige oder Pflegepersonal)

**Die Rolle der Physiotherapie**  Wichtig ist es, in der Anamnese nach den eingenommenen Medikamenten zu fragen, insbesondere zur Analyse der Einflüsse auf bestimmte Ereignisse (z. B. Stürze, Müdigkeit, Schwindel, Verwirrtheit, Bewegungsstörungen etc.). Ebenso können aufgrund der eingenommenen Medikamente Vorsichtssituationen in der Behandlung eruiert werden (Blutverdünner, Betablocker etc.).

Unsere Aufgabe ist es auch, bei der Anpassung der Medikation oder einer neuen Medikation die klinischen Symptome mit zu beurteilen und im interprofessionellen Team zu besprechen, zur Optimierung der Medikamentenanpassung mit möglichst großem Funktionsgewinn im Alltag (z. B. Monitoring Parkinson-Medikation, Einstellung Schmerzmedikation, tonushemmende Medikamente bei Spastizität etc.)

# 20 Ambulant erworbene Pneumonie

*Nicola Greco*

**Klinische Präsentation**   Die Pneumonie ist ein Entzündungsprozess, der durch pathogene Mikroorganismen im Lungenparenchym verursacht wird. Dieser Entzündungsprozess führt zu einer Beeinträchtigung der normalen alveolären Funktion, des Gasaustausches, und definiert zusammen mit den systemischen Auswirkungen der Infektion die klinischen Merkmale einer Lungenentzündung.

**Klassifikation der Pneumonie:**

- Ambulant erworbene Pneumonie (Community-acquired Pneumonia, CAP)
- Nosokomial erworbene Pneumonie (Hospital-acquired pneumonia, HAP)
- Beatmungsassoziierte Pneumonie (Ventilator-associated pneumonia, VAP)
- Pneumonie bei immunsupprimierten Patienten
- Aspirationspneumonie

**Kardinalsymptome einer Pneumonie:**

- **Atemwegssymptome:** Husten, gesteigerte Auswurfmenge mit Veränderung der Sputumfarbe (purulent/blutig), Dyspnoe, Thoraxschmerzen (pleuritisch)
- **Allgemeinsymptome:** Fieber, Krankheitsgefühl, „grippale" Symptome, Kopfschmerzen, Inappetenz, Nausea, Diarrhö, Fatigue
- **Klinische Zeichen:** inspiratorische Rasselgeräusche bzw. Bronchialatmen (Auskultation)

 **Cave**
- Bei älteren Menschen: plötzlich einsetzende kognitive Einschränkungen.
- Die Kardinalsymptome können nur teilweise auftreten oder gänzlich fehlen!

 **Merke**
- Lungenentzündung ist sehr häufig und hat eine signifikante Sterblichkeitsrate, mit Erhöhung des Mortalitätsrisikos v. a. nach notwendiger Hospitalisation.
- Ältere Patienten mit ambulant erworbener Pneumonie werden überwiegend stationär behandelt.
- First-Line-Behandlung ist die antimikrobielle Therapie.

**Physiotherapeutische klinische Untersuchung (ohne COPD bzw. strukturelle Lungenerkrankung)**

**Symptomspezifisch:**

- Vitalparameter (Atemfrequenz, Blutdruck, Puls, Temperatur)
- Pulsoxymetrie
- Dyspnoe-Skala (Borg 0–10)
- Auskultation

**Mobilität:**
- Beobachtung der Aktivitäten des täglichen Lebens (ADL): De-Morton-Mobility-Index (DEMMI)
- Gehstrecke, Einschätzung der Sturzgefährdung
- Handkraft: Dynamometer
- Erfassung der vorbestehenden Mobilität und Hilfestellungen

**Erfassung des kognitiven Status:** Delir, kognitive Einschränkungen

**Dysphagiescreening bei Bedarf**

**Schwerpunkte der physiotherapeutischen Behandlung**

**Frühzeitige und regelmäßige Mobilisation:**
- Sofern der Gesundheitszustand es zulässt, sollten die Patienten innerhalb der ersten 24 h mind. 20 min außerhalb des Bettes, z.B. auf einem Stuhl sitzen und an jedem folgenden Tag des Krankenhausaufenthalts die Mobilität erhöhen.
- Fördern der Gehstrecke; Evaluation Einsatz von Gehhilfsmitteln (Rollator) zur sicheren Fortbewegung → Evaluation $O_2$-Substitution bei Belastung.
- Training von funktionellen Aktivitäten des täglichen Lebens.

**Dyspnoemanagement:**
- Angst vor Bewegung reduzieren
- Atemerleichternde Körperstellungen instruieren → Pausenmanagement

**Sekretmanagement:**
- Patienten, die mit einer unkomplizierten Pneumonie hospitalisiert werden, sollten nicht routinemäßig mit herkömmlichen Atemwegsreinigungstechniken behandelt werden.
- Respiratorische Physiotherapietechniken sollten in Betracht gezogen werden, wenn der Patient Sputum und Schwierigkeiten mit der Expektoration hat oder wenn es sich um eine bereits bestehende Lungenerkrankung handelt (▶ Kap. 35).
- Bei kognitiv eingeschränktem Pat. Sekretmobilisation mittels Lagerung (Seitenlagerung) und Kaliberschwankungen via manuelle Atemvertiefung.
- Instruktion/Kontrolle Inhalationstherapie (idealerweise aus dem Sitz bzw. OK-Hochlagerung).

**Wahl der Interventionen**
- Bei der Behandlung der Pneumonie ist eine Frühmobilisation anzustreben. Der Fokus richtet sich auf die frühzeitige Vorbeugung der Abnahme der funktionellen Leistungsfähigkeit der Patienten.
- Möglichst objektive Erfassung des kognitiven Status, der Erfassung des qualitativen und quantitativen Aktivitätslevels und Screening einer möglichen Dysphagie
- Nichtinvasive Ventilation (NIV) evaluieren bei Patienten mit CAP und COPD und akuter hyperkapnischer respiratorischer Insuffizienz.
- Respiratorische Atemphysiotherapie und Sekretmobilisationstechniken haben keinen Einfluss auf den Verlauf und sollten daher bei Patienten mit CAP ohne Grunderkrankung oder Komplikation nicht erfolgen.

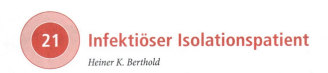

# 21 Infektiöser Isolationspatient

*Heiner K. Berthold*

Potenziell ist jeder Patient infektiös oder hat einen unbekannten Infektionsstatus, sodass generell allgemeine hygienische Maßnahmen zum Selbstschutz und zum Schutz anderer Patienten durchgeführt werden müssen.

**Klinische Präsentation:** Im geriatrischen Bereich spielen folgende **Infektionen** mengenmäßig die größte Rolle:

- Infektiöse Enteritis unklarer Ursache
- Norovirus
- Clostridienenteritis
- Influenza
- Herpes zoster
- Besiedelung oder Infektion mit Problemkeimen: MRSA i. d. R. keine Symptome, aber die Besiedelung ist ein Risikofaktor für den Erwerb einer eigenen Infektion; zudem stellen asymptomatische Träger ein Reservoir für die Transmission des Erregers auf andere Patienten, Mitarbeiter oder Angehörige dar.

## Diagnostik

- Screening: Vorschriften zur Probenentnahme des jeweiligen lokalen Labors beachten. Bei kulturellem Nachweis der Erreger (beste Spezifität) dauert es bis zum Erhalt der Ergebnisse meist 24–48 h.
  - MRSA: Nasenvorhof, Rachen
  - MRGN: Rektalabstrich, Stuhlprobe
  - Acinetobacter spp.: auch großflächige Hautabstriche
- Jedes Krankenhaus und jede Gesundheitseinrichtung hat einen Hygieneplan.

### Merke
Die beste Maßnahme im Kampf gegen Problemkeime ist die Kombination aus aktivem Screening und hygienischen Maßnahmen.

## Erstmaßnahmen

- Die entscheidende Strategie für Schutzmaßnahmen orientiert sich weniger an den Erregern (agent-based Maßnahmen), sondern mehr an der Kontagiosität (action-based Maßnahmen).
- Zu den hochkontagiösen Erregern gehören Influenzaviren, Coronaviren und Varizellen. Sie werden wahrscheinlich aerogen übertragen (Husten, Niesen, Sprechen, Absaugen, Intubieren).
- Andere hochkontagiöse Erreger werden durch Kontakt (sog. Schmierinfektion) fäkal-oral oder über Gegenstände oder Vehikel (Speisen) übertragen (Noroviren, Rotaviren, auch Masernviren). Selbst Noroviren können „durch die Luft fliegen", wenn auch nicht auf aerogener Basis.
- Weniger kontagiöse Erreger werden nur durch direkten Kontakt übertragen. Allerdings sind auch Oberflächen, persönliche Gegenstände und Wäsche besiedelt. MRSA oder VRE haben eine hohe Tenazität auf Oberflächen (Wochen bis Monate).

- Je höher die Kontagiösität, umso strikter müssen räumliche **Isolationsmaßnahmen** durchgeführt werden.
- Isolierte Patienten dürfen ihr Zimmer nicht mehr verlassen; falls notwendig mit erforderlichen Schutzmaßnahmen. **Cave:** kognitiv eingeschränkte Patienten.
- Die Zimmertür von Patienten mit hochkontagiösen Erregern soll nur kurz geöffnet werden. Sie darf bei Erregern mit nichtaerosoler Übertragung durch die Luft auch einmal länger geöffnet sein (Noro, Rota).
- Zimmer mit Hygieneschild kennzeichnen.
- Ist die Unterbringung besiedelter Patienten im Mehrbettzimmer erforderlich, sollten die Mitpatienten möglichst geringe Risiken aufweisen (offene Wunden, Drainagen, Tracheostoma, Inkontinenz, Immunsuppression).
- Kohortierungen: möglich bei Vorliegen des gleichen Problemkeims (Rücksprache mit Hygienefachkraft).
- Bei Herpes zoster können erkrankte Patienten sich selbst an den Augen oder Schleimhäuten infizieren → Patientenaufklärung, ggf. Schutzmaßnahmen (Handschuhe)

**Weiterführende Maßnahmen**    ▶ Tab. 21.1.
- Schriftliches Aufklärungsmaterial für Patienten und Angehörige zum Verhalten im Krankenhaus oder in der Einrichtung bereithalten (z. B. Bundeszentrale für gesundheitliche Aufklärung, BzgA).
- Bei mit Problemkeimen besiedelten Patienten wird im Einzelfall entschieden, ob dekolonisiert werden soll (s. o.).
- Informationen zum Infektiositätsstatus in den Arztbrief bzw. die Pflegeüberleitung schreiben. Bei Diagnosestellung nach Entlassung unbedingt nachmelden (und Nachmeldung dokumentieren)
- Meldepflichten beachten (Infektionsschutzgesetz): § 6 IfSG Arztmeldepflicht bzw. § 42 (1), § 7 IfSG Labormeldepflicht

**21**

| Tab. 21.1 Unterbringung | |
|---|---|
| **Erreger** | **Maßnahmen** |
| **Infektiöse Enteritis unklarer Ursache** | Einzelzimmer mit eigenem WC; keine Kohortenisolierung |
| **Noro** | Einzelzimmer mit eigenem WC, Kohortenisolierung möglich |
| **Clostridien** | Einzelzimmer mit eigenem WC bei unkontrollierten Durchfällen bzw. Inkontinenz oder bei unzureichender persönlicher Hygiene; Kohortenisolierung möglich |
| **Influenza, SARS-CoV-2** | Einzelzimmer; keine Kohortenisolierung von Verdachtsfällen; Pat. darf mit Mundschutz das Zimmer verlassen (nicht im Pandemiefall). Ggf. FFP2-Maske, bei Intubationen sogar FFP3 |
| **Zoster** | Gemeinsames Zimmer mit Varizellen-immunen Patienten ohne aktuelle Abwehrschwäche möglich; Einzelzimmer auf Stationen mit immunsupprimierten Patienten |
| **MRSA-Träger** | Bis zum Vorliegen der Screening-Ergebnisse müssen Patienten nicht isoliert werden (es sei denn hochgradiger Verdacht). Besiedelte Patienten Einzelzimmer, auch Kohortenisolierung |
| **3MRGN-Träger** | Falls adäquates hygienisches Verhalten möglich → Mehrbettzimmer, eigener Toilettenstuhl (nur Einzelzimmer, wenn keine adäquate Hygiene möglich). Auch Kohortierung möglich |
| **4MRGN-Träger:** | Isolation, auch für die Dauer des Erregernachweises. Eigene Toilette oder Toilettenstuhl. Auch Kohortierung möglich |
| **VRE (LRE, LVRE)** | Einzelzimmer mit eigenem WC, Kohortenisolierung möglich. Bei bettlägerigen Patienten kann funktionelle Bettplatzisolierung durchgeführt werden. |

# V Symptomkomplexe

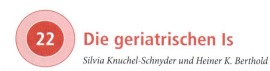

# 22 Die geriatrischen Is

*Silvia Knuchel-Schnyder und Heiner K. Berthold*

Mit Entstehen der Fachdisziplin Geriatrie wurde von den „Riesen der Geriatrie" gesprochen. Darunter wurden als besondere geriatrische Probleme zunächst Inkontinenz, Immobilität, Instabilität (Stürze) und intellektueller Abbau zusammengefasst (Isaacs B 1975). Inzwischen haben sich weitere Probleme für die Versorgung alter Menschen ergeben, die weiterhin als „geriatrische Is" gelistet werden. Dabei handelt es sich um den Versuch, über die Anfangsbuchstaben ein Ordnungssystem herzustellen. Die geriatrischen Is können eine Orientierungshilfe sein und geben uns eine Übersicht über therapeutische Interventionsschwerpunkte. Sie reichen jedoch als grundsätzliche Klassifizierung geriatrischer Probleme nicht mehr aus. Vielmehr spricht man heute von den geriatrischen Syndromen, Abklärung und Behandlungsrichtlinien richten sich nach der ICF-Klassifikation (▶ Tab. 22.1).

**Blickpunkt Medizin**
**Die modernen Riesen der Geriatrie** (nach Morley JE 2017): Frailty, Sarcopenia, Anorexia of Ageing, Cognitive Impairment
**Die geriatrischen 5 Ms** (nach Molnar F, Huang A und Tinetti M 2017):
- Mind: geistige Tätigkeit, Demenz, Delir, Depression
- Mobility: Gang- und Balancestörung, Sturzprävention
- Medications: Polypharmazie, unerwünschte Arzneimittelwirkungen etc.
- Multicomplexity: Multimorbidität, komplexe bio-psycho-soziale Situationen
- Matters Most: individuelle Gesundheitsziele und Versorgungspräferenzen
(http://canadiangeriatrics.ca/2017/04/update-the-public-launch-of-the-geriatric-5ms/).

**Tab. 22.1 Die „Riesen" in der Geriatrie**

| Immobilität | Inaktivität oder Erkrankungen führen zu Immobilität (▶ Kap. 27):<br>• Einschränkungen der Gelenkbeweglichkeit<br>• Einschränkungen der Mobilität (Transfers, Gehen) und der Fortbewegung mit Auto, Fahrrad oder öffentlichen Verkehrsmitteln<br>**Merke:** Mobilitätsförderung und -training sind wichtig zur Prohylaxe von Sekundärerkrankungen und können die Selbstständigkeit und Teilhabe im Alltag unterstützen. |
| --- | --- |

| Tab. 22.1 | Die „Riesen" in der Geriatrie *(Forts.)* |
|---|---|
| **Instabilität** | Bezieht sich auf alle organischen Funktionen und Systeme (▶ Kap. 28), z. B.: <br>• Schwankende Blutdruck-, Blutzuckerwerte <br>• Gang- und Gleichgewichtsprobleme mit Sturzangst und Stürzen <br>**Merke:** Interprofessionelle Abklärung und Behandlung der Risikofaktoren sind entscheidend, um die Sicherheit und die Selbstständigkeit im Alltag zu erhalten. |
| **Inkontinenz** | Urin- und/oder Stuhlinkontinenz führen häufig zu (▶ Kap. 25, ▶ Kap. 26): <br>• Psychosozialen Belastungen wie Schamgefühlen, Verleugnung, Sexualitätsproblemen <br>• Vermeidung von Aktivitäten und Isolation <br>**Merke:** Abklärung und interprofessionelle Interventionen (Medikamente, Kontinenztraining und Einsatz von Hilfsmitteln) können einen aktiveren Lebensstil unterstützen und tragen zu einer verbesserten Lebensqualität bei. |
| **Intellektuelle Einbußen** | Altersbedingte Veränderungen sowie spezifische Erkrankungen führen zu Einschränkung der kognitiven, geistigen Leistungen (▶ Kap. 1.7), z. B.: <br>• Altersbedingte Verlangsamung, Aufmerksamkeitsdefizite, veränderte Informationsverarbeitung und Wahrnehmung <br>• Demenzielle Erkrankungen mit Störung der Merkfähigkeit, Handlungsplanung, Orientierung, Antrieb und Emotionen <br>**Merke:** Geistige und körperliche Aktivitäten halten Gehirnleistungen länger aufrecht und wirken dem Alterungsprozess entgegen. Eine genaue Diagnostik ist eine multidisziplinäre Aufgabe zwischen Betroffenen, Angehörigen, Ärzten, Psychologen und betreuenden Personen und ermöglicht gezielte Interventionen. |
| **Inappetenz** | Verlust von Hunger und Durst führen zu: <br>• Malnutrition und Dehydratation <br>• Nährstoffmangel, z. B. zu wenig Protein für den Muskelaufbau (Sarkopenie) <br>• Sekundären Problemen wie Hautschädigung, Schwindel, Osteoporose, Frailty etc. <br>**Merke:** Die Sicherstellung der Nahrungsaufnahme und die Versorgung mit genügend Nährstoffen sind wichtige Voraussetzungen für den Erhalt oder die Verbesserung der Aktivität im Alltag und helfen Sekundärkrankheiten und deren Folgen zu minimieren. |
| **Iatrogenität** | Erhöhter Bedarf und Unterstützung im Alter: <br>• Medizinisch, medikamentös **(cave:** Polypharmazie) <br>• Pflegerische Betreuung <br>• Therapeutische Maßnahmen <br>**Merke:** Interprofessionelle Zusammenarbeit ist besonders wichtig zur Festlegung von Behandlungsprioritäten, die dem Erhalt der bestmöglichen Selbstständigkeit dienen. |
| Isolation | Verlust von Kontakten/Einsamkeit bedingt durch: <br>• Verlust von Partner und Freunden <br>• Unfähig, alte Kontakte zu erhalten oder neue aufzubauen aufgrund funktioneller, sozialer, kognitiver oder psychischer Beeinträchtigung <br>**Merke:** Eine reizvolle Umgebung und ein aktiver Lebensstil verhindern die Isolation im Alter. |

Adaptiert nach: Richter K: 1.3 Geriatrie und ihre Geschichte. Der ältere Mensch in der Physiotherapie, 15, 14. 2016

## 23 Chronische Schmerzen

*Constance Schlegl und Heiner K. Berthold*

# 23.1 Untersuchungen und weiterführende Diagnostik

**Blickpunkt Medizin**
- Untersuchungen erfolgen nach organbezogenen Standards.
- Überdiagnostik häufig nicht zielführend (keine neuen Erkenntnisse).
- Die Art des Schmerzes hat Einfluss auf die Wahl der medikamentösen Therapie!
- Zur Schmerzdiagnostik wird häufig der deutsche Schmerzfragebogen verwendet. In einfacher Form werden dabei gezielte Fragen zu den Schmerzen gestellt.

Neben der funktionellen Untersuchung des Bewegungsapparates und der Muskulatur im Rahmen der physiotherapeutischen Untersuchung sollten bei allen geriatrischen Patienten mit chronischen Schmerzen auch **Fragebögen zur Schmerzdiagnostik** sowie zu Vermeidungsverhalten zum Schmerz und auch Assessments zu ADL, Mobilität und Sturzgefährdung durchgeführt werden. Ebenso sollten eingangs die Red Flags (Alarmsymptome zur Erkennung gefährlicher Ursachen) und Yellow Flags (psychosoziale Faktoren für die Chronifizierung) erhoben werden. Geeignete Instrumente dazu sind:
- Erfassung der ADL: Barthel-Index (▶ Kap. 6)
- Erfassung des Angstvermeidungsverhaltens: Fear Avoidance Belief Questionnaire
- Erfassung des gesamten Mobilitätsspektrums: DEMMI – De-Morton-Mobility-Index (▶ Kap. 6)
- Erfassung der Gangsicherheit (▶ Kap 6, ▶ Kap. 28):
- Erfassung der Sturzangst: FES-I (▶ Kap 6, ▶ Kap. 28)
- Erfassung der Schmerzintensität: Instrumente zur Erfassung der Schmerzintensität sind entweder die Markierung der Intensität auf visuellen Analogskalen (VAS), numerischen Ratingskalen (NRS) oder verbale Ratingskalen (VRS) oder die folgende einfache Frage: „Wie beurteilen Sie die Erträglichkeit Ihrer Schmerzen?" (▶ Abb. 23.1).

# 23.2 Grundlagen

## 23.2.1 Definition

Akuter Schmerz ist eine biologisch sinnvolle Funktion des Körpers, um den Organismus vor weiteren Schädigungen zu schützen. Bei chronischen Schmerzen haben Schmerzen ihre Aufgabe als „Warnsignal" verloren.
Es gibt in der Literatur keine allgemein akzeptierte Definition und keine einheitliche Festlegung auf eine Mindestdauer, ab wann Schmerz als chronisch bezeichnet wird. Hinweise auf eine Schmerzdauer > 3–6 Mon. existieren, jedoch ist chronischer Schmerz komplex und multidimensional. Eine rein zeitliche Definition macht keinen Sinn, da neurobiologische Veränderungen sowie psychische und soziale Faktoren ebenso eine Rolle beim Chronifizierungsprozess spielen. Unbehandelt führen chronische Schmerzen im Alter u. a. zur Verschlechterung der Lebensqualität, zu Funktionsverlusten, Stürzen, Depressionen oder Angstzustän-

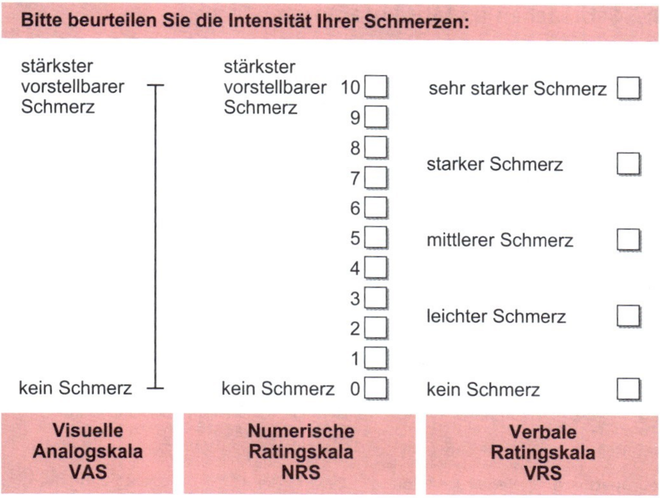

**Bitte beurteilen Sie die Intensität Ihrer Schmerzen:**

| stärkster vorstellbarer Schmerz | stärkster vorstellbarer Schmerz | 10 | sehr starker Schmerz |
|---|---|---|---|
| | | 9 | |
| | | 8 | starker Schmerz |
| | | 7 | |
| | | 6 | |
| | | 5 | mittlerer Schmerz |
| | | 4 | |
| | | 3 | leichter Schmerz |
| | | 2 | |
| | | 1 | |
| kein Schmerz | kein Schmerz | 0 | kein Schmerz |

| Visuelle Analogskala VAS | Numerische Ratingskala NRS | Verbale Ratingskala VRS |
|---|---|---|

Abb. 23.1 Instrumente zur Erfassung der Schmerzintensität (nach Zenz et al. 2013) [L141]

**23**

den, Schlafstörungen, sozialen Störungen, zum Verlust der Selbstständigkeit und daraus zu resultierender erhöhter Pflegebedürftigkeit. Chronische Schmerzen sind als eigenständiges Krankheitsbild (ICD-10 F45.41 Schmerzstörung) definiert.

## 23.2.2 Prävalenz

- Chronische Schmerzen im Alter haben eine hohe Prävalenz.
- 25–50 % der Patienten leiden unter chronischen oder rezidivierenden Schmerzen.
- 45–80 % der in Pflegeheimen lebenden Menschen sind betroffen.

## 23.2.3 Klassifikation

Keine allgemeingültige Klassifikation vorliegend. Die häufigsten Schmerzsyndrome im Alter sind überwiegend durch muskuloskelettale Ursachen bedingt (Rücken- und Gelenkschmerzen) und üblicherweise multilokulär sowie multifaktoriell. Des Weiteren zählen Rheuma und Arthrose zu häufig genannten Ursachen.

**Blickpunkt Medizin**
Es ist sinnvoll, bei starken chronischen Schmerzen zwischen tumorbedingten und nicht tumorbedingten Ätiologien zu unterscheiden, da dies Konsequenzen für die Pharmakotherapie hat.

## 23.2.4 Ursachen und Risikofaktoren

### Pathogenese

Die **häufigsten Ursachen** für chronische Schmerzen sind degenerative Gelenkerkrankungen und untere Rückenschmerzen (Low Back Pain), gefolgt von Schmerzen bei Osteoporose, muskulären Dysbalancen (Insuffizienzen, Hartspann), Tumorschmerzen, Herpes zoster, Arteriitis temporalis, Polymyalgia rheumatica, pAVK, Polyneuropathien, Dysästhesien nach Schlaganfall und Schmerzen nach Frakturen, Migräne und Spannungskopfschmerzen, um nur einige zu nennen (▶ Tab. 23.1).

**Tab. 23.1 Schmerzarten**

| Schmerzart | Pathogenese | Qualität | Beispiele |
|---|---|---|---|
| **Nozizeptiv** | Reizung o. Schädigung von Gewebe, keine Nervenschädigung | Vielfältig nach Grunderkrankung (bewegungsabhängig, kolikartig, in der Nacht auftretend) | Arthrose Teilweise muskuloskelettale Schmerzen Ischämieschmerz (pAVK) Frakturen |
| **Neuropathisch** | Nervenschädigung | Einschießend, attackenartig, brennend, keine Besserung in Ruhe, Sensibilitätsstörungen, Parästhesien, Allodynie | Ischialgie, diabetische Neuropathie, Trigeminusneuralgie, postherpische Neuralgie, andere Neuralgien, möglicherweise Fibromyalgie |
| **Funktionell** | Ausdruck psychischer Beeinträchtigung | Häufig multilokulär, hohe Inanspruchnahme, kein direkter Zusammenhang von Schmerzintensität und feststellbarer Gewebeschädigung | |
| **Mixed Pain** | Neuropathische und nozizeptive Komponente gleichzeitig | Komplexe regionale Schmerzen (z. B. diabetischer Fuß) | Teilweise bei Rückenschmerzen, Tumorpatienten |

### Risikofaktoren

Altersassoziierte Veränderungen, die einen **Einfluss auf Schmerzentstehung und Schmerzwahrnehmung** neben den allgemeinen Chronifizierungsfaktoren haben, sind u. a.:

- Muskelatrophie und Sarkopenie
- Osteopenie und Osteoporose
- Schleimhautatrophie
- Veränderungen der Körperzusammensetzung (erhöhter Fettanteil, verminderter Wasseranteil)
- Abnahme elastischer Fasern im Bindegewebe
- Veränderungen der Funktion von Nervenzellen
- Verändertes Schmerzempfinden im Alter
- Sensorische Verluste (Erhöhung des Sturzrisikos, in der Folge Verletzungen)

Faktoren, die einen **Einfluss auf die Diagnostik und die Schmerzerfassung** haben, sind u. a.:

- Multimorbidität und Polypharmazie
- Underreporting (Verschweigen oder Herunterspielen der Schmerzintensität)
- Verändertes Sensorium
- Kommunikationsstörungen (Sehen und Hören)
- Kognitive Einschränkungen (Demenz)
- Änderung im Schmerzerleben mit Depression, Rückzug und Vereinsamung, Empfinden von Sinnlosigkeit und Ausweglosigkeit

# 23.3 Anamnese, Diagnostik und Untersuchung

Chronische Schmerzen stellen ein komplexes multidimensionales Phänomen mit gleichzeitig vorhandenen somatischen, psychischen und sozialen Faktoren dar. Innerhalb des biopsychosozialen Modells des Schmerzes wird davon ausgegangen, dass neben den körperlichen Befunden auch psychische und soziale Faktoren das Erleben und Verhalten des Schmerzpatienten modulieren und wesentliche aufrechterhaltende und verstärkende Bedingungen für das Schmerzgeschehen darstellen. Daher ist ihre Erfassung unmittelbar nützlich und notwendig für die Therapieplanung.

Der **subjektive Bericht des Patienten** über seine Erkrankung und eine möglichst umfassende standardisierte Erhebung und Berücksichtigung aller beitragenden Aspekte besitzt in der Schmerzdiagnostik einen zentralen Stellenwert. Der Patient soll Lokalisation, Art, Dauer, Häufigkeit und Begleitumstände des Auftretens möglichst genau beschreiben.

**23**

**Cave**

Eine besondere Herausforderung ist die Schmerzanamnese und -behandlung bei kognitiv eingeschränkten Patienten (z. B. Patienten mit Demenz, ▶ Kap. 33.4).

Hilfreich ist der BESD-Bogen (Beurteilung von Schmerzen bei Demenz, ▶ Abb. 23.2). Patienten mit einem Wert von ≥ 6 von 10 erreichbaren Punkten werden als therapiebedürftig angesehen.

# 23.4 Therapie, Behandlung und Interventionen

Grundsätzliche Ansätze in der Behandlung von Patienten mit chronischen Schmerzen sind:

- Multimodaler Ansatz: Kombination aus pharmakologischen Maßnahmen, Physiotherapie und Ergotherapie, psychologische und sozialtherapeutische Interventionen
- Kausale Therapie einer schmerzverursachenden Erkrankung
- Rehabilitativer Ansatz (Therapie an funktionellen Defiziten und Lebensqualität orientieren)
- Berücksichtigung des biopsychosozialen Modells
- Aufklärung über die Bedeutung psychosozialer Faktoren
- Vermittlung aktiver Bewältigungsstrategien

23

# BESD

## BEurteilung von Schmerzen bei Demenz

*Beobachten Sie den Patienten/die Patientin zunächst zwei Minuten lang. Dann kreuzen Sie die beobachteten Verhaltensweisen an. Im Zweifelsfall entscheiden Sie sich für das vermeintlich beobachtete Verhalten. Setzen Sie die Kreuze in die vorgesehenen Kästchen. Mehrere positive Antworten (außer bei Trost) sind möglich. Addieren Sie nur den jeweils höchsten Punktwert (maximal 2) der fünf Kategorien.*

Name des/der Beobachteten: ………………………..

Ruhe

Mobilisation und zwar durch folgende Tätigkeit: ……………..………....

Beobachter/in: ……………….......…………………………………………

| 1. Atmung (unabhängig von Lautäußerung) | nein | ja | Punkt-wert |
|---|---|---|---|
| • normal | ☐ | ☐ | 0 |
| • gelegentlich angestrengt atmen | ☐ | ☐ | 1 |
| • kurze Phasen von Hyperventilation (schnelle und tiefe Atemzüge) | ☐ | ☐ | |
| • lautstark angestrengt atmen | ☐ | ☐ | |
| • lange Phasen von Hyperventilation (schnelle und tiefe Atemzüge) | ☐ | ☐ | 2 |
| • Cheyne Stoke Atmung (tiefer werdende und wieder abflachende Atemzüge mit Atempausen) | ☐ | ☐ | |

| 2. Negative Lautäußerung | | | |
|---|---|---|---|
| • keine | ☐ | ☐ | 0 |
| • gelegentlich stöhnen oder ächzen | ☐ | ☐ | 1 |
| • sich leise negativ oder missbilligend äußern | ☐ | ☐ | |
| • wiederholt beunruhigt rufen | ☐ | ☐ | |
| • laut stöhnen oder ächzen | ☐ | ☐ | 2 |
| • weinen | ☐ | ☐ | |
| **Zwischensumme 1** | | | |

Abb. 23.2 BESD-Bogen (Beurteilung von Schmerzen bei Demenz) [F1030–001]

Name des/der Beobachteten: ...............................

| 3. Gesichtsausdruck | nein | ja | Punkt-wert |
|---|---|---|---|
| • lächelnd oder nichts sagend | ☐ | ☐ | 0 |
| • trauriger Gesichtsausdruck | ☐ | ☐ | |
| • ängstlicher Gesichtsausdruck | ☐ | ☐ | 1 |
| • sorgenvoller Blick | ☐ | ☐ | |
| • grimassieren | ☐ | ☐ | 2 |
| **4. Körpersprache** | | | |
| • entspannt | ☐ | ☐ | 0 |
| • angespannte Körperhaltung | ☐ | ☐ | |
| • nervös hin- und hergehen | ☐ | ☐ | 1 |
| • nesteln | ☐ | ☐ | |
| • Körpersprache starr | ☐ | ☐ | |
| • geballte Fäuste | ☐ | ☐ | |
| • angezogene Knie | ☐ | ☐ | 2 |
| • sich entziehen oder wegstoßen | ☐ | ☐ | |
| • schlagen | ☐ | ☐ | |
| **5. Trost** | | | |
| • trösten nicht notwendig | ☐ | ☐ | 0 |
| • Ist bei oben genanntem Verhalten ablenken oder beruhigen durch Stimme oder Berührung möglich? | ☐ | ☐ | 1 |
| • Ist bei oben genanntem Verhalten trösten, ablenken oder beruhigen nicht möglich? | ☐ | ☐ | 2 |
| **Zwischensumme 2** | | | |
| **Zwischensumme 1** | | | |
| **Gesamtsumme von maximal 10 möglichen Punkten** | | | __/10 |

Andere Auffälligkeiten:

..............................................................................................
..............................................................................................
..............................................................................................
..............................................................................................

Pain Assessment in Advanced Dementia (PAINAD) Scale; Warden, Hurley, Volicer et al. 2003
© 2007der deutschen Version Matthias Schuler, Diakonie-Krankenhaus, Mannheim, Tel: 0621 8102 3601, Fax: 0621 8102 3610; email: M.Schuler@diako-ma.de
Nichttkommerzielle Nutzung gestattet. Jegliche Form der kommerziellen Nutzung, etwa durch Nachdruck, Verkauf oder elektronische Publikation bedarf der vorherigen schriftlichen Genehmigung, ebenso die Verbreitung durch elektronische Medien.
Fassung Dezember 2008

**Abb. 23.2** BESD-Bogen (Beurteilung von Schmerzen bei Demenz) *(Forts.)* [F1030–001]

**Blickpunkt Medizin**
**Medikamente**
- Ein bestimmter Arzt sollte als Bezugsperson „zuständig" für die Schmerztherapie sein (z. B. Hausarzt). Der behandelnde Arzt sollte niederschwellig erreichbar sein (Vertretungen regeln), damit sich ein Patient bei akuten Problemen nicht alleingelassen fühlt.
- Immer festes Schema bei der Medikamentengabe, vorzugsweise WHO-Schema. Dabei Tagesrhythmik des Schmerzes berücksichtigen.
- **Paracetamol** ist aufgrund seines günstigen Sicherheitsprofils der Wirkstoff der ersten Wahl bei älteren Menschen
- **Kombinationstherapie** erwägen, anstelle Monotherapie auszudosieren.
- **nichtsteroidalen Antirheumatika (NSAR)** aufgrund der kardiovaskulären, gastrointestinalen, renalen und anderen NW so kurz wie möglich

**Cave**
Mögliche Nebenwirkungen von Medikamenten in der Physiotherapie beachten (allergische Reaktion, Blutdruckabfall, Übelkeit, Schwindel, herabgesetzter Wachheitszustand) – ggf. mit dem Arzt Rücksprache halten. Verunsicherung oder Verängstigung des Patienten durch Mutmaßung über Medikation als Auslöser für Beschwerden vor der Rücksprache mit dem Arzt ist nicht hilfreich.

**23**

### 23.4.1 Nichtmedikamentöse Therapie

Körperliche Inaktivität führt langfristig zu einer Verschlechterung von Schmerzsyndromen. Diese gilt es zu überwinden, was bei Schonhaltung (zur Vermeidung kurzfristiger Schmerzverstärkung) und dem Vorliegen von Multimorbidität mit bereits länger bestehenden Funktionseinschränkungen schwierig sein kann. Der positive Effekt von körperlicher Aktivität auf Schmerzerleben und Lebensqualität ist evident. Die Kenntnis kognitiver Ansätze ist für Physiotherapeuten bei chronischen Schmerzpatienten in Bezug auf die Vermittlung von Schmerzmanagement wesentlich. Dazu zählen u. a.:

- Hinführen des Patienten von Fremdkontrolle durch den Schmerz zu Selbstkontrolle der Schmerzsituation
- Kontrolle von Gedanken, Erkennen und Bewältigen von Schmerzerleben
- Prinzip der Selbstwirksamkeit
- Verweis auf Sinnhaftigkeit schmerzpsychologischer Abklärung gegenüber dem Patienten im Sinne einer multimodalen Behandlung

### 23.4.2 Physiotherapie

Unabhängig von der Anwendung einzelner physiotherapeutischer Konzepte gelten folgende Interventionen als geeignet zur Behandlung chronischer Schmerzpatienten in der Geriatrie:

- Bewegungstherapie in Kombination mit schmerz- und verhaltenstherapeutischen Maßnahmen (Schmerzreduktion und Funktionsverbesserung ist evident.).
- Kraft- und Ausdauertraining.

- Neurophysiologische Bewegungskonzepte (erhöhter Stellenwert bei chron. Schmerz und neurologischen Erkrankungen).
- Abbau von Bewegungsangst.
- Vermittlung von Erfolgserlebnissen.
- Vermittlung positiver Bewegungserfahrung (z. B. niederschwellige Spiele als Gruppenaktivität).
- Manuelle Therapie bei segmentalen Bewegungseinschränkungen in Kombination mit Bewegungstherapie ist evident.
- Sturzprävention (Reduktion der Sturzangst).
- Achtsamkeitsübungen, Entspannungstechniken.
- Schulung der Körperwahrnehmung und des Beanspruchungsempfindens (Verständnis des Zusammenhangs von Haltung und Fehlhaltung und möglichen funktionellen Auswirkungen).
- Überlegenheit von Druckpunktmassagetechniken (Pressure Point Techniques) gegenüber der klassischen schwedischen Massage, immer in Kombination mit aktiven Bewegungsübungen und Beratung sowie Information zum Krankheitsgeschehen bei chronisch unspezifischem Rückenschmerz.

 **Cave**

Für die Wirksamkeit der klassischen Massage als alleiniger Maßnahme (Monotherapie) bei chronischen Schmerzen gibt es derzeit keinen eindeutig evidenten Nachweis, deshalb kann auch keine Empfehlung abgegeben werden.

**23**

 **Blickpunkt Ergotherapie**

Schmerzen beeinträchtigen alle Bereiche des Lebens. **Ziele** der Ergotherapie bei Menschen mit chronischen Schmerzen:
- Verbesserung der Lebensqualität
- Funktionsverbesserung
- Reduktion des Schmerzverhaltens
- Bedeutende Rollen wieder einnehmen/erhalten können
- Schmerzen verstehen und lernen, mit dem Schmerz umzugehen (z. B. Selbstmanagement, Strategien entwickeln)
- Zeitmanagement (z. B. Phasen nutzen, in denen die Schmerzen erträglicher sind, Pausenmanagement)
- Stressmanagement (z. B. Entspannungstechniken)

 **Blickpunkt Pflege**

Ziel der pflegerischen Versorgung ist das Erreichen einer für die Patienten stabilen und akzeptablen Schmerzsituation. Speziell weitergebildete Pflegepersonen **(Pain Nurses)** haben die Expertise, auf Grundlage komplexer Assessmentverfahren verschiedene chronische Schmerzformen und deren Anforderung an die Behandlung einzuschätzen. Die Pflegeperson erarbeitet zusammen mit den anderen Akteuren, dem Patienten und seinen Angehörigen einen Behandlungsplan, in dem alle schmerzbezogenen medikamentösen (Regel- und Bedarfsmedikamente) und nicht medikamentösen Therapien aufgelistet werden. In den Behandlungsplan werden auch sämtliche Selbstmanagement-Kompetenzen der Patienten und Angehörigen aufgenommen und in die Behandlungsstrategie integriert.

**Merke:** Spezieller Beratungsbedarf von Patienten und Angehörigen bei psychischen Erkrankungen, kognitiven Einschränkungen, Sucht, Gefahr von Missbrauch von Medikamenten oder ausgeprägten Ängsten vor den Abhängigkeitspotenzialen von Medikamenten

Quelle: www.dbfk.de/de/expertengruppen/pflegeexperten-schmerz/index.php

# 23.5 Überwachung und Weiterführung der Therapie

## Therapieziele

Die Therapieziele sollten realistisch sein, multidisziplinär und multimodal angegangen werden und vom Patienten mitgetragen werden.

**Allgemeingültige Therapieziele** in der Behandlung chronischer Schmerzpatienten sind u. a.:

- Ausrichtung der Therapie auf die Lebensqualität (nicht auf die Schmerzintensität)
- Schmerzmanagement
- Behandlung kausaler Faktoren
- Vermeidung sozialer Isolation

Insbesondere in der **Therapie älterer Patienten** gelten als Ziele:

- Verbesserung möglicher Gang- und Standunsicherheiten (Vermeidung von Stürzen)
- Erhaltung der Mobilität
- Erarbeiten von Entlastungsstellungen
- Überwindung von Steifheit und Schmerzen
- Steigerung von Kraft, Koordination und Ausdauer
- Wiederherstellung funktioneller Abläufe
- Selbstständiges Durchführen der ADL soweit möglich

**Blickpunkt Medizin**
- Vermeidung von unerwünschten Arzneimittelwirkungen
- Früherkennung psychischer Komorbidität (begleitende Depression, Angsterkrankung, Schlafstörung)
- Vermeidung oder Besserung von Appetitmangel und Risiko einer Malnutrition (steigendes Risiko von Frailty)

## Therapiemonitoring

Etablierte Methoden zum Therapiemonitoring sind normierte und validierte **deskriptive Schmerzskalen** und **visuelle Analogskalen.** Dabei werden dieselben Instrumente wie bei der Diagnostik verwendet. Ebenso das Anwenden der in der Befundung verwendeten Assessments zur Verlaufskontrolle. Eine Evaluierung kann nur stattfinden, wenn ein Eingangswert erhoben, Ziele mit dem Patienten formuliert und der Therapieverlauf mit denselben Instrumenten wie eingangs angewandt überprüft wurden (▶ Kap. 6).

## Komplikationen

- Erschwerung der Physiotherapie durch Nebenwirkungen der medikamentösen Schmerztherapien → mit dem Arzt die Möglichkeit einer für die Therapie günstigeren zeitlichen Einnahme besprechen
- Mangelnde Compliance des Patienten durch psychische Überlagerung (v. a. bei funktionellem Schmerz) → Absprache im multiprofessionellen Team
- Erhöhte Sturzangst → Gangsicherheitstraining, Überprüfung mittels FES-I und Sturzassessment, Angstabbau
- Fortbestand der Chronifizierung durch gleichzeitiges Anwenden passiver, nicht leitlinienkonformer Maßnahmen (Massage ohne adjuvante aktivierende Maßnahmen) → leitlinienkonformes Arbeiten, setzen aktivierender Maßnahmen, Aufklärung des Patienten über Schmerzmechanismen
- Unnötige weitere diagnostische Maßnahmen (z. B. bildgebende Verfahren) für den Patienten potenziell eher von Nachteil (Katastrophisieren und Vermeidungsverhalten in Bezug auf Bewegung kann gefördert werden)

**23**

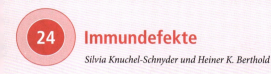

# 24 Immundefekte

*Silvia Knuchel-Schnyder und Heiner K. Berthold*

Man unterscheidet angeborene von erworbenen Immundefekten. Das Immunsystem durchläuft einen physiologischen Alterungsprozess (Immunoseneszenz). Infektionserkrankungen stehen insgesamt an 5. Stelle der Todesursachen bei älteren Menschen.

## 24.1  Grundlagen

**Immunoseneszenz:** Die Alterung des Immunsystems ist physiologisch, jedoch individuell unterschiedlich ausgeprägt. Damit geht sowohl eine erhöhte Infektanfälligkeit einher als auch ein Symptomwandel. Mit dem Symptomwandel ergibt sich manchmal eine erschwerte Diagnosestellung bei infektiologischen Erkrankungen und damit eine zu späte Therapie.
Die Immunoseneszenz hat auch Auswirkungen auf die Wirkung von Impfungen.

## 24.2  Ursachen und Risikofaktoren

### 24.2.1  Pathogenese

Die Immunseneszenz betrifft das angeborene und das erworbene Immunsystem. Es kommt zu einer Verminderung der Zahl von B- und T-Zellen und somit zu einem verringerten Ansprechen des Immunsystems auf neue Antigene. Die humorale Immunantwort kann somit schwächer sein mit einer höheren Infektanfälligkeit im Alter und Zunahme von Autoimmun- und Tumorerkrankungen.
Auch die Veränderung der Funktion von Makrophagen und von Natural killer-Cells beeinflusst die Immunoseneszenz.

### 24.2.2  Risikofaktoren

Als Risikofaktoren für eine ausgeprägtere Immunoseneszenz gelten v. a. Frailty, aber auch eine ausgeprägte Multimorbidität und die Malnutrition.

## 24.3  Diagnostik und Untersuchung

**Anamnese:** Frage nach rezidivierenden Infekten, Antibiotikatherapien, Immundefekten in der Familie, Immunschwäche assoziierten Erkrankungen (Mukoviszidose, hämatologisch-onkologische Erkrankungen, allergische Erkrankungen, HIV etc.).
**Untersuchung:** Blutbild, Differenzialblutbild, Hautabstrich

## 24.4  Therapie, Behandlung und Interventionen

**Medikamentöse Therapie:** Keine spezifische Therapie bekannt, individuelle Anpassungen
**Nichtmedikamentöse Therapie:** gesunde Ernährung, viel Bewegung (moderates Ausdauertraining 3-mal wöchentlich), genügend Schlaf kann Immunseneszenz positiv beeinflussen.

**Merke**

Bedingt durch die veränderte Symptomatologie ist es wichtig, dem Arzt oder der Pflege wichtige Beobachtungen mitzuteilen, die auf Infekte hindeuten könnten:

- Änderung des Wachheitszustandes oder der Leistungsfähigkeit
- Plötzliche Veränderung der kognitiven Fähigkeiten

Zunahme von körperlichen Symptomen wie Schmerzen, Spastizität etc.

**24**

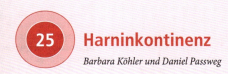

# 25 Harninkontinenz

*Barbara Köhler und Daniel Passweg*

## 25.1 Grundlagen

### 25.1.1 Definition

Harninkontinenz ist jeder unfreiwillige Verlust von Urin (International Continence Society, ICS). Die Funktion der Harnspeicherung, der Verschlussmechanismus oder die Harnentleerung sind gestört. Nebenwirkungen der Pharmakotherapie sind hoch beeinträchtigend und insbesondere bei betagten Menschen zu beachten (▶ Abb. 25.1).

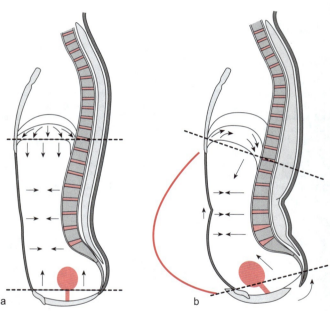

**Abb. 25.1** Lumbopelvische Kontrolle. **a** Der Beckenboden als Stützapparat arbeitet bei korrekter Haltung und optimaler Muskelbalance in Synergie mit der tiefen abdominalen Muskelschicht (M. transversus abominis), dem Zwerchfell und der tiefen Rückenmuskulatur (Mm. multifidii). Das Senken des Zwerchfells bei der Einatmung erhöht die Aktivität der Bauchmuskulatur, den intraabominalen Druck und den Tonus der Beckenbodenmuskulatur, wobei Letztere exzentrisch nach kaudal ausweicht. Bei der Ausatmung geschieht der umgekehrte Vorgang. Die axiale Belastung des Beckenbodens hält die Blase in einer idealen Position für den Erhalt der Kontinenz. **b** Bei Haltungsinsuffizienz und ggf. zusätzlichem abdominalem Plusgewicht werden die Druckkräfte nicht mehr axial übertragen. Die Blase wird nicht mehr zentral vom Beckenboden gestützt, sondern nach ventral verschoben und gegen die Symphyse geschoben. Der Verschlussmechanismus der Blase ist somit gestört. [L231]

25

## 25.1.2 Prävalenz

Harninkontinenz ist im Alter häufig und gehört zu den 4 geriatrischen Riesen. In Deutschland sind vermutlich 6–8 Millionen Menschen betroffen. 75 % der Betroffenen sind Frauen. Die Prävalenz steigt mit zunehmendem Alter, zunehmender Multimorbidität und zunehmendem kognitiven Abbau. Etwa 30 % der >60-Jährigen, 56 % der Heimbewohner und 90 % der Demenzkranken sind betroffen. Weil tabubehaftet und schamauslösend, wird medizinische Leistung häufig nicht oder erst spät in Anspruch genommen. Eine schwere Harninkontinenz ist häufig der Grund für die Aufnahme in eine Langzeitpflege.

## 25.1.3 Klassifikation

- **Belastungsinkontinenz** (ehemals Stressinkontinenz, engl. Stress Urinary Incontinence, SUI), bei der es bei Druckerhöhung im Bauchraum wegen einer Verschlussschwäche zu Harnverlust kommt, dies bei normaler Speicherfunktion. Häufiger bei der jüngeren Frau.
- **Überaktive Blase (OAB Wet** = Overactive Bladder, Wet; ehem. Dranginkontinenz), Degenerative Krankheit des Blasenmuskels (M. detrusor vesicae) die mit dem Alter häufiger auftritt, bei der zwingender Harndrang empfunden wird, obwohl die Blase wenig gefüllt ist. Zuwarten mit der Harnentleerung ist nicht möglich, der Verlust geschieht häufig auf dem Weg zur Toilette. Instabile, übersensible oder kleinkapazitäre Blase.
- **Mischinkontinenz,** die die Symptome von Belastungsinkontinenz und überaktiver Blase aufweist.
- **Überlaufinkontinenz (asensible, akontraktile oder denervierte Blase):** erhöhte Blasenfüllung, die Blase verliert die Fähigkeit zu kontrahieren. Die Blasenfüllung wird nicht oder zu spät wahrgenommen, die Blase entleert sich im Sinne eines Überlaufens ganz oder teilweise.
- **Neurogene Detrusorhyperaktivität (zerebral enthemmte Blase)** beschreibt die Symptome einer überaktiven Blase, deren Ursache nicht in der Blase selbst zu finden ist, sondern aufgrund einer zentralen Störung besteht. Die Miktion läuft regelrecht, aber zu häufig, unkontrolliert und ungebremst ab. Man geht davon aus, dass die „zerebral enthemmte Blase" im Alter häufiger vorkommt.
- **Neurogene Blase:** Inkontinenz bei Querschnittläsionen des Rückenmarks. Es kommt zu unkontrollierten zeitgleichen reflexartigen Massenkontraktionen des Blasenmuskels, des Urethralsphinkters und des Beckenbodens. In der Folge kommt es zu einer Kombination von Inkontinenz und Retention, mit exorbitantem Druck in der Blase, der zu Reflux in die Harnleiter und letztlich zur Zerstörung des Nierenparenchyms führt: echte Sphinkter-Detrusor-Dyssynergie.
- **Sonderformen** wie Fistelbildung zwischen Blase und Vagina, Läsionen zwischen Vaginalwand und Blase oder Vaginalwand und Rektum.
- **Orthopädische Inkontinenz:** keine „offizielle" Inkontinenzform, aber im Alter wesentlich: Nicht die Blase ist das Problem, welches zur Inkontinenz führt, sondern die reduzierte Mobilität.
- **Inkontinenz bei reduzierter kognitiver Funktion:** keine „offizielle" Inkontinenzform, aber im Alter wesentlich: Nicht die Blase ist das Problem, welches zur Inkontinenz führt, sondern die demenzielle Entwicklung.
- **Transitorische Harninkontinenz:** vorübergehende Harninkontinenz z. B. nach einem operativen Eingriff, nach Katheterentfernung.

25

- Dreistufiges **Klassifizierungsmodell** für die Belastungsinkontinenz, für eine Graduierung nicht geeignet, da die einzelnen Stufen auch isoliert auftreten können:
- **Grad I:** Harnverlust beim Husten, Niesen, Lachen
- **Grad II:** Harnverlust beim Gehen, Stehen und bei körperlicher Aktivität
- **Grad III:** Harnverlust im Liegen

## 25.1.4  Ursachen und Risikofaktoren

### Pathogenese
Bei Frauen ist die häufigste Form die Belastungsinkontinenz, bei Männern die Dranginkontinenz.

- **Belastungsinkontinenz:** Abschwächung, häufig auch Senkung des Beckenbodens und der stabilisierenden Ligamente (urethrovesikale Ligamente), Versagen der Schließmuskulatur der Harnröhre.
- **Überaktive Blase:** Krankheit des Blasenmuskels, erhöhte Sensibilität der Rezeptoren, die die Füllungsspannung der Blasenwand melden bzw. mangelhafte Unterdrückung der Blasenwandmuskulatur (M. detrusor vesicae), die in der Speicherphase gehemmt werden muss. Oftmals findet eine Konditionierung statt, bei der Harndrang über visuelle („Türschlossphänomen"), akustische (laufender Wasserhahn) oder klimatische (Kälte, Feuchtigkeit) Reize ausgelöst wird
- **Mischinkontinenz:** eine Kombination von Belastungsinkontinenz und überaktiver Blase.
- **Überlaufinkontinenz:** Erhöhte Blasenfüllung, bei der die Blasenwandmuskulatur überdehnt wird und/oder die Rezeptoren der Blasenwand für die Erfassung des Füllungszustandes der Blase nicht (mehr) reagieren. Bei überfüllter Blase kommt es zum Überlaufen. Mögliche Ursachen:
  - Infravesikales Hindernis, Obstruktion (z. B. Prostatahyperplasie, bei der älteren Frau Genitaldeszensus mit Abquetschphänomen)
  - Myogene Degeneration (akontraktiler M. detrosor vesicae ohne erklärbaren Grund)
  - Zerstörung der peripheren Innervation (z. B. autonome Polyneuropathie bei Diabetes oder Denervation durch radikale Chirurgie im kleinen Becken)
- **Neurogene Detrusorhyperaktivität (zerebral enthemmte Blase):** Zentrale Störung besteht. Die zentrale Hemmung aus übergeordneten (suprapontinen) Zentren auf das Miktionszentrum im Stammhirn (Pons) ist vermindert, die Miktion läuft regelrecht, aber zu häufig, unkontrolliert und ungebremst ab.
- **Neurogene Blase:** Die Bahnen zwischen dem Miktionszentrum (= Koordination der Miktion) im Stammhirn (Pons) und den tiefgelegenen sympathischen (Thorakal- und Lumbalmark) und parasympathischen Zentren (Sakralmark) werden unterbrochen. Die Steuerung und die Koordination der Miktion funktionieren nicht mehr.
- **Sonderformen** wie Fistelbildung zwischen Blase und Vagina.
  - In Industriestaaten: Operationskomplikationen oder bei fortgeschrittenen Tumoren im kleinen Becken.
  - In Ländern mit schlechter medizinischer Versorgung: Folge von massiv protrahierten Geburten, kindliches Köpfchen verbleibt in der Austreibungsphase über Stunden oder Tage „auf Beckenboden" und führt zu Läsionen zwischen Vaginalwand und Blase oder Vaginalwand und Rektum.

- **Orthopädische Inkontinenz:** Die reduzierte Mobilität in Bezug auf das Erreichen der Toilette und das Entkleiden führt zu Harnverlust vor der willentlichen Entscheidung.
- **Inkontinenz bei reduzierter kognitiver Funktion:** Die demenzielle Entwicklung führt zur Inkontinenz.
- **Transitorische Harninkontinenz:** operativer Eingriff, nach Katheterentfernung.

## Risikofaktoren

- **Belastungsinkontinenz:**
  - **Bei Frauen:** weibliche Anatomie: der anatomisch größer angelegte Beckenausgang, großflächiger Beckenboden, kurze Urethra; ferner Schwangerschaft, vaginale Entbindung bei großen Kindern und bei protrahiertem Geburtsverlauf, v. a. aber instrumentelle vaginale Entbindung mit dem Forceps, Hormonstatus der Frau (Menopause/Atrophie), Organsenkung, Verlust der ligamentären Fixation der Urethra.
  - **Bei Männern:** Veränderungen und Operationen der Prostata, insbesondere Prostatektomie.
  - **Bei beiden Geschlechtern:** chronische Erhöhung des Drucks im Bauchraum durch starkes Pressen bei chronischer Verstopfung, dauerndem schwerem Heben, chronischem Husten, Übergewicht, mangelhafter allgemeiner Fitness, insbesondere Dysbalance der Muskulatur der lumbopelvischen Kontrolle.
  - **Im Alter:** allgemeiner Muskelabbau (Sarkopenie) und lokale Muskelveränderung (Umwandlung von schnell arbeitenden Muskelfasern in langsame) durch Nichtgebrauch $\geq 70$. Lj. rasch zunehmend.
- **Überaktive Blase:** Konzeptionell ist die eigentliche OAB eine degenerative Krankheit der Blasenmuskulatur, also eine Störung der Blasenspeicherfunktion, deren Ursache letztlich nicht verstanden ist, also eine „idiopathische" Krankheit. Die Störung liegt wahrscheinlich in einer wenig abgebremsten elektrischen Reizüberleitung zwischen den einzelnen Muskelfasern des Detrusormuskels. Die symptomatischen Formen hingegen werden leicht verstanden, die eigentliche OAB ist aber gerade dadurch definiert, dass erkennbare Ursachen ausgeschlossen worden sind und dass man eben **keine** Ursache erkennt. Definition der überaktiven Blase (OAB): Symptomkomplex mit **imperativem Harndrang** (Urgency), Pollakisurie, Nykturie, verkürzter Warnzeit mit oder ohne Inkontinenz **nach** Ausschluss von entzündlichen Vorgängen und lokalen pathologischen sowie metabolischen Prozessen. Die OAB wird mit dem Alter bei beiden Geschlechtern häufiger. Mögliche Ursache einer symptomatischen Form: Harnwegsinfekte, Blasentumoren, Blasensteine, Fremdmaterial, Status nach Radiatio, konditionierte Pollakisurie bei Belastungsinkontinenz, beim Mann Prostatahyperplasie mit Obstruktion, Nykturie mit Inkontinenz bei Herzinsuffizienz, Überkonsum von Nikotin, Kaffee, künstlichem Süßstoff, Polydipsie, genitale Atrophie in der Menopause, psychische Gründe.
- **Mischinkontinenz:** siehe Belastungsinkontinenz und überaktive Blase.
- **Überlaufinkontinenz:** Langjähriger Diabetes mellitus und Alkoholabusus können zur autonomen Polyneuropathie und dadurch zum Verlust der Blasensensibilität führen. Einschränkung der Wahrnehmungsfähigkeit, reduzierte Selbstständigkeit, Immobilität, Sturzgefahr, Multimorbidität, Medikamentennebenwirkung und -interaktion; unterlassene Kontrolle/Unterstützung durch

**25**

Pflegepersonal in der Langzeitpflege kann einen akontraktiler M. detrusor vesicae wegen myogener Dekompensation begünstigen. Radikale Operationen im kleinen Becken (z. B. Operation nach Wertheim beim Zervixkarzinom kann die Blase denervieren).

- **Neurogene Detrusorhyperaktivität (zerebral enthemmte Blase):** zentrale Störung. Typische Beispiele sind der Morbus Parkinson oder Residuen nach einem zerebrovaskulären Insult.
- **Neurogene Blase:** Querschnittsläsionen des Rückenmarks, Läsionen bei Unfällen oder Demyelinisierungsherde bei multipler Sklerose im Rückenmark.
- **Sonderformen** wie Fistelbildung zwischen Blase und Vagina. Operationskomplikationen, fortgeschrittene Tumoren im kleinen Becken. Geburtstraumata.
- **Orthopädische Inkontinenz:** reduzierte Mobilität und Feinmotorik der Hände.
- **Inkontinenz bei reduzierter kognitiver Funktion:** demenzielle Entwicklung.
- **Transitorische Harninkontinenz:** Operationen, Katheter.

## 25.2 Diagnostik und Untersuchung

### 25.2.1 Anamnese

In der Regel erfolgt eine erste Abklärung durch den Haus-/Heimarzt. Bei Versagen des ersten Therapieansatzes sind weitere Abklärungen durch Fachärzte der Gynäkologie, Urologie oder Neurourologie möglich. Hier kann weitere Diagnostik angeboten werden wie z. B. Urodynamik, Prostata-Symptom-Score, Ultraschall (Restharn, Veränderungen der Blasenwand, Fremdkörper, Tumoren, Harnsteine, Harnstau, Funktion des Beckenbodens), Zystoskopie.

Das **Anamnesegespräch** dient einerseits der Erfassung und Quantifizierung der Beschwerden sowie der Differenzierung der Inkontinenzform, andererseits ist es gerade im Rahmen einer Harninkontinenz ein wesentlicher Beitrag zum Angstabbau und zur Vertrauensbildung für den angestrebten Therapiezugang:

- Dauer und Entstehung der Beschwerden
- Nebendiagnosen/Operationen
- Anzahl Entleerungen tagsüber (Norm 7- bis 8-mal) und nachts (Norm 0- bis 2-mal)
- Trinkmenge, Zeitpunkt und Art der Getränke
- Symptome der Belastungsinkontinenz, der Dranginkontinenz, Pollakisurie, Nykturie und der Organsenkung
- Schweregrad, Menge und Häufigkeit des Harnverlustes, Belastungsgrad
- Bindenwechsel/-verbrauch/Größe der Einlagen/Windeln
- Entleerungsgefühl (fehlend, normal, zwingend), Entleerungsstellung (Stand, Sitz, Hocke)
- Veränderungen der Harnentleerung (Intensität, Dauer, Unterbrechung, Nachtröpfeln, Startschwierigkeiten, Restharngefühl; Einsatz der Bauchpresse)
- Defäkation/Obstipation/Stuhlinkontinenz/Windinkontinenz
- Bisherige Medikation, Therapien und Erfolg
- Kognitive Leistungsfähigkeit
- Mobilität am Tag, in der Nacht
- Nachtruhe, Schlaf, Nähe der Toilette, Lichtverhältnisse

- Ernährungszustand, Konsum von drangfördernden Stoffen (Alkohol, evtl. Kaffee, Süßstoffe)
- Allgemeiner Fitnesslevel
- Sexualleben

## 25.2.2 Assessments

**Objektivierte Parameter:**
- Miktionstagebuch (auch Blasentagebuch): Das Protokoll wird zur Analyse des Trink- und Entleerungsverhaltens eingesetzt. Während $3 \times 24$ h werden Trinkmenge und Art der Flüssigkeit, Anzahl und Volumen der Harnentleerungen, Stärke des Drangs und Episoden von unwillkürlichem Harnverlust ermittelt. Miktionstagebücher und Miktionsbecher sind in jeder Apotheke kostenlos erhältlich.
- Der International Consultation on Incontinence Questionnaire for Urinary Incontinence Short Form (ICIQ UI SF): Der ICIQ UI SF ist urheberrechtlich geschützt und kann in mehreren Sprachen unter https://iciq.net/iciq-ui-sf kostenlos unter Angabe des Verwendungszweckes angefordert werden. Er ist auf dem Weg zum Goldstandard und ist von der ICS entwickelt und empfohlen. Neben Fragen zu Häufigkeit und Menge des Harnverlustes sowie der persönlichen Belastung werden Screening-Fragen gestellt, die helfen, die Inkontinenzform zu identifizieren.
- Barthel-Index: Beurteilung der Selbsthilfefähigkeit, der Kompensationsfähigkeit bei Inkontinenz mit dem Item „Toilettenbenutzung".

**Körperliche Untersuchung Körperstrukturen:** Strukturbeurteilung durch Inspektion und Palpation der urethrovulvären/anorektalen Region (Hautzustand, Trophik, Sensitivität, Elastizität, Triggerpunkte)

**Körperliche Untersuchung Körperfunktionen:**
- Funktionsbeurteilung mit Palpation (vaginal, anal bei Bedarf, perineal)
  - Reaktionsfähigkeit (Husten und Valsalva)
  - An- und Entspannungsfähigkeit
  - Kraftausdauerleistung in Sekunden
  - Anzahl Repetitionen bei Maximalleistung (engl. Maximal Voluntary Contraction, MVC)
  - Bewertung gemäß Oxford Skala (0 = Muskel nicht palpabel, 1 = Muskel palpabel, doch sehr weich, 2 = mäßiger Widerstand, 3 = guter Widerstand, 4 = hoher Widerstand, 5 = maximaler Widerstand)
- Objektivierung der Beckenbodenansteuerung
  - Messen der Speicher- und Miktionsphase (Miktionsbecher, Ultraschall)
  - Elektromyographie (EMG) mit vaginaler, analer oder Oberflächenelektrode sowie Stimulation des N. tibialis bei überaktiver Blase; Aktivierung und Entspannung der Muskelfasern des Beckenbodens, Kontrolle des Trainingsverlaufes
  - Ultraschall (US) Blasenhalsposition (suprapubisch, perineal, ggf. Introitus, intravaginal, intraanal), puborektaler Winkel zur Beurteilung der korrekten Beckenbodenaktivierung, Einsatz des M. transversus abdominis, Heben und Senken des Blasenhalses

**Beurteilung der Aktivität und Partizipation:**
- Einschränkung sozialer und/oder intimer Beziehungen
- Einschränkung der Selbstversorgung bzw. Angst vor Verlust der Selbstständigkeit
- Einschränkungen der Mobilität und Reisemöglichkeit

25

**Beurteilung der Umweltfaktoren; insbesondere Beurteilung bei Langzeitpflegesituation:**
- Fremdbetreuung, insbesondere Toilettenstrategie
- Unterstützungspersonen persönlich/professionell
- Materielle Absicherung
- Hygieneprodukte und deren Einsatz

**Beurteilung der personenbezogenen Faktoren:**
- Alter
- Selbstwirksamkeitserwartung
- Bisherige Bewältigung von Krankheit (Angst, Scham, Depression, Neigung zur Verdrängung)

# 25.3 Therapie, Behandlung und Interventionen

## 25.3.1 Medikamentöse Therapie des Facharztes

**Blickpunkt Medizin**
**Medikamentöse Therapie**
**Belastungsinkontinenz:** Duloxetin wenig effektiv bei guten Alternativen (Physiotherapie, Operation), darum selten eingesetzt.
**Dranginkontinenz:**
- **Anticholinergika/Antimuskarinika:** Nebenwirkungen wie Mundtrockenheit, Obstipation und v. a. Verschlechterung der Hirnleistung können gerade bei betagten Patientinnen ein Problem sein. Die Nebenwirkungen sind häufig Ursache für ein frühes Absetzen der Medikation (tiefe Compliance). Zudem macht gerade bei betagten Menschen die Polypharmazie ein weiteres neues Medikament unmöglich.
- **β-3-Adrenorezeptor-Agonist:** ebenso effektiv wie Anticholinergika. Nicht die typischen Nebenwirkungen der Anticholinergika. Vorsicht bei nicht gut kontrollierter Hypertonie.
- **Kombination** von 1 und 2, laufende Studien.
- **Botulinumtoxin:** Chemische transiente Lähmung des Blasenmuskels. 100 E Botox werden unter zystoskopischer Sicht an verschiedenen Stellen in den Blasenmuskel gespritzt. Gerade bei betagten Menschen günstig, die intravesikale Botoxinjektion ist ein minimalinvasiver Eingriff in Lokalanästhesie (Lidocain-Gel) und leichter Sedierung. Botox wirkt nur dort, wo es eingespritzt wird. Systemische Nebenwirkungen wie bei Anticholinergika gibt es nicht! Die Botoxdosis kann hinauftitriert werden. Der Effekt kann bis > 9 Mon. anhalten.

**Mischinkontinenz:** Sind die Symptome der OAB im Vordergrund, wird zunächst die medikamentös besser behandelbare Drangkomponente behandelt.

## 25.3.2 Nichtmedikamentöse Therapie

**Beckenbodentraining** wird als primärer Behandlungsansatz bei Harninkontinenz empfohlen. Begleitend ist eine medikamentöse Therapie in vielen Fällen äußerst sinnvoll. Operative Eingriffe sind zu empfehlen, wenn intensives Beckenbodentraining über 5 Mon. keinen Erfolg zeigt, der Leidensdruck sehr hoch ist, benigne neoplastische Phänomene diagnostiziert sind oder eine Organsenkung III. Grades vorliegt.

**Allgemeine physiotherapeutische Interventionen:**
- Verhaltensschulung und Optimierung der Umweltfaktoren
  - Bekleidung, Wohnraum, Mobilität und Sicherheit, Hilfsmittel, Hilfspersonen, Hygieneartikel, Ernährung, ggf. Gewichtsreduktion, Kennzeichnung des Wegs zur Toilette, Optimierung der Entkleidungssituation bei der Toilette.
  - Koordination des Toilettentrainings im multiprofessionellen Setting, Planung und Organisation der Toilettengänge zu festgelegten Zeiten (Timed Voiding), zu individuell angelegten Zeiten, angebotener Toilettengang und Strategien des Zuwartens bei Dranginkontinenz.
  - Optimierung der Sitzposition und des Entleerungsverhaltens (kein Pressen), Toilettensitz, Haltegriffe. Insbesondere ist die Sitzhöhe der Toilette zu überprüfen. Viele Toiletten in privaten und öffentlichen Einrichtungen werden mit hohen Toilettensitzen ausgestattet, um ältere Menschen beim Hinsetzen und Aufstehen zu unterstützen. Dass insbesondere Frauen mit postmenopausaler Osteoporose eigentlich eine tiefer eingestellte Toilette benötigen, wird kaum beachtet. Empfehlenswert ist hier eine tiefe Toilette mit mobilem Aufsatz für die Erhöhung.
  - Aktivierung des Beckenbodens vor Belastungen wie z. B. Husten („The Knack").
  - Zuwartestrategien bei vermehrtem Harndrang, Entspannung, vertieftes Atmen, an die Wand lehnen, Hinsetzen, Beckenboden aktivieren, von 100 rückwärts zählen.
- Miktionstagebuch als Kontroll- und Führungsinstrument für das Trink- und Entleerungsverhalten, Harnverlust, Drangkontrolle, Einsatz von Hygieneprodukten sowie allgemein zur Erkennung der Compliance des Patienten (Reduzierung der Trinkmenge als Laienstrategie wirkt sich wegen der Verkleinerung der Harnblase negativ aus. Ausnahme: bei Herz- und Niereninsuffizienz).
- Reduktion von beitragenden Risikofaktoren (Steigerung der allgemeinen Fitness, Beseitigung der Haltungsinsuffizienz und Muskeldysbalance, adäquate medizinische Versorgung usw.).
- Optimieren der muskulären Balance und der physiologischen Bewegungsabläufe.

**Spezifische physiotherapeutische Interventionen** (▶ Tab. 25.1):
- Beckenbodentraining auch mit Biofeedbackkontrolle durch EMG und Ultraschall; auch im Alter als Intervention der ersten Wahl empfohlen
- Elektrostimulation mit verschiedenen Parametern zur Aktivierung der Muskelaktivität, Reduktion der Drangsymptomatik und zur Verbesserung der Propriozeption (Kontraindikationen: Herzschrittmacher, vaginale Infekte, Metallimplantate in der Nähe der Sonde, Psychosen, Ablehnung durch Patienten)

**25**

**Blickpunkt Pflege**
**Pflegerische Unterstützung**
- Krankenbeobachtung bezüglich Kontinenz/Inkontinenz
- Austausch mit anderen Berufsgruppen
- Inkontinenzprofil festlegen
- Patientenedukation, Pflegeplanung und Ziele festlegen
- Miktionsprotokoll/ggf. Bilanzierung
- Inkontinenzversorgung planen (Hilfsmittelauswahl)
- Kontinenzfördernde Umgebungsgestaltung

- Kontinenzfördernde Kleidung beachten
- Verhaltenstherapeutische Maßnahmen durchführen/dokumentieren
- Sicherheit beim Toilettengang gewähren, ggf. Assistenz anbieten

**Tab. 25.1  Überblick über spezifische physiotherapeutische Interventionen (symptombezogen)**

| Beschwerden | Mögliche Ursache(n) | Assessments | Interventionen |
|---|---|---|---|
| Harnverlust | Alle Harninkontinenzformen | Anamnese Miktionstagebuch Trigger ICIQ UI SF | Patientenedukation |
| Vermehrter Harndrang | Überaktive Blase | Anamnese Miktionstagebuch | Zuwartestrategien |
| Reduzierte Trinkmenge | Laienstrategie bei allen Harninkontinenzformen | Miktionstagebuch | Patientenedukation |
| Hypomobilität insbesondere Becken/Hüfte | Bewegungsmangel Arthrose Mobilitätseinschränkung Übergewicht | Anamnese der Mobilität Fragebogen zur körperlichen Aktivität Barthel-Index | Hubarme und aktive Bewegungstherapie Gelenkmobilisation Regelmäßige körperliche Aktivität Ernährungsberatung |
| Verminderte/fehlende Wahrnehmungsfähigkeit der Blasenfüllung Spontanentleerungen | Überlaufblase Kognitive Reduktion Angst, Depression Neurologische Erkrankungen | Miktionstagebuch | Patientenedukation Entleerung (evtl. mit Begleitung) nach Zeitplan |
| Verminderte Wahrnehmung und Ansteuerbarkeit des Beckenbodens | Trainingsmangel Neurogene Schädigung Angst, Tabu Vorangegangene Verletzungen der sexuellen Integrität | Anamnese Palpation, Selbstpalpation | Beckenbodentraining mit Palpation/Selbstpalpation Biofeedback Elektrostimulation zur Verbesserung der Propriozeption |
| Verminderte Kraftleistung des Beckenbodens | Trainingsrückstand Senkung Geburtsfolgen Menopause | Palpation EMG | Beckenbodentraining mit und ohne Biofeedback Elektrostimulation bei starker Schwäche |
| Harnverlust bei ADL, insbesondere Husten | Verminderte Reaktionsfähigkeit und/oder Koordinationsfähigkeit des Beckenbodens | Funktionelle Demonstration Harnverlust ICIQ UI SF | „The Knack" Bewegungsoptimierung |

**25**

## 25.3.3 Überwachung und Weiterführung der Therapie

### Therapieziele
**Physiotherapie:** Kontrolle der Symptome, sinnvolle Kompensationsmöglichkeiten und bestmögliche Reduktion der krankheitsbedingten psychosozialen Folgen.

### Therapiemonitoring
- Miktionstagebuch
- ICIQ UI SF
- Palpation
- EMG
- Ultraschall

### Komplikationen
- Patienten müssen sorgfältig aufgeklärt und deren Einwilligung zu jedem einzelnen Therapieschritt explizit erfragt werden.
- Beckenbodentraining schadet nie.
- Vor Einsatz der Elektrostimulation müssen die Kontraindikationen erfragt werden.

### Prognose
Bei Belastungsinkontinenz wird das Beckenbodentraining für 3–5 Mon. empfohlen. Wenn über diese Zeit hinaus kein Erfolg mehr zu verzeichnen ist, sollte die Physiotherapie abgeschlossen werden.

### Evidenzbasierte Behandlungsschwerpunkte
- Beckenbodentraining bei Harninkontinenz ist evidenzbasiert effektiv.
- Die Trainingsgestaltung ist noch in Diskussion.

25

## 26 Stuhlinkontinenz

*Barbara Köhler und Heiner K. Berthold*

# 26.1 Grundlagen

## 26.1.1 Definition

Stuhlinkontinenz ist jeglicher unfreiwillige Verlust von festem oder flüssigem Stuhl oder Wind (International Continence Society ICS).

- **Aktive** Stuhlinkontinenz (Dranginkontinenz): Verlust von Stuhl, obwohl die Schließmuskulatur aktiviert wird.
- **Passive** Stuhlinkontinenz: unwillkürlicher Verlust von Stuhl.

## 26.1.2 Prävalenz

Weltweit liegt die Prävalenz der Stuhlinkontinenz bei 1–10 % der erwachsenen Bevölkerung. In Deutschland leiden etwa 5–10 % der Bevölkerung unter Stuhlinkontinenz, wobei die Prävalenz mit dem Alter steigt. Etwa 70 % der Bewohner von Altenheimen sind betroffen.

Aus Scham wird das Problem oft verheimlicht, medizinische Leistung wird nicht in Anspruch genommen. Stuhlinkontinenz führt im Alter häufig zu Depressionen und Ängsten, die sich auf die Lebensqualität auswirken.

## 26.1.3 Klassifikation

Einteilung nach Schweregraden:

- Grad I: Verlust von Wind
- Grad II: Verlust von Schleim
- Grad III: Verlust von dünnflüssigem Stuhl
- Grad IV: Verlust von festem Stuhl

## 26.1.4 Ursachen und Risikofaktoren

### Pathogenese

Zu den **organischen Ursachen** gehören:

- Entzündliche Darmerkrankungen
- Schließmuskelschwäche, Denervation (hoher Pressdruck bei chronischer Obstipation)
- Angeborene Erkrankungen oder Behinderungen, Verletzungen des Beckenbodens
- Operationen (Schließmuskeloperation, Hämorrhoidenoperation, Fissurektomie, Fisteloperation, Deszensusoperation, Darmkrebsoperation – evtl. mit Schaden durch die Radiotherapie)
- Neurogene Krankheitsbilder (Diabetes mellitus, Schlaganfall, multiple Sklerose, Diskusprolaps, Morbus Parkinson)
- Medikamente (Nebenwirkungen, Medikamenteninteraktion)
- Psychische Ursachen (z. B. Missbrauch)
- Allgemeine Risikofaktoren bei Frauen (vaginale Geburt, Forceps-Geburt, Dammschnitt, Dammriss Grad III, Verletzung der analen Schließmuskulatur und der zugehörigen Nerven, Hormonstatus perimenopausal, Organprolaps)

Zur **Pathogenese** gehört auch die paradoxe Situation der Stuhlinkontinenz bei chronischer Obstipation. Bei langer Verweildauer im Kolon wird dem Stuhl Flüssigkeit entzogen und der Darm bildet reflektorisch Schleim. Dieser mischt sich mit flüssigem Stuhl und passiert die Stuhlwalze des festen Stuhls, welche zusätzlich auf

26

den äußeren Sphinkter drückt und ihn weitet. Dadurch gehen kleine Mengen eines Stuhl-Schleim-Gemischs ab, oft als Schmierstuhl oder paradoxe Diarrhö bezeichnet.

### Risikofaktoren
**Spezielle Risikofaktoren im Alter:**
- Höheres Alter, Pflegebedürftigkeit, reduzierter allgemeiner Gesundheitsstatus
- Dünnflüssiger Stuhl oder Durchfall
- Hautreizung oder Wundsein im Analbereich
- Eingeschränkte Mobilität und erschwertes Handling mit der Bekleidung
- Kognitive Einschränkung, eingeschränktes Kurzzeitgedächtnis
- Langjährig bestehende Harninkontinenz
- Sondenernährung in der Langzeitpflege

## 26.2 Diagnostik und Untersuchung

### 26.2.1 Anamnese

- Defäktionsanamnese, Definition der Stuhlinkontinenz:
  - Entleerung: Position, Dauer, Gefühl unvollständiger Entleerung, Entleerungshilfen
  - Defäkationsfrequenz (tagsüber, nachts, täglich, wöchentlich, monatlich)
  - Füllungsgefühl des Rektums (vorhanden, zwingender Drang, Unterscheidung zwischen Stuhl und Wind, vegetative Reaktionen)
  - Konsistenz des Stuhls/Schmerzen
- Inkontinenzanamnese:
  - Seit wann, Auslöser, Situationen etc.
  - Trink- und Essgewohnheiten (Nahrungsmittelunverträglichkeiten, Fehlernährung)
  - Arzneimittelanamnese

### 26.2.2 Untersuchung

- Rektal: Inspektion und Muskelfunktionsuntersuchung der Schließ- und Beckenbodenmuskulatur unterstützt mit visuellem Biofeedback, EMG und Ultraschall
- Haltung, Zwerchfellatmung
- Reaktionsfähigkeit beim Husten, Korrekturmöglichkeit bei Senkung
- Aktivität/Partizipation: Selbstversorgung, soziale Aktivitäten und Beziehungen
- Umweltfaktoren: Wohneinrichtung, Toilettengestaltung, Langzeitpflegesituation
- Ggf. Proktoskopie, Rektoskopie, Koloskopie (Fragestellung: Kotsteine, Fisteln, rektale Blutung, Tumor) → fachärztliche Abklärung
- Wenn organische Ursachen ausgeschlossen oder unwahrscheinlich: gezielt nach psychischen Ursachen suchen (Ängste, Psychosen, analneurotisches Fehlverhalten etc.)

**26**

### 26.2.3 Assessments

Fragebögen und Checklisten:
- Stuhl- und Ernährungstagebuch.
- Vaizey-Score (Verlust, Konsistenz, Häufigkeit, Wäscheschutz, Abführmittel, Zuwarten-können bei Drang).

- Visuelle Analogskala (Schmerz, Belastung).
- Bristol-Stuhlformenskala (7 Typen Stuhlform mit Abbildungen).
- Der **Barthel-Index** enthält eine Domäne zum Assessment der Stuhlkontrolle.
- Bei Bedarf kognitives Assessment.

# 26.3 Therapie, Behandlung und Interventionen

## 26.3.1 Medikamentöse Therapie und andere Interventionen

**Blickpunkt Medizin**
**Intervention**
**Cave:** Warnzeichen von Darmkrebs beachten und behandeln (z. B. rektale Blutungen, unerklärliche Veränderungen des Entleerungsmodus, Anämie).
- Gewährleistung von vollständigen Darmentleerungen mit oraler oder rektaler Medikation.
- Verbesserung der Stuhlkonsistenz (z. B. Flohsamen, Metamuzil)
- Operativ bei Rektumprolaps und Hämorrhoiden Grad III
- Ursachen von Durchfall behandeln (z. B. entzündliche Darmerkrankungen).
- Behandlung bei Cauda equina oder Diskusprolaps

## 26.3.2 Nichtmedikamentöse Therapie

- Beckenbodentraining und Verbesserung der allgemeinen Mobilität
- Ess- und Trinkgewohnheiten optimieren, insbesondere Reduktion von Kaffee, Süßstoffen

**Blickpunkt Pflege**
**Unterstützung Toilettentraining:**
- Optimierung der Entleerungsgewohnheiten, je nach Bedarf mit Begleitung (Aufsuchen der Toilette nach jeder Mahlzeit, um den gastrokolischen Reflex zu nutzen; Sitzhaltung in Flexion mit entspannt aufgestellten Füßen auf Toiletten ohne Sitzerhöhung)
- Optimierung des Wegs zur Toilette, insbesondere bei Langzeitpflegesituationen (Ausleuchten des Wegs zur Toilette, Wegweiser, farbige Wegmarkierungen)
- Anpassung von adäquatem Wäscheschutz und Hautpflege mit der entsprechenden Berücksichtigung der emotionalen Situation
- Koordination der Aktivitäten im multiprofessionellen Team, insbesondere in der Langzeitpflege
- Information für Betroffene und Angehörige

26

## 26.3.3 Überwachung und Weiterführung der Therapie

### Therapieziele

Bei **organischen Ursachen:** Therapie der Grundkrankheit, z. B.:

- Überlaufinkontinenz: Behandlung der chronischen Obstipation
- Infektiöse oder andere Diarrhöen: Therapie der Diarrhö
- Stressbedingte Stuhlinkontinenz: Lebensstiländerung, Schlafrhythmus, Ernährungsberatung, Genussmittelberatung
- Re-Edukation der Beckenbodenmuskulatur zur Erhöhung des Ruhetonus (Beckenbodentraining mit Biofeedback bei ausreichender Wahrnehmungsfähigkeit und im entzündungsfreien Zustand)
- Verbesserung des Diskriminationsvermögens des Rektums durch Optimierung des maximalen Kneifdrucks und dadurch verminderte Stuhldrangproblematik

Bei **unspezifischen Ursachen** (Demenz, Z. n. Schlaganfall) steht der Erhalt der Lebensqualität im Vordergrund mit Informationen von Patient und Betreuenden und der Sicherstellung einer bestmöglichen Versorgung.

### Therapiemonitoring

- Beim Beckenbodentraining palpatorische Kontrolle mit Wiederbefund
- Im Wesentlichen Versorgung und Monitoring durch Pflegepersonen

### Komplikationen

- Hautirritationen/Dekubitusentwicklung oder -verschlimmerung
- Mangelernährung, Dehydratation
- Soziale Probleme; Kontaktverarmung z. B. wegen großer Scham, hygienische Probleme

Bei starker kognitiver Einschränkung sind viele physiotherapeutische Interventionen nicht möglich.

### Prognose

- In Abhängigkeit von behandelbaren Grundkrankheiten
- Bei Stuhlinkontinenz im Rahmen einer schweren Demenz schlechte Prognose
- Geringe Aussicht auf Verbesserung bei neurologischen Erkrankungen

Mit biofeedback-kontrolliertem Beckenbodentraining werden meist Verbesserungen des Schweregrades und eine Verbesserung der Lebensqualität erzielt. Das physiotherapeutische Training bringt häufig erst bei langfristigem Training Erfolg (9–24 Mon.).

26

# 27 Frailty/Sarkopenie

*Constance Schlegl und Heiner K. Berthold*

# 27.1 Grundlagen

## 27.1.1 Definition

Frailty und Sarkopenie sind zwei unterschiedliche Entitäten, die dennoch zahlreiche Überschneidungen haben und deshalb gemeinsam besprochen werden. Streng genommen ist das Frailty-Syndrom eher der Oberbegriff und die Sarkopenie teilweise darin enthalten. Der am besten geeignete und geläufigste deutsche Begriff für Frailty ist **„Gebrechlichkeit"**.

**Frailty:** Frailty ist ein Gesundheitszustand des Alterungsprozesses, der durch erhöhte Anfälligkeit gegenüber externen und internen Auslösern (Stressoren) gekennzeichnet ist. Frailty kann sich als Konsequenz der kumulativen altersassoziierten Funktionseinbußen vieler Organe und zugehöriger Systeme, was zu einer erhöhten Vulnerabilität des gesamten Organismus führt, entwickeln. Dieser ist in der Folge aufgrund fehlender Reserven nicht mehr in der Lage, die Homöostase aufrechtzuerhalten und auf Stressoren auf biopsychosozialer Ebene durch Kompensation zu reagieren (▶ Abb. 27.1).

**Sarkopenie:** Der Begriff Sarkopenie kommt aus dem Griechischen und bedeutet wörtlich „Verlust von Fleisch" (Sarka + Penia). Als Sarkopenie wird ein fortgeschrittener, altersassoziierter Abbau der Muskelmasse, der Muskelkraft und daraus resultierend der Muskelfunktion definiert. Die Sarkopenie wird ebenso wie Frailty als geriatrisches Syndrom aufgefasst.

**Dynapenie:** Unter Dynapenie versteht man der Verlust von Muskelkraft aufgrund einer Störung der Muskelinnervation und der neuronalen Muskelkontrolle. Sie schreitet schneller voran als die Sarkopenie und ist nicht in erster Linie ein Resultat altersbedingter Veränderungen im Skelettmuskel selbst. Das Nervensystem spielt dadurch möglicherweise eine nennenswerte Rolle bei altersbedingten Veränderungen im Bewegungsverhalten.

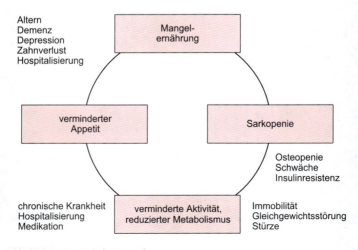

**27**

Abb. 27.1 Frailty Circle [H082-002]

## 27.1.2 Prävalenz

Je nach Einschlusskriterien und gewähltem Modell werden unterschiedliche Prävalenzen berechnet. Mit dem phänotypischen Modell nach Fried kann die Gesamtprävalenz von Frailty mit ca. 9,5 % und von Pre-Frailty mit ca. 44,2 % angegeben werden, wobei eine klare Altersabhängigkeit besteht (Anstieg mit zunehmendem Lebensalter).

Die Prävalenzraten sind bei Studien mit einem Frailty-Index (Defizit-Modell) methodenbedingt höher. In einigen Studien war Frailty bei Frauen häufiger als bei Männern. Die meisten Studien wurden an ethnisch weißen Menschen durchgeführt.

Der Anteil der Menschen mit Sarkopenie an den 60- bis 70-Jährigen beträgt ca. 5–13 %, an den > 80-Jährigen ca. 11–50 %.

## 27.1.3 Klassifikation

Es existiert keine allgemein akzeptierte Klassifikation. Frailty und Sarkopenie sind in ihrer jeweiligen Ausprägung sehr heterogen, deshalb ist die Bestimmung von qualitativen und quantitativen Merkmalen auf individueller Patientenebene umso wichtiger.

**Frailty** wird nach weitverbreiteter Ansicht in ein Vorstadium (Pre-Frail) und ein manifestes Stadium (Frail) eingeteilt, wobei die Übergänge fließend sind bzw. von den verwendeten diagnostischen Instrumenten abhängen.

Bei der **Sarkopenie** kann man ätiologisch eine primäre von einer sekundären Sarkopenie unterscheiden.

- Bei der **primären** Sarkopenie werden physiologische Alternsprozesse allein verantwortlich gemacht.
- Bei der **sekundären** Sarkopenie kommen funktionelle (z. B. Bettruhe, sitzender Lebensstil) oder krankheitsbedingte Ursachen hinzu (z. B. chronische Inflammation, Herz-Kreislauf- und Lungenerkrankungen, maligne Erkrankungen, gastrointestinale Erkrankungen, Ernährungsdefizite, unerwünschte Arzneimittelwirkungen etc.).

# 27.2 Ursachen, Risikofaktoren und klinische Folgen

## 27.2.1 Pathogenese

Normale Alternsvorgänge unterliegen genetischen und epigenetischen Faktoren (Umwelteinflüsse). Diese wirken sich auf kumulative Schäden auf molekularer und zellulärer Ebene aus, welche wiederum einen individuell sehr unterschiedlichen Einfluss auf Funktionseinbußen bzw. Funktionsreserven von Organen und Organsystemen haben. Vier Organsysteme stehen im Vordergrund der Mechanismen:

1. **ZNS:** Obgleich das Gehirn über eine große Plastizität verfügt, sind spezifische Alternsprozesse nachweisbar. Es bestehen enge Zusammenhänge zwischen der Entwicklung von Frailty und demenziellen Prozessen.
2. **Endokrines System:** ZNS und endokrines System sind miteinander verkoppelt und steuern den Stoffwechsel sowie den Energiehaushalt.
3. **Immunsystem:** Umfangreiche Forschungsergebnisse belegen z. B. verminderte Aktivität von Stammzellen, Veränderungen in T-Lymphozyten oder

**27**

geänderte Immunantworten auf B-Lymphozyten-gesteuerte Antikörper-
produktion. Ein chronischer entzündlicher Prozess ist auch ein Bindeglied zu
Anorexie und Muskelabbau.

4. **Skelettmuskulatur:** Verminderte Muskelmasse, Muskelkraft und -funktion
   finden ihren Niederschlag in der Beschreibung der Sarkopenie.

Darüber hinaus spielen weitere Organsysteme eine wichtige Rolle (kardiales und
respiratorisches System, Leber- und Nierenfunktion, Hämatopoese, Blutgerinnung, Adipositas, Ernährungszustand inkl. Protein-Energie-Malnutrition und
Mikronährstoffdefizite etc.).

## Frailty-Modelle

Zur Entstehung, Erklärung und Diagnostik von Frailty gibt es mehrere validierte
Modelle, davon zwei weitverbreitete Erklärungsmodelle:

- **Phänotypisches Modell** (Modell nach **Fried**): In diesem Modell wird das
  Frailty-Syndrom als Beschreibung der physischen Frailty aufgefasst. Patienten
  werden lediglich qualitativ in rüstig (robust), pre-frail und frail eingeteilt. Das
  Modell hat starke Überlappungen mit dem Syndrom der Sarkopenie.
- **Defizit-Modell** (Modell nach **Rockwood**): Dieses Modell ist wesentlich
  weiter gefasst und beinhaltet neben physischen Aspekten auch kognitive
  Aspekte, ADL-Elemente, Laborwerte etc. In der originalen Studie wurden
  92 Parameter erfasst, eine zuverlässige Klassifizierung ist aber auch mit etwa
  30 Parametern möglich. Aus dem Modell abgeleitete Frailty-Skalen erlauben
  eine feinere diagnostische Graduierung von Frailty-Zuständen und damit
  eine differenziertere Diagnostik.

## Ursachen der Sarkopenie

Zwischen dem 30. und dem 80. Lebensjahr verliert der Mensch ca. 30 % seiner
Muskelmasse und etwa 60 % seiner Muskelkraft. Faktoren, die dazu beitragen, sind
der physiologische Alternsprozess, früh im Leben auftretende nachteilige Ent-
wicklungsprozesse, unzureichende Ernährung, Bettruhe oder sitzender Lebensstil,
chronische Erkrankungen und die Nebenwirkungen verschiedener Arzneimittel.
Pathophysiologische Mechanismen der Sarkopenie umfassen u. a. Proteinsynthe-
se, Proteolyse, neuromuskuläre Integrität und Fettgehalt der Muskulatur. Der Beitrag der einzelnen Faktoren kann individuell unterschiedlich sein und sich mit der
Zeit verändern.

## 27.2.2  Klinische Folgen

Auslöser: Stressoren oder Störungen, die bei Frailty zu manifesten klinischen
Folgen führen, können ein neu eingenommenes Arzneimittel, verminderte Flüssigkeitszufuhr (Exsikkose), ein Infekt, eine beginnende kardiale Dekompensation oder zahlreiche andere Gründe sein. Beispiele für akute klinische Folgen/
Frailty-Symptome (nach: Fit for Frailty, British Geriatrics Society 2014):

- Stürze (▶ Kap. 28)
- Immobilität
- Delir (▶ Kap. 33.1)
- Inkontinenz
- Vulnerabilität für unerwünschte Arzneimittelwirkungen (z. B. Verwirrtheit
  nach Codein, Hypotension bei Antidepressiva etc.)

**27**

Die langfristigen Folgen von Frailty sind ein erhöhtes Risiko für Stürze, andauernde Behinderungen, Pflegebedürftigkeit, Krankenhaus- und Pflegeheimeinweisung sowie vorzeitige Mortalität.

Die klinischen Folgen der Sarkopenie sind denen des Frailty-Syndroms sehr ähnlich.

# 27.3 Diagnostik und Untersuchung

## 27.3.1 Anamnese

Risikofaktoren für Frailty können großenteils anamnestisch in Erfahrung gebracht werden. Sie umfassen Malnutrition, Sarkopenie, Gangstörungen, chronische entzündliche Zustände, Polypharmazie, kardiovaskuläre und pulmonale Morbidität sowie schwere endokrinologische Erkrankungen.

## 27.3.2 Assessments/Diagnostik für Frailty

### Screening-Instrumente

Es gibt derzeit keinen anerkannten Goldstandard zur Diagnostik von Frailty. Es empfiehlt sich, bei Hinweisen aus Screening-Instrumenten weitere diagnostische Instrumente anzuwenden. Zum Screening von Frailty eignet sich u. a. die **Frail Questionnaire** (s. u.).

An ein positives Frailty-Screening muss sich ein umfangreiches geriatrisches Assessment anschließen.

**FRAIL Questionnaire**
- Fatigue: häufig erschöpft
- Resistance: kann nicht eine Etage Treppen steigen
- Aerobic: kann nicht einen ganzen Häuserblock gehen
- Illnesses: hat mehr als 5 chronische Erkrankungen
- Loss of weight: Gewichtsverlust > 5 % in den letzten 6 Mon.

Auswertung: 1 oder 2 Punkte: Pre-Frailty; ≥ 3 Punkte: Frailty

### Phänotypisches Frailty-Modell nach Fried

Dabei erfolgt eine Untersuchung von 5 Kriterien:

1. **Gewichtsverlust:** > 5 kg in 1 J.
2. Schwäche: Handkraftmessung an der dominanten Hand (Männer < 29–32 kg, Frauen < 17–21 kg)
3. **Erschöpfung:** subjektive Einschätzung anhand zweier vorgegebener Aussagen: „Alles, was ich mache, strengt mich an", „Ich komme nicht in Schwung" (positiv, falls mind. eine der Aussagen an mind. 3 Tagen der Woche zutrifft)
4. **Gehgeschwindigkeit:** 5 m gehen in normaler gewohnter Geschwindigkeit (Männer > 173 cm und Frauen > 159 cm Körpergröße: < 6 s [entspr. 0,83 m/s]; Männer ≤ 173 cm und Frauen ≤ 159 cm Körpergröße: < 7 s [entspr. 0,729 m/s])
5. **Körperliche Aktivität:** Erfassung der tgl. Bewegung (Spazierengehen, Gartenarbeit, Wandern, Fahrradfahren, Schwimmen etc.): Berechnung des Kalorienverbrauchs aus Art und Dauer; Männer < 383 kcal/Wo. und Frauen < 270 kcal/Wo.

**27**

**Auswertung:**

- Kein Kriterium erfüllt: „rüstig, nicht gebrechlich" (7-Jahres-Mortalität ca. 12 %)
- 1–2 Kriterien erfüllt: „beginnende Gebrechlichkeit = Pre-Frailty" (7-Jahres-Mortalität ca. 23 %)
- 3–5 Kriterien erfüllt: „gebrechlich = Frailty" (7-Jahres-Mortalität ca. 43 %)

## Kumulatives Defizit-Frailty-Modell nach Rockwood

Es wird ein **Gebrechlichkeitsindex** z. B. aus 36 multidimensionalen Merkmalen und Defiziten berechnet (je höher, desto gebrechlicher). Zu den Items zählen: Hilfsbedarf bei Körperpflege, beim Zubereiten von Mahlzeiten, im Haushalt, beim Einkaufen, Wohnungsmobilität. Beispiel: 9/36 Punkte = Frailty-Index 0,25.

Ein Nachteil des Frailty-Index ist, dass seine Berechnung die formale Zusammenstellung zahlreicher Einzeldaten erfordert.

**Sonderform Obese Frailty:** Eine besondere Bedeutung kommt der Adipositas bei der Entstehung von Frailty zu: Ein niedriges Körpergewicht bzw. eine Gewichtsabnahme ist kein notwendiges Kriterium für die Entwicklung von Frailty. Auch eine Adipositas kann mit der Verminderung funktioneller Reserven assoziiert sein und zu Frailty führen.

## Klinische Symptome

Unspezifische Symptome: Erschöpfung, Ermüdbarkeit, unbeabsichtigte Gewichtsabnahme, gehäufte Infektionen (z. B. Harnwegsinfektionen, Pneumonien oder Herpes-zoster-Ausbrüche). Klinisch lässt sich bei der Dekompensation eines Frailty-Syndroms ein schneller Übergang in instabile Zustände beobachten – von unabhängig zu abhängig bei den ADL (auch mit tageweisen Fluktuationen zwischen funktionell gut und funktionell schlecht), von mobil zu immobil von posturaler Stabilität hin zu Sturzneigung oder von luzide in delirant. Die klinischen Manifestationen sind mannigfaltig. Zudem ist die Entwicklung von Frailty eng mit einer demenziellen Entwicklung assoziiert.

## 27.3.3 Assessments/Diagnostik für Sarkopenie

### Diagnostische Kriterien

Zur Diagnose einer Sarkopenie gehören zum einen eine allgemein verminderte Muskelmasse (Kriterium 1) und zusätzlich entweder ein Verlust der Muskelkraft (Kriterium 2) oder der Muskelfunktion (Kriterium 3).

Der Grund für die Kriterien 2 und 3 ist, dass Muskelkraft nicht allein von der Muskelmasse abhängt und das Verhältnis von Muskelmasse zu Muskelkraft nicht linear ist:

- **Präsarkopenie:** Kriterium 1, verminderte Muskelmasse kann nur apparativ gemessen und anhand von Referenzwerten diagnostiziert werden.
- **Sarkopenie:** Kriterien 1 + 2 oder 1 + 3 und bei der schweren Sarkopenie alle 3 Kriterien.
- **Schwere Sarkopenie:** alle 3 Kriterien.
- **Sonderform sarkopene Adipositas:** Bei manchen Erkrankungen wie bei Malignomen oder rheumatoider Arthritis kann die fettfreie Masse vermindert sein, während die Fettmasse erhalten oder sogar vermehrt ist. Dieser Zustand wird als sarkopene Adipositas bezeichnet. Insofern ist die altersassoziierte Verminderung von Muskelmasse häufig nicht mit einem verminderten Körpergewicht verbunden.

**27**

### Diagnostische Instrumente

Für den Klinik- und Praxisbereich kommen folgende diagnostische Methoden infrage:

- **Muskelmasse:** Während CT und NMR die Goldstandard-Methoden sind, können Fettmasse, Lean Body Mass und Knochenmasse mittels DXA gut voneinander abgegrenzt werden. Eine andere gute und einfache Methode ist die bioelektrische Impedanzanalyse (BIA). Anthropometrische Verfahren sind zwar einfach und billig, unterliegen aber großen Unsicherheiten.
- **Muskelkraft:** Im Allgemeinen ist die Kraft in den unteren Extremitäten für den Patienten von größerer Bedeutung. Die einfachste Methode zur Messung der Muskelkraft ist die isometrische Handgriffstärke (die mit der Ganzkörperkraft korreliert). Zur Bestimmung von Knieextension und -flexion sind bestimmte Apparate erforderlich. In eingeschränktem Maße ist die Bestimmung des exspiratorischen Spitzenflusses (PEF) sinnvoll und kann als Proxy für die respiratorische Muskulatur dienen. In der Physiotherapie gehören die manuelle Muskelkraftestung (M0–M5) sowie funktionelle Übersichtstests (Bridging, Fersen-Zehenstand, Sit to Stand etc.) mit zur Beurteilung der Kraft.
- **Muskelfunktion:** Methoden zur Bestimmung der Muskelfunktion sind die Short Physical Performance Battery (SPPB) mit dem 5-Chair-Rise-Test, der Timed-up-and-go-Test (TUG), die Ganggeschwindigkeit und der Treppensteigtest (Stair-Climb-Power-Test, SCPT).

# 27.4 Therapie, Behandlung und Interventionen

## 27.4.1 Medikamentöse Therapie

> **Blickpunkt Medizin**
> - Arzneimittel zur spezifischen Behandlung einer Sarkopenie befinden sich in klinischer Entwicklung. Für den routinemäßigen Einsatz stehen sie noch nicht zur Verfügung.
> - Bei Patienten mit Frailty ist besonderes Augenmerk auf die Vermeidung von nicht angemessenen Medikationen zu richten.

## 27.4.2 Nichtmedikamentöse Therapie

Die Basisinterventionen fokussieren auf Ernährung und körperliche Aktivität sowie Vermeidung von Immobilität und geriatrische Frührehabilitation nach immobilisierenden akuten Ereignissen.

- **Ernährung:** Grundvoraussetzung, um die Entwicklung oder das Fortschreiten von Sarkopenie und Frailty aufzuhalten, ist eine adäquate Ernährung, v. a. Protein- und Kalorienmenge. Ebenso kann das Fortschreiten einer Sarkopenie durch Ausgleich eines bestehenden Vitamin-D-Mangels ausgeglichen werden.
- **Körperliches Training** ist die beste Therapie, insbesondere Kraft- und Ausdauertraining sowie Balancetraining. Studien belegen gute Effekte.
- **Vermeidung von Polypharmazie:** obgleich randomisierte Studien fehlen, gibt es zahlreiche Hinweise, dass eine rationale Verschreibung und der Verzicht auf ungeeignete Arzneimittel die Progression von Frailty aufhalten können.

**27**

### 27.4.3 Physiotherapie

- Bewegungstherapie
- Abbau von Bewegungsangst
- Kraft- und Ausdauertraining
- Vermittlung von Erfolgserlebnissen
- Vermittlung positiver Bewegungserfahrung
- Sturzprävention (Reduktion der Sturzangst)
- Koordinations- und Gleichgewichtstraining

### 27.4.4 Überwachung und Weiterführung der Therapie

**Therapieziele**

Allgemeines Therapieziel ist die Verlangsamung der Progression von Frailty.

Der Zustand von Pre-Frailty ist potenziell reversibel und die Progression eines Frailty-Syndroms kann potenziell verlangsamt werden. Ein Übergang in schwerere Phasen ist aber wesentlich wahrscheinlicher. Häufig kommt es zu einer spiralförmigen beschleunigten Abwärtsbewegung. Basierend auf den Studiendaten kann auch ein „Point of no Return" beschrieben werden, der allerdings bei der Diagnostik eines einzelnen Patienten nur schwer feststellbar ist.

**Therapieziele bei der physiotherapeutischen Behandlung von Frailty-Patienten:**

- Verbesserung möglicher Gang- und Standunsicherheiten (Vermeidung von Stürzen und Sturzfolgen)
- Reduktion der Sturzgefährdung, Sturzangst und Sturzgeschehen
- Erhaltung und Förderung von Mobilität
- Steigerung von Kraft, Koordination und Ausdauer
- Wiederherstellung funktioneller Abläufe
- Selbstständiges Durchführen der ADL soweit möglich
- Hinführung zu einem aktiven Lebensstil
- Ermöglichung und Förderung an sozialer Teilhabe durch verbesserte Mobilität

**Blickpunkt Ergotherapie**

Ergänzend zu den im Kapitel ausführlich beschriebenen Interventionen kann die Ergotherapie das Angebot durch Maßnahmen zur Mobilität (Schienenversorgung, Beratung hinsichtlich Ergonomie) und zum Erhalt der Partizipation (Wege zu Freizeitaktivitäten bewältigen) ergänzen. Darüber hinaus können mit den Betroffenen ADL-Fertigkeiten wie z. B. selbstständig einkaufen und kochen trainiert werden. Die bewusste Planung der Alltagsorganisation (feste Tage, um Lebensmittel einzukaufen, Fixpunkte im Tagesablauf erarbeiten, an denen bewusst ein Glas Wasser getrunken wird etc.) wird besonders wichtig.

**Bedeutung von Frailty aus Public-Health-Sicht**

Die Kenntnisnahme des Frailty-Konzepts durch die übliche Sichtweise der organbezogenen Medizin, die den meisten Gesundheitssystemen zu eigen ist, gehört zu den vordringlichsten Aufgaben der Altersmedizin und der gesamten Medizin. Die meisten alternden Menschen haben mehrere chronische Erkrankungen und ihre Gesamtprognose ist davon abhängig, wie gut sie Instabilisierungen durch einzelne

Stressoren (z. B. akute Erkrankung), aber auch durch (nicht indizierte) diagnostische Maßnahmen, kompensieren können. Störungen der Homöostase und Zunahme der Frailty wirken sich auf zahlreiche patientenrelevante Outcomes aus, u. a. Verminderung der funktionellen Selbstständigkeit, Erhöhung des Pflegebedarfs, erhöhte Raten einer Heimeinweisung und erhöhte Mortalität.

Insofern ist die Berücksichtigung von Frailty-Konzepten nicht nur für die Geriatrie, sondern für alle medizinischen Disziplinen relevant, die an der Behandlung alter Menschen beteiligt sind. Dazu gehören v. a. abwägende Überlegungen vor der Durchführung von diagnostischen Untersuchungen oder der Initiierung medikamentöser Therapien. Die Kategorisierung von Patienten in frail oder nicht frail kann dazu beitragen, die Patienten mit Frailty vor den evtl. nachteiligen Folgen solcher Maßnahmen zu schützen, aber auch umgekehrt, den Menschen ohne Frailty solche Maßnahmen nicht allein aufgrund ihres Alters vorzuenthalten.

Das effektivste Instrument, Patienten mit Frailty zu detektieren, ist Comprehensive Geriatric Assessment (CGA), ein ressourcenintensives Verfahren, das nach angemessenen und als positiv bewerteten Screening-Verfahren für Frailty Anwendung finden sollte.

27

# 28 Sturzsyndrom

*Silvia Knuchel-Schnyder*

## 28.1 Grundlagen

**28**

### 28.1.1 Definition

Unfreiwilliges, plötzliches, unkontrolliertes Herunterfallen oder -gleiten des Körpers auf eine tiefere Ebene aus dem Stehen, Sitzen oder Liegen. Wenn ein solches Ereignis nur durch ungewöhnliche Umstände, die nicht im Patienten selbst begründet sind, verhindert wird (z. B. Auffangen durch eine andere Person), gilt es auch als (Beinahe-)Sturz (AWMF).

Sturz ist keine zwangsläufige Folge des normalen Alterns, sondern ein Marker für Körperfunktionsstörungen, Krankheiten und Behinderungen.

Es gibt keine allgemein anerkannte Sturzdefinition, deshalb sind Inzidenz- und Prävalenzdaten nur bedingt aussagekräftig.

### 28.1.2 Prävalenz

- Die Sturzhäufigkeit steigt mit dem Alter, wobei Alter wahrscheinlich kein unabhängiger Risikofaktor ist, vielmehr nimmt die Prävalenz von Sturzursachen mit dem Alter zu: mehr als ein Drittel der > 65-Jährigen und mehr als die Hälfte der > 80-Jährigen stürzt mind.1x/Jahr.
- 60–70 % der Gestürzten fallen erneut innerhalb des nächsten Jahres nach einem Sturz.
- > 5 % der alten Menschen erleiden pro Jahr entweder eine sturzbedingte Fraktur oder werden wegen eines Sturzes hospitalisiert.
- Frauen stürzen häufiger als Männer (RR 1,2–1,8) und erleiden häufiger sturzassoziierte Verletzungen (RR 1,8–2,3).
- Pflegeheimbewohner stürzen dreimal häufiger (1,7 Stürze pro Bett und Jahr) als Menschen, die noch zu Hause leben. 40 % aller Pflegeheimeintritte erfolgen nach einem Sturz.
- 80 % der Stürze geschehen im eigenen Haushalt und dessen Umgebung, wobei Stürze auf gleicher Ebene dominieren, im Gegensatz zu Treppenstürzen, die im Vergleich selten sind.

### 28.1.3 Klassifikation

Stürze sind meist multifaktoriell bedingt und nicht Folge einer einzelnen Krankheit oder eines Funktionsdefizites. Einzelne Risikoskalen zur Ermittlung eines möglichen Sturzrisikos bzw. dessen Höhe haben sich nicht bewährt und werden nicht mehr empfohlen (DNQP 2013). Das Sturzrisiko wird multidimensional abgeklärt und muss im geriatrischen Team besprochen werden.

## 28.2 Ursachen und Risikofaktoren

### 28.2.1 Intrinsische Sturzrisikofaktoren (personenbezogen)

- **Sarkopenie, Muskelschwäche:** Eine der Hauptursachen für Behinderung und Morbidität → körperliche Inaktivität. Verlust von Muskelmasse und Kraft erschwert Alltagsfunktionen → Gebrechlichkeit (Frailty) → Verlust der Selbstständigkeit; Sturzrisiko ↑ (▶ Kap. 27).
- **Gang- und Gleichgewichtsstörungen:** Posturale Stabilität erfordert ein komplexes Zusammenspiel von sensorischen Informationen und motorischen

Kontrollmechanismen sowie ein gut funktionierendes Organsystem. Altersbedingte Veränderungen der verschiedenen Systeme oder deren Nichtgebrauch beeinflussen das Gleichgewicht: posturale Schwankungen ↑, Gangunregelmäßigkeiten mit Sturzrisiko ↑.

- **Gehveränderungen im Alter:** z. B. Variabilität der Schrittlänge ↑, dies deutet auf verminderte Automatisierung des Gehens hin, die Sturzgefahr verdoppelt sich. Bei Alltagssituationen, die geteilte Aufmerksamkeit fordern, ist die Sturzgefahr 5-mal höher.
- **Reduzierte Gehgeschwindigkeit (< 1 m/s):** ist ein Sturzrisikofaktor und Zeichen für eingeschränkte Mobilität.
- **Stürze in der Anamnese und Sturzangst:** Angst vor einem erneuten Sturz führt zu Verlust von Selbstvertrauen, 20–55 % der älteren Menschen schränken ihre Aktivitäten im Alltag aufgrund ihrer Sturzangst ein → Trainingsmangel und Verlust der Selbstständigkeit → Sturzgefahr ↑. Je länger die Liegezeit am Boden, desto höher die Gefahr eines Postfallsyndroms.
- **Gelenkaffektionen, Schmerzen:** Bewegungseinschränkungen oder Schmerzen beeinträchtigen Gleichgewichtsreaktionen. Bei einem Verlust des Gleichgewichts erfolgt kein ausreichender Schutzschritt. Menschen mit Schmerzen meiden häufig körperliches Training → Kraftabbau und allgemeine Dekonditionierung → Sturzgefahr ↑.
- **Neurologische Erkrankungen:** z. B. mit Muskelschwäche, Tonusproblemen, Defizite von Koordination, Sensorik und Kognition → Geh- und Gleichgewichtsstörungen. Oft gehen auch Kompensationsstrategien wie Kraft, Visus, Ausdauer etc. verloren → Stürze.
- **Visus-, Hörminderung:** vermehrte Stürze, da der ältere Mensch wenige Kompensationsmöglichkeiten des vestibulären und sensorischen Systems hat.
- **Kognitive Einschränkungen und demenzielle Erkrankungen:** → 8-fach erhöhtes Sturzrisiko. Gefährliche Situationen werden nicht als solche eingeschätzt und missinterpretiert. Posturale Fähigkeiten werden durch den Abbau von Nervenzellen minimiert, eingeschränkte Planung sowie verminderte geteilte Aufmerksamkeit sind mitverantwortlich für hohes Sturzrisiko.
- **Depression:** führt zu sozialem Rückzug und Inaktivität. Personen mit Depressionen werden unaufmerksamer für Gefahren und ihr Umfeld, leiden mehr unter Ängsten, Schlafstörungen → verminderte Konzentrationsfähigkeit und reduzierte Aufmerksamkeitsspanne → Sturzrisiko ↑. Medikamente bei Depression können zusätzlicher Sturzrisikofaktor sein.
- **Schwindel:** Schwindelgefühle verursachen Gleichgewichtsprobleme (Ursachen sind in jedem Fall abzuklären, ▶ Kap. 29). 40 % der > 80-Jährigen leiden an Schwindelproblematik und 30 % der Betagten, die einen Sturz hinter sich haben, berichten von Schwindelgefühlen.
- **Inkontinenz, gehäufte Toilettengänge:** Toilettengang ist komplexer Vorgang (Transfer, hantieren im Stehen, häufig in Eile). Nächtliche Toilettengänge sind ein hoher Risikofaktor (schlechte Lichtverhältnisse, Schlaftrunkenheit), kombiniert mit schlechtem Sehvermögen oder Einnahme von Schlafmedikamenten → Sturzgefahr ↑.
- **Herz-Kreislaufprobleme:** Synkopen, Orthostase, BD-Schwankungen.
- **Alter:** ≥ 80 J.
- **Einschränkungen in funktionellen Fähigkeiten:** ADL, IADL.
- **Inaktivität:** Physische Aktivität schützt vor Stürzen, aktive Senioren stürzen weniger als inaktive Senioren.

**28**

### 28.2.2 Extrinsische Sturzrisikofaktoren (umgebungsbezogen)

- **Umgebungsfaktoren:** z. B. zu tiefe Sitzgelegenheit, Schwelle, rutschender Teppich, Treppe ohne Geländer, blendendes Licht, Tiere können zu einem Sturz führen. Das Sturzrisiko steigt außerdem bei einem Wechsel der Wohnumgebung v. a. bei sehbehinderten oder verwirrten Personen.
- **Ungeeignete Gehhilfen, Schuhe:** Durch schlechte Anpassung oder fehlendes Einüben der Technik in neuen Alltagssituationen kann Benutzung einer Gehhilfe zu Stürzen führen. Auch nicht entsprechendes (z. B. Pantoffeln) oder schlecht sitzendes Schuhwerk kann das Sturzrisiko erhöhen.

### 28.2.3 Iatrogene Sturzrisikofaktoren (medikamentenbezogen)

**Medikation:** Bedingt durch veränderte Pharmakokinetik reagiert der alternde Mensch mehr auf Medikamente → Sturzrisiko ↑. Bei Medikamenten, die zentrale dämpfende Wirkung haben oder einen orthostatischen Hypotonus bewirken: Sturzrisiko ↑↑. Nebenwirkungen und somit auch Sturzrisiko steigt bei der gleichzeitigen Einnahme von vier Medikamenten.

**Merke**
Ein Sturz ist meist ein multifaktorielles Ereignis, bedingt durch intrinsische und/oder extrinsische Risikofaktoren. Nicht alle Risikofaktoren sind in gleichem Maße für die Sturzgefahr relevant. Je mehr Risikofaktoren vorhanden sind, desto größer ist die Wahrscheinlichkeit zu stürzen. **Bei ≥ 4 Risikofaktoren ist das Sturzrisiko signifikant erhöht.**

### 28.2.4 Sturzfolgen

- **Immobilität und Hilflosigkeit (kurzfristig):** Schwerste Sturzfolgen können eintreten, wenn der Gestürzte immobil und hilflos über längere Zeit liegt. Die Folgen reichen von Exsikkose über Rhabdomyolyse mit Nierenversagen bis hin zu Todesfolge. In diesen Fällen ist mit schweren psychischen Traumata zu rechnen.
- **Wunden, Blutungen:** In 10–20 % der Fälle führt ein Sturz zu Verletzungen. Riss- oder Quetschwunden können entstehen. Ein Risiko besteht für schwerwiegende Blutungen, v. a. auch von intrazerebralen Blutungen (z. B. unter oraler Antikoagulation), es wird aber meist überschätzt.
- **Frakturen:** 3,5–5 % der Stürze führen zu Frakturen
- **Immobilität und Verlust der funktionellen Unabhängigkeit (langfristig):** Stürze (v. a. rezidivierend) führen langfristig zum Verlust der Selbstständigkeit und zu Abhängigkeit und damit zu einem bedeutenden Verlust an Lebensqualität.
- **Sturzangst:** Mit eine der schwersten Folgen von Stürzen ist die Angst vor einem erneuten Sturz → Verlust von Selbstvertrauen, Einschränkung der Alltagsaktivitäten und lokomotorischen Fähigkeiten → Circulus vitiosus: allgemeiner weiterer Abbau oder erneute Stürze.

# 28.3 Diagnostik und Untersuchung

## 28.3.1 Multidimensionales Assessment

28

Leitlinien der britischen und amerikanischen Gesellschaft empfehlen folgende Screening-Fragen:

- Sturz in den letzten 12 Mon.?
- Angst vor Stürzen?
- Bestehen Schwierigkeiten beim Gehen oder mit dem Gleichgewicht?

Wird eine dieser Screening-Fragen mit Ja beantwortet, erfolgt ein multidimensionales Sturzrisikoassessment.

Somit sollten alle **hospitalisierten** Patienten > 65 J. hinsichtlich ihres Risikos, im Krankenhaus zu stürzen, evaluiert werden (kein vollständiges Assessment notwendig, wenn Einweisungsgrund **nicht** ein Sturz ist). Häufig ist aber eine differenzierte Sturzabklärung bei einer kurzen Aufenthaltsdauer in der Akutklinik nicht umfassend möglich und auch nicht aussagekräftig. Es wird empfohlen nach der Entlassung in eine Rehabilitation oder in die häusliche Umgebung, die Sturzrisikofaktoren weiter abzuklären und ein ambulantes Sturzpräventionstraining anzubieten.

**Merke**
Stürze passieren im Krankenhaussektor insbesondere in den ersten drei Tagen nach Aufnahme und überwiegend im Krankenzimmer. Verantwortlich sind Überforderung mit der Situation sowie verlangsamte und verminderte Anpassungsfähigkeit an die neue räumliche Umgebung (fehlende Haltemöglichkeiten, andere Distanzen, Mobiliar als Stolperquellen etc.)

Eine **Einschätzung des Sturzrisikos** ist multidimensional und beinhaltet (▶ Abb. 28.1):

- Sturzanamnese
- Untersuchung von Mobilität, Gang, Balance, Kraft und Sensorik
- Selbstbewertung der Funktionalität und Untersuchung der Sturzangst
- Evaluation der häuslichen Umgebung, Gehhilfsmittel, Schuhwerk

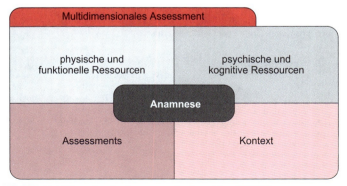

Abb. 28.1 **Multidimensionales Assessment des Sturzrisikos** [M1022]

**28**

## 28.3.2 Sturzanamnese in der Physiotherapie

Die spezifische Sturzanamnese gibt Hinweise zu den möglichen Sturzursachen, ermöglicht die Identifikation von Sturzrisikofaktoren und das Erkennen von Sturzmustern (▶ Tab. 28.1).

**Tab. 28.1 Spezifische Sturzanamnese die 5-W-Fragen**

| Frage | Analyse |
|---|---|
| **Wie viele** Stürze in den letzten 12 Mon., im letzten Mon.? | Ein Sturz in der Vorgeschichte ist bereits ein Sturzrisikofaktor; mit der Erfassung der Häufigkeit kann auch die Entwicklung einer Progredienz festgestellt werden. |
| **Wo, wann und warum** sind Sie gestürzt? **Sturzumstände** (Ort, Zeit, Tätigkeit vor dem Sturz, Symptome wie Schwindel, Bewusstlosigkeit, Herzrasen, Krämpfe, Sprachstörungen etc.)? | Ort und Zeitpunkt ermöglichen ein Erkennen des Sturzmusters und weiterer Risikofaktoren (z. B. Stürze nachts in Kombination mit Schlafmittel oder häufigen Toilettengängen). Wichtig ist es, die Tätigkeit zu kennen, bei der der Patient gestürzt ist (beim Gehen, beim Richtungswechsel, beim Bewegungsübergang etc.). Ebenfalls muss geklärt werden, ob der Patient bei Bewusstsein war: Bewusstseinsverlust deutet auf medizinische Probleme hin, die unbedingt abgeklärt werden müssen, um weitere gravierende Sturzfolgen zu verhindern. |
| **Wie lange** sind Sie liegen geblieben. Konnten Sie vom Boden selbstständig aufstehen (Liegedauer, Angst vor erneutem Sturz)? | Die letzten beiden Aspekte gelten als Risikofaktor für die Entwicklung eines Postfallsyndroms, welches mit spezifischem Fragebogen weiter abgeklärt werden kann. |

Fragen zur Ermittlung **weiterer Risikofaktoren:**
- Progrediente Einschränkungen in Mobilität/Aktivitätsradius, externe Hilfestellung
- Häusliche Situation und Verwendung von Gehhilfen
- Krankheiten, Einnahme von Medikamenten
- Schmerzen
- Visus (Sehhilfen)/Gehör
- Ernährungsgewohnheiten, Gewichtsverlust

**Blickpunkt Ergotherapie**

In der Sturzanamnese lassen sich relevante Informationen sammeln, welche bei der Wahl des Assessments und der weiteren ergotherapeutischen Versorgung helfen. Folgende Fragen gilt es in der Ergotherapie, zusätzlich zu den bereits im Kapitel beschriebenen, zu berücksichtigen:
- Wurden Hilfsmittel verwendet? Wenn ja, welche? Handling?
- Sturzumgebung? Besteht hier Abklärungs-/Adaptionsbedarf?
- Lichtverhältnisse? Sehschwäche?
- Schuhversorgung? In der Nacht?
- Notrufarmband vorhanden?
- In welcher Situation ereignete sich der Sturz? Ggf. ADL-Training, Hilfsmittelversorgung etc.

- Konnte der Betroffene selbstständig wieder vom Boden aufstehen? (siehe Post-Fall-Syndrom)

Diese Faktoren geben Aufschluss darüber, wie die weiteren ergotherapeutischen Interventionen verlaufen könnten. Hierbei steht stets der Mensch mit seinen für ihn relevanten Alltagshandlungen und Zielen im Vordergrund.

**Blickpunkt Pflege**
Bei Stürzen im Krankenhaus oder in einer Pflegeeinrichtung wird zur Qualitätssicherung ein **Sturzprotokoll** nach den lokalen Gepflogenheiten oder Dokumentationspflichten angefertigt (z. B. Expertenstandard Sturzprophylaxe in der Pflege [DNQP]).
**Bestandteile Sturzprotokoll:**
- Zeitpunkt des Sturzes
- Situationsbeschreibung
- Beteiligung von Personen
- Zeugen
- Beschreibung von Umgebungsfaktoren
- Aktivitäten vor dem Sturz
- Ort des Sturzes
- Zustand vor dem Sturz
- Folgen des Sturzes
- Eingeleitete Folgemaßnahmen

Wichtige Bestandteile zur **forensischen Absicherung** der Dokumentation: letzter Zeitpunkt, an welchem der Patient vor dem Sturz gesehen wurde, Zeugen, Visierung des Sturzprotokolls, Ersteller und Datum des Sturzprotokolls.

## 28.3.3 Körperliche Untersuchung

### Allgemeine Mobilität/Ganganalyse
Gibt Hinweis auf die Selbstständigkeit im Alltag. Probleme aufgrund von Gleichgewichts- oder Kraftdefiziten können erkannt werden. Wichtig ist, Adaptationsmöglichkeiten des Gehens zu testen:
- Normales Gehen
- Richtungswechsel (vorwärts, seitwärts und rückwärts)
- Tempowechsel
- Gehen über Hindernisse
- Gehen und Sprechen
- Bewegungsplanung beim Hinsetzen, beim Öffnen einer Tür oder beim Umgang mit einem Hilfsmittel

### Gleichgewicht
Mit geeigneten Tests und Assessments (▶ Kap. 6) wird Folgendes getestet:
- **Steady-State-Balance (statisches Gleichgewicht):** Beurteilung der posturalen Kontrolle im Stehen mit normaler oder schmaler Spur wie Parallelstand, Schrittstellung, Semitandem-, Tandem- oder Einbeinstand, sowie gleichmäßiges Gehen.
- **Reaktives Gleichgewicht:** korrektive Reaktionen (Reaktionen auf drohenden Verlust des Gleichgewichts ohne Veränderungen der Unterstützungsfläche),

**28**

protektive Reaktionen (Reaktionen auf Verlust des Gleichgewichts mit Vergrößerung der Unterstützungsfläche mittels Schutzschritten oder Stützreaktionen
der Arme).
- **Antizipatorisches Gleichgewicht (proaktive Balance):** Koordination von
Ziel- und Stützmotorik (= die automatische vorbereitende Anpassung der
posturalen Kontrolle vor einer geplanten Bewegung). Bei Verlust dieser Kontrolle beobachtet man bereits bei Beginn einer Bewegung eine Zunahme der
Körperschwankungen oder einen Verlust des Gleichgewichts; z. B. aus der Berg
Balance Scale: mit den Füßen im Wechsel eine Stufe berühren.
- **Periphere Gleichgewichtssysteme (Vestibulum, Sensorik, Visus):** Funktions-
fähigkeit der peripheren Gleichgewichtssysteme sowie deren Kompensationsmöglichkeiten testen (CTSIB, Clinical Test for Sensory Interaction in Balance).
- **Gleichgewicht und Kognition:** Gehtests mit kognitiven Zusatzaufgaben: z. B.
kann der Patient gehen und gleichzeitig sprechen oder rechnen (Modified
Timed-up-and-go)?

## Untersuchung der beteiligten Strukturen

Kraft, Sensorik und Beweglichkeit ermöglichen, Alltagsaktivitäten sicher durch-
zuführen. Deren Erfassung ist wichtig für die Problemanalyse und Behandlungs-
planung.
- **Kraft:** manuelle Muskelkrafttests (M0–M5), Krafttests mit Kraftmesszel-
len, **Five Chair Rise Test:** funktioneller Test, der zusätzlich etwas über die
Schnellkraft der unteren Extremität aussagt, Testung der Handkraft mittels
Dynamometer (korreliert mit der Ganzkörperkraft und mit den körperlichen
Aktivitäten, ist Maß für die Gebrechlichkeit).
- **Sensorik:** Zur Identifizierung von sensorischen Problemen wird Vibrations-
sinn mit der **Stimmgabel nach Rydel** getestet. Ein verminderter Vibrations-
sinn ist ein Risikofaktor für wiederholte Stürze.
- **Beweglichkeit:** Untersuchung von Gelenkbeweglichkeit und Muskellängen
dort, wo aufgrund der Bewegungsanalyse und Gleichgewichtsuntersuchung
Einschränkungen vermutet werden.
- **Ausdauer:** Bei V. a. eine erhöhte Sturzgefahr aufgrund tiefer körperlicher
Belastbarkeit: **3- oder 6-Minuten Gehtest.**

## 28.3.4 Physiotherapeutische Assessments in der Sturzabklärung

Erklärungen und Ausführung der Assessments ▶ Kap. 6.
**Assessment-Screening Sturzrisiko:**
- **Gehgeschwindigkeit** (10 m, 4 m, 3 m): www.sralab.org/rehabilitation-measu-
res/10-meter-walk-test
- **Timed-up-and-go-Test, TUG:** www.sralab.org/rehabilitation-measures/
timed-and-go
- **Modified Timed-up-and-go-Test:** www.sralab.org/rehabilitation-measures/
timed-and-go-dual-task-timed-and-go-cognitive-timed-and-go
- **Five Chair rise Test:** www.sralab.org/rehabilitation-measures/five-times-sit-
stand-test
- **POMA Tinettitest:** www.sralab.org/rehabilitation-measures/tinetti-perfor-
mance-oriented-mobility-assessment
- **SPPB Short physical perfomance Battery Test:** www.sralab.org/rehabilita-
tion-measures/short-physical-perfromance-battery

**Assessment zur Identifikation von Geh- und Gleichgewichtsproblemen:**
- **Berg Balance Scale Test:** www.sralab.org/rehabilitation-measures/berg-balance-scale
- **Dynamic Gait index:** www.sralab.org/rehabilitation-measures/dynamic-gait-index
- **Clinical Test for Sensory Interaction in Balance (CTSIB):** www.sralab.org/rehabilitation-measures/clinical-test-sensory-interaction-balance-vedge
- **Four Step Square Test:** www.sralab.org/rehabilitation-measures/four-step-square-test
- **MiniBESTest:** www.bestest.us

**Assessment allgemeine Mobilität:**
- **DEMMI De Morton Mobility Index:** www.hs-gesundheit.de, www.demmi.org.au
- **Gehstrecken** (6, 3, 2 min): www.sralab.org/rehabilitation-measures/6-minute-walk-test

**Assessment Sturzangst:**
- **Falls Efficacy Scale FES-I:** https://sites.manchester.ac.uk/fes-i/
- **ABC Activity specific Balance Confidence Scale:** www.sralab.org/rehabilitation-measures/activities-specific-balance-confidence-scale

**Merke**

Ein Assessment vermag allein nicht das Sturzrisiko einer Person einzuschätzen. Die Analyse der einzelnen Tests unterstützt die Hypothesenbildung und ist Teil des Clinical-Reasoning-Prozesses. Zur Einschätzung des Sturzrisikos gehört immer die interprofessionelle Erfassung der Sturzrisikofaktoren.

## 28.3.5 Weiterführende Diagnostik

**Sturzangst** kann man schlecht messen. Ein valides Assessment zur Erfassung der sturzassoziierten Selbstwirksamkeit ist die **Falls Efficacy Scale – International Version (FES-I)** oder die **Activities-Specific Balance Confidence Scale (ABC Scale).** Durchführung als Selbstauskunftsbogen oder als strukturiertes Interview. (▶ Kap. 6). Nach den unter **Sturzursachen** (▶ Kap. 28) aufgeführten Punkten soll gezielt gefahndet werden. Dazu gehört u. a. eine Überprüfung der Wohnraumsituation. Anlässlich eines Sturzes kann es ratsam sein, die **Hilfsmittel** einer Überprüfung zu unterziehen (Vorhandensein, Angemessenheit) und sich zu vergewissern, dass der Pat. bzw. Betreuer in den richtigen Gebrauch eingewiesen sind (▶ Kap. 28).

**Blickpunkt Medizin**

Folgende ärztliche Untersuchungen finden statt:
- Kognitives Assessment, neurologische Untersuchung
- Untersuchung der Urininkontinenz
- Sehschärfe
- Kardiovaskuläre Untersuchung (Herzfrequenz und -rhythmus, orthostatische Hypertonie)
- Kritische Review der Medikation

Bei Bedarf Bestimmung des Frakturrisikos (Knochendichte).

## 28.4 Therapie und Interventionen

**28**

### 28.4.1 Therapie in der Akutsituation

Die Akuttherapie nach einem Sturz richtet sich nach den allgemeinen internistischen, unfallchirurgischen oder orthopädischen Erfordernissen.

Für die Physiotherapie gilt, nicht nur die Sturzverletzung zu therapieren, sondern die genauen Sturzumstände zu klären, um weitere Stürze zu verhindern.

**Merke**

Nach der Einschätzung des Sturzrisikos ist die Rückmeldung an Arzt und Pflege bezüglich Gehfähigkeit im Alltag, Risikofaktoren und Anforderungen für zu Hause wichtig! Weitere nötige Abklärungen werden diskutiert und die Behandlung startet multidisziplinär, angepasst an die identifizierten Risikofaktoren.

**Blickpunkt Pflege**

Durch folgende Maßnahmen können Pflegefachkräfte die therapeutischen Interventionen unterstützen:

**Unterstützung und Bewegungsförderung:**
- Gleichbleibende Assistenz in der Bewegungsunterstützung und bei Transfers
- Bewegungsunterstützung und Mobilität im Alltag einbauen
- Haltemöglichkeiten beim Aufstehen und beim Hinsetzen
- Losgehen und erste Schritte ohne Richtungswechsel gewährleisten (Raumgestaltung beachten)
- Handläufe frei halten/Stationsmöbel feststellen
- Sitzmöglichkeiten bzw. Ausruhinseln anbieten

**Umfeldgestaltung:**
- Unterlegung der Matratze rechts und links zur Wahrnehmungsförderung und als Schutz vor dem Herausfallen
- Rufanlage in Reichweite
- Große Lichtschalter, Bedienbarkeit anpassen, ggf. Bewegungsmelder
- Blendfreie Lichtquelle, kontrastklare Bodenbeläge
- Freier, markierter Weg zur Toilette
- Feststehende Möbel, insbesondere Bett und Nachttisch

### 28.4.2 Interventionsplanung

Multifaktorielle Behandlungsmodelle weisen eine hohe Evidenz auf. Bei Personen, die noch zu Hause leben, beeinflussen bereits einzelne **Sturzpräventionsmaßnahmen** die Sturzrate. In Institutionen kann ein Sturz nicht immer vermieden werden, Verletzungsprävention und der Erhalt der körperlichen Aktivität stehen im Vordergrund, dazu sind **multifaktorielle Interventionen** wirkungsvoll.

Effektive **Übungen zur Sturzprävention** bedingen eine zielorientierte Herangehensweise und individuell zugeschnittene Maßnahmen. Das Training muss progressiv und herausfordernd sowie gleichzeitig sicher sein. **Schwerpunkte** sind:
- Gleichgewichtstraining ⅔,
- Krafttraining ⅓,

- ergänzt durch mobilitäts- und funktionserhaltende Komponenten sowie
- Training von Dual- und Multitasking.

Eine längerfristig andauernde körperliche Intervention soll angestrebt werden, um ausreichend Reize zu setzen und eine Verhaltensänderung zu bewirken. Verhaltensprävention ist generell wichtig, da diese Gewohnheiten, Einstellungen und Handlungsweisen im Alltag beeinflusst.

## Behandlungsschwerpunkt: Gleichgewicht

Das Gleichgewicht ist im Alter gut trainierbar und effektiv. Das Training reduziert posturale Schwankungen, verbessert die Fähigkeit zur Kompensation von Störreizen während des Gehens, erhöht die Alltagsmobilität und führt ebenso zu einem Anstieg der Kraft (Granacher et al. 2007).

Werden Gleichgewichtsdysfunktionen als Risikofaktor genau geprüft und mit einem spezifischen Training behandelt → Reduzierung des Sturzrisikos um 10–50 %.

Wichtig ist, alle Modalitäten des Gleichgewichts zu trainieren:

- **Steady-state Balance (statisch):** Grundlagentraining, unterschiedliche Positionen: Parallelstand mit schmaler Spur, Schrittstellung, Tandemstand, Einbeinstand
- **Reactive Balance (reaktiv):** Training der Schutzreaktionen im Sitzen, Stehen oder während des Gehens. Korrektive Fuß- und Hüftstrategien, protektive Schritte nach vorn, seitlich und zurück sowie Stützreaktionen der Arme
- **Proactive Balance (antizipatorisch):** Training des Timings, Stützmotorik vor der Zielmotorik mit verschiedenen funktionellen Alltagsübungen. Im Wechsel Fuß auf eine Stufe stellen, Greif- und Bückaktivitäten, Aktivitäten aus dem Alltag, Spiele mit Bällen etc.
- **Periphere Gleichgewichtssysteme:** Training und Stimulation des **vestibulären Systems** (Drehbewegungen und lineare Beschleunigungen sowie Übungen mit geschlossenen Augen). Training und Stimulation des **somatosensorischen Systems:** sensorische Reize auf verschiedenen Unterlagen, sich bewegenden Unterlagen, Vibrationen und viel mit geschlossenen Augen trainieren. Training des **okulären Systems:** Augenfolgen, Sakkaden, Blickstabilisierung
- **Gleichgewicht plus Dual-Tasks:** Gleichgewichtsübungen mit kognitiver Zusatzaufgabe, Trainieren der geteilten Aufmerksamkeit (s. u.), Gleichgewichtsübungen mit motorischer Zusatzaufgabe (etwas tragen, transportieren etc.)

Gleichgewichtsübungen sollen anspruchsvoll, progressiv, aber sicher sein. Im Alltag ist es wichtig, mehrmals täglich die Gleichgewichtsübungen durchzuführen, am besten werden sie in Alltagsaktivitäten integriert. Gleichgewichtstraining soll ⅔ der Sturzprävention abdecken.

- Training des „statischen Gleichgewichts": 4 Serien à 20 s (z. B. 4 × 20 s in schmaler Spur stehen, ohne Festhalten)
- Training des „dynamischen Gleichgewichts": 4 Serien à mind. 20 s bis max. 60 s (z. B. 4 × 20–60 s, Schutzschritte üben)

**Merke**

Körperliche Aktivitäten mit hoher Anforderung an die Körperkontrolle zeigen sich als besonders effektiv. So konnte bei einem regelmäßigen Tai-Chi-Training eine Sturzreduktion um 47 % erzielt werden (Wolf et al. 1996).

**28**

## Behandlungsschwerpunkt: Kraft

**Ziele** des Krafttrainings in der Sturzprävention sind die **Steigerung der Maximalkraft** (Hypertrophie, Zuwachs Muskelmasse) und der **Schnellkraft** (Power), damit Alltagsaktivitäten wieder selbstständig bewältigt werden können. Zur Vermeidung von Stürzen ist es v. a. wichtig, schnell Kräfte (Power) entwickeln zu können, um kritische Situationen zu meistern.

> **Merke**
>
> Alleiniges Krafttraining führt zu keiner Sturzreduktion, mit Krafttraining kann aber Funktionsverlust im Alltag entgegengewirkt werden, Selbstständigkeit bleibt erhalten.

- Krafttraining soll ⅓ des Sturzpräventionstraining ausmachen, 2 Trainingseinheiten/Wo.
- Trainiert werden insbesondere die Muskulatur der unteren Extremität (Quadrizeps, Abduktoren, Wade, Fußheber etc.) und die Rumpfmuskulatur.
- Übungsqualität steht vor Quantität.
- Zwischen den einzelnen Serien benötigt der ältere Mensch längere Pausen (2 min), subjektives Belastungsempfinden berücksichtigen (Borg-Skala ▶ Tab. 28.2).

**Tab. 28.2 Borg-Skalenwerte (modifiziert nach Borg)**

| Borg-Wert 6–20 | Belastungsempfinden | Atmung |
|---|---|---|
| 6 | Sehr, sehr leicht | Ruhig, singen möglich |
| 7 | | |
| 8 | | |
| 9 | Sehr leicht | Leicht beschleunigt, Sprechen möglich |
| 10 | | |
| 11 | Ziemlich leicht | Etwas beschleunigt |
| 12 | | |
| 13 | Etwas schwer | Mehr beschleunigt, Sprechen ganzer Sätze |
| 14 | | |
| 15 | Schwer | Sehr beschleunigt |
| 16 | | |
| 17 | Sehr schwer | Sehr, sehr beschleunigt, nur einzelne Worte möglich |
| 18 | | |
| 19 | Sehr, sehr schwer | Atmung hechelnd, sprechen nicht mehr möglich |
| 20 | Zu schwer | Geht nicht mehr |

**28**

> **Merke**
> - **Muskelfunktionstraining** als Einstiegstraining, bei Anfängern mit niedrigerer Intensität zur Schulung der intermuskulären Koordination, mit 50–75 % des Wiederholungsmaximums, mit 15–25 Wiederholungen, trainieren in 1–3 Serien
> - **Maximalkrafttraining:** Muskelmasseaufbau mit 70–80 % des Wiederholungsmaximums, mit 8–10 Wiederholungen, trainieren in 2–3 Serien
>   **Subjektives Belastungsempfinden nach Borg-Skala:**
>   – **Einsteiger:** 12–13 etwas anstrengend
>   – **Fortgeschrittene:** 14–15 anstrengend
> - **Schnellkrafttraining** möglichst schnell explosiv hohe Kräfte produzieren in der konzentrischen Phase der Übung (ca. 60 % der $F_{max}$)
>   – **Subjektives Belastungsempfinden nach Borg-Skala:** 10–13 etwas anstrengend

## Behandlungsschwerpunkt: Multitasking – Training der geteilten Aufmerksamkeit

Die Fähigkeit Mehrfachtätigkeiten auszuführen ist die Voraussetzung, um Stresssituationen zu meistern, die zu einem Sturz führen könnten. Die Aufmerksamkeit sollte ausreichen, um zu gehen und gleichzeitig eine Frage zu beantworten. Ist Gehen nicht mehr möglich, müssen Situationen trainiert werden, in denen motorische und kognitive Aufgaben gleichzeitig ausgeführt werden müssen.

- **Gehen und kognitive Aufgaben:** bestimmte Zahlenfolgen nennen, Buchstaben im Alphabet zuordnen, reagieren oder nicht reagieren auf akustische oder visuelle Reize, einen Reim auf ein genanntes Wort suchen, Life-Kinetic etc.
- **Rhythmik nach Dalcroz:** Kombinieren von motorischen und kognitiven Aufgaben durch Gang- und Bewegungsübungen zum Rhythmus improvisierter Musik
- **Motorisch-kognitives Training:** auf visuelle Stimulationen am Bildschirm mit Schritten reagieren (dividat, Step Plate, App Clock yourself etc.)
- **Computerspiele:** für das Training der selektiven und geteilten Aufmerksamkeit, für die Fähigkeit auf relevante Reize schnell zu reagieren und falsche Reaktionen zu unterdrücken

> **Merke**
> Trainiert man die Komponenten Kraft und Gleichgewicht mit zusätzlichen motorischen, kognitiven oder motorisch-kognitiven Aufgaben, können Stürze reduziert werden. Besonders wichtig ist es, die Entscheidungsfindung in die Aufgabe zu integrieren. So können die Patienten wieder rasch auf unerwartete Situationen reagieren.

**28**

### Behandlungsschwerpunkt: Schwindel

Die häufigste Form von Schwindel im Alter ist chronischer, unsystematischer Schwindel (Altersschwindel). Er kann durch die Summierung von altersphysiologischen Veränderungen, Multimorbidität und Nebenwirkungen von Medikamenten bedingt sein. Der Altersschwindel ist ein geriatrisches Syndrom mit multiplen Ursachen. Häufig werden aus Angst vor Schwindelbeschwerden Bewegungen und Aktivitäten gemieden, die Schwindelbeschwerden nehmen durch Trainingsmangel zu. Eine genaue Untersuchung und Differenzierung ist für eine effektive Behandlung das Wichtigste (▶ Kap. 29).

Ein spezifisches Training aller gleichgewichtserhaltenden Systeme sowie die Gewöhnung an den Schwindel durch wiederholte Exposition können die Selbstständigkeit im Alltag wieder verbessern:

- Training des vestibulären, somatosensorischen und optokinetischen Systems
- Sturzpräventionsmaßnahmen, Funktionstraining im Alltag, Entspannung und Ergonomie

### Behandlungsschwerpunkt: Postfall-Syndrom – Sturzangst

Neben den schwerwiegenden körperlichen Sturzfolgen sind nach Stürzen häufig auch psychosoziale Folgen zu beobachten: „Bei einem Sturz brechen nicht nur die Knochen, es bricht auch das Selbstvertrauen." (Zeitler HP et al. 2004)

Nach einem Sturzereignis entwickelt die Mehrzahl der alten Menschen (bis 65 % der > 80-Jährigen) große Angst, erneut zu stürzen. Diese Angst kann sich zu einer regelrechten Phobie entwickeln und wird **Postfall-Syndrom** genannt. Aus Angst vor weiteren Stürzen schränken die Betroffenen ihre Bewegungsaktivitäten und ihr Mobilitätsverhalten ein. Diese Immobilisierungstendenz führt zu Trainingsmangel, Verlust der Selbstständigkeit, sozialer Vereinsamung mit depressiver Verstimmung und weiteren Stürzen (▶ Abb. 28.2).

**Postfall**: Auswirkungen

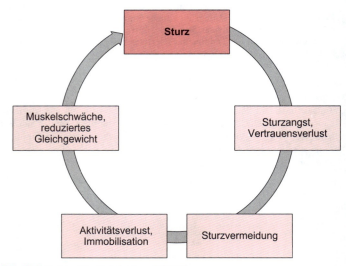

Abb. 28.2 Kreislauf Postfall-Syndrom [M1022]

## Merkmale des Postfall-Syndroms
- Unsicherheit und Panik
- Langsame stockende Erholung nach Sturz
- Festklammern, Verkrampfen beim Gehen (breitspurig, kleinschrittig, unregelmäßig)
- Depressive Verstimmungen, Depressionen
- Aggressivität, Ablehnung
- Aktivitätsreduktion, Verlust von Selbstständigkeit und Mobilität

Ein zentraler Aspekt, um Sturzangst abzubauen, ist die richtige Selbsteinschätzung. Ein hilfreicher Test ist die **Falls Efficacy Scale-International (FES-I, ▶ Kap. 6),** da hier unterschiedliche Tätigkeiten aufgelistet sind, die alten Menschen im Alltag Probleme oder Angst bereiten können.

## Therapieschwerpunkte
- Bewegungserfahrung, Selbstvertrauen für das Bewegen fördern
- Tätigkeiten, die Angst machen, ansprechen und die dazu nötigen Voraussetzungen trainieren
- Erlernen der Schutzschritte bei Verlust des Gleichgewichts, Verhindern von Co-Kontraktion
- Funktionstraining im Alltag
- Verhalten nach einem Sturz, Lagewechsel und sich Fortbewegen am Boden
- Aufstehtechniken vom Boden, Hilfestellung, Instruktion an Angehörige
- Hilfsmittel besprechen und einüben (Gehhilfsmittel, Notrufsysteme)

> **Merke**
> Wichtig ist, mit jedem älteren Patienten unabhängig von der Pathologie, auf den Boden zu gehen und wieder aufstehen zu üben, um der Entwicklung oder den Folgen eines Postfall-Syndroms entgegenzuwirken (▶ Abb. 28.3).

## Behandlungsschwerpunkt: extrinsische Risikofaktoren

### Umgebungsfaktoren
**Wohnraum:** Auch wenn Umgebungsfaktoren oft am Sturzgeschehen beteiligt sind, besteht keine klare Evidenz im Zusammenhang mit der Modifikation von Gefahrenquellen zur Sturzreduktion zu Hause. Das Problem der häuslichen Modifikation zur Sturzprävention ist, dass die Gefahrenquellen allgegenwärtig und schwierig zu entfernen sind. Empfehlungen für die Praxis:
- Häusliche Modifikation für ältere Menschen mit vorhergehendem Sturzereignis oder schlechtem Sehvermögen sollten Bestandteil des üblichen Therapieverfahrens nach einem Krankenhausaufenthalt sein.

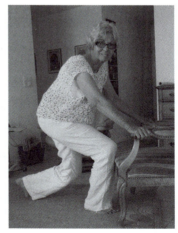

Abb. 28.3 Aufstehen vom Boden [M1022]

**28**

- Die Intervention soll von einer Gesundheitsfachperson geleitet werden: Ergotherapeutin, Physiotherapeutin, ambulante Pflegefachkraft.

**Hausnotruf:** vermindert nicht die Sturzgefahr, kann aber die Sturzfolgen häufig deutlich günstig beeinflussen. Sehr empfehlenswert. Vermindert auch die Sturzangst und gibt Sicherheit.

**Sensoren/Smart Homes:** aktuell in rasanter Entwicklung befindliches Gebiet. Einfluss auf Sturzhäufigkeit und Verletzungsfolgen noch nicht beurteilbar (▶ Kap. 3.9).

### Hilfsmittel

#### Adäquates Schuhwerk

Empfehlungen über die Eigenschaften von adäquaten Schuhen, die Stürze signifikant reduzieren können, sind aufgrund fehlender experimenteller Studien nicht evidenzbasiert möglich.

Empfehlungen für die Praxis:
- Tragen von Schuhen mit niedrigem Absatz, rutschfester Sohle, stabiler Fersenkappe und guter Fixierung am Fuß
- Tragen von Schuhen inner- und außerhalb der Wohnung
- Tragen von Schuhen, die den Knöchel umfassen, bei sensorischen Defiziten
- Gebrauch einer Antirutschvorrichtung für Schuhwerk auf Schnee und Eis

#### Gehhilfsmittel

Ziel einer Gehhilfe ist die Kompensation von Sturzrisikofaktoren wie Kraft-, Sensorik- oder Gleichgewichtsdefiziten, um Gehfähigkeit und Selbstständigkeit zu verbessern und das Sturzrisiko zu vermindern. Häufig gibt die Benutzung einer Gehhilfe den älteren Menschen das Vertrauen in die eigene Gehfähigkeit zurück. Damit eine Gehhilfe nicht zur Stolperfalle wird, muss eine geeignete Gehhilfe unbedingt auf die Fähigkeiten der betroffenen Person abgestimmt werden, die korrekte Größe haben und frei von Defekten sein. Der Gebrauch der Gehhilfe im Alltag muss mit einer Fachperson eingeübt werden.

**Merke**
- Die Verschreibung und Abklärung von Gehhilfen gehört in die Hand des Spezialisten.
- Der Umgang mit einer Gehhilfe muss im Patientenumfeld geübt werden.
- So viel wie nötig, so wenig wie möglich.

#### Hüftprotektoren

Die Wirksamkeit zur Prävention hüftgelenksnaher Frakturen scheint belegt, jedoch nur dann, wenn sie getragen werden. Einzelfallentscheidung, ob Akzeptanz und Compliance vorhanden sind. Randomisierte Studien in der häuslichen Umgebung haben keinen, im betreuten Wohnen einen möglichen Vorteil von Hüftprotektoren gezeigt. Es lohnt sich, Zeit in die Aufklärungsarbeit für Betroffene, Angehörige und Pflegepersonal zu investieren. Die Bereitschaft einen Hüftprotektor zu tragen, steigt beträchtlich.

**Blickpunkt Medizin**
**Therapie**
- Patienten, bei denen Synkopen oder eine Karotissinus-Überempfindlichkeit als Sturzursache identifiziert wurde, könnten von einer Schrittmachertherapie profitieren.

- Bekannte Elektrolytstörungen ausgleichen.
- Rezidivierende Hypovolämien möglichst vermeiden bzw. ausgleichen.
- Angemessene Kontinenztherapie.
- Keine spezifische medikamentöse Therapie zur Sturzprävention bekannt (außer Vitamin D).
- Ggf. Medikation zur Knochengesundheit (Vitamin D, Kalzium, ▶ Kap. 40).
- Überprüfen der bestehenden Medikation bzgl. Sturzrisiko durch behandelnde Ärzte.
- Bei schmerzbehafteten Erkrankungen des Bewegungsapparats ggf. Schmerztherapie notwendig → Einfluss auf physiotherapeutische Behandlung!

**Fazit**

Stürze sind in 90 % der Fälle multifaktoriell, bedingen eine multidimensionale Abklärung und multifaktorielle Interventionsprogramme. Es gilt, je gebrechlicher ein älterer Mensch ist, desto multidisziplinärer muss das Interventionsprogramm gestaltet sein (▶ Abb. 28.4).

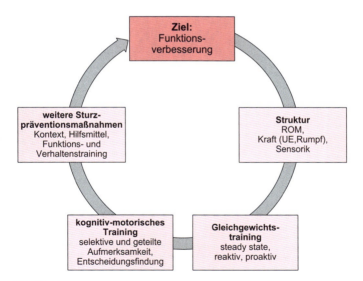

Abb. 28.4 Multifaktorielle Interventionen bei (rezidivierenden) Stürzen [M1022]

### 28.4.3 Komplikationen und Prognose

**28**

**Komplikationen**

Die schwerwiegendsten Komplikationen beim Sturzsyndrom sind Frakturen und schwere Blutungen (v. a. intrazerebrale Blutungen).

Eine indirekte Komplikation des Sturzsyndroms ist körperliche Inaktivität aus Angst vor Stürzen mit der Folge von Muskelabbau und Beeinträchtigung des Gleichgewichtssinns.

**Prognose**

- Der prognostische wichtigste Parameter für einen Sturz sind frühere Stürze.
- Eine erhöhte Mortalitätsrate findet sich bei rezidivierenden Stürzen, nicht nach einmaligem Sturz.
- Patienten mit rezidivierenden Stürzen haben eine erhöhte Rate, in ein Pflegeheim eingewiesen zu werden.

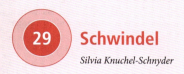

# 29 Schwindel

*Silvia Knuchel-Schnyder*

Schwindelsymptome können die Mobilität und Selbstständigkeit negativ beeinflussen, beim älteren Menschen steigt das Sturzrisiko an. Schwindel ist ein wesentlicher Faktor für die Beeinträchtigung der Lebensqualität und die reduzierte Teilhabe an altersentsprechenden Aktivitäten. Schwindel und Gangunsicherheit sind keine Begleiterscheinungen des normalen Alterns, sondern sollten immer spezifisch abgeklärt und behandelt werden.

# 29.1 Grundlagen

## 29.1.1 Definition

**Schwindel** ist ein Oberbegriff für subjektive Störungen der Orientierung des Körpers im Raum (Scheinbewegungen von Körper und Umwelt, Pschyrembel W 2017).
**Schwindel** ist eine bewusst empfundene Raumorientierungsstörung, die dann auftritt, wenn ein erwartetes Bild von der Umwelt mit dem von den Sinnesorganen gemeldeten nicht übereinstimmt (Brandt T u. Büchele W 1986).
Gestörte oder fehlende Informationen führen zu einer falschen Interpretation im Gehirn, was sich als Schwindelgefühl äußert. Der Mensch erhält ein Alarmsignal, das ihn auf eine Störung hinweist.

## 29.1.2 Prävalenz

Die Lebenszeitprävalenz des Schwindels liegt bei 30 %. 85 % der > 80-Jährigen haben Schwindel, vestibuläre Dysfunktionen und Gleichgewichtsprobleme mit einem 8-fach erhöhten Sturzrisiko.
Häufige Form von Schwindel im Alter ist der chronische unsystematische Schwindel, der durch die Summierung altersphysiologischer Veränderungen in den informationsverarbeitenden Strukturen des Körpers, Multimorbidität und Nebenwirkungen oder Wechselwirkungen von Medikamenten zustande kommt. Häufig werden aus Angst vor den Schwindelbeschwerden gewisse Bewegungen gemieden → Trainingsmangel mit Zunahme der Schwindelbeschwerden und Einschränkung der Selbstständigkeit.
Dem **Altersschwindel** gegenüber steht der **Schwindel im Alter,** der wie bei jüngeren Patienten eine erfassbare Ursache hat und genau abgeklärt werden muss. Im Alter kommt das ganze Diagnosespektrum vor:
Häufig sind:
- Vestibuläre Defizite (bilaterale Vestibulopathie) sowie zentrale Schwindelformen
- Benigner paroxysmaler Lagerungsschwindel
- Persistent Postural Perceptual Dizziness (PPPD)
- Faktoren wie Polyneuropathie, orthostatische Dysregulation und visuelle Defizite spielen im Alter eine größere Rolle.

## 29.1.3 Klassifikation

▶ Tab. 29.1.
Siehe auch Klassifikation der Bárány-Gesellschaft: www.jvr-web.org/ICVD.html.

**Tab. 29.1 Klassifikation des Schwindels**

| | |
|---|---|
| **Systematisch** (peripher-vestibulär) | **Funktionsstörung des Vestibularorgans u./o. der neuralen Verbindungen zum Hirnstamm:** chronischer oder akuter Ausfall des N. Vestibularis bzw. der Vestibularorgane, benigner paroxysmaler Lagerungsschwindel, Morbus Menière Gerichtet (Schwindelgefühl: Drehen, auf/ab, vor/zurück) |
| **Gemischt** (zentral-vestibulär) | **Läsionen der Vestibulariskerne im Hirnstamm und den vestibulären Bahnen zum Kleinhirn:** Hirnstamm-Zerebelluminsulte, Tumoren, Blutungen, MS-Herde Eher ungerichtet (Schwankschwindel) |
| **Asystematisch** | • **Zentral:** Insulte, Tumoren, MS-Herde, Traumata, neurologische Erkrankungen<br>• **Internistisch:** kardiovaskulär, orthostatisch, Stoffwechsel, Medikamente<br>• **Okulär:** neurologische oder ophtalmologische Erkrankungen, nicht passende Brille<br>• **Zervikogen:** Funktionsstörungen der Halswirbelsäule, verminderte Durchblutung<br>• **Multifaktoriell:** Altersschwindel mit multifaktoriellen Störungen<br>• **Psycho-physiologisch:** Kinetose (z. B Seekrankheit), PPPD phobisch (funktionell) |

**29**

# 29.2 Allgemeine Diagnostik und Untersuchung

## 29.2.1 Anamnese

Beim Leitsymptom Schwindel ist eine strukturierte und vollständige Anamnese vorrangig, diese erbringt wichtige Unterscheidungskriterien der verschiedenen Schwindelsyndrome (▶ Tab. 29.2).

**Wichtige Ergänzungsfragen:**
- Stürze/Beinahestürze? → Sturz ist die klinisch relevanteste Komplikation bei Schwindel im Alter.
- Medikamenteneinnahme (Anzahl, Inhaltsstoffe)?
- Alkohol?
- Begleiterkrankungen?

**Blickpunkt Medizin**

Medikamente, die häufig Schwindel auslösen:
- Blutdrucksenkende Medikamente (Antihypertensiva) bei Überdosierung (Hypotonie)
- Sedierende Antidepressiva/Antipsychotika
- Antikonvulsiva zur Behandlung von epileptischen Anfällen und zur Schmerztherapie
- Sedierende Medikamente zur Behandlung von Schlafstörungen, Angst und Schwindel

Quelle: Deutsches Ärzteblatt, 112, Heft 23, 2015

**Tab. 29.2 Schwindelanamnese mit Beurteilung**

| Fragen | Interpretation |
|---|---|
| **Art des Schwindels** (Dreh-, Schwank-, Benommenheitsschwindel, Unsicherheit, Angst) | Unterscheidung zwischen gerichtetem und ungerichtetem Schwindel<br>• Gerichteter Schwindel mit richtungskonstanter Falltendenz, typisch für peripher-vestibuläre Affektionen insbesondere in der Akutphase<br>• Schwankschwindel, allgemeine Unsicherheit sprechen eher für zentral-vestibuläre und zentrale Läsionen<br>• Benommenheit, Unsicherheit, Angst sprechen eher für nicht vestibuläre Ursachen |
| **Dauer des Schwindels** (Schwindelattacken, Dauerschwindel, seit wann ist er da) | Unterscheidung einzelner Krankheitsbilder<br>• Bei peripher-vestibulären Läsionen: Anfallsschwindel kurz bis wenige Tage andauernd (BPLS: max. 1 min, Morbus Menière: wenige Stunden, Vestibularausfall: Tage bis Wochen)<br>• Bei zentralen Läsionen eher langsamer Beginn von Dauerschwindel |
| **Begleitsymptome** (vegetativ, audiologisch, visuell, neurologisch) | Unterscheidung einzelner Krankheitsbilder, mitbetroffener Strukturen, Erkennen von Vorsichtssituationen<br>• Starke vegetative Zeichen (Erbrechen, Schweißausbrüche), visuelle (z. B. Blickfixationsprobleme) und audiologische (Tinnitus, Hörminderung) Symptome eher bei peripher-vestibulärer Störung<br>• Parästhesien, Paresen, Schluck-/Sprachstörungen, Doppelbilder; Bewusstseinstrübung und Stürze eher bei zentralen oder zentral-vestibulären Prozessen |
| **Auslöser/Verstärkung** (in Ruhe, beim Gehen, bei bestimmten Bewegungen, Situationen) | Unterscheidung einzelner Krankheitsbilder<br>• Je heftiger der Schwindel bereits in Ruhe (in Akutphase im Liegen) oder aufrechter Position ist, desto mehr spricht für eine akute Phase eines vestibulären Defizits, später nur noch bei bestimmten Kopfbewegungen oder beim Gehen sowie im Dunkeln<br>• Hinlegen, Aufrichten, Drehen im Bett, Bücken, Hochschauen → benigner paroxysmaler Lagerungsschwindel<br>• Bei körperlicher Anstrengung, beim raschen Aufstehen vom Liegen → internistische Ursachen<br>• Angst-/Stresssituationen, Unsicherheit → Altersschwindel, phobischer Schwindel, PPPD |

## 29.2.2 Klinische Untersuchung

**Romberg-Stehversuch:** Stehen mit geschlossenen Füßen, Augen schließen, bis 1 min stehen bleiben. Gerichtete einseitige Falltendenz → vestibuläre Funktionsstörungen, regellose Abweichung → eher zentrale Störungen, allg. Gleichgewichtsdefizite (z. B. bei CVI, Altersschwindel etc.).

**Kopfimpulstest (KIT):** Kopf des Patienten zwischen die Hände nehmen und rasch 20° zur Seite drehen. Bei Pat. mit linksseitiger vestibulärer Funktionsstörung gehen die Augen bei Drehung des Kopfes nach links zunächst mit in die Drehrichtung, um danach eine Einstellsakkade zur Mitte zu machen → Testung des vestibulookulären Reflexes (VOR).

29

**Nystagmen (HNO mit Frenzelbrille):** Spontan- oder Provokationsnystagmen beobachten. Horizontaler Spontannystagmus mit Unterdrückung durch visuelle Fixierung → akutes peripher-vestibuläres Ereignis, horizontaler oder vertikaler Fixationsnystagmus (durch visuelle Fixation nicht unterdrückbar, sondern zunehmend) → zentrales Ereignis.

**Augenfolgebewegung:** einem Stift, der bewegt wird, nur mit den Augen nachschauen (horizontal, vertikal), Asymmetrien → strukturelle Läsionen (visueller Kortex, Hirnstamm, Kleinhirn, vestibuläre und okulomotorische Kerngebiete im Hirnstamm).

**Augensakkaden:** zwischen 2 horizontalen sowie 2 vertikalen Blickzielen mit den Augen hin und her schauen, verlangsamte Sakkaden → Hirnstamm-/Mittelhirnläsionen, hypermetrische Sakkaden → Kleinhirnläsionen.

**Finger-Folge-Test:** Finger des Patienten folgt präzise dem sich horizontal bewegenden Finger des Untersuchers, hypermetrische Bewegungen, Intensionstremor → Anzeichen für zerebelläre Läsionen.

**Dix-Hallpike-Test (posteriorer Bogengang bei BPLS):** Von Sitzposition mit 45° Kopfrotation zur betroffenen Seite rasch nach hinten unten legen (Kopfteilneigung 30°), mit Latenz einsetzender Drehschwindel und Nystagmus vertikal zur betroffenen Seite → Otokonien im posterioren Bogengang. Oder **Side-Lying-Test:** Sitz an Bettkante, 45° Kopfrotation zur gesunden Seite, rasch auf die betroffene Seite ablegen. **Wichtig:** 2 min in der Testposition warten, falls nicht zu Beginn schon Symptome auftreten.

Es empfiehlt sich beim älteren Menschen beim kleinsten Verdacht auf BPLS, die Testung durchzuführen, um ihn auszuschließen, da ein BPLS im Alter sehr häufig vorkommt.

**McClure-Test (horizontaler Bogengang bei BPLS):** In Rückenlage den 30° flektierten Kopf rasch zur Seite drehen, mit Latenz einsetzender Drehschwindel und Nystagmus horizontal geotrop oder ageotrop. Die Differenzierung zwischen Canalo- und Cupulolithiasis erfordert Erfahrung.

**Merke**

Stehen, Unsicherheit, Gleichgewichts- und Gehstörungen im Vordergrund → folgende Bereiche müssen auf ihre Funktion untersucht werden:
- Visuelles, vestibuläres und somatosensorisches System
- Kraft
- Kognition und Psyche (Demenz, Depression, Angststörung, Delir)
→ Eine Abklärung des Sturzrisikos ist von großer Bedeutung (▶ Kap. 28.2).

**Blickpunkt Medizin**
**Screening akuter Schwindel**
Bei einem akuten Drehschwindel mit Erbrechen gilt es, rasch zu entscheiden, ob es ein akutes vestibuläres oder ein zentrales Ereignis (Hirnstamm, Kleinhirn) ist.

Auf dem medizinischen Notfall kommt die **HINTS**-Regel als Standard zum Zuge: **H**ead-**I**mpulstest, **N**ystagmus, **T**est of **S**kew.

Bei einem **zentralen Ereignis** ist der Head-Impulstest normal, der Nystagmus kann die Richtung wechseln und/oder nimmt bei Fixation zu, beim Test of Skew zeigt sich eine vertikale Einstellbewegung des Auges.

### 29.2.3 Assessments

▶ Kap. 6.

- **Berg Balance Scale (BBS) und MiniBESTest:** Goldstandard zur Gleichgewichtstestung
- **Functional Gait Assessment (FGA):** Entwickelt aus dem DGI spezifisch für vestibuläre Problematik, Adaptationsmöglichkeiten auf vestibuläre Reize während des Gehens
- **Clinical Test for Sensory Interaction in Balance (CTSIB):** Funktion und Organisation der peripheren Gleichgewichtssysteme (sensorisch, visuell und vestibulär)
- **Dizziness Handicap Inventory (DHI):** Subjektive Erfassung von Behinderung im Alltag bei Schwindel und Gleichgewichtsproblemen

## 29.3 Wichtige Schwindelformen im Alter: Therapiemöglichkeiten

Die physiotherapeutischen Behandlungsmöglichkeiten richten sich nach dem Ursprung der Schwindelbeschwerden. Bei peripher-vestibulären Funktionsstörungen wirken gezielte physiotherapeutische Maßnahmen direkt auf das Vestibularorgan und werden als vestibuläre Therapie bezeichnet. Bei allen anderen Schwindelformen werden durch ein Training der beteiligten Strukturen und Funktionen Schwindel und Gleichgewicht positiv beeinflusst.

### 29.3.1 Vestibuläre Therapie

**Definition der vestibulären Therapie:** „Zentren im Gehirn so abstimmen, dass sie die aus der Peripherie stammenden Informationen vernünftig verarbeiten und so wieder erfolgreiche, zielgerichtete Reaktionen ermöglichen." (Hamann KF 1989).
**Zentral-vestibuläre Kompensation ist durch Training möglich:**

- **Adaptation:** Anpassung des vestibulären Systems (Neuroplastizität, Funktionsverbesserung)
- **Substitution:** Nutzen von visuellen und somatosensorischen Informationen, Ersatzstrategien entwickeln
- **Habituation:** Gewöhnung an den Schwindel durch wiederholte Exposition

Im Alter kann es bereits durch Nichtgebrauch der Gleichgewichtssysteme zu Schwindel und Unsicherheit kommen. Ein aktives Training wirkt sich hier rasch positiv auf die Schwindelgefühle und die Unsicherheit aus.
**Nach den amerikanischen Leitlinien besteht die vestibuläre Therapie bei vestibulärer Unterfunktion aus 4 Schwerpunkten** (APTA 2016):
**Blickfixation:**

- **Training des vestibulookulären Reflexes:** Den Blick stabil halten während sich der Kopf oder der ganze Körper bewegt (Daumen fixieren, Kopf bewegen, Gehen und Gegenstände fixieren etc.)
- **Augenfolge** *ohne* und *mit* Kopfbewegung (bewegten Objekten nachschauen, Pendel, Autos, Personen in der Stadt)
- **Blicksprünge** in Ruhe und Bewegung (Sakkadentraining, von Objekt zu Objekt, Kombinieren mit Kopfbewegung)
- **Habituation:** Exposition mit schwindelauslösenden Aktivitäten (visuelle Stimuli, Drehbewegungen, Richtungswechsel etc.).

**Gleichgewichts- und Gehtraining:**

- Stimulation des vestibulären Systems durch Drehbewegungen, Tempovariationen, Trampolin, Step-up, Gehen mit Kopfbewegungen etc.; viel mit geschlossenen Augen trainieren (fördert Einsatz des Vestibularorgans)
- Stimulation der Somatosensorik mit Stimulation der Fußsohlen, Abklopfen der Beine, Übungen auf verschiedenen Unterlagen (weich, geneigt, beweglich), mit geschlossenen Augen trainieren
- Visuelle Stimuli: Im Stehen schnelle Blickfolgebewegung bis zur Auslösung des optokinetischen Nystagmus (optokinetische Trommel oder drehender Wasserball sowie im fahrenden Zug aus dem Fenster schauen, spezifische optokinetische Programme am Bildschirm)
- **Generelles Konditionstraining:** Gehtraining (Laufband, Crosstrainer, Stepper), am besten kombiniert mit Kopfbewegungen.

Wichtig ist es im Funktionstraining, alle Systeme miteinander kombiniert zu trainieren, damit Alltagsfunktionen wieder möglich werden. Häufig kommt es bei länger andauernden Schwindelbeschwerden auch zu Nackenbeschwerden, die dann mitbehandelt werden sollen.

**Weiter:** Allgemeines Gleichgewichts- und Funktionstraining im Alltag, Hilfsmittelberatung und Sturzprävention.

Die vestibuläre Therapie ist evident bei akutem Vestibularausfall, aber auch bei chronischer Unterfunktion, wie sie beim alten Menschen sehr häufig vorkommt.

> **Merke**
> Bezüglich der Dosierung von Übungen können keine generellen Angaben gemacht werden. Wichtig sind angepasste Reize (bis zur schwindelauslösenden Schwelle) mit gezielten Pausen. Ein längerfristiger Therapieansatz von Wochen bis Monaten ist indiziert.

**Befreiungsmanöver bei benignem paroxysmalen Lagerungsschwindel** (post. Bogengang):

- **Manöver nach Epley:** Kopfrotation 45° zur betroffenen Seite, rasche Rückenlage mit Kopfhängelage 30°-Neigung, 2 min warten, Kopfrotation 45° zur gesunden Seite, 2 min warten, Drehen in die Seitenlage, Beibehalten der 45°-Kopfrotation, 2 min warten, aufsitzen
- **Manöver nach Semont:** Sitz an Bettrand, Kopfrotation 45° zur gesunden Seite, rasch auf betroffene Seite hinlegen, 2 min warten, im Schwung unter Beibehalten der Kopfposition auf die andere Seite ablegen, 2 min warten, aufsitzen

Befreiungsmanöver sind am Morgen am erfolgreichsten. Als **Eigentraining** wird das **Semont-Manöver** dreimal hintereinander durchgeführt. Der ältere Patient braucht meist Unterstützung bei der Durchführung.

Beim deutlich seltener betroffen **horizontalen Bogengang** kommt das **Gufoni-Manöver** zum Zuge.

## 29.3.2 Übersicht über häufige Schwindelformen im Alter und Therapiemöglichkeiten

▶ Tab. 29.3.

**Blickpunkt Ergotherapie**

Ergotherapeutische Interventionen bei Schwindel:

- Wohnraumabklärung im Sinne der größtmöglichen Sicherheit für zu Hause (z. B. Haltegriffe im Bad, Sitz- oder Anhaltemöglichkeiten)
- ADL-Training mit vestibulären Stimuli (z. B. Kopf mitbewegen bei Alltagsaktivitäten)
- Verhaltensmanagement (Schwindeltagebuch, Strategien entwickeln, Angstabbau, Konfrontations-, Expositionstraining)

**Tab. 29.3 Häufige Schwindelformen im Alter**

| Erkrankung | Klinische Präsentation und Therapie |
|---|---|
| **Benigner paroxysmaler Lagerungsschwindel BPLS**<br>Häufig im Alter spontane Ablösung von Otokonien sowie nach Stürzen mit Kopfanschlagen, nach längerer Liegezeit, meist posteriorer Bogengang | Drehschwindelattacken (5–60s) mit Latenz bei Kopflageänderung (Umdrehen im Bett, Aufsitzen, Hinlegen, Kopf in den Nacken legen, Kopf nach vorn unten neigen); Auftreten häufig in den Morgenstunden im Bett; manchmal Attacken auch von Übelkeit/Erbrechen begleitet, erschöpflicher rotatorischer Nystagmus<br>**Therapie:** nach Bestimmung des betroffenen Bogengangs, spezifisches Befreiungsmanöver (Epley, Semont), bei verbleibendem Unsicherheitsgefühl anschließend vestibuläre Therapie |
| **Vestibulopathie**<br>Funktionsstörung des Vestibularorgans bis zu dessen Ausfall; häufig keine spezifische Ursache identifizierbar | **Akut, einseitig:** plötzlich auftretender Dauerdrehschwindel über viele Stunden bis Tage, Wochen zu Beginn mit Steh- und Gehunfähigkeit bei gerichteter Falltendenz sowie Übelkeit oder Brechreiz, Oszillopsien (= Bildverwackeln bei Kopfbewegungen)<br>**Chronisch meist bilateral (im Alter):** Schwindel und Unsicherheit beim Gehen insbesondere im Dunkeln und auf unebenem Untergrund, teilweise Oszillopsien<br>**Therapie:**<br>• PT: vestibuläres Training zur zentralen Kompensation des peripheren Defizits, früher Trainingsbeginn bedeutet raschere Selbstständigkeit im Alltag<br>• Arzt: Akutphase → symptomatisch Antivertiginosa, evtl. Kortikosteroide<br>**Cave:** keine zentral dämpfenden Medikamente → verhindern Einsetzen der zentralen Kompensation |
| **Morbus Menière**<br>Überdruckerkrankung im Innenohr (endolymphatischer Hydrops) | Episoden Symptomtrias mit Drehschwindel (Minuten bis Stunden, Tieftonhörminderung und Tinnitus, schubförmig oft über Jahre); **cave:** durch vestibuläre Funktionsstörung (nach mehreren Anfällen) im Alter häufig mit Unsicherheit und Stürzen verbunden<br>**Therapie:**<br>• PT: vestibuläres Training, Sturzprävention<br>• Arzt: Betahistin |

29

**29**

**Tab. 29.3 Häufige Schwindelformen im Alter** *(Forts.)*

| Erkrankung | Klinische Präsentation und Therapie |
|---|---|
| **Zentraler Schwindel** Im Rahmen von fokalen Läsionen (Schlaganfall), zerebrale Mikroangiopathie oder neurodegenerative Erkrankungen (atyp. Parkinson oder zerebelläre Störungen) | Meist Dauerschwindel mit anderen klinisch-neurologischen Auffälligkeiten (Okulomotorik, Koordination, Paresen, Sensorik, extrapyramidale Motorik) **Therapie:** <br>• PT: Gleichgewichts- und Gehtraining sowie neurologische Rehabilitation <br>• Arzt: Therapie der Grunderkrankung, evtl. symptomatische medikamentöse Therapie |
| **Orthostatischer Schwindel** Dysregulation des Blutdrucks mit Hypotonie, Blutdruckabfall im v | Vorübergehende Schwindelanfälle (Schwarzwerden vor Augen) nach Lagewechsel (v. a. bei zu schnellem Aufstehen aus dem Liegen/Sitzen) **Therapie:** <br>• PT: Bewegungsübungen vor dem Aufstehen, genügend langes Sitzen vor dem nächsten Lagewechsel <br>• Arzt: Überprüfung und Anpassung der Medikation |
| **Altersschwindel** Multifaktoriell | Ungerichteter Schwindel mit Gang- und Standunsicherheit in wechselnder Stärke und Frequenz, evtl. bereits rezidivierende Stürze **Therapie:** <br>• PT: spezifisches Gleichgewichts- und Gehtraining, Training aller Gleichgewichtssysteme und deren neurale Verbindungen (visuell, vestibulär, und somatosensorisch), Sturzpräventionstraining <br>• Arzt: Einzelerkrankungen möglichst kausal therapieren, Medikamentenanpassung |
| **PPPD (funktioneller Schwindel)** Unklar, zu Beginn kann eine körperliche Störung oder eine besondere Belastungssituation stehen | Ständige/r oder wiederkehrende/r Schwindel/Benommenheit, Verstärkung in gewissen Situationen (Menschenansammlungen, Blick aus großer Höhe, Angst, Stress), häufig Besserung bei sportlicher Aktivität **Therapie:** PT: Training der verminderten Funktionssysteme, Expositionstraining, Körpertraining mit Abbau von Vermeidungsstrategien, Verhaltenstraining, psychoedukativ <br>Arzt: SSRI (Antidepressiva) in Verbindung mit Psychotherapie |

# 30 Verwahrlosung

*Silvia Knuchel-Schnyder und Heiner K. Berthold*

# 30.1 Grundlagen

## 30.1.1 Definition

Störung, bei der die Betroffenen sich selbst und ihre häusliche Umgebung vernachlässigen. Syn.: Diogenes-Syndrom, Messie-Syndrom.

Von einem verwahrlosten Menschen spricht man, wenn jemand deutlich unterhalb der Standards lebt, die in der jeweiligen Gesellschaft bezüglich Sauberkeit, Ordnung, Körperhygiene usw. innerhalb bestimmter Toleranzgrenzen bestehen.

## 30.1.2 Prävalenz/Klassifikation

- Hohe Dunkelziffer, ältere Menschen sind deutlich häufiger betroffen als jüngere
- Häufung bei Menschen mit psychiatrischer Diagnose bzw. Persönlichkeitsstörungen

Verwahrlosung wird klassifiziert als Verwahrlosung der Wohnung und/oder der Person (von geordneter Umgebung bis hin zur Unbewohnbarkeit).

## 30.1.3 Pathogenese, Ursachen und Risikofaktoren

**Strukturmängel in der Lebensorganisation biografische Entgleisungen** (Scheidung, Tod des Partners), Strukturmangel der Persönlichkeit. **Erkrankungen,** die zu einer kognitiven Minderung führen und die Denk- und Urteilsfähigkeit sowie planvolles Handeln einschränken (Demenz, Depression, Suchterkrankungen). **Begleitende körperliche Erkrankungen** (Schwäche und Frailty im Alter, Multimorbidität mit verminderter körperlicher Leistungsfähigkeit, Immobilität).

**Messie-Syndrom:** mögliche Zwangsstörung. Räumliche, zeitliche, terminliche Unordnung, vermehrte Ablenkbarkeit, Unfähigkeit, Dinge zu Ende zu bringen, Handlungsblockaden in den Bereichen persönliche Ordnung und Lebensplanung. Zwischen Symptomen des Messie-Syndroms und der Altersverwahrlosung bei demenzieller Entwicklung gibt es Überschneidungen.

**Finanzielle und soziale Ursachen:** Wichtige Ursachen für Verwahrlosung sind **finanzielle Schwierigkeiten** und ein **fehlendes soziales Umfeld**.

# 30.2 Diagnostik und Untersuchung

Um die **Diagnose** Verwahrlosung zu stellen, müssen einige der folgenden Punkte zutreffen:

**Wohnungsverwahrlosung:** Die Stadien der Wohnungsverwahrlosung reichen von einer Wohnung in geordneter Unordnung (Sammeltätigkeit, Stapelbildung) bis hin zur vollständigen Verwahrlosung (Wohnung aus hygienischen Gründen nicht mehr bewohnbar).

**Verwahrlosung der Person:** Vernachlässigung der Körperpflege, die Kleidung ist schmutzig, zerrissen, selten gewechselt, mehrere Schichten an Kleidung übereinander.

**Verwahrlosung in sozialer Hinsicht:** Der Betroffene lebt meist allein, zunehmender sozialer Rückzug. Misstrauen und Argwohn gegenüber dem Umfeld, Verweigerungshaltung gegenüber Hilfsangeboten und finanzieller Unterstützung.

Keine Reaktion mehr auf behördliche Vorgänge, finanziellen Verpflichtungen wird nicht mehr nachgekommen.
→ Mögliche Quantifizierung des Ausmaßes einer Verwahrlosung mittels **Living Conditions Rating Scale (LCRS)** nach Macmillan und Shaw (1966).

**Merke**

Psychiatrische oder körperliche Erkrankungen als Grundlage für die Verwahrlosung müssen immer fachärztlich beurteilt werden.

# 30.3 Therapie, Behandlung und Interventionen

**30**

Liegt Eigen- oder Fremdgefährdung vor, ist eine stationäre Einweisung in eine gerontopsychiatrische Klinik notwendig.
→ Kriterien der Menschenwürde sind einzuhalten.

**Physiotherapeutische Interventionen** orientieren sich an der Frage, was ist die Ursache der Verwahrlosung und welcher Anteil kann durch PT-Maßnahmen auf der Funktions-, Aktivitäts- und Partizipationsebene behandelt werden?

Bewegungseinschränkungen und chronische Schmerzen führen oft zu Wohnungsverwahrlosung und Selbstvernachlässigung. Sturzprävention hat häufig einen hohen Stellenwert (Stolperquellen in der eigenen Wohnung, geeignetes Schuhwerk). Interventionen bauen auf den Ressourcen der Betroffenen auf. Physiotherapie bei verwahrlosten Menschen erfordert eine hohe Sozialkompetenz. Ekel, Abwehr und Unverständnis des Betroffenen müssen überwunden werden. Durch die Akzeptanz der Andersartigkeit ist es möglich eine Vertrauensbasis aufzubauen.

Im ambulanten Arbeitsfeld ist eine Zusammenarbeit mit dem Umfeld des Patienten, z. B. Ärzte, Pflegende, Sozialarbeiter, Angehörige und Hilfsdienste, unabdingbar.

**Blickpunkt Medizin**
**Spezifische Therapieoptionen:** Behandlung einer Grundkrankheit.
Bei **psychiatrischen Erkrankungen** ergeben sich Behandlungsmöglichkeiten aus den für diese Erkrankungen etablierten Therapien (z. B. kognitive Verhaltenstherapie bei Patienten mit Zwangsstörungen in jüngeren Lebensaltern, medikamentöse antidepressive oder antipsychotische Therapien u. v. m.).
Sind **körperliche Erkrankungen** Grundlage für die Verwahrlosung (meist Multimorbidität mit chronischen Erkrankungen), sollte über einen Übertritt in eine Pflegeeinrichtung nachgedacht werden.

**Blickpunkt Ergotherapie**
Ergotherapeutische Schwerpunkte sind:
• Biografiearbeit, um Ressourcen aufzuspüren
• Selbstmanagement und Verhaltensorganisation

**Lösungsansätze**
• Mögliche Bezugspersonen feststellen und juristische Verantwortlichkeit klären.
• Abschätzung der Fremd- oder Selbstgefährdung (Wohnung, Gesundheit).

- Einschaltung des Sozialdienstes (Einrichtung eines Betreuungsverhältnisses, Klärung von zivilrechtlichen Schritten)
- Ist die Fähigkeit zur Selbstbestimmung gestört (d. h. der Betroffene ist nicht urteilsfähig bzgl. menschenwürdiger Lebensbedingungen) mit Eigen- oder Fremdgefährdung, kann sich die Notwendigkeit einer Zwangsbetreuung ergeben.
- Individuelle Lösungen für jeden Fall einer Verwahrlosung.

**Prognose:** Gesundheitliche Gefahren durch Verwahrlosung ergeben sich **langfristig** durch Malnutrition, Infektionserkrankungen und fehlende Behandlung bestehender chronischer Erkrankungen (z. B. fehlende Arzneimitteladhärenz), **kurzfristig** aus fehlender Interventionsmöglichkeit bei häuslichen Unfällen oder akuten Erkrankungen.

In vielen Fällen (v. a. bei einer Demenz, die mitursächlich ist für die Verwahrlosung) erfolgt ein Umzug in eine Pflegeeinrichtung.

30

# 31 Mangelernährung

*Cornelia Christine Schneider und Heiner K. Berthold*

# 31.1 Grundlagen

## 31.1.1 Definition

Mangelernährung bezeichnet allgemein ein längerdauerndes Ungleichgewicht zwischen Bedarf, Aufnahme und Verwertung von Nährstoffen. Ist im Alter zwar weitverbreitet, bleibt aber oft lange unbemerkt. Abhängig von der Essbiografie, dem individuellen Gesundheitszustand und der jeweiligen Lebenssituation (soziale und ökonomische Faktoren).

**Symptomkomplexe einer Mangelernährung:**

**Kachexie** (Auszehrung, Abmagerung): fortgeschrittener ungewollter Gewichtsverlust und Abbau der Muskelmasse im Zusammenhang mit schweren akuten oder chronischen Erkrankungen

**Frailty** (Gebrechlichkeit): Frailty entsteht aus dem Zusammenwirken von Mangelernährung, Gewichtsverlust, Sarkopenie und/oder Kachexie und beschreibt im geriatrischen Sinne das Abnehmen funktioneller Reserven

**Sarkopenie:** Verlust an Muskelmasse und muskulärer Kraft. Tritt häufig zusammen mit Gewichtsverlust oder Untergewicht auf, ist in gewissem Maße altersphysiologisch, sie wird jedoch durch das Zusammenspiel von Mangelernährung, Immobilität und systemischer Inflammation verstärkt.

## 31.1.2 Prävalenz

Nimmt mit Anzahl der Lebensjahre, Anzahl der Erkrankungen und der damit verbundenen Unterstützungs- und Pflegebedürftigkeit zu.

- Bei unabhängig lebenden und gesunden Senioren 10–20 %
- Bei kranken, multimorbiden und pflegebedürftigen Personen im Krankenhaus oder betreuten Einrichtungen mind. 40–60 %

Da Heimeintritte i. d. R. erst spät erfolgen, ist eine Mangelernährung zu diesem Zeitpunkt wahrscheinlich.

## 31.1.3 Klassifikation

ICD-10: nicht näher bezeichnete leichte, mäßige oder erhebliche Energie- und Eiweißmangelernährung.

Maßgebliche Nährstoffgruppen sind: Eiweiße, Kohlenhydrate, Fette, Vitamine, Mineralien und Flüssigkeiten.

**Unterschieden werden:**

- **Fehlernährung:** Ungleichgewicht in der Nahrungszusammensetzung (qualitativ)
- **Mangel-Unterernährung:** Ungenügende Zufuhr in der Nahrungsmenge (quantitativ)
- **Kombination beider Formen**

## 31.1.4 Ursachen und Risikofaktoren

### Pathogemese/altersbedingte Veränderungen

Beim gesunden Erwachsenen nimmt zwischen dem 40. und 50. Lebensjahr die Muskelmasse durch den biologischen Alterungsprozess langsam und kontinuierlich ab. Durch die sich dadurch verändernde Körperzusammensetzung (weniger

Muskeln, mehr Bindegewebe und Fettanteile) sinkt der Energiebedarf bei gleichbleibendem Bedarf von Eiweiß, Mineralien und Vitaminen.

Eine vollwertige Ernährung, auch für die adäquate Zufuhr von Mikronährstoffen, ist bei einer Kalorienzufuhr < 1500 kcal/d dauerhaft kaum zu gewährleisten. Daher treten bei hypokalorischer Nahrungszufuhr auch spezifische Nährstoffdefizite wie Vitamin- und/oder Mineralstoffmangel usw. auf. Ein Proteinabbau bewirkt gleichzeitig einen erhöhten Verlust von Phosphor, Kalium, Magnesium und anderen Mineralien.

Da beim Älterwerden die Verwertbarkeit/Resorptionsfähigkeit für oral aufgenommene Nahrungsproteine und Vitamine (z. B. $B_{12}$) abnimmt, können Muskelabbau und damit verbundener Kraftverlust rasch fortschreiten. Es ist naheliegend, dass dies längerfristig nur durch eine Kombination von Ernährung und Training erfolgreich beeinflusst werden kann.

**Begünstigende Faktoren:**

* Gewichtsabnahme ist bei adipösen Personen zunächst erwünscht. Diese sind jedoch genauso von Muskelabbau und den dadurch beeinträchtigten körperlichen Funktionen betroffen.
* Auch wenn zunehmend bekannter wird, welche Rolle die Ernährung im Alter auf das Wohlbefinden und die Lebensqualität hat, ist das Wissen darüber allein nicht motivierend genug, um die Ernährung danach auszurichten.
* Grundsätzlich achten ältere Menschen weniger darauf, wie gesund sie sich ernähren. Sie wollen essen, was ihnen schmeckt, was sie kennen, was sich gut beschaffen lässt und was sie sich leisten können.

## Risikofaktoren

* Was schmeckt, wird gerne gegessen. Abnehmende Speichelproduktion, Geruchs-, Geschmacksempfindung und Sehschärfe beeinträchtigen den Essgenuss erheblich.
* Veränderter Stoffwechsel reduziert den Appetit und das Durstgefühl. Es werden kleinere Portionen und oft das Gleiche gegessen und getrunken.
* Strukturelle und funktionelle Veränderungen des Kau-, Schluck- und Verdauungsapparats (Zahnstatus, schnellere Sättigung durch geringere Dehnfähigkeit des Magens, langsamere und abnehmende Darmaktivität). Nährstoffe brauchen länger, bis sie in ihre Bestandteile zerlegt werden, sie können auch weniger gut aufgenommen und verwertet werden.
* Durch hormonelle Veränderungen, entzündliche und neurodegenerative Prozesse wird der Organismus stressanfälliger und ist weniger in der Lage, Veränderungen zu bewältigen. Ungewollter Gewichtsverlust wird aus natürlichem eigenem Antrieb (mehr Appetit haben, wieder mehr essen wollen) nicht wieder ausgeglichen.

**Zu bedenken**

* **Inhalt des Kühlschranks:** 70 % der 80–90-Jährigen sind mobil genug, um weitgehend selbstständig zu leben und sich zu versorgen. Beginnt der Kühlschrank einer zu Hause lebenden Person nur wenige, der gleichen Nährstoffgruppe angehörenden oder verdorbene Lebensmittel zu enthalten oder gar leer zu sein, deutet dies darauf hin, dass die Aktivitäten des Lebens nicht mehr bewältigt werden. Über längere Zeit andauernd, entwickeln oder verschlimmern sich dadurch oft

31

Krankheiten, gefolgt von einem Krankenhausaufenthalt. Relevant
≥ 70 Jahre → gesundheitliche Beschwerden nehmen zu.
- **Belastende Ereignisse:** Verlust des langjährigen Partners oder eines
nahestehenden Familienmitglieds, der (ungewollte) Umgebungswechsel
in eine neue Wohn- und Lebensform oder ein plötzlicher Krankenhausaufenthalt kann den Appetit beeinträchtigen.
- **Hohes Alter und Krankheiten:** Mit zunehmendem Alter in Verbindung
mit Multimorbidität und zunehmender Pflegebedürftigkeit wird es immer
schwieriger, sich oral mit ausreichend Energie- und Nährstoffen zu versorgen. Insbesondere dann, wenn selbst essen nicht mehr möglich ist.

Obwohl der Ernährungszustand von älteren Menschen in Krankenhäusern und
geriatrischen Institutionen berücksichtigt wird, ist es im Alltag nicht einfach,
dafür Sorge zu tragen, dass kranke und pflegebedürftige Menschen genug essen.
Sie geben an, keinen Hunger oder Durst zu haben (sind nach der Einnahme von
4 Medikamenten satt oder leiden an Appetitlosigkeit, Mundtrockenheit, Übelkeit, Verstopfung usw., verursacht durch Medikamente), benötigen auch wenn sie
selbstständig essen für die Essensaufnahme viel Zeit (kauen, schlucken) und sind
deshalb schneller satt.

**Merke**
**Risikofaktoren**
- Verluste, Einsamkeit, Isolation
- Chronische Erkrankungen, Schmerzen
- Eingeschränkte körperliche Mobilität
- Eingeschränkte kognitive Leistung
- Mundgesundheit/Zahnstatus
- Erhöhter Energiebedarf bei Infekten, Mobilisation, Bewegungsdrang
- Multimedikation
- Somatische Erkrankungen (Krebs, Diabetes, Hyperthyreose, Hemiplegie/
Dysphagie, Parkinson)
- Psychische Erkrankungen (Depressionen, Demenz, Angsterkrankung)

## Folgen

Allgemein abhängig vom Ausmaß, der (unerkannten) Zeitdauer und Art der fehlenden Stoffe.
**Entstehung von Krankheiten wird begünstigt:** diffuses Unwohlsein und sin-
kende Lebensqualität. Subjektiv entwickeln sich Müdigkeit, allgemeine Schwäche
und Antriebslosigkeit → abnehmende körperliche Aktivität verstärkt den Muskelabbau und Umbau der Körperstrukturen/Sarkopenie → gilt als Vorstufe zu Frailty
(▶ Kap. 27). Die Abnahme der Muskelaktivität beeinflusst längerfristig die Knochendichte (Osteoporose) → erhöht das Risiko für Stürze und Frakturen. Zu wenig
Tageslicht senkt die Vitamin-D-Produktion → wirkt sich wiederum ungünstig auf
den Muskel- und Knochenstoffwechsel aus.
Längerfristig kommt es neben den Veränderungen der körperlichen Funktionen
zu Infektanfälligkeit, Komplikationen im Zusammenhang mit Erkrankungen und
längerer Rekonvaleszenz, schlechterer Wundheilung, Entwicklung von Delir und
eingeschränkten neurokognitiven Funktionen, erhöhtem Sturzrisiko, erhöhter
Mortalität.

Ältere Menschen haben Mühe, einmal verlorenes Gewicht durch Ernährung und Training wieder auszugleichen. Zudem wird es mit zunehmendem Alter in Verbindung mit krankheitsbedingtem Pflegebedarf immer schwieriger, sich oral mit genügend Energie- und Nährstoffen zu versorgen. Deshalb kann bei akuten Erkrankungen eine vorübergehende enterale Versorgung sinnvoll sein.

**Erkrankungen, die Mangelernährung begünstigen:**
- Krankheiten, die kurz- und längerfristig Probleme bei der Nahrungsaufnahme und Verdauung/Verwertung verursachen (z. B. Hemiplegie mit Schluckstörung, auch chronische Herz-Kreislauf-, Lungen-, Leber-, Nierenerkrankungen)
- Krankheiten, die den Nährstoffbedarf erhöhen (Tumoren, Wunden, Operationen, Infekte, Viruserkrankungen)

# 31.2 Diagnostik und Untersuchung

## 31.2.1 Anamnese in der Physiotherapie

Frühzeitiges Erkennen von Problemen beim Essen, der Nahrungsaufnahme und -verwertung wird nicht nur Wohlbefinden und Lebensqualität nachhaltig beeinflussen, sondern auch physiotherapeutische Maßnahmen erfolgreicher machen. Wird die Ernährung im geriatrischen Assessment im Rahmen häuslicher Pflege, von Krankenhäusern und betreuten Institutionen erfasst, ist es v. a. bei Personen in der häuslichen Umgebung sinnvoll, auf Hinweise zu achten und Beeinträchtigungen vom Patienten und den Angehörigen zu erfragen:

- Appetitlosigkeit, weniger Essen und Trinken
- Schwierigkeiten, Essen zu beschaffen, Verpackungen zu lesen oder zu öffnen, Mühe beim Kleinschneiden
- Müdigkeit, Abnahme der körperlichen Aktivität, Abnahme der Mobilität, ungewollter Gewichtsverlust
- Verlust des Partners, Umzug in eine neue Umgebung, veränderte Tagesstruktur
- Krankheiten und Medikamente, Kau-, Schluck- und Magendarmbeschwerden
- Haut- und Schleimhautveränderungen (Ödeme, blass, schuppig, rissig, wunde Stellen am und im Mund), verzögerte Wundheilung
- Hervorstehende Knochen und Hautfalten ohne Unterhautfettgewebe

## 31.2.2 Untersuchung/Assessments

- **Blick in den Kühlschrank:** Vielfalt, Menge, Zustand von Nahrungsmitteln
- **Ess- und Flüssigkeitsprotokolle:** Tageszeiten, Menge, Zusammensetzung
- **Mini Nutritional Assessment (MNA-Short Form):** Probleme bei der Nahrungsaufnahme, ungewollter Gewichtsverlust, Mobilität, Krankheit oder psychischer Stress, Neurokognition
- **Body-Mass-Index (BMI):** Normwerte ≥ 65 Jahren zwischen 24 und 29. Achtung: nur grobe Richtwerte. Keine Aussage über Geschlecht, Konstitution und Zusammensetzung des Muskel- und Fettgewebes
- **Frailty nach Fried:** reduzierte Muskelkraft, verlangsamte Gehgeschwindigkeit, Erschöpfung und beginnender Gewichtsverlust (▶ Kap. 27).

**31**

# 31.3 Therapie, Behandlung und Interventionen

## 31.3.1 Multidisziplinärer Behandlungsansatz

Bei Hinweisen Rückmeldung an Arzt und Pflege zur weiteren medizinischen Abklärung geben. Nach derzeitigem Stand des Wissens sind für den Muskelaufbau die Menge (1 g/kg KG) und die Art der Eiweiße (Molkeprotein) entscheidend. Die empfohlene Menge an Flüssigkeit beträgt 30 ml/kg KG. Ernährungsangebote und Essverhalten können nur durch multidisziplinäre Ernährungskonzepte und Kostformen, an denen der Patient und seine Angehörigen, Medizin, Pflege, medizinische Therapien, Ernährungsberatung und Küche beteiligt sind, verändert werden. Neben der ernährungstherapeutischen, medizinischen Sicht müssen dabei auch die jeweiligen kulturellen, zeitspezifischen und sozialen Hintergründe des Essens und Genießens berücksichtigt werden.

**Merke**
- Die Frage zur Ernährung gehört in jede Anamnese, Mangelernährung beginnt oft schon in jüngeren Jahren.
- Zusammenhang zwischen Bewegung und Ernährung und Ernährung und Bewegung bewusst machen. An Unterstützung mit Protein denken.
- Bei Schwierigkeiten und Problemen beim Training an Mangelernährung denken.
- Kein Training auf leeren Magen.
- Broschüren und Informationen weitergeben (**Achtung:** Wissen allein ist nicht wirksam!).

**Blickpunkt Ergotherapie**
Ergotherapeutische Interventionen bei Mangelernährung:
- **ADL-Training:** Speisen kochen, zubereiten (schneiden, schälen, Brot schmieren etc.), aufbewahren, Verpackungen öffnen, Rezepte bzw. Angaben auf Verpackungen lesen, mit Besteck essen.
- **Verhaltensmanagement:** Einkäufe planen und erledigen, feste Tage und Routinen entwickeln, z. B. um zu essen und zu trinken, Tagesabläufe strukturieren.
- **Hilfsmittelversorgung:** adaptiertes Essbesteck, Einhandmesser, Lupe etc.
- **Partizipation:** Viele Menschen schämen sich, wenn sie nicht mehr mit Besteck essen können, Speisen am Weg zum Mund auf die Kleidung gelangen (Tremor) oder die Zahnprothese sie beim Essen behindert. Dadurch vermeiden sie es, in der Öffentlichkeit zu essen, und die Freude am (gemeinsamen) Essen geht verloren.

**Cave:** Zu beachten ist auch, in welchem Zustand sich der Mundraum befindet. Wackelt die Zahnprothese oder sind schmerzende Druckstellen vorhanden? Da sich Kieferknochen und Zahnfleisch ohne Zähne zurückbilden, muss eine Zahnprothese regelmäßig kontrolliert und ggf. neu angepasst werden.

**Blickpunkt Pflege**

**Appetitanreger:**
- Nach Vorlieben fragen, Wunschkost anbieten, geeignete Kostform, Absprache mit Ernährungsberatung und Logopäden
- Je nach Biografie am Familientisch oder in ruhiger Atmosphäre essen, nicht im Bett
- Selbst essen können, Hilfsmittel bereit stellen, Unterstützung anbieten
- Geregelte Mahlzeiten (genügend Pause zwischen Frühstück und Mittagessen)
- Leicht verfügbare und erreichbare proteinhaltige Zwischenverpflegung
- Zahnsanierung anstreben, Zahnersatz prüfen
- Wenn möglich an der Essenszubereitung beteiligen

**Sondenernährung:**
- Ist eine normale enterale Ernährung nicht in ausreichender Form möglich, Möglichkeit einer perkutanen endoskopischen Gastrostomie (PEG)
- Ernährung über eine nasogastrale Sonde nur kurzfristig im Akutkrankenhaus

Beobachtung der Ess- und Trinkgewohnheiten und führen von Ess- und Trinkprotokollen

**31**

## 31.3.2  Überwachung und Weiterführung der Therapie

### Therapieziele
Wichtigstes Therapieziel ist es, einen weiteren Gewichtsverlust zu verhindern bzw. zu verlangsamen.
Größtmögliche Selbstständigkeit und Lebensqualität.

### Therapiemonitoring
Gewichtszunahme, Kraftaufbau, Zunahme der körperlichen Aktivität und Funktionen.

### Komplikationen
Nicht mehr essen können, nicht mehr essen wollen. Risiken und Folgeerscheinungen ▶ Kap. 31.1.4.

### Prognose
Die Prognose ist abhängig von den Folgeerkrankungen. Risiko für erhöhte Mortalität (BMI < 18,5 kg/m$^2$), eine längere Verweildauer bei Krankenhausaufenthalten und eine höhere Wahrscheinlichkeit, in ein Pflegeheim eingewiesen zu werden, steigen.

# 32 Sprach-, Sprech- und Schluckstörungen

*Karin Gampp Lehmann und Nicole Marschner-Preuth*

# 32.1 Sprachstörungen (Aphasie, Dysphasie)

## 32.1.1 Definitionen, Epidemiologie, Ursachen

### Definition Aphasie

**Aphasien** sind erworbene Störungen der Sprache infolge akuter oder chronischer Erkrankungen des zentralen Nervensystems. Die Beeinträchtigungen können alle expressiven und rezeptiven sprachlichen Modalitäten wie Sprechen, Lesen, Schreiben und auditives Verstehen, unterschiedlichen Schweregrades, betreffen.

### Leitsymptome

**Globale Aphasie:** Sprachautomatismen, reduzierter Sprachfluss mit Sprechanstrengung mit schwerer Beeinträchtigung der Kommunikation.

**Wernicke-Aphasie:** Paragrammatismus, phonematische, semantische Paraphasien überschießende Sprachproduktion, Sprachverständnis gestört mit mittlerer bis schwerer Beeinträchtigung der Kommunikation.

**Broca-Aphasie:** Agrammatismus, eingeschränkter verlangsamter Sprachfluss, Sprachverständnis nur mäßig gestört mit mittlerer bis schwerer Beeinträchtigung der Kommunikation.

**Amnestische Aphasie:** Wortfindungsstörungen, Suchverhalten und Satzabbrüche mit leicht bis mittelgradig beeinträchtigter Kommunikation.

Heute wird allerdings eine Aphasie mit ihren Symptomen (je nach Modalität) beschrieben und nicht mehr einem „Gebiet" (Broca, Wernicke) zugeordnet.

### Prävalenz von Sprachstörungen

Die Gesamtprävalenz aphasischer Störungen beträgt ca. 120–160/100 000 Einwohner.

Mit steigendem Lebensalter steigt auch das Risiko, einen Schlaganfall mit aphasischer Funktionsstörung zu erleiden. Ungefähr **30–40 %** der Patienten mit einem erstmaligen Schlaganfall haben initial eine aphasische Störung.

## 32.1.2 Ursachen von Sprachstörungen

**Akute Aphasien:** Schlaganfall (häufigste Ursache mit ca. 80 %), Thrombosen, Traumata z. B. SHT, Enzephalitiden unterschiedlicher Ätiologie.

**Chronische Aphasien:** neurodegenerative Prozesse, Hirntumoren, Epilepsien.

## 32.1.3 Diagnostik

Kernmerkmale ermöglichen eine initiale Zuordnung in der Akutphase. Im weiteren Verlauf der Sprachtherapie kann eine Klassifikation der Störung erfolgen.

## 32.1.4 Therapie von Sprachstörungen

**Sprachtherapie:** frühzeitiger Beginn, in der Akutphase möglichst täglich. Im Therapieverlauf nach Schlaganfall können auch noch nach > 12 Mon. durch intensive Intervallbehandlungen Verbesserungen erzielt werden. Eine Fortführung der Therapie wird empfohlen, insbesondere auch für den Transfer der erworbenen Fähigkeiten in den Alltag.

32

**Blickpunkt Ergotherapie**

Verschiedene Strategien können helfen, um den Betroffenen das „Verstehen" und das „Verstandenwerden" zu erleichtern. Dies beginnt schon bei den Rahmenbedingungen wie beispielsweise einer ruhigen Umgebung und nur einem Gesprächspartner.

Alltagsorientierte Therapieansätze wie das AOT (alltagsorientiertes Training bei Patienten mit erworbener Hirnschädigung) können den Betroffenen dabei helfen, Strategien zur Verständlichkeit zu entwickeln sowie die Defizite zu kompensieren. Ziel ist hierbei nicht die sprachlich korrekte Äußerung, sondern die Kommunikation mit allen zur Verfügung stehenden Kommunikationsmöglichkeiten.

**Strategien:**
- Aufrechterhalten des Kommunikationsflusses (Umschreibungen, Nennung eines bedeutungsvollen Wortes)
- Alternative Kommunikationssysteme (Zeichensprache, Symbolsysteme, Einsatz von Hilfsmitteln usw.)
- Nutzung anderer Modalitäten (Informationen aufschreiben, Schreibtafel, in die Luft schreiben)

Gearbeitet wird immer an ganz spezifischen Zielen wie z. B. Wege bewältigen, bestimmte Produkte besorgen.

(Götze R, Höfer B 1999)

# 32.2 Sprech-/Stimmstörungen (Dysarthrie)

**32**

## 32.2.1 Definitionen, Epidemiologie, Ursachen

### Definition/Leitsymptome bei Dysarthrie/Dysarthrophonie

**Dysarthrien** sind Beeinträchtigungen des Sprechens aufgrund von Läsionen oder Erkrankungen des zentralen oder peripheren Nervensystems. Veränderungen der Vokaltraktmuskulatur bedingt durch muskuläre Erkrankungen (Muskeldystrophie) oder Erkrankungen des neuromuskulären Übergangs (Myasthenia gravis) können zu Dysarthrien oder Dysarthrophonien führen.

Dysarthrieähnliche Verständigungsprobleme wie undeutliches oder verlangsamtes, leises Sprechen, können auch mit zunehmendem Alterungsprozess – fehlende Zähne, Veränderungen des Kiefers, Exsikkose, Sarkopenie, ggf. Hörstörungen – entstehen.

### Ursachen

Neurologische Erkrankungen (zerebrovaskulär, MS, Parkinson, ALS u. a.), SHT, Raumforderungen, Entzündungen, pulmologische Ursachen u. a.

## 32.2.2 Therapie

### Logopädisch-sprachtherapeutische Behandlung

Ziel ist die Erhöhung der Verständlichkeit, insbesondere lautsprachlicher Äußerungen, durch spezifische Sprech- und Stimmtherapie sowie durch das Vermitteln von Kompensationsstrategien oder ggf. der Einsatz von Hilfsmitteln.

In der Physiotherapie unterstützend mit Atemübungen (Zwerchfell) und allgemeinem Kraftaufbautraining und posturaler Kontrolle.

# 32.3 Schluckstörungen (Dysphagie)

## 32.3.1 Definitionen

**Dysphagie:** Eine Störung des Schluckens oder des Transports von fester und/oder flüssiger Nahrung vom Mund zum Magen. Pathologische Symptome können in allen am Schluckakt beteiligten Phasen auftreten: präorale Phase, orale Phase, pharyngeale Phase und ösophageale Phase.

**Presbyphagie:** Durch die altersbedingten Veränderungen der Schluckorgane und der Schluckfunktion entstehen Modifikationen des normalen Schluckvorgangs inkl. der Entwicklung von Kompensationsmechanismen und die Entwicklung einer möglichen sog. Presbyphagie wird wahrscheinlicher. Allerdings führen alleinige altersbedingte Veränderungen noch nicht zu einer ernsthaften Dysphagie. Im Alter muss zwischen einer Essstörung (mangelnder Appetit, verminderte Vigilanz etc.) und einer Presbyphagie oder Dysphagie unterschieden werden.

Die Grenze zwischen Presbyphagie und Dysphagie kann fließend sein:

- **Primäre Presbyphagie:** altersbedingte Veränderungen der Schlucksequenz.
- **Sekundäre Presbyphagie:** bedingt durch Erkrankungen, die mit Schluckstörungen einhergehen können und die sich mit den altersbedingten Veränderungen kumulieren. Ursachen: neurogene, gastroenterologische und strukturelle Ätiologien.

### Altersspezifische Veränderungen

- Verlangsamung der Übertragung von Nervenimpulsen (Abnahme des Geruchs- und Geschmacksempfindens),
- Reduktion der Konzentrationsspanne
- Verminderter Appetit
- Verminderte Sensibilität v. a. pharyngeal, evtl. auch oral **(cave:** heiße Getränke)
- Reduktion von Kraft und Ausdauer, Entwicklung einer Sarkopenie (Abbau von Muskelmasse)
- Reduktion der selektiven Zungenbeweglichkeit (verändert die dynamische Stabilität intraoral beim Schlucken)
- Verminderte Speichelproduktion **(cave:** medikamentös bedingt, z. B. Antidepressiva)
- Veränderung des Zahn- und Kieferstatus (kann die Biomechanik im Mund verändern mit ungenügender Abstützung von Ober- und Unterkiefer), Kiefer-/-gelenkveränderungen, schlecht sitzende Prothesen (verändern die dynamische Stabilität im Mund, Prothesen können die Sensorik des Mundraumes verändern)
- Veränderte Schluckmuster, Beeinträchtigungen v. a. der oralen Schluckphase durch degenerative kognitive Prozesse, verminderte Leistungen des Gedächtnisses, der Aufmerksamkeit und des Antriebs, verspätete Auslösung der Schluckreaktion, verlängerte pharyngeale und ösophageale Transportzeiten, mehrfaches oder ausbleibendes Nachschlucken für einen Bolus, erschwerte Atem-Schluck-Koordination (z. B. bei Kurzatmigkeit oder bei Mundatmung), Umbau des unteren Ösophagussphinkters (UÖS) mit verzögerter Öffnung, verspäteter Beginn der Relaxation des oberen Ösophagussphinkters (OÖS) und verkürzte OÖS-Öffnungsdauer.

**Circulus vitiosus der Malnutrition bei Älteren:** Die Malnutrition (= Protein Energy Malnutrition, PEM) kommt gehäuft bei älteren Menschen vor, ebenso wie der zunehmende muskuläre Abbau (Sarkopenie), inklusive Schluck- und Atemmuskulatur mit Entwicklung einer Dysphagie (ggf. mit der Konsequenz einer Aspirationspneumonie).

## Prävalenz von Schluckstörungen im Alter

Innerhalb der heterogenen Population der Älteren (> 65 Jahre) wird die Häufigkeit der Dysphagie auf **10–30 %** geschätzt.

Die häufigste Erkrankung, die zu einer Dysphagie führt, ist in den westlichen Industrienationen der Schlaganfall. In der Akutphase lassen sich **ca. 50 %** Dysphagien diagnostizieren. In der chronischen Phase verbleiben **ca. 25–30 %**.

## Ursachen einer Schluckstörung

Kommen zu den altersbedingten Veränderungen weitere Beeinträchtigungen hinzu, z. B. akute/chronische Erkrankungen, Operationen, degenerative Veränderungen, Arzneimittelnebenwirkungen, kann sich eine manifeste Dysphagie entwickeln.

Meist kommt es zu verminderter Koordination der einzelnen Komponenten der Schlucksequenz und zu einer verminderten Atem-Schluck-Koordination.

### Strukturelle Ursachen

Kopf-Hals-Tumoren, Situation nach radiologischer und/oder chemotherapeutischer Intervention infolge Tumorerkrankung, degenerative und rheumatische Erkrankungen der HWS, veränderte, alters-/krankheitsbedingte Haltung und entsprechende funktionelle Auswirkungen auf die Rumpfstabilität und die am Schlucken beteiligten Strukturen.

### Neurogene Ursachen

Bei verschiedenen neurologischen Erkrankungen treten im Erwachsenenalter Dysphagien auf. Erkrankungen wie Schlaganfall, Parkinson-Syndrome und Demenzen sind die häufigsten Ursachen für Schluckstörungen. Zudem kommen neurogene Dysphagien u. a. infolge von ZNS-Tumoren, traumatischen, muskulären, hereditären sowie weiteren neurodegenerativen Erkrankungen vor.

Physische und psychische Aspekte können ebenfalls die Nahrungsaufnahme reduzieren, z. B. kulturelle Essgewohnheiten, Probleme im Umgang mit Besteck, Entzündungen oder Erkrankungen im Mundbereich, Schmerzen, Demenz, Depression, Wahnerleben, Armut, medikamentös bedingter Appetitverlust.

**Merke**

Psychogene Dysphagien sind seltener als Dysphagien, die als psychogen interpretiert werden. Das Hauptsymptom ist der „Globus pharyngis" (Empfinden eines Fremdkörpers). Mögliche Ursachen sind u. a. eine Störung des oberen Ösophagussphinkters z. B. bedingt durch Refluxerkrankung, Zenker-Divertikel oder unphysiologische Spannungsverhältnisse der hyoidalen und laryngealen myofaszialen Strukturen oder Narbengewebe z. B. nach Schilddrüsenoperationen.

### Arzneimittelinduzierte Dysphagie

Dysphagien können als Nebenwirkung von Medikamenten auftreten, z. B. aufgrund von medikamentös bedingter Muskelrelaxation, Sedation, Mundtrockenheit oder Steroidmyopathie. Meistens kann die Störung durch Medikamentenwechsel behoben werden.

> **Merke**
> Auf Mund-/Gebisshygiene muss besonders geachtet werden, da Infekte des Mundraums zu einem erhöhten Pneumonierisiko führen. In Kombination mit Händedesinfektion von Kontaktpersonen kann vermutlich auch eine Reduktion des Pneumonierisikos erreicht werden.
> Liegengebliebene **Speisereste im Mundraum** im Zusammenhang mit reduzierter Sensorik oder Vigilanz können **lebensgefährlich** sein!

### Konsequenzen von Schluckstörungen

Soziale Isolation (aus Scham, weil nicht mehr reibungslos gegessen werden kann), Gewichtsverlust, Kachexie, Malnutrition (Body-Mass-Index < 18,5 kg/m$^2$, bei älteren Menschen < 20 kg/m$^2$), Dehydration, Exsikkose, Probleme bei der Arzneimittelaufnahme mit folglich reduzierter Wirkung, Aspiration mit Pneumonie, Abhängigkeit von Sondenernährung und/oder von Trachealkanülen, eingeschränkte Lebensqualität, ggf. Tod, hohe Kosten für das Gesundheitssystem.

## 32.3.2 Diagnostik/Assessment von Schluckstörungen

Das diagnostische Vorgehen bei ätiologisch noch ungeklärter Dysphagie umfasst Eigen- und Familienanamnese, Dysphagie-Screenings (Aspirationsschnelltests) und die klinische Schluck-Untersuchung (KSU). Dazu kommen zwei sich ergänzende apparative Untersuchungsoptionen: Endoskopie des Schluckens (Flexible Endoscopic Evaluation of Swallowing, FEES) oder Videofluoroskopie (Videofluoroscopic Swallowing Study, VFSS). Beide werden von ausgebildeten Fachleuten durchgeführt.

Die Screenings und die ausführliche KSU erfordern spezifisch schlucktherapeutisches Fachwissen und sollten den damit beauftragten Therapeuten überlassen bleiben. Grundsätzlich ist die Untersuchung und Behandlung der Schluckstörungen und aller damit verbundener Faktoren nicht zwingend an die Logopädie gebunden. Da es sich bei der Problematik um funktionelle, anatomische und physiologische Zusammenhänge handelt, kann die Abklärung und Therapie ebenso von einem Physiotherapeuten, Ergotherapeuten oder einer Pflegefachkraft übernommen werden, sofern die Person über spezifisches Fachwissen verfügt und entsprechend ausgebildet ist.

> **Cave**
> Patienten, die nicht husten, können trotzdem aspirieren! Stichwort: **„Stille Aspiration"**!

## 32.3.3 Therapie von Schluckstörungen

Um eine adäquate Therapie planen zu können, die sich an pathophysiologischen Gegebenheiten orientiert, müssen die Störungsursache und ihre Auswirkungen auf den Schluckvorgang spezifisch definiert werden. Voraussetzung ist genaues Wissen über den normalen Ablauf der Schlucksequenz und aller koordinierenden Strukturen.

Erweiterte Maßnahmen: Vermeidung dysphagiefördernder Arzneimittel, Refluxbehandlung, nichtorale Ernährung (s. u.), allenfalls Schutzintubation/Tracheotomie.

Supportive Maßnahmen durch physio- und ergotherapeutische Behandlungen sind Atemtherapie, Rumpfstabilisierung, Mobilisierung, Alltagstraining etc.
Der Zeitpunkt der Nahrungsaufnahme richtet sich nach dem Befund und wird im Verlauf der Therapie individuell festgelegt. Ein Anreichen der Nahrung kann auch aus Gründen, die nicht ausschließlich die Dysphagie betreffen, notwendig werden.

**Klinische Kontrollen zu Beginn der Nahrungsaufnahme**
Tägliche Temperaturkontrollen, Erhebung des pulmonalen Status (Auskultation), Erfassen des klinischen Gesamteindrucks des Patienten

## Kostanpassungen

Die Wahl der **Kost und Koststufe** und die geeignete Menge der Nahrung sind abhängig von der jeweiligen Diagnose, dem Schweregrad der Dysphagie und dem Allgemeinzustand des Patienten. Es existieren keine standardisierten Koststufen. Die International Dysphagia Diet Standardisation Initiative (IDDSI) hat 2017 einen Vorschlag für eine einheitliche Terminologie publiziert.
Gegebenenfalls muss der Energiebedarf durch Supplemente oder Sondenkost ergänzt werden. Mischkonsistenzen bedeuten eine erhöhte Aspirationsgefahr. Pulmotoxische Substanzen (z. B. Kohlenhydrate) müssen bei Aspirationsgefahr vermieden werden.
**Flüssigkeiten:** Gerade dünnflüssige Substanzen stellen häufig eine große Herausforderung dar. Angepasst an die jeweilige Schluckstörung können durch Veränderung der Viskosität (Andickungsmittel) Hilfestellungen gegeben werden.

## Sondenernährung

Eine **Indikation zur künstlichen Ernährung** besteht, wenn es durch Kostanpassung, Modifikation von Flüssigkeiten und therapeutischen Maßnahmen nicht gelingt, die Zufuhr von Nahrung und/oder Flüssigkeiten zu gewährleisten oder die Aspirationsgefahr zu reduzieren.
**Sondenarten:** In der Akutphase erfolgt i. d. R. zunächst die Versorgung mit einer nasogastralen Sonde (NGS). Ist abzusehen, dass eine orale Ernährung über einen längeren Zeitraum (> 2–4 Wo.) nicht möglich sein wird, sollte in Abhängigkeit der Diagnose der Grunderkrankung die Anlage einer perkutanen endoskopischen Gastrostomie (PEG) erwogen werden.
Nasogastrale Sonden können erwiesenermaßen durch ihre Lage eine Dysphagie begünstigen und müssen daher auch bei einer vollständigen Schluckuntersuchung entfernt werden.

**Grundlegendes zur Nahrungsaufnahme**
- Ausreichend Zeit einplanen.
- Abschätzen, ob essen in Gesellschaft oder in ruhigem Rahmen förderlicher ist: Beim Aufbau des therapeutischen und dann zunehmend selbstständigen Essens ist die Strukturierung der Umgebung und der Abläufe grundlegend.
- Alltagsnahe Situation herstellen, damit Gewohntes abgerufen werden kann! Am gedeckten Tisch und auf einem Stuhl sitzend und nicht im Bett essen!
- Aufrechte Sitzhaltung des Patienten unterstützen.
- Beide Arme auf dem Tisch und Kopfhaltung leicht nach vorn gebeugt.
- Falls vorhanden, Prothesensitz prüfen.

**32**

- Die präorale Phase fördern: die Speisen ansehen, zurechtmachen – z. B. zerschneiden – wenn möglich berühren, an den Speisen riechen. So wird zentral die Schlucksequenz nach altbekannten Mustern vorbereitet.
- Beginnen mit kleinen Bissen, kleinen Schlucken.
- Regelmäßiges Nachschlucken abwarten.
- Sprechen ausschließlich dann, wenn die angebotenen Nahrungsmittel geschluckt wurden.
- Nahrungsbeschaffenheit individuell an die Bedürfnisse des Patienten anpassen:
  - Kostanpassung (s. o.)
  - Milchprodukte können Verschleimungen fördern, ggf. meiden
  - Kalte Speisen/Getränke werden häufig besser gespürt
- Flüssigkeitsbeschaffenheit individuell an Patienten anpassen: ggf. Verwendung von Andickungsmitteln (s. o.)
- Nach jeder Mahlzeit Mund- und Gebisspflege.
- Sitzposition für einige Zeit nach der Nahrungsaufnahme beibehalten (verringert die Aspirationsgefahr).

## 32.3.4 Physiospezifische Aufgaben im Alltag bei Patienten mit Schluckstörungen

Die Schlucksequenz steht im Kontext von normaler Bewegung und normaler Koordination mit anderen Funktionen. So kommt es z. B. zur Atem-Sprech-Schluck-Koordination oder zur Bewegungs-Schluck-Koordination. Dabei spielen Haltung und Bewegung eine bedeutende Rolle, da sie großen Einfluss auf die Funktionen im facio-oralen Trakt haben. Auch Physiotherapeuten, die nicht direkt an der Dysphagietherapie beteiligt sind, kommt hier eine wichtige Rolle zu: Bei schwerer Beeinträchtigung von sensomotorischen Leistungen kann bereits das passive Drehen von einer Seite auf die andere eine – unbeabsichtigte – Aspiration nach sich ziehen. Deshalb muss der im Mund angesammelte Speichel entfernt oder geschluckt werden, bevor die Drehung des Körpers oder andere Bewegungen eingeleitet werden.

**Hilfestellungen zum Schlucken innerhalb der Physiotherapie:**

- Eine leichte Rotation des Kopfes oder eine Nickbewegung im Liegen bringt den Speichel in Bewegung. Dies kann bewirken, dass er besser gespürt wird und so die Aufmerksamkeit des Patienten darauf gerichtet wird. Idealerweise kommt es zum Schlucken. Eventuell muss aber der Therapeut den Speichel entfernen helfen.
- Bei jedem Lagewechsel, jeder Aktivität muss das Schlucken aktiv miteinbezogen werden. Das heißt, dass die Therapeutin die Aufmerksamkeit darauf lenkt und die angestrebte Aktivität hierfür kurz unterbricht.
- Sollte es innerhalb der Therapie zu einem **Drooling** (Speichelfluss aus dem Mund) kommen, muss die Aufmerksamkeit wiederum darauf gelenkt und dem Speichelmanagement (Schlucken oder Entfernen) Zeit gegeben werden.
- Das Schlucken in solchen Kontextfaktoren einzubeziehen, fördert optimales alltagsrelevantes motorisches Lernen.
- Weitere Aufgaben der Physiotherapie ist das Erarbeiten einer aufrechten Haltung zum Essen am Tisch inklusive suboccipitaler Flexion oder die Hand-Mund-Koordination im Sitzen bei stabilem Rumpf.

# VI Häufige Erkrankungen beim geriatrischen Patienten

# 33 Neurologische und psychiatrische Erkrankungen

*Martina Fröhlich, Stefanie Gstatter, Evelin Klein,*
*Silvia Knuchel-Schnyder, Sandra Signer und Heiner K. Berthold*

# 33.1 Delir

*Martina Fröhlich*

## 33.1.1 Grundlagen

**Definition:** Das Delirium ist ein neuropathologisches Syndrom. Es kommt zu einer akuten, organisch bedingten Beeinträchtigung des Gehirns, die eine Reihe von Verhaltensstörungen produziert. Die betroffene Person reagiert auf Umweltreize unangemessen und ist unfähig, sich zu orientieren. Im klinischen Sprachgebrauch werden die Begriffe „akuter Verwirrtheitszustand", „Durchgangssyndrom" und „organisches Psychosyndrom" noch immer häufig als Synonyma für Delir gebraucht.

**Diagnostische Kriterien nach ICD-10 und DSM-IV-Klassifikation:**
* Bewusstseinsstörung
* Kognitive Defizite (Desorientierung zu Zeit, Ort und Person)
* Psychomotorik
* Schlaf-Wach-Rhythmus
* Verlauf (plötzlicher Beginn, Änderung der Symptomausprägung im Tagesverlauf)
* Ursachennachweis

**Prävalenz:**
Zwischen der Inzidenz des Delirs und dem Alter besteht eine direkte Beziehung. Bis zu 30 % in einem Akutkrankenhaus aufgenommene ältere Patienten entwickeln ein Delir, in Langzeiteinrichtungen bis zu 20 %. Postoperativ ist die Inzidenz bis 50 %, auf Intensivstationen bis zu 87 %. In der Terminalphase des Lebens entwickeln bis 90 % der Patienten Delirsymptome.

> **Merke**
> Im Gegensatz zur Demenz entwickelt sich das Delir innerhalb von Stunden und Tagen. Beim Delir gibt es außerdem eine schwerwiegendere Störung der Aufmerksamkeit und mehr Fluktuation im Bewusstseinsniveau als bei der Demenz. Eine rechtzeitige Diagnose und Behandlung des Delirs ist wichtig, denn eine vollständige Erholung ist möglich.

**33**

## 33.1.2 Pathogenese, Ursachen und Risikofaktoren

**Ätiologie und Pathogenese:** Das Delirsyndrom resultiert meist aus der Interaktion vieler Prozesse. Je älter der Patient, desto wahrscheinlicher ist eine multifaktorielle Genese. Es entsteht bevorzugt im Rahmen von akuten Erkrankungen, durch Wirkungen und Nebenwirkungen von Pharmaka und durch störende Umgebungsfaktoren.

**Risikofaktoren:**
* Höheres Alter
* Zusätzliche somatische Erkrankungen
* Malnutrition
* Depression (▶ Kap. 33.3)
* Demenz (▶ Kap. 33.4)
* Multimorbidität
* Umgebungswechsel (psychosozialer Stress)
* Alkohol- und/oder Medikamentenabusus

**Merke**
Alle anticholinerg und dopaminerg wirksamen Medikamente sind prinzipiell Medikamente mit delirogenem Potenzial.

### 33.1.3 Diagnostik und Untersuchung

Die Diagnose eines Delirs erfolgt vorrangig klinisch. Besonders wichtig sind eine Statuserhebung und eine genaue Exploration und Beobachtung des Patienten. Die Durchführung einer konsequenten Diagnostik ist meist nur durch Fremdanamnese mit Angehörigen, Bezugspersonen oder Pflegepersonal möglich.
**Assessments:**
- DOS-Skala (Beobachtungsinstrument): Delirium Observatic Screening erfasst relativ gut den typisch fluktuierenden Verlauf der Verhaltensstörungen. Eignet sich gut als Beobachtungsinstrument für das Pflegepersonal.
- CAM: Confusion Assessment Method ist besonders geeignet für eine rasche Delir-Einschätzung.

### 33.1.4 Therapie, Behandlung und Intervention

Im Vordergrund steht die Delirprävention. Dazu gehören die Identifikation von Risikopatienten, das Vermeiden kausaler Faktoren sowie das Erkennen von Prodromalsymptomen. Die Behandlung umfasst die Beseitigung der auslösenden Erkrankung sowie die Symptombehandlung und wird von pflegerischen und milieutherapeutischen Maßnahmen begleitet.
**Behandlungsschwerpunkt und Ziel der Physiotherapie:** Der Patient erlangt seinen prämorbiden funktionalen Status weitestgehend wieder. Er kann die Aktivitäten des täglichen Lebens im Rahmen seiner Möglichkeiten bewältigen, erlernt neue Bewältigungsstrategien und wendet seine Ressourcen adäquat an. **Unterstützende Therapiestrategien:**
- Herstellung einer Vertrauensbasis durch Empathie und Achtsamkeit
- Vermitteln von Sicherheit und Orientierung
- Reizabschirmung und Stressreduktion (z. B. niedrige Umgebungslautstärke)
- Möglichst wenig Therapeutenwechsel, vertraute Personen einsetzen

**Blickpunkt Pflege**
Dem Pflegepersonal, das den Patienten unmittelbar versorgt, kommt entscheidende Bedeutung bei der Umsetzung der Allgemeinmaßnahmen zu. Dazu gehört u. a. ein optimales Stimulationsniveau mit festem Tag-Nacht-Rhythmus und Förderung der Mobilität.

### 33.1.5 Prognose

Je länger ein Delir unbehandelt besteht, desto schwerwiegender sind kognitive Folgeschäden. Ein Delir kann grundsätzlich vollständig ausheilen. Es besteht ein signifikant hohes Risiko, an einem unbehandelten Delir zu sterben.

**Blickpunkt Medizin**
**Prävention**
Delirprävention im Krankenhaus ist wirksam möglich, wie durch entsprechende Studien gezeigt werden konnte. Dabei hat sich v. a. die komplexe Intervention eines **HELP-Programms (Hospital Elder Life Program for Prevention of Delirium;** Sharon K. Inouye, Boston, www.hospitalelderlifeprogram.org) bewährt.
Ziele des HELP-Programms:
- Erhaltung der körperlichen und kognitiven Funktionen während des Krankenhausaufenthalts
- Maximierung der Selbstständigkeit nach der Entlassung
- Hilfe bei der Entlassung
- Vermeidung von ungeplanten Wiederaufnahmen

# 33.2 Angststörungen

*Martina Fröhlich*

## 33.2.1 Grundlagen

**Definition:** Unter Angststörungen versteht man psychische Störungen, bei denen Ängste situationsbedingt auftreten (z. B. soziale Ängste, Agoraphobie oder isolierte Phobien wie Flugangst, Spinnenangst etc.) oder sich Ängste frei flottierend als generalisierte Angststörung zeigen.
**Prävalenz:** Im Alter treten Angststörungen mit Prävalenzen von 5–10 % auf. Es besteht oft eine Komorbidität mit Depression (▶ Kap. 33.3) und Demenz (▶ Kap. 33.4). Auslöser für das Entwickeln von Panikattacken im Alter kann auch das Erleben eines Herzinfarkts sein. Im Alter gibt es verschiedene Anlässe und Belastungen, die angstvoll verarbeitet werden können, z. B. die nachlassenden körperlichen oder geistigen Fähigkeiten. Weitere Ängste können sich auf verschiedenste Lebensbereiche, z. B. Familie, Gesundheit und Finanzen beziehen.

**33**

## 33.2.2 Ursachen und Risikofaktoren

**Ursachen:** körperliche Erkrankungen, Medikamente, Alkohol und Drogenmissbrauch, psychische Erkrankungen, z. B. posttraumatische Belastungsstörungen, Depression, Demenz, Delir.
**Risikofaktoren:** Stressfaktoren, wie z. B. körperliche Erkrankungen, mangelhafte soziale Unterstützung, Verluste von Angehörigen, traumatische Kriegserfahrungen. Altersfolgen, wie z. B. Schwindelgefühl, eingeschränkte Beweglichkeit, unsicherer Gang, Stürze mit und ohne Verletzungsfolgen, altersozierte Gedächtnisminderung, kognitive Störungen.

## 33.2.3 Diagnostik und Untersuchung

**Assessments:** Beck-Anxiety Inventory (BAI), Anxiety Rating Scale (HAM-A).

## 33.2.4 Therapie, Behandlung und Interventionen

Da sich hinter den Symptomen einer Angststörung wie Schwindel, Atemnot, Herzklopfen, Zittern oder Schlafstörung auch körperliche Erkrankungen verbergen können, ist eine psychiatrische Abklärung der Angstsymptomatik erforderlich. Häufig werden neben Antidepressiva ergänzend auch psychotherapeutische Methoden bei der Behandlung von Angststörungen eingesetzt.

Die **Aufgabe des Physiotherapeuten** ist es, mittels seines Wissens und seiner Fähigkeiten Angebote zu setzen, die es dem Patienten ermöglichen, zu lernen mit seiner Angst umzugehen. Regelmäßige körperliche Aktivitäten, z. B. Sport, Sturzpräventionstraining usw., können helfen, ein sicheres Körpergefühl zu entwickeln und z. B. der Sturzangst vorzubeugen.

# 33.3 Depression

*Martina Fröhlich*

## 33.3.1 Grundlagen

**Definition:** Im internationalen Klassifikationssystem der ICD-10 liegt eine Depression dann vor, wenn mehrere der folgenden Symptome auftreten und über mind. 2 Wo. bestehen: Teilnahms-/Interesselosigkeit, Niedergeschlagenheit, gedrückte Stimmung, Verminderung des Antriebs mit erhöhter Ermüdbarkeit, Aktivitätseinschränkung, Appetitlosigkeit, unbeabsichtigte Gewichtsab- oder -zunahme, Schlaflosigkeit oder vermehrtes Schlafen, psychomotorische Agitation oder Verlangsamung, Gefühl der Wertlosigkeit oder unangemessener Schuld, verminderte Konzentration und Aufmerksamkeit, Suizidgedanken bis hin zu Suizidversuchen.

**Prävalenz:** 1–4 % der Allgemeinbevölkerung > 65. Lj. sind von einer schweren Depression betroffen. Die leichtgradige Depression hat eine Prävalenz von 4–13 %. Personen in Kliniken und Alteneinrichtungen weisen eine höhere Prävalenz auf. Frauen sind doppelt so häufig betroffen wie Männer. Die Suizidrate steigt kontinuierlich mit dem Lebensalter an und ist bei hochbetagten Männern am höchsten.

**Klassifikation:** Der Schweregrad einer Depression ist abhängig von der Anzahl der Haupt- und Zusatzsymptome (▶ Tab. 33.1):

- **Hauptsymptome:** depressive gedrückte Stimmung, gravierender Interessenverlust und Freudlosigkeit, Verminderung des Antriebs mit erhöhter Ermüdbarkeit und Aktivitätseinschränkung
- **Zusatzsymptome:** verminderte Konzentration und Aufmerksamkeit, Schuldgefühle und Gefühle der Wertlosigkeit, vermindertes Selbstwertgefühl und Selbstvertrauen, negative und pessimistische Zukunftsperspektiven, Suizidgedanken und -versuche, Schlafstörungen, verminderter Appetit

**Tab. 33.1 Die Schweregrade einer Depression in Abhängigkeit von der Anzahl der Haupt- und Zusatzsymptome**

| Leichte Episode | Mittelgradige Episode | Schwere Episode |
|---|---|---|
| Mind. 2 Hauptsymptome | Mind. 2 Haupt- und mind. 3 weitere Zusatzsymptome | Alle 3 Haupt- und mind. 4 weitere Zusatzsymptome |
| Kann die meisten Aktivitäten fortsetzten | Erhebliche Schwierigkeiten soziale, berufliche und häusliche Aktivitäten fortzusetzen | |
| | Suizidgedanken und -impulse können auftreten | |

## 33.3.2 Ursachen und Risikofaktoren

**Pathogenese:** Im höheren Lebensalter ist die komplexe Interaktion zwischen genetischer Disposition, frühkindlichen Erfahrungen, somatischen Erkrankungen (v. a. vaskulärer Art) und psychosozialen Faktoren (Armut, Verwitwung, Vereinsamung, gesellschaftlicher Statusverlust) für das Entstehen depressiver Störungen von besonderer Relevanz. Folgende Wirkstoffe von Medikamenten können depressive Symptome auslösen und verstärken: Betablocker, Reserpin, Clonidin, Benzodiazepine, Steroide, Anti-Parkinson-Medikamente, Tamoxifen, Östrogene, Progesteron.

> **Merke**
> Depressive Störungen im Alter sind folgenschwer. Sie gehen mit einer reduzierten Lebensqualität, Funktionseinschränkungen, kognitiven Beeinträchtigungen sowie einer erhöhten Suizidalität einher.

**Risikofaktoren:** frühere depressive Episoden, depressive Störungen in der Familiengeschichte, Suizidversuche, komorbide somatische Erkrankungen, komorbider Substanzmissbrauch, aktuell belastende Lebensereignisse und geringe soziale Unterstützung.

## 33.3.3 Diagnostik und Untersuchung

Die Depression ist eine klinische Diagnose, die aufgrund der angeführten Symptome gestellt wird.
**Selbstratingskalen:** Hospital Anxiety and Depression Scale (HADS), geriatrische Depressionsskala (GDS), Fragebogen zur Depressionsdiagnostik (FDD)
**Fremdratingskalen:** Hamilton Depression Rating Scale (HDRS), Bech-Rafaelsen-Melancholie-Skala (BRMS), Montgomery-Asberg Depression Rating Scale (MADR)

## 33.3.4 Therapie, Behandlung und Interventionen

**Nichtmedikamentöse Therapie:** Als hauptsächliche nichtmedikamentöse Therapie sind die Psychotherapie und die klinisch-psychologische Behandlung zu nennen. Weitere unterstützende Ansätze sind: Soziotherapie, häusliche psychiatrische Krankenpflege (HKP), Ergotherapie, Physiotherapie, weitere unterstützende Maßnahmen z. B. Sport, Achtsamkeitstraining, gesunde Ernährung, Musik, sozialer Kontakt und eine sinnvolle Tagesstruktur.

> **Blickpunkt Medizin**
> **Medikamentöse Therapie**
> Für die medikamentöse Therapie stehen Antidepressiva, Neuroleptika sowie Stimmungsstabilisatoren zur Verfügung. Bei älteren Patienten sollten aufgrund der häufigen Multimedikation das Nebenwirkungsprofil und die Verträglichkeit im Vergleich zu jüngeren Patienten stärker beachtet werden. Die Wirkstoffgruppe der ersten Wahl bei älteren Patienten sind die SSRI (z. B. Citalopram, etc.). SSRI sind insgesamt am sichersten und verträglichsten. Die Dosierungen sind denen bei jüngeren Patienten vergleichbar. Langfristig erhöhen sie die Sturzgefahr und das Risiko für Osteoporose.

33

> **Wichtig:** Beim Absetzen der Antidepressiva ist ein Ausschleichen der Dosierung (über 6–8 Wo.) nötig, ansonsten kommt es häufig zu einem Entzugssyndrom.

### 33.3.5 Prognose

Die Chance auf Heilung ist bei entsprechender und möglichst rechtzeitiger Therapie unter Berücksichtigung der Tatsache, dass Genesung Zeit braucht, sehr gut.

## 33.4 Demenz

*Martina Fröhlich*

### 33.4.1 Grundlagen

**Definition:** Demenzen sind Erkrankungen, die gekennzeichnet sind durch erworbene Störungen der kognitiven Leistungsfähigkeit, der Beeinträchtigung des Verhaltens und der emotionalen Kontrolle, die zu einer Beeinträchtigung der Alltagsaktivitäten führen. Die Symptome werden anhand internationaler Diagnosekriterien bewertet (ICD-10).

- **ICD-10-Kriterien:** Abbau multipler höherer kortikaler Fähigkeiten wie Denken, Urteilsvermögen, Orientierung, Aufmerksamkeit, Sprache. Verschlechterung der emotionalen Kontrolle, der Motivation und des Soziallebens sowie Beeinträchtigung in den Aktivitäten des täglichen Lebens.
- **DSM IV Kriterien:** Störung der Gedächtnisfunktion als Hauptsymptom und mind. ein weiteres Symptom wie z. B. Aphasie oder Apraxie oder Agnosie oder Störung der exekutiven Funktionen. Diese Defizite müssen schwer genug sein, um die beruflichen und sozialen Fähigkeiten des Betroffenen zu beeinträchtigen und länger als 6 Mon. andauern.

**Prävalenz:** Die Demenzerkrankung ist die häufigste Erkrankung im Alter. Nach dem 65. Lj. steigt die Wahrscheinlichkeit, an Alzheimer oder einer anderen Form von Demenz zu erkranken. In Deutschland liegt die Zahl der Erkrankungen heute bei etwas über 1600/100 000 Einwohner. Sie dürfte sich binnen der nächsten 30 J. verdoppeln. Ähnliche Prognosen gibt es in Österreich und in der Schweiz.

**Klassifikation:** Nach der internationalen Klassifikation psychischer Störungen der WHO (ICD-10/F0) unterscheidet man:

- **Demenz bei Alzheimer-Erkrankung:** mit frühem Beginn < 65. Lj., mit spätem Beginn > 65 Lj., atypische oder gemischte Form.
- **Vaskuläre Demenz:** mit akutem Beginn, Multiinfarktdemenz (vorwiegend kortikal) subkortikal vaskulär, gemischt vaskulär (kortikal und subkortikal).
- Unter **„nicht näher bezeichnete Demenz"** fallen z. B. frontotemporale Demenz, Morbus Creutzfeldt-Jacob, Morbus Huntington, Parkinson-Demenz oder HIV-Erkrankung.

**Besondere Merkmale einiger Demenzformen:**

- **Alzheimer-Erkrankung:** Alzheimer ist eine degenerative Erkrankung des Gehirns unbekannter Ätiologie mit charakteristischen neuropathologischen und neurochemischen Merkmalen. Der Beginn des Krankheitsprozesses wird lange vor dem Auftreten erster Symptome angenommen. Erst beim Auftreten von Demenz-Symptomen spricht man von Demenz bei Alzheimer-Erkrankung oder Alzheimer-Demenz. Beginn für gewöhnlich kaum merklich, schreitet über mehrere Jahre langsam fort, das Kurzzeitgedächtnis ist meistens zuerst betroffen.

**33**

- **Zerebrovaskuläre Erkrankungen:** Sie umfassen das Spektrum von Erkrankungen der kleineren und größeren Gefäße des Gehirns. Eine Folge davon ist die vaskuläre Demenz, meistens nach Gehirninfarkten (Schlaganfällen). Typische Merkmale zu Beginn sind beeinträchtigte Exekutivfunktionen (Handlungsplanung), Störungen der Aufmerksamkeit und Verlangsamung der kognitiven Leistungen und der Motorik.
- **Frontotemporale Demenz bei Morbus Pick:** Zu Beginn der Erkrankung treten Veränderungen in Verhalten, sozialen Fertigkeiten und Handlungsplanung auf. Insbesondere die Wesensveränderungen sind charakteristische Merkmale dieses Krankheitsbildes. Später treten andere kognitive Störungen (z. B. Gedächtnis, Alltagsroutinen) hinzu.
- **Lewy-Body-Demenz:** beginnt typischerweise mit kognitiven Störungen in den Bereichen Aufmerksamkeit, Handlungsplanung, visuell-räumlicher Leistungen sowie Parkinson-Symptomatik. Häufige begleitende Merkmale: stark fluktuierende Leistungen in Aufmerksamkeit und Vigilanz, visuelle Halluzinationen, Stürze und Depressionen.
- **Parkinson-Demenz** (juveniler Parkinson): geringere neuropsycholog. Defizite; später Beginn: rasche Progredienz möglich. Etwa 24–31 % der Parkinson-Patienten entwickeln eine Demenzerkrankung mit typischen Defiziten in Aufmerksamkeit, exekutiven Funktionen, visuell-räumlichen und visuell-konstruktiven Fähigkeiten sowie Gedächtnis. Halluzinationen und Depressionen treten als Begleiterscheinung gehäuft auf.

## 33.4.2 Ursachen, Klassifikation und Risikofaktoren

**Pathogenese:** Im Verlauf einer Demenzerkrankung kommt es zu Störungen der Kognition, der Alltagsfertigkeiten, des Erlebens, des Befindens und des Verhaltens. Eine Demenz beginnt häufig mit einer Störung der Merkfähigkeit (Kurzzeitgedächtnis) und der Handlungsplanung bei komplexeren Aufgaben. Weitere frühe Zeichen sind eine Störung in der zeitlichen Orientierung, eine Abnahme des Antriebs und von Interessen.

**33**

Beim Fortschreiten der Demenz nehmen emotionale Veränderungen und Verhaltensstörungen weiter zu, die Fähigkeit zur Bewältigung von Alltagsroutinen (Ankleiden, Körperpflege) nimmt ab.

> **Merke**
> Die Progredienz der Krankheit verläuft in den einzelnen Fällen unterschiedlich schnell. Die häufigsten Todesursachen sind Lungenentzündungen, Harnwegsinfekte oder Komplikationen eines Sturzes, nicht jedoch die Krankheit selbst.

**Klassifikation:** ▶ Tab. 33.2.
Die einzelnen Stadien können sich in ihrer Symptomatik überschneiden. Der Verlauf ist abhängig von der Demenzform und äußeren Einflussfaktoren (z. B. körperliche Erkrankung, Überforderung, Unterforderung, soziale Isolation, fehlende Struktur, Depression, Stress, Krankenhausaufenthalte, Verlassen der gewohnten Umgebung mit gewohnten Abläufen).

**Tab. 33.2 Schweregrade der Demenz**

| Schweregrad | Kognition | Lebensführung | Störungen von Antrieb und Affekt | MMSE-Score (max. 30) |
|---|---|---|---|---|
| Leicht | Komplizierte tägliche Aufgaben oder Freizeitbeschäftigungen können nicht (mehr) ausgeführt werden | Die selbstständige Lebensführung ist zwar eingeschränkt, ein unabhängiges Leben ist aber noch möglich | Aspontaneität Depression Antriebsmangel Reizbarkeit Stimmungslabilität | < 23–24 |
| Mittel | Nur einfache Tätigkeiten werden beibehalten; andere werden nicht mehr vollständig oder angemessen ausgeführt | Ein unabhängiges Leben ist nicht mehr möglich; Patient ist auf fremde Hilfe angewiesen, eine selbstständige Lebensführung ist aber noch teilweise möglich | Unruhe Wutausbrüche Aggressive Verhaltensweisen | < 20 |
| Schwer | Es können keine Gedankengänge mehr nachvollziehbar kommuniziert werden | Die selbstständige Lebensführung ist gänzlich aufgehoben | Unruhe Nesteln Schreien Gestörter Tag-Nacht-Rhythmus | < 10 |

Nach Kurz (2002)

**33**

⚡ **Cave**
**Red Flags (WebMD, 2005)**
1. Die gleichen Fragen immer wieder stellen
2. Die gleiche Geschichte Wort für Wort immer wieder erzählen
3. Aktivitäten, die man früher problemlos und regelmäßig ausgeführt hat, werden vergessen, z. B. etwas reparieren, kochen, Karten spielen
4. Die Fähigkeit verlieren, Rechnungen zu bezahlen und das Konto zu führen
5. Sich in der familiären Umgebung verlaufen, Gegenstände an den falschen Ort legen
6. Vernachlässigung der Körperpflege, Kleidungsstücke werden nicht gewechselt, es wird jedoch behauptet, man wäre sauber
7. Sich bei Entscheidungen auf andere verlassen, Fragen vom Partner beantworten lassen
**Beim Auftreten mehrerer Warnsignale sollte eine spezifische medizinische Untersuchung stattfinden!**

- **Beeinträchtigungen auf der kognitiven und verhaltensbezogenen Ebene:** Normale Verhaltensweisen werden durch Verwirrtheit und Desorientierung erschwert. In sozialen Situationen kommt es zu unangemessenen Verhaltensweisen. Zunehmende Gedächtnisprobleme und eingeschränktes Urteilsvermögen können zu einer Gefahr für andere und für sich selbst werden. Die

kognitiven Beeinträchtigungen sind der wichtigste Aspekt bei der Entwicklung einer funktionalen Abhängigkeit.
- Ruheloses Umhergehen (Wandering)
- Essstörungen
- Probleme beim An- und Auskleiden
- Sprachprobleme
- Schlafstörungen (Umkehr des Schlaf-Wach-Zyklus)
- Abendliche Verwirrtheit (Sundowning)

- **Beeinträchtigungen der instrumentellen Aktivitäten des täglichen Lebens (IADL):** Proportional zum Schweregrad der Erkrankung steigt die Unfähigkeit, komplexe Alltagsaktivitäten auszuführen (z. B. Einnehmen von Medikamenten, Einkaufen, Telefonieren).
- **Beeinträchtigungen auf der motorischen Ebene:** Demenzerkrankungen zeigen einen progredienten Verlust von motorisch-funktionellen Leistungen (z. B. Kraft, Gleichgewicht, Gangleistungen). Demenzassoziierte Motorikstörungen zeigen sich beim Gehen in der Beeinträchtigung der Schwung- oder Standbeinphase oder bei der fehlenden Rumpfvorneigung beim Aufstehen vom Stuhl. Bei erhöhter Aufmerksamkeitsanforderung kommt es zu einer Reduktion der Gehgeschwindigkeit und einer Zunahme der Schrittzeitvariabilität.

**Merke**
Verluste bei aufmerksamkeitsabhängigen motorisch-kognitiven Anforderungen (Dual-Tasks) sind frühe Marker der Erkrankung. Dies führt wiederum zur erhöhten Sturzgefahr.

Das Aktivitätsniveau zeigt in beiden Richtungen bedeutende Abweichungen im Vergleich zu kognitiv orientierten Personen:
- Überaktivität im Sinne einer Verhaltensauffälligkeit oder Unruhe
- Starke Einschränkung der Mobilität bis zur Inaktivität durch multiple Ursachen

Sowohl motorische Überaktivität als auch Inaktivität stellen mögliche Ursachen eines erhöhten Sturzrisikos bei Menschen mit Demenz dar.

**33**

**Merke**
Das Sturzrisiko ist bei Menschen mit Demenz um das Dreifache erhöht und die Wahrscheinlichkeit, sich schwer zu verletzen oder zu sterben, ist 3- bis 4-mal erhöht.

**Ursachen und Risikofaktoren:** Die Ursachen der Demenzerkrankungen sind sehr unterschiedlich. Primäre Demenzerkrankungen entstehen durch eine direkte Schädigung des Hirngewebes. Sekundäre Demenzerkrankungen sind Folgen anderer organischer Erkrankungen (z. B. akuter Sauerstoffmangel oder Mangelerscheinungen). Die Häufigkeit der Demenz nimmt mit dem Alter zu. Das Alter ist demnach der wichtigste Risikofaktor (▶ Tab. 33.3).

**Tab. 33.3  Risikofaktoren**

| Vaskuläre Risikofaktoren | Lebensassoziierte Risikofaktoren | Soziodemografische Schutzfaktoren |
|---|---|---|
| • Hypertonie<br>• Diabetes mellitus<br>• Hyperlipidämie<br>• Adipositas<br>• Depression | • Bewegung<br>• Ernährung<br>• Alkohol<br>• Rauchen | • Bildung, „lebenslanges Lernen"<br>• Intellektuell herausfordernde Aktivitäten<br>• Mehrsprachigkeit |

## 33.4.3  Diagnostik und Untersuchung

**Anamnese:** Die Demenzdiagnose ist eine multidisziplinäre Aufgabe zwischen Betroffenen, Angehörigen, Ärzten, Psychologen und betreuenden Personen, sie umfasst:
- eine ausführliche Anamnese über Veränderungen der Fähigkeiten, des Verhaltens und der Symptome sowie Verlauf der Erkrankung
- eine medizinische Untersuchung mit Laboruntersuchung, neurologischem und psychiatrischem Status sowie bildgebende Verfahren (CT, MRT) und Labor
- eine neuropsychologische Untersuchung der kognitiven Leistungsfähigkeit und der Selbstständigkeit

**Physiotherapie:** Je nach Schweregrad der Demenz und der entsprechenden Symptomatik wird die Anamnese mit dem Betroffenen oder der betreuenden Bezugsperson durchgeführt. Die Erhebung erfolgt nach dem bio-psycho-sozialen Modell der ICF.

### Assessments
▶ Tab. 33.4.

**33**

**Tab. 33.4  Diagnose und Assessments**

| Neuropsychologische Assessment | Weitere Assessments |
|---|---|
| Das neuropsychologische Assessment umfasst die Abklärung folgender kognitiver Bereiche: Aufmerksamkeit, verbales und nonverbales Gedächtnis, Orientierung, diverse Sprachfunktionen, visuelles Erkennen, exekutive Funktionen, Umgang mit Alltagsgegenständen, Rechnen und Visuokonstruktion sowie die Abklärung von Stimmung und Antrieb. Mögliche Kurzversionen:<br>• Mini-Mental State Test (MMST)<br>• Mini-Cog Test<br>• Uhrentest<br>• Severe Impairment Battery<br>• Brief Cognitive Rating Scale (BCRS)<br>• Funktionaler Staging-Score-Test (FAST)<br>• Fragebogen des neuropsychiatrischen Inventars (NPI-Q)<br>• Montreal Cognitive Assessment | • Schmerzskala bei Demenz des Alzheimer-Typs (DS-DAT)<br>• Schmerz-Assessment bei schwerer Demenz (PAINAD)<br>• Schmerz-Assessment-Checkliste für ältere Menschen mit eingeschränkter Kommunikationsfähigkeit (PACSLAC)<br>• Barthel-Index<br>• Funktionaler Selbstständigkeitsindex (FIM)<br>• Assessment der instrumentellen Aktivitäten des täglichen Lebens (IADL)<br>• Sturzrisikoerfassung, ▶ Kap. 28 |

## 33.4.4 Therapie, Behandlung und Interventionen

**Medikamentöse Therapie:** Die medikamentöse Behandlung erfordert eine individuelle Abwägung der Indikation und die Einbindung in ein Gesamtkonzept aus Betreuung, Pflege und nichtmedikamentösen Maßnahmen.

**Blickpunkt Medizin**
**Medikamentöse Behandlung**
Die regelmäßige Kontrolle und die Neueinschätzung der Symptome sind während der Behandlung mit Medikamenten sehr wichtig. Da die Krankheit fortschreitet und die Symptome sich verändern, müssen die Medikamente kontinuierlich angepasst werden.
- **Antidementiva:** Acetylcholinesterasehemmer (Donepezil, Galantamin, Rivastagmin) und Glutamatantagonisten (Memantine). Dies sind Substanzen, die auf das ZNS wirken und dort insbesondere höhere Hirnfunktionen verbessern sollen. Sie sind v. a. in frühen Phasen der Erkrankung indiziert. Ihr Einsatz sollte durch richtige und rechtzeitige Indikationsstellung nicht verpasst werden.
- **Neuroleptika und Antidepressiva** (SSRI) zur Milderung der Verhaltensstörung
Es handelt sich nicht um eine symptomatische Therapie, eine kausale Therapie existiert nicht.
**Wichtig:** Neuroleptika bei Demenzerkrankten sind langfristig mit einem erhöhten Mortalitätsrisiko assoziiert. Außerdem wird die Kognition verschlechtert, d. h. die demenziellen Symptome verstärken sich noch.

**Nichtmedikamentöse Therapie:** Nichtmedikamentöse Konzepte zielen darauf ab, die vorhandenen Fähigkeiten zu erhalten und ggf. zu verbessern. Die Behandlungsmaßnahmen richten sich nach dem Schweregrad der Erkrankungen, den Bedürfnissen der Betroffenen und der betreuenden Angehörigen. Nichtmedikamentöse Betreuungsansätze: Ergotherapie, Logopädie, neuropsychologische Behandlung, Musiktherapie, Validation, basale Stimulation, Tiertherapie.
Die **Schwerpunkte der Physiotherapie** beinhalten
- Behandlung der vorliegenden körperlichen Symptomatik, mit dem Ziel der Erhaltung, Verbesserung und Wiedergewinnung der Mobilität in Einzel- und Gruppentherapie
- Anleitung und Beratung der Betreuungskräfte zu unterstützenden, aktivitätsfördernden Maßnahmen der Betroffenen
- Anpassung der Umgebung und der Räumlichkeiten sowie die Versorgung mit geeigneten Hilfsmitteln.

**33**

**Merke**
In der physiotherapeutischen Behandlung von Menschen mit Demenz müssen Gedächtnisdefizite und Verhaltensbeeinträchtigungen berücksichtigt werden. Der Ansatz für ein funktionales Training ist anderes als bei kognitiv orientierten Patienten.

Hilfreiche Schlüsselpunkte bei der **Gestaltung eines Rehabilitationsplans:**

- **Vertrautheit:** vertraute Umgebung, die Therapie soll in einer Umgebung mit möglichst wenigen visuellen und auditiven Reizen stattfinden. Funktionale Übungen mit vertrauten Bewegungen und Materialien verbinden, z. B. Musik, Ball, Tanz. Vertraute Personen (derselbe Therapeut sollte stets denselben Patienten behandeln).
- **Kommunikation:** einfache Sprache, Körpersprache des Patienten beachten (Mimik, Gestik, Körperhaltung). Verbale Anleitungen mit visuellen Hinweisen verstärken (z. B. Bewegung vormachen). Gruppentherapien mit geringer Teilnehmeranzahl können hilfreich sein.
- **Anweisungen der Bewegungsabläufe:** Aufgaben in einzelnen Schritten anleiten, da der Patient keine komplexen Bewegungsaufträge verarbeiten kann. Verlangsamte Reaktions- und Bewegungszeit einplanen. Primitive automatische Reaktionen können optimal genutzt werden (z. B. Werfen, Kicken und Fangen eines Balls).
- **Realistische Zielsetzung:** Das Lernen von neuen motorischen Fertigkeiten ist ein unrealistisches Ziel. Intakte motorische Fähigkeiten können jedoch entwickelt, gefördert, verbessert und erhalten werden.

**Blickpunkt Ergotherapie**

Durch die Abnahme der Orientierung im Krankheitsverlauf werden in der Ergotherapie Methoden eingesetzt, um dies zu kompensieren:

- Geordnete **Tagesstrukturen** geben den Betroffenen nicht nur Sicherheit, sondern schaffen auch einen besseren Rhythmus zwischen Aktivität und Ruhe.
- Relevante **Alltagshandlungen** werden so gestaltet, dass sie ohne Hilfe oder mit Unterstützung durchgeführt werden können.
- Eine Anpassung der **Wohnumgebung** gibt Orientierung, erleichtert Abläufe und kann zudem das Sturzrisiko senken. Dies kann auch durch eine Versorgung mit **Hilfsmitteln** erreicht werden.
- Durch **Gedächtnistraining** (in den Anfangsstadien der Erkrankung) lernen die Betroffenen verschiedene Techniken, um sich länger im Alltag zurechtzufinden.

Ziele der **Angehörigenberatung** sind ein besseres Verständnis für die Erkrankung sowie eine Erleichterung der Kommunikation und Interaktion.

# 33.5 Schlaganfall

*Sandra Signer und Heiner K. Berthold*

Schlaganfälle gehören zu den häufigsten zu dauerhafter Invalidität führenden Ereignissen des höheren Lebensalters und nach der KHK zu den häufigsten Todesursachen.

## 33.5.1 Grundlagen

**Definition:** Die WHO definiert den Schlaganfall als schnell auftretende klinische Zeichen einer fokalen oder globalen Funktionsstörung des Gehirns, welche 24 h oder länger andauern kann. Ein primär klinisch definiertes Syndrom eines fokal-neurologischen Defizits vaskulärer Ursache.

**Einteilung und Pathogenese:** Die Ursachen der Schlaganfälle können grob in ca. 80 % ischämische (einschl. TIA) und ca. 20 % hämorrhagische Ereignisse eingeteilt werden.

## 33.5.2 Epidemiologie

Schlaganfälle sind ein weltweites Phänomen und stellen die Gesundheitsversorgung vor große Herausforderungen. Dies nicht nur aufgrund der enormen Folgekosten, sondern auch wegen der häufig bereits in jüngeren Jahren auftretenden Ereignisse mit mehr oder weniger gravierenden Behinderungen und Langzeitfolgen.

Von erstmaligem Schlaganfall betroffen sind in Deutschland etwa 200 000 Menschen pro Jahr und > 50 000 erleiden einen Reinfarkt. Die Lifetime-Inzidenz des Schlaganfalls beträgt etwa 20 %, d. h. jeder fünfte Mensch bekommt im Laufe seines Lebens mindestens einen Schlaganfall.

Schlaganfall ist eine Erkrankung des höheren Lebensalters. Die jährlichen Inzidenzraten betragen: 55–64 J. = 2 %, 65–74 J. = 5 %, 75–84 J. = 12,2 % und ≥ 85 J. = 21,2 %. Die Akutmortalität eines Schlaganfalls beträgt etwa 20 %. Etwa ⅓ der Patienten mit Schlaganfall ist innerhalb eines Jahres nach dem Ereignis verstorben.

Von den Überlebenden bleiben etwa ⅔ dauerhaft behindert. Etwa 15 % erleiden innerhalb des ersten Jahres einen zweiten Schlaganfall, der dann eine erheblich höhere Mortalität hat. Das weitere Mortalitätsrisiko beträgt etwa 9 %/J.

## 33.5.3 Diagnostik

> **Blickpunkt Medizin**
> **Diagnostik**
> **FAST-Test** (Face, Arms, Speech), d. h. Untersuchung auf faziale Parese, Armhalteversuch und Sprachstörung. Ist eines dieser Symptome positiv, liegt ein starker Hinweis auf einen Schlaganfall vor. Sind alle drei Symptome negativ, erfolgen vier weitere Untersuchungen: Untersuchung auf Blickparese, Visusstörung, Beinparese und Hemihypästhesie.
>
> Die Symptomatik eines Schlaganfalls wird durch die Lokalisation des Gefäßverschlusses bzw. der Blutung bestimmt. Die führenden Symptome sind motorische und/oder sensible Halbseitensymptome, Sprachstörungen und Gesichtsfeldausfälle.
>
> **Schlaganfallsyndrome nach vaskulärem Versorgungsgebiet:**
> - **A. cerebri media:** brachiofaziale Parese (links mit Aphasie, Apraxie; rechts möglicher Neglect)
> - **A. cerebri anterior:** beinbetonte Hemiparese (links mit Aphasie, Antriebsstörung, Verwirrtheit)
> - **A. cerebri posterior:** Gesichtsfeldstörung, Gedächtnisstörung
> - **A. choroides anterior:** Hemiparese, Sprechstörung
> - **A. cerebelli superior:** ipsilaterale Extremitätenataxie
>
> Anamnestische (bzw. fremdanamnestische) Fragen des erstversorgenden Arztes: Besteht eine **orale Antikoagulation** Welches Präparat, welche Dosierung, Zeitpunkt der letzten Einnahme? Besteht eine Thrombozytenaggregationshemmung?
>
> Entscheidend für die Akutdiagnostik ist eine **möglichst präzise Dokumentation des Symptombeginns** zur Klärung, ob eine Lyse infrage kommt. Es

**33**

gilt der Grundsatz „Time is brain", um den Infarktkern möglichst klein zu halten und das Risikogewebe (als Penumbra bezeichnet) möglichst frühzeitig wieder zu durchbluten. Das Zeitfenster für eine intravenöse Lyse beträgt i. d. R. 4,5 h ab Symptombeginn, bei V. a. Basilaristhrombose oder in anderen Einzelfällen auch länger.

Es erfolgt nach der Erstdiagnostik der möglichst umgehende Transport des Patienten zu einer **Stroke Unit** (wenn verfügbar Ruf einer mobilen SU). SU führen eine standardisierte, zertifizierte Akuttherapie auf hohem evidenzbasiertem Niveau durch (Schlaganfall-Komplextherapie, 24–72 h oder > 72 h).

Die sich an die SU anschließende Behandlung sollte im Falle von geriatrischen Patienten mit geriatrischen Fachärzten abgestimmt werden. Eine geriatrisch-frührehabilitative Komplextherapie kommt bei zahlreichen Patienten infrage.

## Physiotherapeutische Untersuchung

### Anamnese

Im Folgenden wird nicht die Akutsituation bei neu auftretendem Schlaganfall beschrieben, sondern die Situation des älteren Menschen, welcher aufgrund eines neurologischen Folgesymptoms oder eines anderen Bewegungs- und Mobilitätsproblems in die Physiotherapie kommt.

Gerade beim älteren Menschen, bei dem die Problemstellung auf den ersten Blick unter Umständen nicht so eindeutig ersichtlich ist, kann sich ein schrittweises Vorgehen bewähren. Dies soll nicht nur dem Therapeuten helfen, alle relevanten Informationen zusammenzutragen, sondern das Vorgehen auch für den Patienten, seine Angehörigen oder die betreuenden Personen verständlicher machen. (KNGF-Guidelines).

Zuerst muss das aktuell behandlungsrelevante Problem erfragt werden. Danach sollte die Krankheitsgeschichte erfasst, die Entwicklung und die allfällige Verschlechterung der Symptome sowie zusätzliche Ereignisse etc. aufgenommen werden.

**Beispiele wichtiger anamnestischer Fragen rund um den Mobilitätsstatus sind:**

- Was hat Sie zum Arzt geführt und warum hat er eine Überweisung geschrieben?
- Was denken Sie über die Ursachen Ihrer körperlichen Beschwerden?
- Wie mobil sind Sie? (Wie weit gehen Sie? wie oft? allein? Hilfsmittel? Wie sicher fühlen Sie sich dabei?)
- Wie gelingen Ihnen Bewegungen im Alltag (Aufstehen in der Nacht, Bücken, den Einkauf die Treppe hochtragen? etc.)
- Haben Sie Schmerzen? Steifigkeiten? Schwindel? Schluckprobleme? etc.

Weiter ist auch der Gesundheitszustand allgemein von großem Interesse (Medikamente, Infekte, Krankheiten etc.). Hobbys, bevorzugte Aktivitäten, soziale Kontakte und Interaktionen, Art des Transports zu Arztbesuchen etc. erfragen.

Werden die Patienten im Alltag unterstützt, sollen Art und Ausmaß der Hilfestellungen sowie Veränderungen der Hilfestellungen in jüngster Zeit erfragt werden. Falls Angehörige die Hilfestellungen leisten, ist zudem deren Gesundheitszustand von Interesse.

Hat der Patient bereits früher Erfahrungen mit Therapien gemacht, muss erfragt werden, welche Verfahren im Rahmen dieser Therapien angewandt wurden. Welche positiven oder gegebenenfalls auch negativen Erfahrungen hat der Patient dabei gemacht? Nicht vergessen werden darf die Erfassung der Therapieziele oder Wünsche und Erwartungen an die kommende Therapie!

**Körperliche Untersuchung/Assessments**
Die geplanten körperlichen Untersuchungen werden vorrangig mit dem Patienten und gegebenenfalls der Begleitperson erklärt, damit diese die Tests nachvollziehen können.
Das Hauptaugenmerk der körperlichen Untersuchung liegt auf folgenden Punkten (▶ Tab. 33.5):

- Art und Ausmaß der neurologischen Einschränkungen
- Art und Einfluss allfälliger Sekundärfolgen im Rahmen verstärkter oder einseitiger degenerativer Einschränkungen
- Immobilitätsinduzierte Einschränkungen
- Sicherheit in der Mobilität

**Tab. 33.5 Auswahl von praktikablen, aussagekräftigen Assessments (▶ Tab. 33.6, ▶ Kap. 6)**

| Minus-Symptome | Plus-Symptome |
|---|---|
| Mobilität | • Functional Ambulation Categories (FAC): Kurzerfassung über Art der Mobilität<br>• De Morton Mobility Index (DEMMI): Bewegungsübergänge und Gehfähigkeit<br>• Timed-up-and-go-Test (TUG): Sturzrisiko<br>• Gehgeschwindigkeit: m/s<br>• Gemessene Gehstrecke: Gehtempo |
| Gleichgewicht | • Berg Balance Scale (BBS): verschiedene Gleichgewichtsfunktionen<br>• Mini-BEStest<br>• Dynamic Gait Index/Functional Gait Assessment<br>• Four Step Square Test |
| Körperfunktionen | • Modifizierter Tardieu (Spastik, Hypertonus)<br>• Muskelkrafttestungen, JAMAR<br>• Chedoke McMaster Stroke Assessment<br>• Action Research Arm Test, Box and Block (Greif- und Manipulationsfähigkeit)<br>• Passive Beweglichkeitstestung (pROM)<br>• Visual Analog Scale (VAS): Schmerz |
| Aktivitäten | • Functional Independence Measure (FIM)<br>• Barthel-Index |
| Partizipation | • SF 36<br>• Stroke Impact Scale |
| Angehörige | • Care Giver Strain Index<br>• Self-rated Burden |

**33**

## 33.5.4 Therapie

**Blickpunkt Medizin**
**Behandlung**
**Akuttherapie:** Klärung ischämischer oder hämorrhagischer Schlaganfall. Ischämische Schlaganfälle werden mit einer intravenös oder intraarteriell

gegebenen Fibrinolyse behandelt. Dafür ist eine möglichst zeitnahe zerebrale Bildgebung erforderlich, ein hämorrhagischer Schlaganfall ist eine Kontraindikation.

**Rehabilitation:** Die Rehabilitation beginnt bereits im Akutkrankenhaus. Die Art der nachfolgenden Rehabilitation erfolgt nach funktioneller Einschätzung mittels Barthel-Index (BI) und Kriterien wie Schwere des Schlaganfalls, das Alter, das Ausmaß der Multimorbidität und das Funktionsniveau vor dem Ereignis. Auch Patientenwünsche spielen eine Rolle für die weiterführende Behandlung.

Etwa ein Drittel der Schlaganfallpatienten erhält eine Frühreha. Alternativen dazu sind eine neurologische Reha, eine ambulante Reha oder die Entlassung nach Hause. Die Grenze für eine ambulante Reha oder Entlassung nach Hause ist ein Barthel-Index von etwa 75–85.

Zum Assessment vor der Reha gehört neben dem Barthel-Index auch der Frührehabilitationsindex (FRI) nach Schönle. Dabei werden die negativen Punkte des FRI vom BI abgezogen.

**Medizinische Maßnahmen zur Sekundärprophylaxe:** Bluthochdruck, Lipide, Diabetes, Rauchstopp, Antikoagulation, gefäßinterventionelle Maßnahmen.

## Basismaßnahmen nach klinischer Stabilisierung

**Allgemeine Schwerpunkte (z. B. in der Akutgeriatrie) sind:**

- Frühzeitige Mobilisierung
- Logopädische Untersuchung, ggf. Therapie (erfolgt bereits auf der SU), Vermeidung von Aspiration, aber ausreichende Ernährung sicherstellen
- Pneumonieprophylaxe
- Thromboseprophylaxe (meist Low-dose-Heparinisierung)
- Frühzeitige gezielte Physiotherapie/Ergotherapie, Kontrakturprophylaxe

**Zu diesen gezielten physiotherapeutischen Schwerpunkten zählen:**

- Gezielte Lagerung im Bett und im Rollstuhl zur Förderung der Körperwahrnehmung, Verhinderung von Schmerzen und Druckstellen
- Frühe, dosierte Mobilisation in die Vertikale
- Fördern von selbstständigen Bewegungsübergängen unter Einbeziehung der betroffenen Körperseite
- Instruktion einfacher Eigenübungen zur Einbeziehung der betroffenen Seite
- Schrittweises Wiedererlernen der Sitz-, Steh- und Gehfähigkeiten
- Gegebenenfalls Atem- und Körperwahrnehmungsübungen bei verzögerter Mobilisation

**Spezifische Aspekte der Post-Stroke-Rehabilitation:** Wiederherstellung bzw. Verbesserung der folgenden Faktoren werden im multiprofessionellen geriatrischen Team angestrebt:

- Schlucken und Flüssigkeits-/Nahrungszufuhr
- Bewusstsein
- Stimmung und Antrieb
- Mobilität
- Arm- und Handfunktion

**Blickpunkt Ergotherapie**
**Ergotherapie in der Akutphase**
Unerlässlich für eine erfolgreiche Rehabilitation ist eine sensible Beratung der Betroffenen, damit diese eine entsprechende Awareness entwickeln können. Nur so können Strategien und Techniken (Selbstkontrolle, Reflexion, Selbstinstruktion) entwickelt werden, um im Alltag ein Höchstmaß an Selbstständigkeit zurückzuerlangen.
**Cave:** Die betroffene OEX hat aufgrund des **Neglects** ein erhöhtes Verletzungsrisiko.
**Ergotherapeutische Maßnahmen:**
- ADL-Training
- Erhaltung/Verbesserung des aktiven und passiven Bewegungsausmaßes
- Training von Aufmerksamkeit Gedächtnis, Konzentration, Praxie
- Erarbeitung von Awareness und Behandlung der Neglectsymptomatik (falls gegeben)
- Sensibilitätstraining und Training zur Verbesserung der Körperwahrnehmung
- Anleitung zum Handling der betroffenen Hand, evtl. Einsatz der betroffenen Hand als Hilfs-/Funktionshand
- Prophylaktische Maßnahmen wie z. B. Kontraktur-, Ödemprophylaxe
- Anleitung zum selbstständigen Transfer (falls möglich)
- Anleitung von Angehörigen und Pflegekräften
- Schienenversorgung, Hilfsmittelversorgung und -training sowie Wohnraumgestaltung

## Therapieformen: Fokus beim älteren Menschen

### Allgemeine Therapiemöglichkeiten

Heutige Empfehlungen für die interprofessionelle Rehabilitation nach Schlaganfall zielen klar auf die Wiederherstellung verloren gegangener ADL-Funktionen und bestmöglicher Erreichung von Lebensqualität für die Betroffenen und pflegenden Angehörigen. Zur besseren Verständigung der therapeutischen Schwerpunkte empfiehlt sich folgende Einteilung (Verbeek J et al.: What's the evidence for physical therapy poststroke, 2014):
- Interventionen zur Verbesserung der Gehfähigkeit und der mobilitätsbezogenen Funktionen
- Interventionen zur Förderung von Hand-/Armaktivitäten
- Interventionen zur Verbesserung der körperlichen Fitness
- Weitere nicht klassifizierbare Interventionen

Die Klassifikation der ICF hilft bei der Festlegung der Initial-, Verlaufs- und Ergebnismessung. Weitere wichtige Eckpfeiler der physiotherapeutischen Rehabilitationsmaßnahmen sind die Intensität der Übungseinheiten und die Wahl des neurologischen Behandlungszugangs.

### Therapiemöglichkeiten beim älteren Menschen

Beim älteren Menschen, bei dem der Schlaganfall unter Umständen bereits einige Zeit zurückliegt und in der Zwischenzeit andere Gesundheitsprobleme oder auch ein Sturz hinzugekommen sein könnten, unterscheiden sich die Therapieschwerpunkte deutlich von denen in der Akut- oder Rehabilitationsphase (vgl. dazu die Therapieempfehlungen der deutschen, holländischen oder englischen Leitlinien). In der Anfangsphase geht es primär um die Wiederherstellung verloren gegangener neurologischer Bewegungsfunktionen (▶ Abb. 33.1, ▶ Abb. 33.2, Stichworte:

**33**

Frühmobilisation, CIMT, geräteunterstütztes Gehtraining, funktionelle Elektrostimulation etc.), die Verbesserung körperlicher Leistungsfähigkeit (z. B. Kraft- und Ausdauertraining) und v. a. um das Erlernen neuer Bewegungsstrategien (motorisches Lernen in strukturiert variablen und repetitiven Trainingseinheiten). Beim älteren Menschen in einer späteren Phase nach Schlaganfall können die Therapieinhalte etwas andere Problembereiche angehen.

Hauptfokus in der Spätphase ist der Erhalt der körperlichen Fitness und der Lebensqualität (Langhorne et al.). Der ziel- und aufgabenorientierte Zugang bleibt zentral und alle motivationsfördernden Aspekte sollten darin einbezogen werden.

**Schwerpunkte der Therapie beim älteren Menschen können sein:**

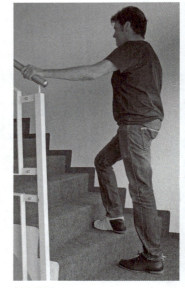

Abb. 33.1 Wiederherstellung verloren gegangener Bewegungsfunktionen: Treppe [M1022]

- Training schwacher oder nicht gebrauchter Körpersysteme inkl. Ausdauer (z. B. auch in Form von Zirkeltraining mit Pausen und Standortwechseln)
- Kontextrelevante und aufgabenspezifische Übungen
- Behandlung sekundärer Folgeerscheinungen zur Verbesserung der Beweglichkeit, Muskelelastizität und anschließend Funktionsaufbau
- Strategien zur besseren und sichereren Mobilität (Bewegungsübergänge, Rollatortraining, Gangsicherheit etc.)

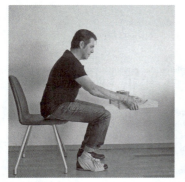
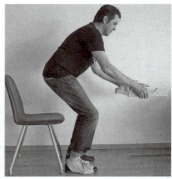

Abb. 33.2 Wiederherstellung verloren gegangener Bewegungsfunktionen: Sit to Stand [M1022]

- Gleichgewichtstraining und Sturzprophylaxe (▶ Kap. 28)
- Einbettung der Trainingseinheiten in Gruppenlektionen oder ins häusliche Umfeld mithilfe der betreuenden Angehörigen
- Instruktion betreuender Angehöriger oder Pflegepersonen mit dem Fokus der gesteigerten Mobilität

## 33.5.5 Überwachung und Weiterführung der Therapie

### Therapieziele

Die Therapieziele bei älteren Menschen, unabhängig wie lange der Schlaganfall schon vergangen ist, richten sich meistens nach ihrer Situation zu Hause, ihrem sozialen Umfeld und v. a. auch den eigenen Interessen. Dabei sind die einen sehr aktiv und interessiert für Neues, andere leben zurückgezogen und laufen daher schneller Gefahr, sich körperlich und kognitiv zu verschlechtern. Aus diesem Grund sind weniger eine höhere Intensität der Therapie vordringlich, sondern es ist eher ein langfristigeres gelockertes Setting.

Die Ziele sollten aber trotzdem explizit festgehalten werden und wenn möglich auch messbar und sicherlich subjektiv für den Patienten nachvollziehbar sein. Gelingt dies z. B. aufgrund kognitiver Einschränkungen nicht, sollte der Therapeut trotzdem die Therapieziele in seinem Behandlungsplan explizit festhalten und auch einen Überprüfungszeitpunkt notieren.

### Therapiemonitoring

Wie oben erwähnt, sollten v. a. diejenigen Messinstrumente wiederverwendet werden, welche direkt mit dem Therapieziel und der Therapieintervention zu tun haben. Insbesondere die Mobilitätsassessments zeigen hier oftmals eine klare Veränderung

## 33.5.6 Komplikationen und Folgeerkrankungen

**33**

Bei Z. n. Schlaganfall sind zahlreiche internistische, neurologische, psychiatrische und psychosoziale Komplikationen und Folgeerkrankungen zu erwarten, die bei den Patienten – meist höheren Lebensalters und überwiegend mit geriatrischen Komorbiditäten – individuell sorgfältig untersucht, dokumentiert und behandelt werden müssen.

Ein nach längeren Phasen der zunehmenden Immobilisierung auftretendes Phänomen sind nach den ersten Bewegungseinheiten oftmals Gelenk- oder Muskelschmerzen. Hier gilt es, die Übungen vorsichtig aufzubauen, damit man die z. B. gerade beim Krafttraining so wichtige Ausbelastung erreicht.

Ein weiterer kritischer Punkt ist mit zunehmender Motivation zu vermehrtem Bewegen natürlich die Sturzgefahr. Hier gilt es v. a. den Patienten und seine Angehörigen gut zu informieren und zu sensibilisieren.

Mit fortschreitendem Alter und abnehmender Mobilität sind hingegen die sekundäre Krankheitsanfälligkeit, Stürze, Gelenkbeschwerden aufgrund Immobilisation und Kontrakturen, schmerzhafte Spastikzunahme, Pneumonierisiko bei Bettlägerigkeit etc. die häufigsten Komplikationen. In diesen Fällen ist oft die gute Instruktion der betreuenden Angehörigen und Pflegepersonen eine wichtige Aufgabe der Therapeutin. Schmerzlindernde Lagerungen im Bett und Lehnstuhl, Umlagerung, aktivierende Maßnahmen, wärmende Wickel etc. können Linderung bringen.

**Kardiale Komplikationen:** Es bestehen enge Verbindungen zwischen zerebrovaskulären und kardialen Erkrankungen. Zunächst sind kardiale Erkrankungen mit die häufigsten Ursachen für Schlaganfälle. Das Risiko ist bei VHF etwa 4- bis 5-fach, bei chronischer Herzinsuffizienz etwa 2- bis 3-fach erhöht.

Umgekehrt ist die Wahrscheinlichkeit für kardiale Komplikationen nach Schlaganfall erhöht.

Die Indikation für diagnostische Abklärung (z. B. Koronarangiografie, Echokardiografie) muss individuell gestellt werden. Wichtig ist, nach einem Schlaganfall eine bestehende Therapie mit Betablockern nicht grundlos zu pausieren.

Eine große Bedeutung hat die Abklärung von Herzrhythmusstörungen, insbesondere des paroxysmalen oder persistierenden/permanenten Vorhofflimmerns.

Die Hypertonie ist ein schwerwiegender RF für ischämische Schlaganfälle, SAB und ICB.

Hypotone Phasen sollten in der Akutsituation dringend vermieden werden.

**Pulmonale Komplikationen:** Bakterielle Pneumonien sind eine häufige Komplikation in der Akutphase des Schlaganfalls. Möglicherweise ist ein großer Teil dieser Pneumonien dysphagiebedingt, aber auch immunologische Prozesse scheinen eine Rolle zu spielen. Frühzeitige Diagnostik und antibiotische Therapie sind erforderlich, um den Übergang in eine Sepsis zu vermeiden.

**Dysphagie:** Schlaganfallbedingte Schluckstörungen werden häufig unterschätzt. Deshalb erfolgt auf der Stroke Unit bei jedem Patienten ein logopädisches Screening und ggf. eine gezielte weitere Diagnostik und logopädische Therapie (▶ Kap. 32.3).

**Gastrointestinale Komplikationen:** Blutungen, v. a. des oberen GIT sind häufig bei Schlaganfällen. Eine größere GI Blutung kann auch die initiale Ursache für einen Schlaganfall gewesen sein. Häufig spielen gerinnungshemmende oder thrombozytenaggregationshemmende Arzneimittel eine Rolle.

Obstipation und Stuhlinkontinenz gehören ebenfalls zu den GI Komplikationen. Die wichtigsten beeinflussbaren RF sind die Polypharmazie und das gewählte Ernährungsregime. Stuhlinkontinenz ist eine prognostisch ungünstige Komplikation, die v. a. einen Einfluss auf die langfristige Versorgungssituation und die Lebensqualität hat.

**Harnwegsinfekte und Urininkontinenz:** Störungen im Urogenitaltrakt können neurologisch durch den Schlaganfall verursacht sein. Besondere Beachtung sollten asymptomatische Blasenfunktionsstörungen erhalten, da sie zu einer dauerhaften Nierenfunktionseinschränkung führen können. Infolge des Schlaganfalls können auch vorbestehende urologische Probleme manifest werden oder sich verschlechtern (z. B. bei Diabetes, Morbus Parkinson, metabolischem Syndrom, MS, Rückenmarkerkrankungen, demenziellem Syndrom u. v. m.).

**Thromboembolien und Gerinnungssystem:** ▶ Kap. 34.6.

**Zerebrale Blutungen und raumfordernde Infarkte:** Etwa 20 % aller Schlaganfälle sind primäre intrazerebrale Blutungen. Die Risikofaktoren dafür sind v. a. ein hohes Alter, arterielle Hypertonie, erhöhte Gefäßfragilität sowie die Vorbehandlung mit gerinnungshemmenden Arzneimitteln.

Sekundäre intrazerebrale Blutungen entstehen auf dem Boden von Tumoren (auch Metastasen), eines ischämischen Schlaganfalls oder einer Sinusvenenthrombose nach thrombolytischer Therapie, als sekundäre Einblutungen in ischämische Infarktareale auch ohne vorangegangene Lyse oder bei arteriovenösen Malformationen.

**Schlaganfallrezidiv:** Nach einem Schlaganfall steigt das Risiko für einen neuen Schlaganfall (bis zu 15 % in den folgenden 4 Wo.). Besonders nach einer TIA sollte das Risiko nicht unterschätzt werden. Die Diagnose des Rezidivschlaganfalls sollte ebenfalls vorwiegend klinisch gestellt werden, ein MRT kann jedoch diagnostisch weiterhelfen. Der Umsetzung einer umfassenden Kontrolle der Risikofaktoren kommt die größte Bedeutung zur Vermeidung von Rezidiven zu.

**Epileptische Anfälle:** Das Risiko für epileptische Anfälle nach Schlaganfall beträgt etwa 5 %. Diese können sich frühzeitig oder erst im späteren Verlauf manifestieren. Bei älteren Menschen ist Z. n. Schlaganfall die Hauptursache für Epilepsien.

**Motorische Störungen und Spastizität:** Motorische Störungen sind bei > 70 % der Patienten die häufigsten akuten und chronischen Beeinträchtigungen nach Schlaganfall. Etwa die Hälfte der Patienten weist nach einem Jahr residuelle Paresen und etwa ein Drittel Spastizität auf.

Pathophysiologisch liegt den Defiziten das „Syndrom des 1. Motoneurons" zugrunde. Klinisch findet sich am häufigsten eine spastische Halbseitensymptomatik mit Verlust der Feingeschicklichkeit in Abhängigkeit vom Läsionsort und dem zeitlichen Verlauf, währenddessen sich sekundär adaptive Symptome entwickeln können. Das Syndrom des 1. Motoneurons besteht aus **Minus-Symptomen** (z. B. Lähmungen) und **Plus-Symptomen** (z. B. Spastizität und Kloni), wobei die Plus-Symptome häufig eher das Ausmaß der Behinderung beeinflussen (▶ Tab. 33.6).

**Tab. 33.6 Syndrom des 1. Motoneurons**

| Minus-Symptome | Plus-Symptome |
|---|---|
| • Lähmungen<br>• Störung der Feingeschicklichkeit<br>• Verminderung der Sensibilität<br>• Gesteigerte Ermüdbarkeit | • Spastizität (= geschwindigkeitsabhängige Tonuserhöhung)<br>• Hyperreflexie, verbreiterte Reflexzonen<br>• Kloni<br>• Pathologische Fremdreflexe<br>• Massenbewegungen<br>• Abnorme Haltungsmuster<br>• Synergistische und synkinetische Bewegungen |

Nach Young 1994

**33**

**Lähmungen:** Einteilung in Hirnnerven-, Mono-, Di-, Hemi-, Tetraparesen und gekreuzte Paresen (Hirnnervenparese und Hemiparese).

**Spastizität:** fokale, multifokale, segmentale, halbseitige, generalisierte Spastizität. Häufige **spastische Haltungsmuster** nach Schlaganfall mit Hemiparese:

- Obere Extremität: Schulteradduktion und -innenrotation, Ellbogenbeugung und Pronation im Unterarm, Handgelenkbeugung, gefaustete Langfinger, Daumenbeugung
- Untere Extremität: Hüftbeugung und -adduktion, Rekurvation des Knies in der Standbeinphase, Steifigkeit des Knies in der Schwungbeinphasen, Plantarflexion und Inversion im Sprunggelenk, Kleinzehenbeugung und Großzehenextension

**Blickpunkt Medizin**
**Medikamente**
**Paresen:** Für die pharmakologische Zusatztherapie bei Lähmungen gibt es keine überzeugenden Ansätze.

**Spastik:**
- Bei **umschriebener Spastizität** ist die Injektion von Botulinumtoxin Typ A die Therapie der Wahl.
- Bei **generalisierter Spastizität** können systemisch wirkende Substanzen unter Beobachtung von Wirksamkeit und Verträglichkeit versucht werden (z. B. Baclofen, Tizanidin, Tolperison, Cannabinoide). Nebenwirkungen wie Müdigkeit, Hypotonie, Schwindel sind häufig
- Bei **schwerster generalisierter und multisegmentaler Spastizität** kann die intrathekale Gabe von Baclofen mittels Pumpe erwogen werden. Hohe Komplikationsrate, Notwendigkeit einer kompetenten Infrastruktur für die Versorgung. Bei zusätzlichen ausgeprägten Schmerzen kann dies mit der Gabe von Opiaten kombiniert werden.

**Schmerzsyndrome:** Schmerzzustände nach Schlaganfall sind häufig (Kopfschmerzen, Schulter-Arm-Schmerzen, andere Gelenkschmerzen). Es ist sinnvoll, zwischen zentral bedingten und peripheren Schmerzen zu unterscheiden. Diese können auch in Kombination bestehen.

Ein zentrales Schmerzsyndrom wird bei etwa 10 % der Patienten nach Schlaganfall beobachtet, wird direkt durch die korrespondierende Läsion verursacht und ist als neuropathischer Schmerz zu bewerten.

**Depressionen und Angststörungen:** Affektive Syndrome wie Depressionen (seltener Angststörungen) sind nach Schlaganfall häufig, werden oftmals nicht erkannt (oder ignoriert) und bleiben deshalb unbehandelt. Die Post-Stroke Depression (PSD) tritt etwa bei jedem dritten Schlaganfallpatienten auf.

Eine PSD kommt häufiger bei Patienten mit vorbestehender Depression vor und hat eine Assoziation mit der Schwere des Schlaganfalls, der funktionellen Beeinträchtigung, mit vorbestehenden kognitiven Defiziten und psychosozialen Faktoren. Eine PSD erhöht Mortalität und Morbidität nach Schlaganfall.

Bei der Therapie bei Schlaganfallpatienten ist zu berücksichtigen, dass Psychotherapien wegen eventuell bestehender Sprachstörungen häufig weniger gut durchführbar sind. Medikamentöse Therapien: Moderne Antidepressiva vom Typ der SSRI oder auch Mirtazapin.

**Kognitive Störungen und Demenz:** Es gibt eine enge Assoziation zwischen vaskulär bedingten kognitiven Störungen und Schlaganfällen. Die kognitiven Einschränkungen können vorbestehen oder sie können sich im Sinne eines Defektsyndroms nach Schlaganfall manifestieren.

Die Diagnose der vaskulären kognitiven Beeinträchtigung wird in Kombination der klinischen kognitiven Beeinträchtigung und dem Nachweis der zerebrovaskulären Erkrankung in der Bildgebung gestellt. Ein Zusammenhang besteht, wenn die kognitive Beeinträchtigung innerhalb weniger Monate nach Schlaganfall aufgetreten ist oder wenn die Erkrankung im Rahmen rezidivierender hämodynamischer Störungen fluktuiert.

**Aphasien, Apraxien und Störungen der Exekutivfunktionen:** Etwa die Hälfte der Patienten nach Schlaganfall leidet an neuropsychologischen Störungen wie Aphasie, Apraxie oder Störungen exekutiver Funktionen. Diese Störungen haben eine große Bedeutung für die Prognose in Bezug auf die funktionelle Selbstständigkeit. Sie sollten deshalb sorgfältig diagnostiziert und möglichst gut behandelt werden.

**Gesichtsfelddefekte, zerebrale Sehstörungen und Störungen der Okulomotorik:** Patienten nach Schlaganfall haben häufig komplexe Störungen der visuellen Wahrnehmung (häufig bei Posteriorinfarkten). Klinisch kommt es meist zu einem

Verlust des Sehens im kontralateralen beidäugigen Gesichtsfeld (Hemianopsien, Quadrantenanopsien und Skotome).

Insbesondere bei geriatrischen Patienten besteht bei Gesichtsfeldstörungen meist eine Gangunsicherheit und Sturzgefahr, obgleich das plastische Gehirn, u. a. auch mit kompensatorischen Augenbewegungen, diese Defizite zu einem großen Teil ausgleichen kann.

- Störungen des visuellen Erkennens bei weitgehendem Erhalt der basalen visuellen Leistungen werden als **Agnosie** bezeichnet
- Störungen der Okulomotorik: Die Basis der klinischen Untersuchung ist die Fingerperimetrie. Eine augenärztliche Untersuchung kommt meist erst im weiteren Verlauf der Rehabilitation infrage.

**Schwindel und Gleichgewichtsstörungen:** Schwindel ist v. a. ein Leitsymptom bei Schlaganfällen im vertebrobasilären Stromgebiet.

Bei Z. n. Schlaganfall können komplexe Beschwerden mit Schwindelsymptomatik beobachtet werden, z. B. bei Läsionen in zentralvestibulären Strukturen. Kleinhirninfarkte können sich monosymptomatisch mit Schwindel und Gleichgewichtsstörungen manifestieren (▶ Kap. 29).

**Schlafbezogene Atmungsstörungen:** Schlafbezogene Atmungsstörungen werden häufig bei Z. n. Schlaganfall identifiziert. Dabei ist zwischen zentralen Atmungsstörungen und obstruktiven Atmungsstörungen zu unterscheiden.

**Muskelverlust und Sarkopenie:** Nach einem Schlaganfall kommt es in vielen Fällen zu einer katabolen Situation, die durch den Mobilitätsverlust und eine inflammatorische Situation (z. B. Infektionen, Dekubitus) und neuroendokrine Effekte (z. B. Lipolyse) verstärkt wird. Die Outcomes sind bei untergewichtigen Patienten (mit vorbestehender Malnutrition) schlechter als bei initial norm- oder leicht übergewichtigen Patienten.

Auch mittel- bis langfristig stellt der Erhalt der Muskelmasse eine wichtige Voraussetzung für eine erfolgreiche Rehabilitation dar. Der Verlust der Muskelmasse beginnt früh nach dem Ereignis und betrifft nicht nur die betroffene, sondern auch die gesunde Extremität.

**33**

# 33.6 Parkinson-Syndrome

*Sandra Signer und Heiner K. Berthold*

## 33.6.1 Grundlagen

**Definition:** neurodegenerative Erkrankung mit einem fortschreitenden Untergang von Nervenzellen im zentralen Nervensystem, besonders im Gehirn. Ursachen sind unklar, es wird ein Zusammenspiel von genetischer Veranlagung und Einfluss durch Umweltfaktoren diskutiert. Bisher konnte kein einzelner Faktor als alleiniger Auslöser identifiziert werden. Progrediente neurologische Erkrankung, die durch Degeneration von Dopamin-produzierenden Zellen in der Substantia nigra verursacht wird. Sowohl motorische als auch nicht motorische Funktionskreisläufe werden beeinträchtigt.

Parkinson-Syndrome (PS) sind klinisch definiert durch das Vorliegen von Akinesie bzw. Bradykinesie und einem der folgenden Kardinalsymptome:

- Rigor
- Ruhetremor
- Posturale Instabilität

Fakultative Begleitsymptome sind:

- Sensorische Symptome (Dysästhesien, Schmerzen, Hyposmie)
- Vegetative Symptome (Störungen von Blutdruck, Temperaturregulation, Blasen- und Darmfunktion, sexuelle Funktionen)
- Psychische Symptome (v. a. Depression, Schlafstörungen)
- Kognitive Symptome (frontale Störungen, Demenz)

> **Merke**
> Die nicht motorischen Symptome können teilweise schon vor den motorischen Symptomen manifest werden!

**Pathogenese:** Die häufigste Form (75 %), das idiopathische Parkinson-Syndrom (IPS), ist eine degenerative Erkrankung mit Untergang melaninhaltiger dopaminerger Neurone in der Pars compacta der Substantia nigra. Auch andere ZNS-Bereiche (außer Substantia nigra) und periphere Nerven können betroffen sein (z. B. im Darm).

**Klassifikation:**
1. Idiopathisches Parkinson-Syndrom (IPS) mit folgenden klin. Verlaufsformen:
   - Akinetisch-rigider Typ
   - Äquivalenz-Typ
   - Tremordominanz-Typ
   - Monosymptomatischer Ruhetremor (selten)
2. Genetische Formen des PS
3. PS im Rahmen anderer neurodegenerativer Erkrankungen (z. B. Multisystematrophie, Demenz vom Lewy-Körperchen-Typ, progressive supranukleäre Blickparese, kortikobasale Degeneration)
4. Symptomatische (sekundäre) PS
   - Medikamenteninduziert (z. B. klass. Neuroleptika, Antiemetika, Reserpin, Lithium, Kalziumantagonisten [Cinnarizin, Flunarizin], Valproinsäure)
   - Tumorbedingt, posttraumatisch, toxisch (z. B. CO), entzündlich (z. B. AIDS, Enzephalitiden), metabolisch (z. B. Morbus Wilson, Hypoparathyreoidismus)

**Prävalenz:** Gesamtprävalenz in der Bevölkerung 100–200/100 000 Einwohner (entspr. 0,1–0,2 %); deutliche Altersabhängigkeit: 65–75 J. 1 %, 75–85 J. 4,5 %. Mit dem demografischen Wandel wird die Prävalenz des PS ansteigen.

## 33.6.2 Klinisches Bild

Die Diagnose wird meistens aus klinischen Symptomen gestellt. **Kardinalsymptome:**
- Bradykinesie
- Hypokinese
- Rigor
- Ruhetremor oder
- posturale Instabilität

**Red Flags** wie symmetrischer Symptombeginn, Stürze im ersten Jahr, kein Ansprechen auf Levodopa müssen fehlen.

## Beeinträchtigungen auf Funktionsebene nach ICF

Die internationale Klassifikation der Funktionsfähigkeit, Behinderung und Gesundheit (ICF) eignet sich als Strukturhilfe bei der Unterteilung der verschiedenen Kardinalsymptome bei der Parkinsonkrankheit.

## Beeinträchtigungen der motorischen Funktionen

### Bewegungsstörungen

**Bradykinese** (Langsamkeit und Verringerung des Bewegungsausmaßes) ist eines der häufigsten Symptome. Klinische Manifestationen:

- **Extremitätenmotorik:** verminderter Armschwung, reduzierte Fingergeschicklichkeit, Störung rascher alternierender Bewegungsabläufe, Mikrografie, Nachziehen des Beins, Startschwierigkeiten und Freezing
- **Axiale Motorik:** Schwierigkeiten beim Aufstehen aus dem Sitzen, gestörtes Drehen im Bett, Haltungsstörung
- **Kraniale Motorik:** Hypomimie, Dysarthrophonie (Flüsterstimme), verminderte Prosodie (monotone Stimme), Dysphagie

**Hypokinese:** zeigt sich in einer Verminderung der Bewegungsamplituden und von Spontanbewegungen.

**Akinese:** Bewegungsstörung, die typischerweise den Start von Bewegungen hemmt.

### Weitere Beeinträchtigungen

- **Rigor:** erhöhter Widerstand mit zunehmendem Bewegungsausmaß bei passiven Bewegungen in den Extremitäten. Kann mit Schmerzen verbunden sein oder als eine spezielle Form des axialen Rigors (in Hals und Rumpf) auftreten. Dies kann zu Haltungsdeformitäten führen, z. B. als Anterocollis, Skoliose, Pisa-Syndrom oder flektierte Nacken-/Rumpfhaltung mit gebeugter Ellbogen- und Kniestellung.
- **Störung der posturalen Reflexe** und Haltungskontrolle (in späteren Stadien). Folgen: Gleichgewichtsdefizite und Stürze.
- **Tremor:** Typischerweise einseitiger Ruhetremor, der meist distal an Händen oder Füssen auftritt. Ggf. entwickelt sich ein höher frequenter Haltetremor.

## Beeinträchtigung der nicht motorischen Funktionen

Beispiele nicht motorischer Funktionseinschränkungen bereits in der frühen Krankheitsphase sind:

- Olfaktorische Dysfunktion
- REM-Schlaf-Verhaltensbeeinträchtigung
- Obstipation
- Depression
- Verminderung der Exekutiv- und Gedächtnisfunktionen
- Verlängerte Reaktionszeit

Beispiele für nicht motorische Symptome, die in einer späten Krankheitsphase auftreten, sind:

- Demenz
- Urininkontinenz
- Schwere Depression, Anspannung
- Apathie
- Schmerzen

**Schmerzen:** 35–85 % aller Parkinson-Patienten leiden unter Schmerzen, am häufigsten sind muskuloskelettale Schmerzen:

- Primärer Schmerz (zentraler, neuropathischer, unruhiger Schmerz)

33

- Sekundärer Schmerz (muskuloskelettaler, Dystonie bedingt, radikulär-neuropathisch)

**Respiratorische Probleme:** aufgrund der Krankheitspathologie und der Nebenwirkungen der Medikamente. Folge v.a. in späteren Krankheitsphasen (Hoehn und Yahr 2013 ▶ Tab. 33.7): Lungenentzündungen, die eine der häufigsten Todesursachen bei Parkinsonpatienten sind. Mögliche Ursachen sind u.a. Dysphagie, reduzierte Hustenfunktion, Atemmuskelschwäche oder Inaktivität.

| Tab. 33.7 Krankheitsphasen nach Hoehn und Yahr | |
|---|---|
| **Stadium** | **Beschreibung** |
| 1 | Leichte unilaterale Symptome; keine oder minimale Funktionsdefizite |
| 2 | Bilaterale oder axiale Symptome; keine Gleichgewichtsprobleme |
| 3 | Bilaterale Symptome; leichte bis mäßige Funktionsdefizite; reduzierte posturale Reflexe, verminderte Selbstständigkeit |
| 4 | Starke Behinderung in den Alltagsaktivitäten; selbstständig steh- oder gehfähig |
| 5 | Rollstuhlabhängigkeit, Bettlägerigkeit, hohe Pflegebedürftigkeit |

**33**

**Merke**

**Motorische Kardinalsymptome**
- **Bradykinese:** Bewegungsverlangsamung und Verminderung, Hypokinese, Akinese
- **Rigor:** zäher, gleichmäßiger Widerstand, manchmal Zahnradphänomen
- **Tremor:** distaler, Ruhe, evtl. Haltetremor
- **Störung posturaler Reflexe**

**Nicht motorische Kardinalsymptome**
- **Neuropsychiatrische Symptome:** kognitive Störungen, Demenz, Depression
- **Vegetative Symptome:** orthostatische Hypotension, Obstipation, Seborrhö
- **Sensorische Symptome:** Parästhesien, Schmerzen

## Beeinträchtigungen auf Aktivitäts- und Partizipationsebene nach ICF

Beeinträchtigungen auf Funktionsebenen (s.o.) sowie psychische Instabilität, Schmerzen oder Speichelfluss haben große Auswirkungen auf die Aktivitäten des täglichen Lebens. Zusätzlich erschwerende Faktoren sind krankheitsbedingte Tagesschwankungen und das unterschiedliche Ansprechen auf Medikamente.

## Beeinträchtigte Mobilitätsaktivitäten

**Transfers:** Aufstehen von einem Stuhl ist sehr häufig ein Problem, aber auch alle anderen Transfers (WC, Auto etc.) sind erschwert. Vermutete Ursache: zu geringe Nach-Vorn-Neigung des Oberkörpers und ungenügende Unterstützung der Beine zum Überwinden der Schwerkraft.

**Bewegungen im Bett:** Abliegen, Drehen, Rutschen, Aufsitzen im Bett sind eingeschränkt. Erschwerend kommen externe Faktoren wie z. B. eine Bettdecke, weiche Matratzen, visuelle Orientierungslosigkeit bei Dunkelheit und reduzierte Levodopa-Level nachts hinzu.

**Gehen:** Gehbezogene Aktivitäten (z. B. drehen, durch Engpässe, auf unebener Unterlage, bei Ablenkung auf der Straße) sind fast immer beeinträchtigt.

- **Kontinuierliche Gehbeeinträchtigungen:** fehlendes oder einseitiges Armpendel, gebeugte Körperhaltung, Kleinschrittigkeit (bis zum „schlurfenden" Gangbild) und reduziertes Gehtempo
- **Episodische Gehbeeinträchtigungen:**
  - **Festination:** Füße sind hinter dem Körperschwerpunkt → immer kleinere Schritte → Sturzgefahr. Ein sturzverhindernder Korrekturschritt nach vorn führt zu Propulsion, nach hinten zu Retropulsion.
  - **Freezing:** das Gefühl, dass Füße am Boden festkleben mit extrem kleinschrittigem Schlurfen oder Zittern der Beine. Freezing-Episoden sind zu Beginn der Krankheit oft sehr kurz (< 10 s), können aber in späteren Stadien minutenlang andauern. Bekannte Auslöser sind der Beginn des Gehens, enge Durchgänge, Drehungen oder Dual Tasking.

**Geschicklichkeit:** Der Arm- und Handgebrauch ist bei vielen ADL-Tätigkeiten oder in der Körperpflege wichtig. Abnehmende Geschicklichkeit und Feinmotorik sowie Ruhe-, Halte- oder Bewegungstremor spielen eine limitierende Rolle, z. B. bei der Greiffunktion.

**Gleichgewicht:** Parkinson-Patienten weisen eine hohe Sturzrate auf (z. B. Sturzrate 38–54 % innerhalb von 3 Monaten). Gründe für die beeinträchtigten Gleichgewichtsfunktionen sind reduzierte (Parkinson-bedingte) posturale Reflexe, eingeschränkte Propriozeption, Beweglichkeitseinschränkungen im Rumpf und Levodopa. Die spätere Inaktivität reduziert die Gleichgewichtsfunktionen zusätzlich.

**Inaktivität:** Gefahr von krankheitsbedingter Inaktivität → Kraft-, Beweglichkeits- und Ausdauerverlust, Gleichgewichtsprobleme, Angst vor Bewegung, Stürze.

**Merke**
Im Vergleich zu gesunden Gleichaltrigen ist die Aktivität bei Parkinson-Patienten bis zu ⅓ verringert → Kraftverlust der gewichtstragenden Muskeln. Gefährdete Muskelgruppen für Muskelschwäche: Hüftstrecker, Kniestrecker, Rücken- und Halsstrecker. Muskelschwäche scheint eine größere negative Rolle für Bewegungen zu spielen als die Bradykinese.

**Kommunikation/Essen:** Leises, langsames und ggf. unverständliches Sprechen kann Probleme bereiten. Beim Essen können präorale, orale oder pharyngeale Funktionen gestört sein, was die Nahrungsaufnahme schwierig machen kann.

**33**

**Häufige Aktivitätsbeeinträchtigungen**

- Gangstörung: fehlendes Armpendel, Kleinschrittigkeit, Schlurfen, Startschwierigkeiten, Vielschrittigkeit beim Drehen, Blockierungen
- Haltungsstörung: Nackenflexion, Rundrücken, leichte Flexion in Hüften und Knie, Propulsions- und Retropulsionstendenz
- Schriftstörung: Mikrografie
- Sprachstörung: leise, flüsternd, undeutlich, hastig
- Ess-/Schluckstörung
- Schlafstörung: Depression, Restless Legs, Unfähigkeit, sich im Bett zu drehen, Schmerzen

## Beeinträchtigung der Lebensqualität

Je länger die Parkinson-Krankheit fortschreitet, desto höher ist der Verlust an Lebensqualität. Es sind häufig die nicht motorischen Funktionseinschränkungen (z. B. Depression, Halluzinationen oder psychosoziales Wohlbefinden), die die Lebensqualität für die Betroffenen und deren Angehörigen erheblich einschränken. Hohen Einfluss haben weiter Stürze oder die eingeschränkte Rumpfrotationsmöglichkeit.

## Multimorbidität

Viele Parkinson-Patienten leiden an mehreren medizinischen Problemen. Daher ist es oft schwierig herauszufinden, ob die Beeinträchtigungen auf Funktions- oder Aktivitätsebene aufgrund der Krankheit selbst, anderen medizinischen Diagnosen oder aufgrund einer gegenseitigen Beeinflussung hervorgerufen werden. Es ist bekannt, dass Parkinson-Patienten gefährdeter sind für Knochenbrüche, insbesondere bei vorliegender Demenz. Weitere häufig auftretende medizinische Erkrankungen sind Arthritis, Herz-Kreislauf-Probleme, Osteoporose oder Diabetes.

## Krankheitsverlauf und Progression

Unterschiede im Krankheitsverlauf sind oft groß. Einige Muster sind jedoch erkennbar, so deutet z. B. ein früher Krankheitsbeginn auf ein vermehrtes Risiko für Bewegungskomplikationen (z. B. On-Off-Schwankungen, Dyskinesien) hin. Im fortgeschrittenen Krankheitsverlauf kommt es häufig zu Altersheimeinweisungen, bei 7–27 % der Patienten 10 J. nach Diagnosestellung. Häufigste Einweisungsgründe: rezidivierende Stürze, Halluzinationen, demenzielle Entwicklung und hohe Belastung für die betreuenden Angehörigen.

**Blickpunkt Medizin**

Psychiatrische Symptome kommen v. a. in fortgeschrittenen Krankheitsstadien vor und können auch Therapienebenwirkungen sein. Beispiele:

- Demenz, Depression, Psychosen, Impulskontrollstörungen, Schlafstörungen
- Autonome Dysregulation (orthostatische Hypotonie), gastrointestinale Symptome, Blasenfunktionsstörungen

## 33.6.3 Diagnostik und Untersuchung

### Anamnese

Vom Patienten die hauptsächlichen Beeinträchtigungen erfragen → Entscheidung, welche körperlichen Untersuchungen und Tests erfolgen. Sind die Kommunikationsschwierigkeiten oder die kognitiven Einschränkungen zu groß, sollten die betreuenden Angehörigen oder Pflegepersonen miteinbezogen werden. Es gibt viele in Literatur und Forschung anerkannte Fragebögen, die vom Patienten selbst oder den Angehörigen ausgefüllt werden, z. B. **Parkinson's disease Questionnaire 39** (PDQ 39), **Freezing of Gait Questionnaire** (FOGQ) oder **Falls Effi-cacy Scale-International** (FES-I).

**Parkinson-spezifische Anamnese:**

- **Hauptproblem und medizinische Information:** Hauptprobleme im Alltag? Bisheriger Krankheitsverlauf? Welche Beeinträchtigungen durch motorische oder nicht motorische Symptome? Welche Medikamente, Art der Einnahmen? Schmerzen – und wenn ja: wann, wo, welche Qualität? Gibt es Komorbiditäten? Frühere Therapien – und wenn ja: welche, mit welchem Effekt? Gibt es Tagesschwankungen?
- **Einschränkungen Funktion und Alltag:** Probleme bei verschiedenen Transfers, im Gleichgewicht oder in der Feinmotorik, Stürze, Gehschwierigkeiten? Art und Häufigkeit körperlicher Aktivitäten? Bei Sturzereignissen: spezifische Fragen bzgl. Ereignis, Vorkommen etc. (▶ Kap. 28).
- **Partizipation mit Tipps und Tricks:** Informationen zum Beruf, Familie, sozialen Kontakten, Hobbys. Informationen, ob der Patient mit Tricks und speziellen Strategien seinen Alltag bewältigen kann und ob diese angepasst erscheinen.
- **Personen- und umgebungsbezogene Kontextfaktoren:** Wie wohnt der Patient? Wer unterstützt ihn, wann, wie oft, auf welche Weise? Hilfsmittel? Wie denkt der Patient über seine Krankheit?
- **Erwartungen an die Physiotherapie:** Erwartungen, Vorstellungen des Patienten, der Angehörigen, des Arztes? Miteinbeziehung der **Goal Attainment Scale** (GAS), die einen umfassenden Zielprozess unter Einbeziehung des Patienten (oder/und seiner betreuenden Angehörigen) ermöglicht.

### Körperliche Untersuchung

Ziel der physiotherapeutischen Interventionen ist zwar v. a. die Verbesserung der Bewegungsaktivitäten im Alltag, aber es werden auch Untersuchungen bestimmter Körperfunktionen empfohlen. Ziel dieser Untersuchungen ist es, das höchste wahrscheinliche Niveau an funktionellen Leistungen zu ermitteln. Aufgrund der krankheitsbedingten Schwankungen ist es wichtig, Tageszeit und die Umstände während der Untersuchung zu dokumentieren.

**Körperfunktionen:**

- **Gelenkbeweglichkeit:** v. a. Wirbelsäulen- und Hüftbeweglichkeit.
- **Rigor:** Seitenvergleich, obere/untere Extremitäten.
- **Muskelkraft:** Rumpfextension, Beinkraft.
- **Gleichgewicht:** posturale Reaktionen aus verschiedenen Ausgangsstellungen, in verschiedenen Modalitäten, zusätzlich Dual Task. Hier gibt es zahlreiche validierte Messinstrumente (▶ Kap. 6).
- **Übungstoleranz:** Atemfunktionen, kardiorespiratorische Belastbarkeit.
- **Schmerzen:** Lokalisation, Stärke, muskuloskelettal, neuropathisch.

33

**Aktivität:**

- **Transfers/Bewegungsübergänge:** Abliegen/Aufsitzen und Drehen im Bett, Aufstehen von einer tiefen Sitzhöhe (z. B. Sofa), Einsteigen ins Auto. Beurteilt werden Art der Ausführung, Sicherheit, Flüssigkeit oder Anpassungsfähigkeit.
- **Gehen:** reduzierte Gehgeschwindigkeit; vermindertes, einseitiges oder fehlendes Armpendel; ungenügende oder fehlende Rumpfrotation sowie reduzierte oder variable Schrittlänge. Zur Überprüfung von Freezing oder Festinieren das Gehen mit folgenden Aufgaben überprüfen: Start/Stopp, drehen, über Schwellen/Hindernisse steigen, durch Engpässe gehen, rückwärtsgehen, wechselnde Richtungen oder gehen mit einer Dual-Task-Aufgabe.
- **Feinmotorik:** Bradykinese, Tremor oder Rigor → Einbußen in der Geschicklichkeit der oberen Extremitäten. Einfache Übungen in der Therapie zum Erkennen von Beeinträchtigungen: Reichen und Greifen, Schuhe binden, einen Hemdknopf schließen, einen Reißverschluss schließen, ein Glas Wasser einschenken etc.

## Assessments

Zahlreiche Assessments sind auch für Parkinsonpatienten geeignet oder für diese Krankheitsgruppe validiert:

- **PDQ 39 (Fragebogen):** Der **Parkinson's Disease Questionnaire** ermittelt in 30 Items alltagsrelevante und gesundheitsbezogene Bereiche, die die Lebensqualität des Patienten ermitteln. Themen sind Mobilität, Alltagsaktivitäten, emotionales Wohlbefinden, Stigma, soziale Unterstützung, Kognition, Kommunikation, körperliches Unbehagen.
- **FOGQ (Fragebogen):** Der **Freezing of Gait Questionnaire** besteht aus 6 Fragen, um Vorkommen und Häufigkeit des Freezings zu erfassen.
- **MDS-UPDRS (Teil III: motorische Untersuchung):** In der neuen **Unified Parkinson Disease Rating Scale** ist für die Physiotherapie Teil II relevant. Er beinhaltet eine motorische Untersuchung von Akinese, Tremor, Rigor, posturale Stabilität sowie einfache Bewegungsabläufe (z. B. Aufstehen, Gehen).
- **Retropulsionstest und Push and Release Test:** Beide Tests geben Auskunft über die Fähigkeit von unwillkürlichen Bewegungsreaktionen, die für das Gleichgewicht wichtig sind. Sie sind schnell und einfach aus dem Stand zu testen.
- **LPS:** Der **Lindop Parkinson's Disease Mobility Assessment Scale** umfasst zwei Teile zur Beurteilung der Gehfähigkeit und Bettmobilität. Ebenfalls enthalten sind das Vorkommen von Freezing und Festinieren.

**Merke: Für Befund wichtig**
- Körperliche Leistungsfähigkeit und Schmerzen
- Transfer/Lagewechsel
- Gleichgewicht
- Gehfähigkeit
- Feinmotorik

## Untersuchung der nicht motorischen Symptome

**Blickpunkt Medizin**
**Diagnostik**
- Die Diagnose des PS erfolgt klinisch.
- Eine differenzialdiagnostische Absicherung durch einen Neurologen ist sinnvoll.
- Assessments:
  - Einteilung der Krankheit in Schweregrade nach Hoehn und Yahr
  - Verlaufsbeurteilung durch den UPDRS
  - Untersuchung der nicht motorischen Symptome durch die **Non-motor Symptom Assessment Scale** (www.pdnmg.com)

## 33.6.4 Therapie, Behandlung und Interventionen

**Blickpunkt Medizin**
**Medikamentöse Therapie:**
- **Allgemeines Prinzip:** Balance zwischen Symptomkontrolle und therapielimitierenden Nebenwirkungen.
- **Ziel:** Erhalt der funktionellen Selbstständigkeit, Alltagskompetenz, Teilhabe und Lebensqualität
- **Wirkstoffgruppen:** Levodopa, Dopaminantagonisten, MAO-Hemmer, COMT-Hemmer, NMDA-Hemmer, Anticholinergika

**Levodopa:**
- Wirksamste Substanz zur Behandlung der motorischen Symptome
- Einsatz in allen Stadien der Krankheit
- Vermeidet krankheitsbedingte Komplikationen
- **NW:** Übelkeit, Tagesmüdigkeit, orthostatische Dysregulation, Verhaltensstörungen, Halluzinationen, Dyskinesien

**Dopaminantagonisten:**
- Einsatz in allen Stadien, aber Vorsicht bei späteren Stadien oder älteren Patienten mit kognitiven Einbußen
- **NW:** Schlafattacken (**cave:** Sturzgefahr), Psychosen, andere psychiatrische NW

**Komplikationen der medikamentösen Therapie:**
- Wirkfluktuationen
- Dyskinesien

→ Therapiebeginn im höheren Lebensalter i. d. R. mit Levodopa, im jüngeren Alter mit Dopaminagonist (jeweils als Monotherapie). Auch MAO-B-Hemmer stehen bei jüngeren Pat. für die Therapieeinleitung zur Verfügung.

**33**

## Physiotherapie

**Ziele:** Kontrolle der Symptome, geeignete Kompensationsmechanismen (v. a. in fortgeschrittenen Krankheitsstadien) und bestmögliche Reduktion der krankheitsbedingten Inaktivität.

### Wahl des Behandlungsortes (zu Hause, in der Praxis, im Fitnessbereich)

Aktivitätsbeeinträchtigungen sind häufig kontextabhängig und daher am besten in der realen Umgebung des Patienten zu trainieren. Gegebenenfalls ist aber die Anleitung zu körperlicher Leistungsfähigkeit in einer Trainingsumgebung wie z. B. in einem Fitnessstudio motivationsfördernd.

### Anpassung der Therapiestrategien

**Bei beeinträchtigten mentalen Ressourcen:**
- Genügend Zeit für Anamnese, Untersuchung und Zielfindung.
- Klare und kurze Anweisungen.
- Vermeidung von Dual Task während der Übungsausführung helfen dem Patienten, sich auf das Wesentliche zu konzentrieren.
- Ermutigungen des Patienten zum Training mit einfachen schriftlichen und visuellen Übungsanleitungen.

**Bei Fatigue:** Motivierende, Spaß erzeugende und wohl dosierte Übungen sowie implizite Lernstrategien wirken sich positiv auf die Therapieadhärenz aus.

**Bei Schmerzen:** Schmerzproblematik zur Anpassung der Medikamente mit dem behandelnden Arzt besprechen. Training schmerzrespektierend bzw. -vermeidend gestalten mit zeitbasierter Dosierung der Übungen und deren Steigerung.

Die Wahl der Tageszeit ist aufgrund der krankheitsbedingten Fluktuationen für den Therapieerfolg mit entscheidend.

Für körperliche Trainingseinheiten sollte in guten Phasen trainiert werden, für das Einüben von aktivitätsbezogenen Strategien in Phasen, in denen der Patient beeinträchtigt ist.

## Stadienspezifische Behandlungsschwerpunkte

Parkinson ist eine chronisch progrediente Erkrankung und kann mithilfe der Skala nach Hoehn und Yahr (▶ Tab. 33.7) grob in drei Phasen mit entsprechenden Behandlungszielen eingeteilt werden.

**Frühphase (Hoehn und Yahr 1):**
- **Aufklärung:** Informationen über die körperlichen und anderen Auswirkungen des Parkinson-Syndroms, Aufklärung bzgl. der Vorteile von intensiver und regelmäßiger körperlicher Aktivität, Unterstützung des Selbstmanagements, Information über Unterstützungs- und Selbsthilfeorganisationen
- **Training:** allgemeine Fitness und sportliche Aktivitäten, gezielte körperliche Leistungssteigerung und funktionelle Mobilität (z. B. Training mit großen Bewegungsamplituden), Aktivitäten wie Tai-Chi oder Tanzen, evtl. Beginn mit Physiotherapie (konventionell oder Laufband etc.)

**Mittlere Phase (Hoehn und Yahr 2–4):**
- **Wie Frühphase:** Aufklärung und Training (v. a. im On-Zustand für die max. Wirkung)
- **Erlernen von neuartigen Bewegungen:** motorisches Lernen, viele Wiederholungen, kontextspezifisch, von einfach zu komplexen Bewegungsabläufen, Einsetzen von Cues oder Dual-Task-Aufgaben, positives Feedback, Übungen auch im Off-Zustand
- **Bewegungsstrategietraining:** sinnvolle externe Cues, selektive Aufmerksamkeit, Strategien für komplexe Bewegungsabläufe, Tipps und Tricks für angepasste motorische Fähigkeiten

**Spätphase (Hoehn und Yahr 5):**
- Atemfunktionsübungen, Kontrakturen- und Druckstellenprophylaxe, Mobilisation mit Kompensationen
- Aufklärung und Coaching der betreuenden Bezugspersonen

## Evidenzbasierte Behandlungsschwerpunkte

### Körperliches Training

**Merke**
- **Ziel:** Steigerung der Fitness
- **Fokus:** Gleichgewichts-, Transfer- und Gehaktivitäten

Körperliches Training kann im Rahmen der physiotherapeutischen Behandlung, in einer Gruppe oder in Sport- und Turnvereinen erfolgen. Trainingstagebücher, Erinnerung durch die Angehörigen oder Aufforderung durch Mitpatienten in einer Gruppe sind wertvolle Motivationshilfen. Um einen Effekt nachzuweisen, werden in den europäischen Leitlinien für Parkinson die Übungseinheiten mit mind. 8 Wo. à 3 Therapieeinheiten/Wo. plus zusätzlichen Heimübungen angegeben. Reduktion der täglich sitzend verbrachten Zeit sorgt für körperliche Leistungssteigerung.

**Supervidierte aktive Bewegungsinterventionen:** Ziele dieser sog. konventionellen Physiotherapie sind die Verbesserung des Gehens, des Gleichgewichts, der Transfers und der körperlichen Leistungsfähigkeit:
- Trainieren von funktionellen Aufgaben
- Betonung von großen und schnellen Bewegungsamplituden
- Kräftigen von großen Muskelgruppen, abwechseln mit Ausdauersequenzen
- Training in Gruppen: Fokus auf Lernen von anderen, Selbstvertrauen steigern, soziale Aspekte, spielerische Elemente, Spaß
- Einzelbehandlung: ist dann angebracht, wenn spezielle Strategien trainiert oder Ablenkung vermieden werden soll
- Wichtige Aktivitäten zum Trainieren: Bettmobilität (abliegen, drehen, aufsitzen), Bodentransfer, verschiedene Formen von Aufstehen/Absitzen, Gehen in verschiedenen Variationen (über unebenen Grund, drehen, Hindernisse, rückwärts, starten und stoppen, Kopfdrehungen, große Schritte, Armpendel, Stufen, Treppen etc.)
- Hilfsmittel: Anpassung und Üben des gezielten Einsatzes

**Cueing:** Externe Cues sind zeitliche und räumliche Reize, die bei der Initiierung und Fortführung von Bewegungen behilflich sind. Es gibt **visuelle, auditive und taktile Cues.** Es wird vermutet, dass die Bewegung durch die Cues direkt vom Kortex unter Umgehung der Basalganglien kontrolliert wird. Cues sollen die Amplitude und den Rhythmus von Bewegungen beeinflussen. Welche Art von Cue beim Patienten hilft, ist individuell unterschiedlich und oft kontextspezifisch. Ebenfalls muss die Frequenz an die Tätigkeit und den Patienten angepasst werden.
- **Visuelle Cues:** Klebestreifen am Fußboden (darübersteigen oder Kreuz zum Drehen), Fuß einer Begleitperson (einen großen Schritt machen), auf den Boden projizierte Laserlinie (Laserstock), Plattenlinien, Zebrastreifen
- **Auditive Cues:** Metronom oder Musik (Gehen), Stimme („1, 2 und jetzt"), Klatschen
- **Taktile Cues:** Gewichtsverlagerungen am Ort, Schritte am Ort und ein Schritt rückwärts, Ferse aufsetzen, vibrierendes Armband

**Strategien für komplexe Bewegungsabläufe:** Komplexe Bewegungsabläufe (z. B. Transfer) fordern mentale Strategien, die mehrschichtige Bewegungen in einzelne Teile zerlegen. Instruktion braucht Zeit und Geduld → schrittweise Vermittlung: Ein komplexer Bewegungsablauf wird in einzelne Teilschritte zerlegt. Jeder

**33**

Teilschritt wird ganz bewusst ausgeführt und kann allenfalls mit einem externen Cue unterstützt werden.

Vorgehen bei der Instruktion von Strategien zur Bewegungsaufteilung:

- Aufgabenspezifische Übungen
- Gezielt mehrmals wöchentlich einüben
- Bewegungskomponenten mit dem Patienten abstimmen (meist zwischen 4 und 6 Teilschritte)
- Verwendung der gleichen verbalen Kommandos, laut sprechen, ggf. die Bewegungskomponenten taktil führen
- Evtl. mit externen Cues unterstützen
- Am Schluss die ganze Aufgabe in den Teilschritten ausführen

**Weitere Behandlungsmöglichkeiten:**

- **Laufbandtraining:** eignet sich aufgrund des einfachen Monitorings der Leistung (Zeit, Strecke, Steigung, Pulsfrequenz). Zusätzlich Konzentration auf große Schritte oder das Hinzufügen von Dual-Task-Aufgaben.
- **Tai-Chi:** Hier werden wichtige Bereiche wie das tiefe Atmen, das Stehen auf einem Bein, kontrollierte Körpergewichtsverlagerungen, große und kontrollierte Schritte oder große Bewegungsamplituden geübt.
- **Tanz:** Drehungen, Stehen auf einem Bein, Starten und Stoppen, Richtungswechsel oder große Bewegungsamplituden vermitteln wichtige Bewegungsimpulse.

---

**Umgang mit Fluktuationen**

- **Therapieziel: Verbesserung der körperlichen Leistungsfähigkeit**
  → Trainingszeit in gute Phase der Bewegungssteuerung legen. Unterdosierung vermeiden (Möglichkeiten der Dosierung: subjektiv empfundene Anstrengung, z. B. mit Borg-Skala, Herzfrequenz – 40–60 % der max. Herzfrequenz für moderate Intensität, 60–80 % für intensives Training – oder Wiederholungszahl).
- **Therapieziel: Verbesserung von beeinträchtigten Aktivitäten** → Übungszeit in Tageszeit mit viel Beeinträchtigung legen. An jenen Orten üben, wo der Patient die größten Schwierigkeiten hat.
- **Therapieziel: Erlernen von Cues oder Bewegungsstrategien** → Zuerst in guten Phasen (On-Zustand) einüben, dann wenn möglich im Off-Zustand überprüfen.

---

**Blickpunkt Ergotherapie**

Ziel der Ergotherapie ist es, Menschen mit Parkinson dabei zu unterstützen ihre Selbstständigkeit und Unabhängigkeit so lange wie möglich zu erhalten. Hierbei wird sowohl ein kompensatorischer als auch ein ressourcenorientierter Ansatz verfolgt:

- Spezifische Hilfsmittelversorgung, z. B. schweres Essbesteck, um den Tremor zu reduzieren, entsprechende Schreibhilfen (Tremor, Mikrografie), diverse Anziehhilfen etc.
- ADL-Training, Transfertraining
- Training von Feinmotorik und Sensibilität
- Mobilitätstraining: mit/ohne Hilfsmittel, Wege bewältigen, im Straßenverkehr zurechtkommen etc.
- Kognitives Training (Parkinson-Demenz)

- Selbstmanagement und Alltagsplanung im multiprofessionellen Team, um „gute Phasen" im Tagesablauf optimal nutzen zu können
- Strategietraining für Freezing (im Rhythmus gehen, zählen, Cues, Atemtechniken)
- Wohnraumanpassung: Beschaffenheit der Böden (Freezing), Türschwellen entschärfen etc.
- Angehörigenberatung
- Partizipation: an Freizeitaktivitäten teilnehmen und Hobbys nachgehen können

### Behandlung von älteren und multimorbiden Patienten

**Sturzgefährdung** v. a. in fortgeschrittenen Krankheitsstadien↑ (2- bis 4-fache Wahrscheinlichkeit für Hüftfrakturen). Anschließende Hospitalisation oder Rehabilitation ist in den meisten Fällen länger und oft auch wenig erfolgreich. Zahlreiche Patienten bleiben immobil. Die Rehabilitation nach Stürzen mit Frakturfolgen braucht meist viel Zeit.

**Therapie in dieser Phase:** Üben von kritischen Bewegungsübergängen (aufstehen, drehen, loslaufen), Evaluation einer ggf. vorhandenen Sturzangst und gute Schmerzmedikation.

Zunehmende **Immobilisation** bis zur Bettlägerigkeit ist ebenfalls kritisch.

**Behandlungsaspekte:** korrekte Lagerung in Bett und Rollstuhl, Kontraktur- und Dekubitusprophylaxe, Unterstützung von häufigen Positionswechseln, Beratung und Schulung von Betreuungs- und Pflegepersonen sowie bestmögliche Aktivierung und Mobilisierung aus dem Bett und dem Rollstuhl.

Viele der oben beschriebenen Behandlungsmöglichkeiten sind wegen nachgewiesener Wirksamkeit mit hohen Trainingsfrequenzen (über mehrere Wo., 3×/Wo. 45 min) angegeben. Bei älteren Patienten muss dies aus mehreren Gründen angepasst werden. So können umschriebene Aktivitäten im häuslichen Umfeld, ein täglicher Spaziergang, das Besuchen einer Parkinson-Übungsgruppe bereits ausreichend sein, damit dies für den Patienten und sein betreuendes Umfeld bewältigbar bleibt.

**33**

 **Merke**

Altersbedingte Veränderungen finden an verschiedenen Organen statt, sodass deren Auswirkungen z. B. in der Muskelkraft, im Gleichgewicht, im Visus, im autonomen Nervensystem, in der Kognition oder im kardiovaskulären System verstärkt in Erscheinung treten.

Wie bei vielen Krankheitsbildern kann sich auch das klinische Bild von Parkinson im Alter erheblich unterscheiden. Bei älteren Patienten sind Akinese, niedriges Mobilitätsniveau und beeinträchtigtes Gleichgewicht diejenigen Symptome mit den größten Folgen für die Pflege.

## 33.6.5 Monitoring, Komplikationen und Prognose

**Therapiemonitoring:** Die Wirksamkeit der Behandlung und die Zufriedenheit des Patienten sollten periodisch gemeinsam besprochen werden. Die Überprüfung der Zielerreichung mit der **Goal Attainment Scale (GAS)** ist dabei hilfreich für Patienten, betreuende Angehörige, verordnenden Arzt und behandelnden

Therapeuten. Auch können einige validierte Assessments als Verlaufsüberprüfung hinzugezogen werden, z. B.:

- Gleichgewicht: Berg Balance Scale, Mini-BESTest, Dynamic Gait Index, Timed-up-and-go-Test
- Gehen: 6-Minuten-Gehtest, 10-Meter-Gehtest

Wie bei allen chronischen Erkrankungen ist der Umgang mit den Symptomen im langfristigen Verlauf sehr wichtig für verschiedene Bereiche wie die Lebensqualität, die Betreuungsbelastung der pflegenden Angehörigen oder sogar den langfristigen Krankheitsverlauf. Unterstützung in unterschiedlichen Fragen finden Parkinson-Patienten und Angehörige bei Selbsthilfegruppen. Es existieren zahlreiche Informations-, Anleitungs- und Übungsbroschüren. Zusätzlich gibt es z. B. Videos für Übungsprogramme, Apps für Cues, Hilfsmittel für den Alltag (z. B. Rutschmatten, Laserstöcke u. v. m., z. B. unter www.parkinson.ch)

**Komplikationen** sind in späteren Stadien des PS wesentlich häufiger als in früheren Stadien. Es muss zwischen krankheitsbedingten und therapiebedingten Komplikationen unterschieden werden. Insbesondere die Antiparkinson-Medikation ist komplikationsträchtig.

- **Motorische Komplikationen:** Es überschneiden sich die Einflüsse der Erkrankung selbst und der medikamentösen Therapie (Wirkfluktuationen, End-of-dose-Phänomene, Wearing-off-Akinesie, Freezing, Dyskinesien). **Cave:** Sturzrisiko.
- **Komplikationen des autonomen Nervensystems:** Blutdruckregulationsstörungen, Obstipation, Harnentleerungsstörungen, Störungen der Sexualfunktionen und Temperaturregulation, Schwitzen, Schmerzsyndrome und Dysphagien.
- **Neuropsychiatrische Komplikationen:** Depressionen, Ängste, Panikstörungen, innere Unruhe, Gedächtnisstörungen, demenzielle Entwicklung und damit verbundene Verhaltensstörungen, Halluzinationen und Delir, Schlafstörungen und Restless Legs, beeinflussen die Lebensqualität aller Beteiligten.

**Prognose:** Das IPS schreitet progredient voran; stadienhafter Verlauf, der mit verschiedenen motorischen, Verhaltens- und psychologischen Beeinträchtigungen verbunden ist. Vielfältige Symptomatik ergibt keine einheitliche prognostische Aussage. In der Endphase der Erkrankung stehen rezidivierende Pneumonien bei Dysphagie im Vordergrund. Schwere Malnutrition aufgrund einer Dysphagie kann ein limitierender Faktor in fortgeschrittenen Stadien sein.

Nach einer Studie beträgt die mittlere Zeit vom Beginn der Krankheit zu den Stadien nach Hoehn und Yahr 2,9 J. bis HY II, 5,5 J. bis HY III, 7,5 J. bis HY IV und 9,7 J. bis HY V.

# 33.7 Polyneuropathien

*Stefanie Gstatter, Evelin Klein und Heiner K. Berthold*

## 33.7.1 Grundlagen

**Definition:** Das periphere Nervensystem ist, wie andere Gewebe, Alternsprozessen unterworfen, woraus eine Abschwächung der Muskeleigenreflexe (untere Extremität mehr als obere Extremität; distal mehr als proximal) sowie eine Verringerung der Berührungsempfindlichkeit, der Propriozeption und des Vibrationssinns folgt.

**Epidemiologie:** jährliche Inzidenz der Polyneuropathie (PNP) ca. 118/100 000; Prävalenz für alle Altersgruppen ca. 1 %, bei > 55-Jährigen ca. 3 %, für > 65-Jährige ca. 7 %. Frauen > Männer. Diabetische Polyneuropathie (DPNP): 30 %, hat eine klare Altersabhängigkeit. Idiopathische axonale PNP (CAP): bei > 80-Jährigen ca. 35 %

**Pathogenese:** Zahlreiche verschiedene Ursachen sind bekannt, u. a. metabolische, immunvermittelte, hereditäre, toxische, infektiöse, im Rahmen von Systemerkrankungen, nach intensivmedizinischer Therapie (Critical Illness Neuropathy).

**Einteilung:** elektrophysiologische Klassifizierung von PNP:

- Uniform demyelinisierend
- Segmental demyelinisierend (motorisch mit/ohne Leitungsblock – sensibel)
- Motorisch axonal (symmetrisch/asymmetrisch)
- Sensibel axonal (symmetrisch/asymmetrisch)
- Sensomotorisch axonal (symmetrisch/asymmetrisch)
- Autonom

## 33.7.2 Diagnostik

**Anamnese:** Beginn, Dauer, zeitlicher Verlauf der Beschwerden. Gezielte Anamnese nach folgenden Erkrankungen: Diabetes mellitus, chron. Niereninsuffizienz, Schilddrüsenerkrankungen, Lebererkrankungen, Malabsorption, Tumorerkrankungen, rheumatische Erkrankungen, HIV-Infektion, Alkohol- und Drogenkonsum, Ernährungsgewohnheiten, toxische Substanzen (Lösungsmittel, Pestizide, Schwermetalle). Eine gezielte Anamnese nach Neuropathien verursachenden Arzneimitteln ist wichtig.

**Untersuchung:** Hautbild allgemein (Farbe, verletzte Stellen, Hornhaut), Temperatur, Testung der Oberflächen- und Tiefensensibilität, Zwei-Punkt-Diskrimination, Gleichgewichtstestung (▶ Kap. 6), Kraft.

**Elektrophysiologie und weitere Untersuchungen:** Beim spezialisierten Mediziner können außerdem Neurografien (Nervenleitgeschwindigkeit), Elektromyografien oder autonome Tests das Ausmaß und die Verteilung von Nervenschädigungen untersuchen.

**33**

## 33.7.3 Häufige PNP des höheren Lebensalters

**Diabetische PNP:** Am häufigsten sind distale symmetrische, sensibel betonte Formen (strumpfförmige Parästhesien). Häufig Pallhypästhesie (reduzierte Wahrnehmung von Vibration, Berührung und Druck) sowie Hypalgesie (reduzierte Schmerzwahrnehmung). Im Verlauf kann es auch zu motorischen Ausfällen kommen. Die Symptome der autonomen PNP sind v. a. orthostatische Dysregulation, Obstipation abwechselnd mit Diarrhö und Anhidrose. Diabetische Radikulopathien sind durch plötzlich auftretende Schmerzen charakterisiert, die gürtelförmig ein- oder beidseitig einschießen.

**Entzündliche PNP-Formen:** Guillain-Barré-Syndrom, chronisch-inflammatorische demyelinisierende PNP, PNP bei Vaskulitis.

**Toxische PNP-Formen:** Häufigste Ursachen sind Arzneimittel, gefolgt von chronischem Missbrauch von Alkohol.

**Weitere PNP-Formen:** Bei Vitaminmangel (Resorptionsstörung, v. a. Vitamin $B_1$, $B_6$ und $B_{12}$), paraneoplastischen Ursachen, Morbus Parkinson, Herpes zoster.

### 33.7.4 Therapie

**Medizinsche Therapie:** Therapie der Wahl ist die Therapie der Grunderkrankung. Auch wenn eine kausale Therapie möglich ist, ist sie häufig nicht erfolgreich und die Beschwerden bessern sich nur langsam und unvollständig. Zur symptomatischen Therapie, wenn schmerzhafte Sensibilitätsstörungen im Vordergrund stehen (neuropathischer Schmerz), stehen verschiedene Wirkstoffe aus den Gruppen der Antidepressiva, Antiepileptika und Analgetika zur Verfügung. Bei Sturzgefahr an die Knochengesundheit denken (z. B. Vitamin-D-Gabe), um Frakturen vorzubeugen.

**Physiotherapie:** Zur Therapie von neuropathischen Schmerzen bieten sich physikalische Maßnahmen an, z. B. Wärme- und Kälteanwendungen, Güsse, Elektrotherapie, Weichteiltechniken, Fuß- und Handbäder. Ebenso sollte die Sensibilität verbessert bzw. erhalten werden. Dies kann durch Bürsten- und Reflexzonenmassagen, Kies-/Bohnenbäder, Vibrationstraining (z. B. Novaphon), Barfußtraining auf verschiedenen Untergründen, Hausaufgabenprogramm mit Noppenbällen usw. erfolgen. Zur Verbesserung der Gang- und Standsicherheit ist eine adäquate Hilfsmittelversorgung, z. B. richtiges Schuhwerk (Einlagen), Gehhilfen oder Orthesen, genauso wichtig wie regelmäßiges Kraft-, Gleichgewichts- und Ausdauertraining. Da eine PNP bei einem älteren Menschen ein bedeutender Risikofaktor für wiederholte Stürze ist, ist ein umfassendes Sturzpräventionstraining besonders wichtig (▶ Kap. 28). Zur Steigerung der Therapiemotivation und um die Therapie ressourcenorientierter zu gestalten, bietet sich Terraintraining im Freien an.

> **Blickpunkt Ergotherapie**
> Schwerpunkte der ergotherapeutischen Interventionen:
> - Strategien für größtmögliche Sicherheit und Selbstständigkeit
> - Alltagsorientierte Wahrnehmungsschulung, um Defizite zu kompensieren
> - Sensibilitätstraining (auch Desensibilisierung)
> - Feinmotoriktraining

Bei diabetischen PNP sind Maßnahmen zur Prävention von Fußulzera erforderlich, z. B. Schutz an exponierten Stellen erhöhter Druckbelastung, wie Metatarsalköpfchen, Fersen, Fußaußenkanten, Zehen. Ebenso Beratung bezüglich diabetischer Fußpflege.

## 33.8 Schlafstörungen

*Silvia Knuchel-Schnyder und Heiner K. Berthold*

### 33.8.1 Grundlagen

**Definition:** Schlaflosigkeit (Insomnie) bezeichnet einen unzureichenden Nachtschlaf. Die Schlaflosigkeit ist definiert als
- verkürzte Dauerschlafzeit,
- ≥ 3 ×/Wo. und
- über eine Zeit > 1 Mon.

**Epidemiologie:** Schlaflosigkeit nimmt im Alter > 50 J. zu. Etwa 20–40 % der Menschen > 65 J. klagen über Insomnie; Frauen sind häufiger betroffen als Männer.

**Physiologie und Pathophysiologie:** normale Alterungsprozesse mit weniger bis fehlenden Tiefschlafphasen, Einschlafproblemen, Wachphasen nachts, vermehrter Tagesschlaf, Grunderkrankungen, Medikamente, psychische Belastungen führen vermehrt zu Schlafstörungen.

## 33.8.2 Diagnostik

**Anamnese:** Erfragt werden Ein- oder Durchschlafstörungen und ob eine Tagesmüdigkeit besteht. Eine sorgfältige Arzneimittelanamnese kann die Verwendung von sedierenden Wirkstoffen aufdecken.

**Untersuchung:** Auf den Seiten der Deutschen Gesellschaft für Schlafforschung und Schlafmedizin (www.dgsm.de) finden sich Hinweise zur Diagnostik, zu Schlaftagebüchern und standardisierten Erhebungsinstrumenten. Im Allgemeinen kommt den apparativen Untersuchungen bei der Diagnostik von Schlafstörungen eine eher untergeordnete Bedeutung zu.

## 33.8.3 Therapie

### Nichtmedikamentöse Therapie

Im Alter bestehen häufig somatische Erkrankungen (Herzerkrankungen, Diabetes mellitus, Schmerzen etc.), die als solche oder aber auch deren medikamentöse Therapie den Schlaf beeinträchtigen können.

**Merke**

Grundkrankheit behandeln, Medikation der Grundkrankheit kritisch überprüfen!

Die nichtmedikamentöse Therapie besteht aus Aufklärung, Beratung zur Schlafhygiene und zum Schlafbedarf, psychoedukativen Maßnahmen, kognitiver Verhaltenstherapie und natürlichen Hilfen.

**33**

**Merke**

Ein aktiver Tagesablauf sowie moderates Ausdauertraining (3×/Wo. 30–60 min) verbessern die Schlafqualität.

### Medikamentöse Therapie

**Blickpunkt Medizin**
**Medikamentöse Behandlung**
Eine Hypnotikaverschreibung erfolgt nach Behandlung der Grundkrankheiten und Ausschöpfen der nichtmedikamentösen Maßnahmen. Hypnotika werden nicht länger als 4 Wo. verschrieben, es wird mit niedriger Dosierung begonnen und die Schlafmittel sollen unmittelbar vor dem Schlafengehen eingenommen werden.
**Z-Drugs:** Wirkstoffe der Wahl bei geriatrischen Patienten sind die sog. Z-Substanzen. Zopiclon, Zolpidem und Zaleplon haben geringere antikonvulsive und muskelrelaxierende Wirkungen als Benzodiazepine; **halbe Standarddosierung.**

**Benzodiazepine:** im Alter ungeeignet sind problematisch durch eine Verminderung der Psychomotorik und kognitiven Funktionen, Tagesmüdigkeit, erhöhtes Sturzrisiko mit erhöhtem Frakturrisiko und delirogene Wirkung.

**Melatonin:** Hormon der Zirbeldrüse, Serotoninderivat, das den Tag-Nacht-Rhythmus steuert. Wirkungsmechanismus als Agonist an Melatoninrezeptoren. Melatonin wirkt schlaffördernd und schlafmodulierend und unterstützt den zirkadianen Rhythmus.

# 34 Kardiovaskuläre Erkrankungen und kardiovaskuläres Risikomanagement

*Monika Leuthold, Yvette Stoel und Heiner K. Berthold*

Ein wesentlicher Bestandteil der primären und sekundären Prävention von Herz-Kreislauf-Erkrankungen stellt der Gesundheitssport dar. Aktuelle europäische Leitlinien empfehlen körperliche Aktivität zum Gesundheiterhalt und folgende **Trainingsempfehlungen zur Prävention kardiovaskulärer Erkrankungen** (▶ Tab. 34.1):

**Tab. 34.1 Trainingsempfehlung in der Prävention**

| Aktivität | Umfang, Intensität | Beispiele |
|---|---|---|
| **Ausdauer** | 3–5 ×/Wo., 30–60 min<br>Moderat: Borg-RPE 12–13, Sprechen in kurzen Sätzen noch möglich<br>Energieverbrauch ≥ 1000 kcal/Wo. | Wandern, zügiges Gehen, Walking, Nordic Walking |
| **Kraft** | 2–3 ×/Wo., ≥ 30 min<br>8–10 Übungen<br>2–3 Serien à 8–12 Wdh. bei 60–80 % 1RM | Übungen mit dem eigenen Körpergewicht<br>Freie Gewichte wie Hanteln<br>Kraftgeräte für geführte Bewegung |

In Anlehnung an Vanhees et al. (2012) und Piepoli et al. (2016)

**Trainingsempfehlungen für Patienten mit kardiovaskulären Erkrankungen:** Die individuelle optimale Trainingsbelastung bei Patienten mit Herz-Kreislauf-Erkrankungen kann anhand der maximalen Sauerstoffaufnahmefähigkeit ($VO_{2max}$) oder der maximal erreichten Sauerstoffaufnahmefähigkeit ($VO_{2peak}$), z. B. bei frühzeitigem Testabbruch aufgrund symptomatischer Beschwerden, mit einer Spiroergometrie festgelegt werden. Diese benötigt jedoch aufwendiges Material und wird meist nicht von Physiotherapeuten durchgeführt. Hier ist eine gute Zusammenarbeit mit den behandelnden Kardiologen unabdingbar.

Die Relative Intensität kann anhand der Borg-RPE-Skala gemessen werden. Moderate Intensität entspricht auf der Borg-RPE-Skala 12–13, hohe Intensität 14–16. Die allgemein gültige Faustregel der **geschätzten maximalen Herzfrequenz** (220 – Alter) ist bei Herz-Kreislauf-Erkrankungen aufgrund eventueller Ungenauigkeiten durch die Medikationen **nicht indiziert.**

34

- Die **Reha-Phase I** entspricht der akutstationären Phase mit meist sehr stark dekonditionierten Patienten. Das Ziel in der akutstationären Phase ist es, die Patienten für Aktivitäten zu motivieren, die sie in ihren Alltag einbeziehen können (▶ Tab. 34.2).
- Die **Reha-Phasen II und III** sind längerfristige ambulante oder stationäre Rehabilitationen bis hin zur Langzeitrehabilitation und/oder sekundären Prävention (▶ Tab. 34.3).

Generell gilt es, den größtmöglichen Fitnessgrad zu erreichen, wenn möglich anhand der Mindestanforderungen des Gesundheitssports (▶ Tab. 34.1).

**Weitere Trainingskomponenten:** Neben Kraft und Ausdauer sind die neuromuskulären Trainings für das Gleichgewicht, die Koordination und die Beweglichkeit gerade bei älteren dekonditionierten Patienten von Bedeutung (▶ Kap. 28):

| Tab. 34.2 Trainingsempfehlung Reha-Phase I/akutstationäre Phase | |
|---|---|
| Aktivität | Umfang, Intensität |
| Pneumonieprophylaxe | Bei Bedarf: Atemtherapie zur Ventilationsverbesserung, Husteninstruktion, Sekretmobilisation (Huffing), Inspiratory Muscle Trainer (IMT)<br>• 3–4 ×/Wo. Einheiten à 30 min oder 2 × 15 min. Borg-RPE < 11<br>• IMT: Intensität 20–40% $Pi_{max}$ |
| Patient Education | Z.B. Belastungsgrenzen, Ablauf der Rehabilitation usw. |
| ADL | Gehstreckentraining, Gangsicherheitstraining, Treppentraining, Entspannungsübungen |

| Tab. 34.3 Trainingsempfehlung der Reha-Phase II und III | |
|---|---|
| Aktivität | Umfang, Intensität |
| Ausdauer | • 2 Wo. Eingewöhnung, ≥ 2–3 ×/Wo. à 20–30 min; Intensität 40–50% $VO_{2peak}$, Borg-RPE < 11; für stark dekonditionierte Patienten 3–5 ×/Wo., 1–2 Einheiten/d à 5–15 min<br>• Später: 3–5 ×/Wo. à 20–45 min; Intensität 50–80% $VO_{2peak}$<br>• High Intesity Interval (HIT), ≥ 2–3 ×./Wo à 20–30 min; 4 Intervalle à 4 min mit 80–90% $VO_{2peak}$ – dann 3 min aktive Pause mit 40–50% $VO_{2peak}$<br>• Borg-RPE 15–17 |
| Kraft | • 2 Wo. Eingewöhnung: 1–3 Serien à 5–10 Wdh. < 30% 1RM (geschätztes 1RM anhand des 10RM entsprechend 70–75%); Borg-RPE ≤ 11<br>• 2–3 ×/Wo., 8–10 Übungen mit großen Muskelgruppen, 1–3 Serien mit 10–15 Wdh. und 1–2 min Serienpausen; Intensität 40–65% 1RM. Borg-RPE 12–14 |
| Entspannung | 6–8 Lektionen à 60–90 min mit dem Ziel, dass der Patient dies selbstständig weiterführt; in die Aufwärm-Einheiten Cooldown-Einheiten integrieren. |

Nach Beendigung der ambulanten Rehabilitation wird das lebenslange Weiterführen des Trainings in einer ambulanten Gruppe empfohlen.
Generell gilt es, den größtmöglichen Fitnessgrad zu erreichen, wenn möglich anhand der Mindestanforderungen des Gesundheitssports ▶ Tab. 34.1

**34**

• Koordination: Gleichgewicht und ökonomische Bewegungsabläufe
• Beweglichkeit: Alltagsfunktionen beibehalten, Dehnungen statisch oder dynamisch von allen großen Muskelgruppen
• Spiel: soziale Kontakte fördern, möglichst **ohne** Wettkampfreize
• Entspannung: Körperwahrnehmung fördern, Atemübungen, progressive Muskelrelaxation, Yoga, Tai-Chi

**Physiotherapeutische Assessments und Verlaufszeichen:** In ▶ Tab. 34.4 ist eine Auswahl möglicher Assessments aufgeführt, die eine funktionelle Einschätzung der allgemeinen Leistungsfähigkeit bezüglich Ausdauer und Kraft erlauben.

**Tab. 34.4 Mögliche Assessments in der Physiotherapie**

| Assessment | Vor- bzw. Nachteile |
|---|---|
| **6-Minuten-Gehtest** (Messung der körperlichen Leistungsfähigkeit) | Empfohlen für Diagnostik, Verlauf und Prognose. (Büsching et al. 2009) |
| **Five Times Sit-to-Stand Test** (Messung der funktionellen Beinkraft) | Genauere Messung als der 30 Seconds Sit-to-Stand Test |
| **30 Seconds Sit-to-Stand Test** (Messung der funktionellen Beinkraft) | Empfohlen für gebrechlichere Patienten, die möglicherweise nicht in der Lage sind, den Bewegungsübergang Sitz/Stand fünfmal hintereinander auszuführen Mindestwerte für physische Unabhängigkeit vorhanden (Rikli u. Jones 2013, www.sralab.org/rehabilitation-measures/30-second-sit-stand-test) |
| **Borg-RPE-Skala** (Messung der subjektiven Belastungsempfindung) | Teils empfohlen für Diagnostik, Verlauf und Prognose Viele Beeinflussungsfaktoren und Test-Retest-Reliabilität unterschiedlich bei veränderter Belastung (Büsching et al. 2009) |

Freie Zusammenstellung aus Büsching et al. (2009) und Rehabilitation Measurement Database (Juli 2017)

Oben genannte 4 Assessments wurden ausgewählt aufgrund der leichten Anwendbarkeit in der Praxis, der bestehenden Normwerte für ältere Patienten und aufgrund der Möglichkeit, sie als Verlaufszeichen zu nutzen. Weiter können die Blutdruckmessung und die Pulsmessung aufgeführt werden.

# 34.1 Hypertonie/Hypotonie

*Monika Leuthold und Heiner K. Berthold*

### 34.1.1 Definition

Nach aktuellen europäischen Definitionen der Leitlinien liegt eine Hypertonie vor, wenn der systolische Blutdruck ≥ 140 mmHg und/oder der diastolische RR ≥ 90 mmHg beträgt, da eine Therapie dieser erhöhten RR-Werte grundsätzlich vorteilhaft für den Patienten in Bezug auf kardiovaskuläre Morbidität und Mortalität und auch Gesamtmortalität ist.

### 34.1.2 Klinik, Prävalenz und Pathogenese

Der systolische RR steigt mit dem Lebensalter zunehmend an, während der diastolische RR etwa ab dem 60. Lj. wieder absinkt.

Typisch für die Hypertonie ist die weitgehende subjektive Beschwerdefreiheit, abgesehen von hypertensiven Krisen und hypertensiven Notfällen.

Pathogenetisch ist die Hypertonie eine Folge eines erhöhten Herzzeitvolumens, eines erhöhten peripheren Gefäßwiderstands (funktionell z.B. bei erhöhter Sympathikusaktivität oder strukturell z.B. infolge einer Atherosklerose) oder einer Kombination beider Faktoren.

Es wird unterschieden zwischen primärer und sekundärer Hypertonie.

**34**

**Primäre („essenzielle") Hypertonie:** 90 % der Fälle. Multifaktorielle Genese mit Ausschlussdiagnose, wenn Ursachen für eine sekundäre Hypertonie nicht gefunden werden.

**Risikofaktoren für eine primäre Hypertonie:**
* Multigenetische Ursachen
* Übergewicht
* Insulinresistenz
* Schädlicher Alkoholgebrauch, Rauchen
* Erhöhter Kochsalzkonsum
* Bewegungsarmut
* Stress
* Zunehmendes Alter

**Sekundäre Hypertonie:** z. B. renale Formen, endokrine Formen, medikamentöse Ursachen

**Blickpunkt Medizin**
**Indikationsstellung medikamentöser Blutdrucksenkung bei älteren Patienten**
Medikamentöse blutdrucksenkende Therapie bei hochaltrigen Patienten > 80 J. ist gem. Leitlinien indiziert ab einen systolischen Wert von RR > 160 mmHg.
* Zielwert: 140–150 mmHg oder < 140 mmHg, wenn der Patient allgemein leistungsfähig ist oder aber ein besonders hohes kardiovaskuläres Risiko hat.
* Bei Schlaganfallpatienten sollte ein RR von 130 mmHg angestrebt werden.
* Die vulnerablen Patienten, bei denen keine so intensive RR-Senkung angestrebt werden kann, werden durch die geriatrischen Assessments und eine gute Beobachtung der Verträglichkeit identifiziert.

## 34.1.3 Therapie

### Physiotherapeutische Interventionen

#### Körperliches Training
Die Trainingsempfehlungen entsprechen den Empfehlungen zum Gesundheitssport (▶ Tab. 34.1) unter Berücksichtigung der körperlichen Belastbarkeit der Patienten.
Sowohl die **Trainingsintensität** als auch der **Umfang** wird individuell auf den Patienten abgestimmt:
* Ausdauer: anhand der jeweiligen Reha-Phase der $VO_{2max}$ oder $VO_{2peak}$
* Kraft: anhand der 1RM (kann abgeschätzt werden nach 10RM entsprechend 70–75 % des 1RM)

Hierfür werden die Empfehlungen aufgeteilt in die Reha-Phase I (▶ Tab. 34.2), für stark dekonditionierte Patienten, v. a. während der akutstationären Behandlung, und Reha-Phase II bzw. III (▶ Tab. 34.3) für die weiterführende langfristige Rehabilitation.

### Weitere Maßnahmen und Therapien
**Lebensstilanpassungen** zur Verminderung der Risikofaktoren gehören bei jüngeren und biologisch jungen Patienten zu den wichtigsten Maßnahmen.

34

Ob diese Empfehlungen auch bei hochaltrigen Patienten mit lange bestehender Hypertonie gelten, ist nicht bekannt. Lebensstiländerungen sind effektiv nur schwer umzusetzen. Bei älteren Patienten kommt der erstmaligen Initiierung umfassender Lebensstiländerungen wohl eher nur eine untergeordnete Bedeutung zu, die im Einzelfall abzuwägen ist.

**Blickpunkt Pflege**
**Compliance**
Beratung/Unterstützung durchs Pflegepersonal:
- Bedeutung der regelmäßigen Arzneimitteleinnahme, Aufklärung über Nebenwirkungen
- Anleitung zur Blutdruckselbstkontrolle, Tagebuchführung
- Gesunde Ernährung, maßvoller Genussmittelkonsum
- Anregung zur Bewegungsförderung, Zusammenarbeit mit der Physiotherapie
- Hinweis zu Ernährung, Nichtrauchertraining, Stressbewältigung
- Informationen über Selbsthilfegruppen

## 34.2 Koronare Herzkrankheit (KHK)

*Monika Leuthold und Heiner K. Berthold*

Die KHK ist eine im Alter häufige Erkrankung, die zu erheblicher Morbidität, zu einer Einschränkung der Lebensqualität und zu erhöhter Mortalität führt. Das folgende Kapitel befasst sich überwiegend mit der Therapie der chronischen (stabilen) KHK.

### 34.2.1 Definition

Die KHK ist die Manifestation der atherosklerotischen Erkrankungen an den Koronararterien. Es kommt bei der Durchblutung des Herzmuskels zu einem Missverhältnis zwischen Sauerstoffbedarf und Sauerstoffangebot. Klinische Manifestationen sind die Angina pectoris, das akute Koronarsyndrom oder der Myokardinfarkt.

### 34.2.2 Klinik, Prävalenz und Pathogenese

Typischerweise präsentieren sich Patienten mit KHK mit dem Leitsymptom Thoraxschmerzen.
Die chronische KHK und der akute Myokardinfarkt führen in Deutschland wie in vielen westlichen Ländern die Todesursachenstatistik an. Der Anteil der Todesfälle ist in den letzten Jahren gesunken. Aufgrund der demographischen Entwicklung wird die Zahl der Patienten mit chronischer KHK weiter ansteigen.

### 34.2.3 Klassifikation

In Abhängigkeit von der individuellen Belastungstoleranz werden nach der Canadian Cardiovascular Society (CCS) vier Schweregrade der stabilen **Angina pectoris (AP)** unterschieden (Nationale VersorgungsLeitlinie Chronische KHK, 2016):
- CCS 1: keine Angina pectoris bei Alltagsbelastung (Laufen, Treppensteigen), jedoch bei plötzlicher und längerer physischer Belastung

- CCS 2: Angina pectoris bei stärkerer Anstrengung (schnelles Laufen, bergauf gehen, Treppensteigen nach dem Essen, bei Kälte, Wind und psychischer Belastung)
- CCS 3: Angina pectoris bei leichter körperlicher Belastung (normales Gehen, Ankleiden)
- CCS 4: Ruhebeschwerden oder Beschwerden bei geringster körperlicher Belastung

## 34.2.4 Risikofaktoren

Die koronare Herzkrankheit ist eine Folge der Atherosklerose, bedingt durch die klassischen Risikofaktoren. Das Alter ist der stärkste Prädiktor für Mortalität nach Myokardinfarkt. Diese verdoppelt sich ab dem 60 Lj. alle 10 J.

## 34.2.5 Diagnostik und Untersuchung

**Blickpunkt Medizin**
**Diagnostik**
Die KHK kann sich bei älteren Patienten mit untypischen Symptomen präsentieren und deshalb schwieriger zu diagnostizieren sein oder sie kann schwieriger differenzialdiagnostisch abgrenzbar sein. Die KHK kann symptomarm oder sogar im Sinne einer „stummen Ischämie" verlaufen. Diagnostisch unterscheidet man nichtstenosierende und stenosierende KHK.
**Differenzialdiagnosen:** Angina pectoris, Herzinfarkt, Klappenerkrankung, Aortendissektion, entzündliche Erkrankungen des Myokards und des Perikards oder Herzrhythmusstörungen.

## 34.2.6 Therapie

### Therapieziele

Therapieziele sind die Verbesserung der krankheitsbezogenen Lebensqualität durch Verminderung der Risikofaktoren hinsichtlich der Häufigkeit der Angina pectoris und der Intensität der damit einhergehenden somatischen und psychischen Beschwerden sowie die Erhaltung der Belastungsfähigkeit und die Reduktion der kardiovaskulären Morbidität.

**Blickpunkt Medizin**
**Interventionen**
**Nichtmedikamentös:** Revaskularisierung mittels Koronarographie und Stenteinlage oder Bypassoperation
**Medikamentöse Therapie:** Thrombozytenaggregationshemmer, Statine (Lipidsenker), Betablocker sowie ein schnell wirksames Nitrat zur symptomatischen Behandlung bei AP

**34**

## Physiotherapeutische Interventionen

Achttien et al. (2013) empfehlen folgende physiotherapeutische Interventionen, abgestimmt auf die jeweilige Reha-Phase. Sie empfehlen das 1RM abzuleiten vom 4–7RM (Repetition Maximum) entsprechend den 80–85 % des 1RM.

**Präoperative Phase:** Atemtherapie zur Ventilationsverbesserung, Husteninstruktion, Sekretmobilisation (Huffing), Inspiratory Muscle Trainer (IMT).

- 7 ×/Wo. 1 Einheit à 20 min
- IMT: Intensität: 30 % $Pi_{max}$ wöchentlich angepasst – anhand Borg 1–10; bei Borg < 5 Erhöhung des Widerstands um 5 %
- Beginn: mind. 2 Wo. vor Eingriff – besser 4 Wo. vor Eingriff
- Zusätzlich gilt auch hier die Lebensstilanpassung mit ADL, Gehstreckentraining, Gangsicherheitstraining, Treppentraining, Entspannungsübungen

**Akutstationäre Phase I (▶ Tab. 34.2):**

- Atemtherapie, bei Bedarf wie oben
- Patient Education, z. B. Belastungsgrenzen, Ablauf der Rehabilitation usw.
- ADL, Gehstreckentraining, Gangsicherheitstraining, Treppentraining, Entspannungsübungen

**Ambulante Phase II und III:** Trainingsempfehlungen ▶ Tab. 34.3.

- Nach Stent: körperliches Training, ab dem ersten postoperativen Tag möglich.
- Nach Thorakotomie: angepasstes Rehaprogramm während der Wundheilung; in den ersten 6–8 Wo. kein Druck/Zug und Stress; Krafttraining erst nach 8 Wo.
- Nach Beendigung der ambulanten Rehabilitation wird das Weiterführen des Trainings in einer ambulanten Gruppe lebenslang empfohlen.
- Generell gilt es, den größtmöglichen Fitnessgrad zu erreichen, wenn möglich anhand der Mindestanforderungen des Gesundheitssports ▶ Tab. 34.1.

## Weitere Therapien

- Lebensstilanpassungen zur Reduktion der Risikofaktoren
- Revaskularisierungstherapie und medikamentöse Therapien

Patienten mit stabiler AP sollen über ein schnell wirksames Nitrat für die symptomatische Behandlung von Anfällen verfügen.

## Komplikationen

Mögliche Komplikationen der stabilen KHK sind die instabile Angina pectoris, akute koronare Ereignisse, schwere Herzrhythmusstörungen, Auftreten oder Verschlechterung einer Herzinsuffizienz, plötzlicher Herztod.

# 34.3 Periphere arterielle Verschlusskrankheit (pAVK)

*Monika Leuthold und Heiner K. Berthold*

## 34.3.1 Definition

Stenosierende und okkludierende Erkrankung der Aorta und der Arterien der Extremitäten.

## 34.3.2 Klinik, Prävalenz und Pathogenese

Die Prävalenz ist eindeutig altersabhängig. In den Frühstadien der Erkrankung ist diese asymptomatisch. Symptomatische pAVK ist meist erst ab einem Alter > 60 Jahren zu beobachten.
Die pAVK ist in fast allen Fällen eine atherosklerotische Folgeerkrankung.

## 34.3.3 Klassifikation

Klinisch wird die pAVK nach den **Stadien der Claudicatio intermittens** (nach Fontaine) eingeteilt:
- Stadium I: arterielle Stenosen mit Beschwerdefreiheit
- Stadium II: Belastungsabhängiger ischämischer Muskelschmerz
- Stadium III: Ruheschmerz
- Stadium IV: trophische Störungen (Nekrose/Gangrän/Ulkus)

## 34.3.4 Risikofaktoren

Die wesentlichen Risikofaktoren sind Rauchen, Diabetes und Hypertonie, Fettstoffwechselstörungen und andere klassische Risikofaktoren für atherosklerotische Erkrankungen.

## 34.3.5 Diagnostik

**Blickpunkt Medizin**
**Diagnostik**
- Knöchel-Arm-Screening (Ankle Brachial Index, ABI)
- Messung der arteriellen Verschlussdrücke durch die Doppler-Druckmessung
- Standardisierter Gehtest (mit Metronom, ggf. auf Laufband); Durchführung v. a. im Stadium II zur Austestung der schmerzfreien Gehstrecke
- Bildgebende Verfahren zur Stenoselokalisation mit Farbduplexsonografie
- MR- oder CT-Angiografie sowie DSA vor geplanten Interventionen

## 34.3.6 Therapie

Die **Basistherapie** besteht aus der Behandlung der kardiovaskulären Risikofaktoren.

### Therapieziele

Die wesentlichen Therapieziele sind Verminderung der Mortalität, Erhalt bzw. Wiederherstellung der Mobilität, allgemeine Lebensqualität und verminderter Hilfebedarf sowie Verminderung von Amputationsraten und Vermeidung schwerer Infektionen. Patienten mit pAVK in höheren Stadien verbringen häufig lange Aufenthalte in Krankenhäusern.

### Physiotherapeutische Intervention

**Körperliches Training:** Goldstandard in den frühen Stadien (Fontaine I und II) ist ein strukturiertes und überwachtes Gehtraining: Minimum 3 ×/Wo. (besser: täglich) für 30–60 min über mind. 12 Wo. Dies ist die effektivste und kostengünstigste Behandlung in früheren Stadien der Erkrankung. In den Stadien III und

34

IV ist das Gehen im Alltag integriert, jedoch spezifisches Gehtraining ist kontraindiziert.

Parmenter, Dieberg, Phipps und Smart (2015) kamen zu dem Schluss, dass körperliches Training die Lebensqualität von Patienten mit pAVK verbessern kann. In ihren Untersuchungen fanden sie v. a. Literatur zur Effektivität von Gehtraining.

Die American College of Cardiology (ACC) und die American Heart Association (AHA) empfehlen das **überwachte Gehtraining** (Evidenz IA) im Gegensatz zu Krafttraining, Arm- oder Beinergometer (Mays. Regensteiner 2014). Andere Trainingstherapien wie z. B. Krafttraining der Plantarflexion, Arm- und Beinergometer haben nach Mays und Regensteiner (2014) jedoch die Vorteile, dass sie alternativ bei Patienten mit Gangschwierigkeiten oder hohen Wundrisiken angewandt werden können. Die ACC/AHA gibt diesbezüglich keine Empfehlung ab.

### Weitere Therapien
- Haut- und Fußpflege, Lagerung, Prophylaxe von Verletzungen
- Wundbehandlung, Nekrosenabtragung
- Medikamentöse Therapie
- Revaskularisierung durch endovaskuläre Verfahren (z. B. PTA und Stenting, lokale Lyse etc.), operative Revaskularisierung (Thrombendarteriektomie, Bypass-OP) oder Amputation als Ultima Ratio

# 34.4 Vorhofflimmern und andere Herzrhythmusstörungen

*Monika Leuthold und Heiner K. Berthold*

Das Vorhofflimmern (VHF, Atrial Fibrillation) ist die häufigste anhaltende Rhythmusstörung. Es ist eine Erkrankung des höheren Lebensalters, die mit einem hohen Risiko für Schlaganfälle und für Herzinsuffizienz assoziiert ist. VHF erhöht die Mortalität.

## 34.4.1 Definition, Prävalenz, Pathogenese und Risikofaktoren

**Definition:** absolute Arrhythmie bei fehlenden P-Wellen im EKG mit unregelmäßiger Überleitung.

**Prävalenz:** bei Menschen 50–59 J. ca. 5 %, > 60 J. ca. 15 %.

**Pathogenese:** hochfrequente (350–600/min) Entladungen im Vorhofbereich, die zu ungeordneten Erregungen und somit zu einem Wegfall der hämodynamisch wirksamen Kontraktionen des Vorhofs führen. Unregelmäßige Überleitung auf die Kammern führt zu Pulsdefizit.

**Risikofaktoren** (in dieser Reihenfolge): Hypertonie, Lebensalter, KHK, Klappenvitien, Myokarderkrankungen, Herzinsuffizienz, SD-Funktionsstörungen, übermäßiger Alkoholkonsum oder Arzneimittel (z. B. Theophyllin, Betamimetika).

## 34.4.2 Klinik, Klassifikation und Diagnostik

**Klinik:** unregelmäßiger Puls, Herzklopfen, Herzrasen, Schwindelzustände, Synkopen, Dyspnoe, Angstgefühle, ggf. Polyurie.

**Klassifikation:** primäres VHF (Lone Atrial Fibrillation) oder sekundäres VHF (mit identifizierbaren Ursachen).

- Erstmals diagnostiziertes VHF: bleibt manchmal die einzige Episode
- Paroxysmales VHF: endet von allein, meist innerhalb von 48 h

- Persistierendes VHF: VHF mit Dauer > 7 d, einschl. Episoden, die frühestens nach 7 d medikamentös oder elektrisch kardiovertiert werden
- Permanentes VHF: > 7 d bestehendes VHF

Weitere medizinische Einteilung nach Symptomen (keine, leicht, mittelschwer, schwer, behindernd) entsprechend der modifizierten EHRA-Klassifikation.

**Diagnostik:**
- Apparative Untersuchungen: EKG, Echo, TEE
- Risiko-Scoring zur Entscheidung über orale Antikoagulation

## 34.4.3 Therapie

Als Therapieziel ist die verbesserte Lebensqualität durch die Beschwerdereduktion zu nennen.

### Physiotherapeutische Interventionen

Sowohl die europäischen Leitlinien (Kirchhof et al. 2016) als auch die CARDIO-FIT-Studie (Pathak et al. 2015) empfehlen für Patienten mit Vorhofflimmern leichte bis moderate körperliche Aktivität (▶ Tab. 34.1), um die allgemeinen kardiovaskulären Risiken zu reduzieren. Laut Pathak et al. (2015) konnte durch die gesteigerte kardiorespiratorische Fitness eine Linderung der Beschwerden bewirkt werden.

Prävention von Blutungen, durch das Verringern von behandelbaren Risikofaktoren (z. B. Sturzprävention) für Blutungen bei oral antikoagulierten Patienten.

---

**Blickpunkt Medizin**
**Weitere Therapien**
- Schlaganfallprävention:
  - Bei Patienten mit VHF sind die wichtigsten Risikofaktoren fortgeschrittenes Alter und vorausgegangener Schlaganfall. Das Risiko für einen erneuten Schlaganfall ist in der Frühphase nach Schlaganfall am höchsten.
  - Medikamentös mit Vitamin-K-Antagonisten (VKA) oder neuen oralen Antikoagulanzien (NOAK), die auch für geriatrische Patienten valide sind
- Frequenzregulierende Therapie: Die optimale Zielherzfrequenz bei VHF ist unklar. Initial sollten Frequenzen < 110/min angestrebt werden, falls die Symptomatik keine strengere Frequenzkontrolle erfordert. Eine Bradykardie sollte vermieden werden.
- Rhythmuserhaltende Therapie.
- Behandlung anderer kardiovaskulären Erkrankungen.
- Schrittmacher.
- Chirurgische Therapie.

---

## 34.4.4 Risiken und Komplikationen

- Vorhofflimmern ist mit erhöhten Risiken verbunden: erhöhte Mortalität, Schlaganfall, Herzinsuffizienz, kognitive Defizite und vaskuläre Demenzen.
- Komplikationen:
  - Akute Linksherzinsuffizienz bei Tachy- oder Bradyarrhythmie (Absinken des HZV)

34

– Mittelfristig Entwicklung einer Linksherzvergrößerung und Linksherzinsuffizienz
– Vorhofthromben mit Gefahr der art. Embolie im großen Kreislauf
  (Schlaganfall). Das Schlaganfallrisiko ist bei persitierendem bzw. perma-
  nentem VHF besonders stark erhöht.

# 34.5 Herzinsuffizienz

*Monika Leuthold und Heiner K. Berthold*

Die chronische Herzinsuffizienz ist eine typische Erkrankung des hohen Lebensalters mit hohen Hospitalisationsraten und einer hohen vorzeitigen Mortalität.
Dieses Kapitel behandelt die chronische Herzinsuffizienz sowie die dekompensierte chronische Herzinsuffizienz. Zur Diagnostik und Therapie der akuten Herzin-
suffizient, siehe Lehrbücher der Inneren Medizin bzw. Kardiologie.

## 34.5.1 Definition

Die Herzinsuffizienz (HI) ist ein klinisches Syndrom mit typischen Symptomen
(z. B. Dyspnoe, Knöchelödeme, Müdigkeit), das von bestimmten klinischen Zeichen begleitet wird (z. B. gestaute Halsvene, RG über den Lungen).
- **Systolische Herzinsuffizienz** (= HI mit reduzierter Ejektionsfraktion): Die
  Diagnose einer systolischen HI wird gestellt bei klinischen Symptomen und
  Zeichen der HI sowie dem (echokardiografischen) Nachweis einer reduzierten Ejektionsfraktion (EF).
- **Diastolische Herzinsuffizienz** (= HI mit erhaltener Ejektionsfraktion ≥ 45 %,
  jedoch mit Zeichen des pulmonalen Rückstaus).

## 34.5.2 Prävalenz und Pathogenese

Die Prävalenz steigt mit zunehmendem Lebensalter. In einer kleineren deutschen
Studie waren bei den 45- bis 54-Jährigen 3 %, während bei den 75- bis 83-Jährigen
22 % betroffen.
Bei der diastolischen Herzinsuffizienz ist eine ausreichende EF erhalten (> 45–
50 %), mit zunehmender Steifigkeit des linksventrikulären Myokards werden aber
immer höhere Füllungsdrücke benötigt, so dass es zur Dekompensation mit Rück-
wärtsversagen kommt und die Lungen gestaut sind.

## 34.5.3 Klassifikation und Klinik

Die Klassifikation der Herzinsuffizienz erfolgt klinisch nach den Kriterien der New
York Heart Association (NYHA):
- NYHA I: Herzerkrankung; keine körperlichen Einschränkungen, alltägliche
  Belastung möglich ohne inadäquate Erschöpfung, Rhythmusstörungen,
  Dyspnoe oder Angina pectoris
- NYHA II: keine Beschwerden in Ruhe; leichte körperliche Limitationen bei
  alltäglicher Belastung
- NYHA III: keine Beschwerden in Ruhe, aber höhergradige körperliche Ein-
  schränkungen bei alltäglicher Belastung
- NYHA IV: Beschwerden (wie z. B. Dyspnoe) schon in Ruhe

**34**

Typische **klinische Symptome** sind Dyspnoe (bei Belastung oder in Ruhe), Thorax-schmerzen, pulmonale Rasselgeräusche, Ödeme, Nykturien, Gewichtszunahme (Öde-me) und Leistungsminderung, aber auch Gewichtsabnahme (kardiale Kachexie).
Bei älteren Patienten manifestiert sich die Herzinsuffizienz häufig atypisch. Die Leitsymptome sind häufig eine allgemeine Schwäche, Müdigkeit und Leistungs-minderung (Fatigue), insbesondere, wenn sich die pathophysiologischen Prozesse langsam entwickelt haben.

## 34.5.4 Risikofaktoren

Die Hauptursachen der Herzinsuffizienz bei älteren Menschen sind (häufig lang-jährig) vorausgehende Erkrankungen wie die arterielle Hypertonie und die KHK. Seltener kommen auch Herzvitien oder Arrhythmien als Ursachen vor.

## 34.5.5 Diagnostik

- Akuter Beginn oder chronischer Verlauf einer Herzinsuffizienz: Bei chroni-schem Verlauf Unterscheidung zwischen stabiler chronischer Herzinsuffizienz oder akuter kardialer Dekompensation
- Auskultation (Lungen, ggf. Pleuraerguss, Herztöne)
- Apparative Untersuchungen: EKG, Röntgenbild des Thorax, Echokardiografie
- Labor und Biomarker

## 34.5.6 Therapie

### Therapieziele
Die allgemeinen Ziele der Behandlung einer chronischen Herzinsuffizienz sind die Reduktion von Symptomen, die Prävention von Dekompensation, die Verminderung von Hospitalisierungen und der Einsatz von prognoseverbessernden Arzneimitteln.

### Physiotherapeutische Interventionen
**Körperliche Bewegung** steht hier im Vordergrund. Achttien et al. (2015) empfeh-len ein individuell angepasstes physiotherapeutisches Aufbautraining.
- Akutstationäre-Phase I: Trainingsempfehlung s. o. ▶ Tab. 34.2
- Ambulante Phase II und III: Trainingsempfehlungen für Patienten mit stabiler Herzinsuffizienz der Stadien NYHA II–III (▶ Kap. 34.5.3, ▶ Tab. 34.3)

Ein hoher Anteil von kardialen Dekompensationen bei geriatrischen Patienten resultiert aus pulmonalen Infektionen. Daraus ergibt sich die Wichtigkeit der Frühmobilisation zur Pneumonieprophylaxe.

**34**

**Blickpunkt Medizin**
**Therapien/Maßnahmen**
- **Nichtmedikamentöse Therapien:**
  – Lebensstiländerungen bezüglich der allgemeinen kardiovaskulären Risikofaktoren.
  – Implantierbare Devices, Prozeduren an den Herzklappen, chronische Hämodialyse.
  – Palliative Behandlung: Eine höhergradige Herzinsuffizienz ist eine Erkrankung mit deutlich verminderter Lebenserwartung.

- **Medikamentöse Therapie:** Patienten mit schwerer HI gehören meist zu den Patienten mit Polypharmazie. Es erfordert einen besonders differenzierten und individuell abgestimmten Umgang mit den Arzneimitteln.

## 34.5.7 Komplikationen

- Akute bzw. dekompensierte chronische Herzinsuffizienz.
- Langfristig allgemeine Schwäche mit Frailty, Sarkopenie oder Kachexie. Umgekehrt ist Frailty auch mit dem Auftreten einer Herzinsuffizienz assoziiert.
- Die Entwicklung demenzieller Prozesse wird mit der Herzinsuffizienz in Verbindung gebracht.
- Herzrhythmusstörungen führen gehäuft zu Thromboembolien und Schlaganfällen.

## 34.5.8 Prognose

Die allgemeine Mortalität bei Patienten mit Herzinsuffizienz nimmt etwa um 17 % pro 5 J. erhöhtes Lebensalter zu. Bei geriatrischen Patienten mit Frailty ist sie vermutlich höher.

Die Prognose der Herzinsuffizienz ist stark mit der Adhärenz hinsichtlich der Therapiemaßnahmen, insbesondere der Medikationen verbunden.

# 34.6 Venenthrombose

*Monika Leuthold, Yvette Stoel und Heiner K. Berthold*

Bein- und Beckenvenenthrombosen gehören zu den häufigen Krankheitsbildern bei alten Menschen.

## 34.6.1 Definition, Klinik und Pathogenese

**Definition:** Die akute Bein- und Beckenvenenthrombose (TVT) ist eine partielle oder vollständige Verlegung der Venen durch Blutgerinnsel („Blutgerinnung am falschen Ort").

**Klinische Zeichen der TVT:** Ödem (Beindickendifferenz), Schmerz, Spannungsgefühl, verstärkte Venenzeichnung. Bei bettlägerigen Patienten verläuft die TVT häufig asymptomatisch.

Hauptursachen sind Stase und Flussverlangsamung, häufig durch Immobilität bedingt. Es kann zum appositionellen Wachstum und damit zur Befundverschlechterung kommen.

## 34.6.2 Klassifikation und Risikofaktoren

**Einteilung nach Verlaufstyp:**

- **Aszendierende** Thrombose: Ausgang in den Venen des Unterschenkels, Fortschreiten nach proximal.
- Sehr viel seltener ist die **transfasziale** Thrombose, die in den oberflächlichen Venen beginnt und in das tiefe Venensystem fortschreitet. Hohes Embolierisiko.
- Sonderform: **Deszendierende** Beckenvenenthrombose (selten).

**Risikofaktoren:** Immobilität, Tumorleiden

## 34.6.3 Diagnostik

**Blickpunkt Medizin**
**Diagnostik**
- Einschätzung der klinischen Wahrscheinlichkeit
- Labor, Kompressionsultraschall, CT-Phlebografie
- Umfelddiagnostik

## 34.6.4 Therapie

### Therapieziele

Die therapeutische Antikoagulation hat das Ziel, das Risiko einer Embolisierung in die Lungenstrombahn zu vermindern. Zum anderen soll das Wachstum des Thrombus gestoppt und die Voraussetzungen für eine Thrombusauflösung durch körpereigene Fibrinolyse verbessert werden. Langfristiges Ziel ist die Rekanalisierung der verschlossenen oder teilthrombosierten Vene und die Verhinderung eines **postthrombotischen Syndroms (PTS).**

### Physiotherapeutische Interventionen

Wenn der Patient ausreichend antikoaguliert ist, soll eine sofortige Mobilisation durch die Physiotherapie durchgeführt werden und der Patient soll zu körperlicher Aktivität motiviert werden (▶ Tab. 34.1). Es ist jedoch zu **beachten,** dass in den aktuellen Leitlinien zu Venenthrombosen keine Angaben zu Dosierungen für die körperliche Aktiviät gemacht werden.

Die früher geltende **Immobilisierung** (zur Vermeidung des Risikos für Lungenembolien) wird nicht mehr empfohlen. Dies gilt sowohl für alle Etagen des Thrombus (bis hin zur Beckenetage und Vena cava inferior) als auch für alle Thrombustypen (auch „flottierender Thrombus"). Die einzige Indikation für eine Immobilisierung (dann aber auch nur solange wie nötig) sind thrombusassoziierte Schmerzen.

### Weitere Therapien

- Medikamentöse Therapie: **Antikoagulation**
- **Kompressionstherapie:**
  - Eine Kompressionstherapie ist nur an dem betroffenen Bein erforderlich. Verwendet werden unterpolsterte Kompressionsverbände oder angepasste Kompressionsstrümpfe der Klasse II. Die Kompressionsstrümpfe können über 24 h getragen werden, wodurch der pflegerische Aufwand reduziert wird. Der Anlegedruck wird dem Mobilitätsgrad des Patienten angepasst: immobil 15 mmHg; lehnstuhlmobil: 25 mmHg; mobil: ≤ 35 mmHg.
  - Die Kompressionsbehandlung wird i. d. R. für mehrere Jahre empfohlen, da dadurch wahrscheinlich die Häufigkeit des PTS vermindert wird. Die Länge der Kompressionsstrümpfe richtet sich nach der distal-proximalen Ausdehnung der Thrombose. Aus aktueller Literatur geht jedoch hervor, dass die Wirksamkeit von langfristiger Kompressionstherapie zur Risikominderung des PTS weiter untersucht werden muss. Für einen Vorteil einer Kompressionstherapie an den Armen gibt es keine Belege.
  - Bei einer Lungenembolie ohne Nachweis einer TVT ist keine prophylaktische Kompressionstherapie an den Beinen notwendig.
- In ausgewählten Fällen: rekanalisierende Maßnahmen, Vena cava-Filter.

**34**

## 34.6.5 Komplikationen

Die chronische Verlaufsform der TVT geht aus einer zunächst entzündlichen, dann bindegewebigen Organisation der Thromben mit unvollständiger Rekanalisation in eine chronische Abflussbehinderung über. Damit fällt die Volumen- und Druckregulation beim Gehen weg und es entwickelt sich eine chronische venöse Insuffizienz, die als **postthrombotisches Syndrom (PTS)** bezeichnet wird. Dies ist häufig als trophische Störung am Unterschenkel sichtbar (DD: Stauungsdermatitis bei chronischer Herzinsuffizienz).

Die schwerste Komplikation der TVT ist die Lungenembolie (oder andere Embolien).

### Lungenembolie

In Europa sind pro Jahr etwa 370 000 Todesfälle mit einer Lungenembolie assoziiert. Die Frühletalität hängt v. a. vom Ausmaß der LE ab, aber auch vom Vorliegen und dem Schweregrad einer rechtsventrikulären Dysfunktion und von kardiopulmonalen Komorbiditäten.

**Hauptsymptome:** plötzlicher Beginn, Brustschmerz, Synkope oder Präsynkope, Hämoptyse. Bei der klinischen Untersuchung der Lunge findet sich meist wenig Wegweisendes.

**Blickpunkt Medizin**
**Diagnostik und Therapie**
**Diagnostik:**
- Blutgasanalyse
- Bildgebende Verfahren, Röntgen, CT-Angiografie, Szintigrafie, EKG
- Sonografie der Beinvenen
- Echo

**Therapie:** Für die Mehrzahl der Patienten mit LE gelten die Grundsätze der Antikoagulation wie bei der TVT: systemische Thrombolyse, mechanische kathetergestützte Verfahren.

34

# 35 Pneumologische Erkrankungen

*Nicola Greco und Heiner K. Berthold*

# 35.1 Chronisch obstruktive Bronchitis und Lungenemphysem (COPD)

## 35.1.1 Grundlagen

### Definition

Die **chronisch obstruktive Bronchitis (COPD)** ist eine persistierende, meist progrediente und meist nicht vollständig reversible Atemwegsobstruktion, die sich klinisch mit Atembeschwerden präsentiert. Sie ist assoziiert mit einer gesteigerten Entzündungsreaktion in den Atemwegen, die durch exogene Noxen ausgelöst wird. Dabei hat Tabakrauchen den größten Stellenwert. Die COPD umfasst sowohl die **obstruktive Bronchitis** als auch das **Lungenemphysem,** eine irreversible Erweiterung und Destruktion der Lufträume distal der terminalen Bronchiolen. Bedingt durch Exazerbationen, Komorbiditäten und wiederholte Krankenhausaufnahmen ist die COPD eine der wichtigsten sowohl die Lebensqualität als auch die Lebenserwartung beeinflussenden Erkrankungen des höheren Lebensalters.

### Prävalenz

COPD ist eine Erkrankung, die weltweit erhebliche Morbidität und Mortalität verursacht. Weltweit ist die COPD die dritthäufigste Todesursache. Geschätzt über alle Altersgruppen 15 % bei Menschen > 40 J., mit dem Alter zunehmend.
Eine mögliche COPD-Unterdiagnoserate von 70 % lässt darauf schließen, dass bei ca. 28 Millionen Europäern eine COPD noch nicht diagnostiziert wurde und somit unbehandelt bleibt
Nur etwa 15–20 % der COPD-Patienten haben nie oder nicht nennenswert geraucht. Etwa 20 % der Raucher bekommen eine COPD.

### Klassifikation

Die neue Klassifikation der COPD nach GOLD 2017 betrachtet die Lungenfunktion ($FEV_1$) getrennt von anderen Kriterien (Exazerbationshäufigkeit und Symptomschwere). Die Klassifikation wird daher **in 2 Schritten** vorgenommen.
**Schritt 1:** Erfassung der **Atemwegsobstruktion** nach bronchodilatatorischer $FEV_1$ ($FEV_1$ in % des Vorhersagewerts, bei Patienten mit $FEV_1/FVC < 0{,}70$)
- GOLD Stadium 1 ($FEV_1 \geq 80\,\%$): Schweregrad leicht
- GOLD Stadium 2 ($FEV_1$ 50–79 %): Schweregrad mittel
- GOLD Stadium 3 ($FEV_1$ 30–49 %): Schweregrad schwer
- GOLD Stadium 4 ($FEV_1 < 30\,\%$): Schweregrad sehr schwer

**Schritt 2:** Definition von 4 Risikogruppen nach
- **Schwere der Dyspnoe:** Erfassung mittels CAT (COPD Assessment-Test: Fragebogen mit 8 Fragen) und der
- **Häufigkeit der Exazerbationen:** Erfassung der Anzahl der Exazerbationen und Hospitalisierungen in den vergangenen 12 Mon.

Mit der neuen COPD-Klassifizierung ergeben sich somit 4 Patientengruppen (A–D):
- **Patientengruppe A** (niedriges Risiko, geringe Symptomatik): $\leq 1$ Exazerbation/J. (ambulant behandelt) und CAT-Score < 10
- **Patientengruppe B** (niedriges Risiko, intensivere Symptomatik): $\leq 1$ Exazerbation/J. (ambulant behandelt) und CAT-Score $\geq 10$
- **Patientengruppe C** (erhöhtes Risiko, geringere Symptomatik): $\geq 2$ Exazerbationen/J. (oder 1 mit KH-Behandlung) und CAT-Score < 10

**35**

- **Patientengruppe D** (erhöhtes Risiko, intensivere Symptomatik): ≥ 2 Exazerbationen/J (oder 1 mit KH-Behandlung) und CAT-Score ≥ 10

Patienten werden mit beiden Kriterien klassifiziert (z. B GOLD 4/Gruppe B).

## 35.1.2 Ursachen und Risikofaktoren

### Pathogenese

Ein möglicher Mechanismus bei Tabakinhalation: Zigarettenrauch aktiviert Makrophagen und Epithelzellen, die wiederum chemotaktische Faktoren freisetzen, die Neutrophile, Monozyten und CD8 + –T-Lymphozyten aus dem Kreislauf rekrutieren. Freigesetzte Faktoren aktivieren Fibroblasten und führen zu einer **Atemwegsobstruktion** (obstruktive Bronchiolitis). Proteasen, die von Neutrophilen und Makrophagen freigesetzt werden, können zu **Schleimhypersekretion** und **Emphysem** führen.

### Risikofaktoren

- Rauchen (etwa 20 % der Raucher bekommen eine COPD, nur etwa 15–20 % der COPD Patienten haben nie geraucht.)
- Kochen und Heizen bei offenem Feuer.
- Stäube und Dämpfe am Arbeitsplatz.

Nur geringer Einfluss: Luftverschmutzung und genetische Prädisposition (Alpha1-Antitrypsin-Mangel)

## 35.1.3 Anamnese, Untersuchung und Diagnostik

**Blickpunkt Medizin**

**Diagnostik**

Die Diagnose einer COPD ergibt sich aus der Anamnese unter Berücksichtigung von Symptomen und Risikofaktoren:

- **Anamnese:** Initial- und Leitsymptome (Husten, Auswurf, Atemnot), Rauchanamnese, Verlauf, Vorgeschichte und Komorbiditäten.
- **Körperliche Untersuchung:** Lungenauskultation, Perkussion, zentrale Zyanose, periphere Ödeme Kachexie.
- **Lungenfunktionsuntersuchung** (Spirometrie) zum Nachweis oder Ausschluss einer Atemwegsobstruktion und zur Festlegung des Schweregrads (Risikoklassifizierung).
- **Reversibilitätstest** mit Bronchodilatatoren (normalisiert sich die Obstruktion ist eine COPD ausgeschlossen).
- **Blutgasanalyse:** pulmonale Insuffizienz bei $PaO_2 < 60$ mmHg; ventilatorische Insuffizienz (Hyperkapnie) bei $PaCO_2 > 45$ mmHg. In der Pulsoxymetrie gilt eine Sättigung > 90 % als normal.
- **Röntgen:** Emphysemblasen, Lungenstauung, Infiltrate, Rundherde etc. identifizieren.
- **Labor:** CRP-Bestimmung bei Exazerbation, Blutgasanalyse.
- **Standard:** EKG und Herz-Echo.
- **Belastungstests:** 6-Minuten-Gangtest, Spiroergometrie.
- **BODE-Index** (BMI, Obstruktion, Dyspnoe, Exercise): zur Abschätzung des Mortalitätsrisikos.

35

## Anamnese in der Physiotherapie

**Generelle Erfassung:** Komorbiditäten, Einschränkungen der Alltagaktivität, soziale Situation, Beruf, Hobbys, relevante Medikamente, psychisches und emotionales Befinden, Raucheranamnese, Schmerzen (generell und spezifisch beim Atmen), aktueller $O_2$-Bedarf.

**Spezifische Erfassung der Kardinalsymptome (AHA):**

- Atemnot/Dyspnoe **(quantitativ):** akut, chronisch, fluktuierend, anfallsweise, persistierend, Dyspnoe in Ruhe, nachts, Dyspnoe bei Belastung, Sprechdyspnoe, lageabhängige Dyspnoe, Auslöser der Atemnot, Verstärker der Atemnot (Tätigkeiten), Linderung der Atemnot (Körperpositionen), Intensität der Dyspnoe (Borg-Skala)
- Atemnot/Dyspnoe **(qualitativ):** Lufthunger (ich bekomme nicht genügend Luft); Engegefühl (Gefühl, nicht durchatmen zu können); erhöhter Atemaufwand (Atemanstrengung); Gefühl, nicht ausatmen zu können
- Husten: chronisch, akut, produktiv, unproduktiv, Hämoptoe (Abhusten größerer Mengen von Blut), Hämoptyse (Aushusten oder Ausspucken von blutig verfärbtem Sputum oder von Blutmengen), Zeitpunkt des Hustens, max. inspiratorischer und expiratorischer Munddruck (MIP/MEP); Hustenspitzendruck (Peak Cough Exspiratory Flow), Bronchialkollaps beim Husten
- Auswurfquantität: Häufigkeit (innerhalb 24 h), Menge (teelöffelgroß, esslöffelgroß)
- Auswurfqualität: Konsistenz (Viskosität): wässrig/zäh/schäumend; die Farbe des Sputums lässt sich wie folgt beschreiben:
  - Mucoid: hauptsächlich Schleim (klar, weiß oder grau → z. B. Lungenödem)
  - Muco-purulent: eine Kombination aus Schleim und Eiter (gelb, grün oder braun)
  - Purulent/eitrig: hauptsächlich Eiter (gelb, grün oder braun) → bakteriell bzw. Bronchiektasen
  - Schmutzig-braun (chronische Bronchitis-COPD-Raucher)

## Untersuchung in der Physiotherapie/Assessments

**Inspektion bzw. Funktionsuntersuchung:** Atemfrequenz (normal 12–20/min); Atemtiefe (großvolumig-kleinvolumig); Atembewegung (vermindert, symmetrisch/asymmetrisch, Einsatz Atemhilfsmuskulatur); Atemtyp (Lippenbremse, paradoxe Atmung, Sprechdyspnoe, Schnappatmung, Cheyne-Stokes-Atmung, Kussmaul); Verhältnis Inspiration/Exspiration (Norm 1 : 1,2–1 : 1,4); inspirationssynchrone Einziehungen (supraklavikulär, substernal, interkostal, subkostal); Trommelschlägelfinger; Uhrglasnägel, Habitus (kachektisch, adipös), Thoraxdeformität (Kyphoskoliose).

**Palpation:** Hoover Sign, epigastrischer Winkel (normal ≤ 90°); Atemexkursion (vermindert, symmetrisch/asymmetrisch); Einsatz Atemhilfsmuskulatur; Stellung der Trachea.

**Körperliche Untersuchung:** Auskultation (verlängertes Exspirium, Giemen, Pfeifen, Brummen, Lungenüberblähung); Perkussion (hypersonorer Klopfschall); zentrale Zyanose; periphere Ödeme; Pulsoxymetrie; Herzfrequenz; arterieller Blutdruck; max. inspiratorischer und exspiratorischer Munddruck (MIP/MEP); Hustenspitzendruck (Peak Cough Exspiratory Flow).

**Körperliche Leistungsfähigkeit:** Cycle Endurance Test; 6-Minuten-Gehtest; Sit-to-Stand-Test; Muskelkraft mittels Kraftmessgerät; Handkraft (Jamar-Dynamometer); Muskelkraft untere Extremitäten.

**Assessments:**

- **Spezifische geriatrische Assessments:** Identification of Seniors at Risk (ISAR); Mobilitätsassessment: Timed-up-and-go; De Morton Mobility Index (DEM-MI); Psychometrie; Mini-Mental-Status-Test
- **Beurteilung Dyspnoe in Bezug zur Alltagsaktivität:** modifizierte Borg-Skala (0–10)
- **Individuelle Beurteilung der Einschränkung der Alltagsaktivität durch COPD:** COPD Assessment Test (CAT)
- **Objektive Erfassung des Schweregrades der Dyspnoe:** mMRC (Modified Medical Research Council Dyspnoe, mMRC-Skala),
- **Krankheitsspezifische gesundheitsbezogene Lebensqualität/Beurteilung Dyspnoe:** Chronic Respiratory Questionnaire (CRQ); St. George's Respiratory Questionnaire (SGRQ)

## 35.1.4 Therapie, Behandlung und Interventionen

### Basistherapie

Die COPD ist häufig in der älteren Bevölkerung vertreten und ist überdurchschnittlich oft mit mehreren Komorbiditäten beim einzelnen Patienten anzutreffen. Die häufigsten Begleiterkrankungen betreffen kardiovaskuläre, metabolische und psychische Erkrankungen sowie Kachexie. Dieser Zustand hat erhebliche Auswirkungen auf den allgemeinen Gesundheitszustand, die Leistungsfähigkeit und die Prognose der Patienten.

Eine Vielzahl von hoch qualitativen klinischen Studien bestätigen, dass (fast) alle symptomatischen COPD-Patienten von rehabilitativen Maßnahmen profitieren, die zum einen die Wiederherstellung oder Aufrechterhaltung eines höchstmöglichen Niveaus der unabhängigen Alltagsfunktion ermöglichen und zum anderen die Reduktion der Symptome bewirken.

Die Behandlung der Erkrankung basiert auf 2 Elementen:

- Langzeittherapie der stabilen COPD
- Prophylaxe und Therapie der akuten Exazerbation

### Therapie der stabilen COPD

Basierend auf starker wissenschaftlicher Evidenz für das Training als **Eckpfeiler** der Lungenrehabilitation bei Patienten mit COPD und den allgemeinen Trainingsprinzipien der Intensität, Spezifität (nur die trainierten Muskeln zeigen den Trainingseffekt) und Reversibilität (Wirkungsverlust nach Beendigung der regelmäßigen Bewegung und/oder nach längerer Muskelinaktivität) beinhaltet die Behandlung:

**Aerobes Ausdauertraining** (▶ Tab. 35.1): kontinuierliches Ausdauertraining bzw. alternativ dazu das hoch intensive Intervalltraining (HIIT). Das HIIT ermöglicht sowohl die peripheren Muskeln als auch die sauerstofftransportierenden Organe stärker zu belasten, ohne dass es zu einem tief greifenden Eingriff in anaerobe Prozesse (metabolische Azidose) kommt. Dies ermöglicht es dem Patienten eine größere Menge an Leistung zu vollbringen, bevor die Erschöpfung einsetzt.

**Kraftübungen an den oberen und unteren Extremitäten zur Steigerung der Muskelkraft und spezifisches Atemmuskeltraining** (▶ Tab. 35.2): Funktionsstörungen der peripheren Skelettmuskulatur und/oder Atemmuskulatur sind bei Atemwegserkrankungen häufig. Klinische Studien belegen, dass COPD-Patienten unabhängig von der Schwere ihrer Lungenobstruktion eine skelettale Muskeldysfunktion haben.

**35**

**Tab. 35.1 Belastungsnormative Ausdauertrainings**

| Ausdauertraining | Kontinuierlich | Intervall |
|---|---|---|
| Frequenz | 3–4 d/Wo. | 3–4 d/Wo. |
| Art | Kontinuierlich | Intervall<br>30 s Belastung, 30 s Pause oder 20 s Belastung, 40 s Pause |
| Intensität | Anfänglich 60–70 % des $W_{max}$ bzw. max. erreichte Leistung (Spiroergometrie/Belastungsergometrie)<br>Erhöhung der Trainingsbelastung um 5–10 % wie toleriert<br>Progressives Erreichen 80–90 % der Ausgangsspitzenleistung | Anfänglich 80–100 % der $W_{max}$ bzw. max. erreichte Leistung in den ersten 3–4 Trainingseinheiten (Spiroergometrie/Belastungsergometrie)<br>Erhöhung der Trainingsbelastung um 5–10 % wie toleriert<br>Progressives Erreichen 150 % der Ausgangsspitzenleistung |
| Dauer | Initial 10–15 min Belastung in den ersten 3–4 Trainingseinheiten, danach progressive Steigerung auf 30–40 min | Initial 15–20 min Belastung in den ersten 3–4 Trainingseinheiten, danach progressive Steigerung auf 45–60 min einschl. Pausen |
| Anstrengungsempfinden/Atmungstechnik | Ziel ist eine subjektive Belastungsempfindung auf der Borg-Skala (0–10) von 4–6<br>Einsatz der Lippenbremse und/oder PEP-Atemdevice zur Verhinderung einer dynamischen Überblähung und Reduktion der Atemfrequenz | Ziel ist eine subjektive Belastungsempfindung auf der Borg-Skala (0–10) von 4–6<br>Einsatz der Lippenbremse und/oder PEP-Atemdevice zur Verhinderung einer dynamischen Überblähung und Reduktion der Atemfrequenz |

Adaptiert nach: Practical recommendations for the implementation of continuous and interval endurance training programmes. Gloeckl R. et al.: Practical recommendations for exercise training in patients with COPD Eur Respir Rev 2013

**Tab. 35.2 Belastungsnormatives Krafttraining**

| | |
|---|---|
| Frequenz | 2–3 ×/Wo. |
| Ziel | Ziel ist eine lokale Muskelerschöpfung innerhalb einer bestimmten Anzahl von Wiederholungen für die wichtigsten Muskelgruppen der oberen und unteren Extremitäten |
| Art | 2–4 Serien von 6–12 Wiederholungen |
| Intensität | 50–85 % des Ein-Wiederholungsmaximums<br>Steigerung der Arbeitsbelastung von 2 auf 10 % bei Überschreiten der gewünschten Wiederholungszahl an zwei aufeinanderfolgenden Trainingseinheiten |
| Geschwindigkeit | Moderat (1–2 s konzentrisch/1–2 s exzentrisch) |

Adaptiert nach: Practical recommendations for the implementation of strenght training. Gloeckl R. et al.: Practical recommendations for exercise training in patients with COPD Eur Respir Rev 2013

35

Krafttraining erhöht die mitochondriale Dichte, die oxidative Kapazität, verbessert die Kapillarisierung und erhöht den Myoglobingehalt der Muskulatur. Außerdem unterstützt das Krafttraining die Strukturveränderung von Typ-II- zurück zu Typ-I-Muskelfasern.

**Spezifische Aktivitäten** zur Wiederherstellung der Körperhaltung und des Gleichgewichts mittels statischen und dynamischen Standübungen sowie Gang- und funktionellen Kraftübungen

**Patient Education:**

- Aufklärungs- und Selbstmanagementaufgaben zur Förderung positiver Veränderungen in den Gesundheitsgewohnheiten und Verhaltensweisen (Verringerung der Risikoexposition [Rauchstopp], Maximierung der Medikamenteneinnahme, Einhaltung eines aktiveren Lebensstils). Ziel dieses globalen Bildungsansatzes ist es, das Wissen des Patienten über seinen chronischen Zustand zu verbessern, seine Fähigkeit, klinische Anzeichen und Symptome einer Verschlechterung frühzeitig zu erkennen, infrage zu stellen und präventive Maßnahmen zur Vermeidung akuter Situationen einzuleiten. Bei schwer betroffenen Patienten mit einer Sauerstoffquelle und/oder einem tragbaren Beatmungsgerät ist es ratsam, Familienangehörige und Betreuer miteinzubeziehen.

- Bei Bedarf bzw. je nach klinischem Bild: Instruktion/Repetition Atemtechnik via Lippenbremse, gezielter Einsatz bei Belastungssteigerung, Instruktion Entlastungsstellungen und „prophylaktische" Pausen bei Belastung, Instruktion via Borg-Skala (0–10), Sekretolyse mittels Huffing/Hustenmanagement, Zentralisation des Bronchialsekrets via Druck- und Flowprinzip, evtl. Abgabe eines PEP-Atemdevice mit oder ohne Oszillation. Instruktion autogene Drainage oder Active-Cycle-of-Breathing-Technik. Zusätzlich aber nicht weniger wichtig: Instruktion/Kontrolle Inhalationstherapie.

Der Einsatz von fahrbaren Gehhilfen (z. B. Rollator) wird vorgeschlagen, um die Belastungstoleranz, Dyspnoe und Beinermüdung zu optimieren und die mechanische Effizienz der Bewegung bei älteren Patienten mit COPD zu verbessern. Es ist wahrscheinlich, dass diese einfache Maßnahme zu einer erheblichen Verringerung der sozialen Isolation und einer besseren Lebensqualität im Freien beitragen kann.

## Therapie der akuten exazerbierten COPD

Eine Exazerbation ist gekennzeichnet durch eine Verschlechterung der Symptome über das Maß einer Tagesschwankung hinaus, die eine deutliche Beeinträchtigung der Leistungsfähigkeit und eine Veränderung der pharmakologischen Basistherapie bedingt.

 **Merke**
Generell gilt eine individuell auf die Klinik des Patienten ausgerichtete Behandlung!

**35**

- **Vermeidung einer schweren Hypoxämie** durch kontrollierte $O_2$-Substitution via Nasenbrille bzw. Sauerstoffmaske oder High-Flow-Sauerstofftherapie. Ziel ist eine $SpO_2$ von 88–92 %. Bei Patienten mit akuter hyperkapnischer respiratorischer Insuffizienz ($PaCO_2 > 45$ mmHg, pH 7,25–7,35) ist eine nichtinvasive Beatmung (NIV) stark indiziert.

- Konsequente **Anwendung der Prinzipien der Frühmobilisation** zur Vermeidung einer prolongierten Immobilität mit fortschreitender Gefahr der Dekonditionierung durch Abnahme der peripheren Muskelkraft/-masse, der kardiopulmonalen Leistungsfähigkeit, der kognitiven Funktion und der konsekutiven Progression der Dyspnoe. Zusätzliche Evaluation Einsatz von Gehhilfen (Rollator) zur Optimierung der Atemarbeit (Ziel: Belastungsdyspnoe senken und Sicherheit beim Gehen erhöhen).
- **Patient Education:**
  - **Dyspnoemanagement:** Instruktion atemerleichternder Ausgangsstellungen (Pascha-Lagerung, Kutschersitz etc.); Kontrolle/Instruktion Inhalationstherapie (Basistherapie und Feuchtinhalation); bei Mobilisation Instruktion Lippenbremse und „prophylaktische" Pausen (z. B durch Instruktion Borg-Skala); Atemwahrnehmung fördern: Instruktion/Repetition Lippenbremse in Ruhe/bei Belastung; Abgabe PEP-Atemdevices (Pari-PEP, Y-PEP, BA-Tube etc.)
  - Behandlung bzw. Instruktion Sekretmobilisation bei Hyperkrinie durch Anleitung Hustenmanagement (Husten/Huffing/FET), Sekretmobilisationstechniken wie Active Cycle of Breathing (ACBT), autogene Drainage (AD), PEP-Atemdevice (Acapelle, Flutter, Shaker etc.), kompakt CPAP-System (EzPAP, Boussignac); bei kognitiv eingeschränkten Pat. Sekretmobilisation mittels Lagerung (Seitenlagerung) und Kaliberschwankungen via manuelle Atemvertiefung und FET
- **Screening** kognitive Einschränkungen, Ernährungssituation und Schluckabklärung (F. O. T. T.)

Transkutane elektrische Nervenstimulation (TENS) der großen Muskelgruppen, v. a. der unteren Extremitäten (Quadrizeps, Hamstrings, Triceps surae, Glutäen etc.) bei immobilen Patienten.

## Therapie der subakuten Exazerbation

Frührehabilitation mit Trainingsprinzipien der pulmonalen Rehabilitation: Training von funktionellen Aktivitäten des täglichen Lebens mit Fokus auf Aktivitäten zur Wiederherstellung der Körperhaltung und des Gleichgewichts mittels statischen und dynamischen Standübungen sowie Gang- und funktionellen Kraftübungen. Zusätzlich moderates kardiopulmonales Ausdauertraining und gezieltes Krafttraining. v. a. der unteren Extremitäten (regelmäßiges Gehtraining, Treppensteigen, Fahrradergometer, Therabandübungen).

**35**

**Blickpunkt Ergotherapie**

Der Schwerpunkt der ergotherapeutischen Versorgung bei Menschen mit COPD liegt in der gemeinsamen Erfassung der körperlichen Ressourcen. Um den Alltag möglichst selbstständig bewältigen zu können, müssen die Betroffenen beispielsweise lernen, welche Distanzen sie (zu Fuß, mit öffentlichen Verkehrsmitteln) zurücklegen können und welche Strategien sie einsetzen können, um notwendige Phasen der Erholung (schon vor der Erschöpfung) zu planen.

**Blickpunkt Medizin**
**Behandlung**
- Präventionsmaßnahmen: Raucherentwöhnung, Noxenbekämpfung.
- Impfungen: Pneumokokken nach STIKO ≥ 60. Lj. und Grippeimpfung.
- Ernährungstherapie: bei drohender pulmonaler Kachexie wird Zusatznahrung empfohlen.
- Patientenschulungen.
- Rehabilitationsmaßnahmen.
- Langzeitsauerstofftherapie: Für die Indikationsstellung sind Blutgasanalysen notwendig, Ziel: $PaO_2$ ≥ 60 mmHg oder Anstieg um 10 mmHg oder verbesserte Belastbarkeit.
- Nichtinvasive Beatmung (NIV) von Patienten mit Hyperkapnie nachts.

**Medikamentöse Behandlung**
Nach den neuen GOLD-Konzepten sind die Bronchodilatatoren das Rückgrat der Therapie. Inhalative Steroide werden v. a. bei Patienten eingesetzt, die unter dualer Bronchodilatation gehäuft exazerbieren (nur Gruppen C und D).
- **Kurzwirksame Inhalative** werden eher für die Bedarfsmedikation, langwirksame eher für die Dauertherapie eingesetzt, Ziel: Verbesserung von Lungenfunktion, Symptomatik, Lebensqualität und Exazerbationsfrequenz.
- **Inhalative Kortikosteroide:** als Monotherapie kontraindiziert. Nur noch Gabe in Gruppen C und D (erhöhtes Pneumonierisiko, Risiko für Mundcandidiasis, Dysphonie).
- **Systemische Kortikosteroide:** keine Dauertherapie bei COPD, u. a. da sie zu Osteoporose und Myopathie führen; Gabe bei mittelschwerer oder schwerer Exazerbation (max. 14 d), danach abrupt absetzen.
- **Roflumilast** (Phosphodiesterasehemmer) indiziert für die Exazerbationsprophylaxe bei chronischer Bronchitis mit hohem Obstruktionsgrad und häufigen Exazerbationen.
- **Mukolytika:** geringe Effekte, ggf. bei viskösem Sekret (nur hoch dosiert überhaupt wirksam).
- **Antitussiva:** max. Therapiedauer 3 Wo., keine regelmäßige Anwendung empfohlen.

## 35.1.5 Überwachung und Weiterführung der Therapie

### Therapieziele
Die wesentlichen Therapieziele sind die Symptomverbesserung, einschl. der Verbesserung der Belastbarkeit, die Vermeidung von Exazerbationen und die Vermeidung einer pulmonalen Kachexie (▶ Tab. 35.3).
Vernetzung der am Behandlungsprozess Beteiligten (Hausärzte, Pneumologen, Krankenhausärzte, Geriater, Therapeuten, Pflegende).

**35**

**Tab. 35.3 Ziele der Physiotherapie**

| Stabile COPD | Akute COPD |
|---|---|
| • Verhaltensänderung fördern im Hinblick auf Verständnis für die Rolle von Bewegung und körperlicher Aktivität und das Wissen um geeignete Bewegungsformen<br>• Kenntnisse über Atemwegserkrankungen, Risikofaktoren, Symptomerkennung und Selbstmanagement<br>• Kenntnisse über die richtige und sachgerechte Anwendung von Medikamenten einschließlich der Sauerstofftherapie<br>• Die Fähigkeit, in Absprache mit einer medizinischen Fachkraft Aktionspläne zu entwickeln<br>• Kenntnis der Möglichkeiten der primären, sekundären und tertiären Versorgung, einschließlich kommunaler Unterstützungsdienste<br>• Erhöhung der Fähigkeit des Patienten, die akuten und chronischen Phasen der chronisch-obstruktiven Lungenerkrankung zu bewältigen.<br>• Verbesserung der Lebensqualität des Patienten, inklusive des psychischen Gesundheitszustands | • Konsequente Applikation der Frühmobilisation und -rehabilitation<br>• Optimierung des Medikamentenmanagements<br>• Instruktion Dyspnoemanagement<br>• Instruktion Atemtechniken sowie Husten- bzw. Sekretmanagement |

**Cave**

Der Umgang mit den Inhalativa-Devices spielt gerade bei älteren Patienten eine wichtige Rolle, da nur bei vorschriftsmäßiger Anwendung die Wirkstoffe zuverlässig inhaliert werden. Ein Wechsel des Wirkstoffs (und damit ein Wechsel des Devices) kann möglicherweise größere Nachteile verursachen. Viele Patienten benötigen Anleitung oder Hilfe bei der Applikation.

## Komplikationen

Die **Exazerbation** ist die prognostisch schlechteste Komplikation der COPD. Exazerbationen werden meist durch Infekte ausgelöst, die zügig und effizient behandelt werden sollen. **Cave:** die meisten Infekte haben virale Ursachen mit meist sekundärem bakteriellem Erreger. Eine bakterielle Besiedelung erkennt man häufig an einer Verfärbung des Sputums von gelb auf grünlich braun (Sputumpurulenz). Die Therapie erfolgt dann adäquat antibiotisch. Bei Hypoxämie Sauerstoff, bei Hyperkapnie nichtinvasive Beatmung.

**35**

## Prognose

Die Prognose einer COPD hängt wesentlich von den Komorbiditäten ab.

Die COPD geht mit einer um mehrere Jahre verminderten Lebenserwartung einher (v. a. wenn nicht gut behandelt). Die Lebensqualität ist vermindert, insbesondere in höherem Lebensalter, wenn die eingeschränkte Lungenfunktion der körperlichen Aktivität und damit der Mobilität Grenzen setzt.

**Palliative Therapie**

In der terminalen Phase eines Patienten mit COPD ist v. a. die Symptomkontrolle wichtig (Atemnot, Müdigkeit, Angst, Depression und Schmerzen).

Sauerstoff wird häufig auch ohne Hypoxie gegeben. Opiate können bei Dyspnoe helfen.

# 35.2 Asthma bronchiale

**Blickpunkt Medizin**

Differenzialdiagnosen Asthma und COPD ▶ Tab. 35.4.

**Tab. 35.4 Differenzialdiagnose Asthma vs. COPD**

| Merkmal | Asthma | COPD |
|---|---|---|
| Alter bei Erstdiagnose | Häufig: Kindheit, Jugend | Meist nicht ≤ 50. Lj. |
| Tabakrauchen | Kein direkter Kausalzusammenhang; Verschlechterung möglich | Direkter Kausalzusammenhang |
| Hauptbeschwerden | Anfallsartig auftretende Atemnot | Atemnot bei Belastung |
| Verlauf | Variabel; episodisch | Meist progredient |
| Allergie | Häufig | Kein direkter Kausalzusammenhang |
| Obstruktion | Variabel, reversibel, oft aktuell nicht vorhanden | Immer nachweisbar |
| Diffusionskapazität | Meist normal | Oft erniedrigt |
| FeNO | Oft erhöht | Normal bis niedrig |
| Bluteosinophilie | Häufig erhöht | Meist normal |
| Reversibilität der Obstruktion | Diagnostisches Kriterium, wenn voll reversibel | Nie voll reversibel |
| Überempfindlichkeit der Atemwege | Meist vorhanden | Selten |
| Ansprechen der Obstruktion auf Kortikosteroide | Regelhaft vorhanden | Selten |
| Aus: Dt. Ges. f. Pneumologie, Leitlinie | | |

**35**

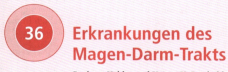

# 36 Erkrankungen des Magen-Darm-Trakts

*Barbara Köhler und Heiner K. Berthold*

# 36.1 Vorbemerkung

Gastroenterologische Erkrankungen in akuter oder chronischer Form betreffen alte Menschen besonders häufig. Häufig kommt es zu einer Verschlechterung des Allgemeinzustands, der die Physiotherapie mitbeeinflusst. Wir beleuchten in diesem Kapitel nur die Symptomkomplexe, die für die Physiotherapie relevant sind.

# 36.2 Leitsymptome

## 36.2.1 Diarrhö

**Definition:** erhöhte Stuhlfrequenz ($\geq 3$ Stuhlentleerungen/d) **und/oder** erhöhtes Stuhlgewicht (> 200 g/d) **bei** Verminderung der Konsistenz (d. h. Wasseranteil > 75–85 %).
**Akute Diarrhö:** Häufigste Ursachen in geriatrischen Einrichtungen und Krankenhäusern sind Viren (Noroviren) oder bakterielle Auslöser. Bei Patienten mit Verdacht auf Norovirus werden eine Isolation und Hygienemaßnahmen eingeleitet.
**Chronische Diarrhö:** Symptome > 3 Wo., häufige Ursachen sind: mechanisch, nutritiv, medikamentös, viral, bakteriell.
**Paradoxe Diarrhö:** häufige, aber geringvolumige Darmentleerungen (**cave:** Koprostase, Tumoren)

## 36.2.2 Obstipation und Koprostase

**Definition:** < 3 Stuhlentleerungen/Wo. in Verbindung mit klinischen Beschwerden bei der Defäkation
**Ursachen:** bei geriatrischen Patienten häufig Immobilität, diabetische Polyneuropathie, Morbus Parkinson, Medikamente, Depression, Medikamentennebenwirkungen, mechanische Behinderungen etc.
**Anamnese:** Vorgeschichte, Kindheitserfahrungen, familiäre Vorbelastung, Reservoirfunktion des Rektums, Organsenkung, Operationen im Beckenbereich, Stuhlform (Bristol-Stuhlformenskala), Pressverhalten, Entleerungsposition, Entleerungshäufigkeit/-dauer, Füllungswahrnehmung des Rektums, Sphinkter- und Beckenbodenentspannung während der Entleerung, Gefühl der vollständigen Entleerung, Unterscheidungsfähigkeit von Wind und Stuhl, Verweildauer des Darminhalts, Einsatz von Abführmitteln, Schmerzen, Blut im Stuhl, Stuhl- und Ernährungstagebuch, evtl. Missbrauch.
**Erheben beitragender Faktoren:** BMI > 25 (kein eindeutiger Nachweis), Rauchen, Alkohol, ballaststoffarme Ernährung (< 25–30 g), obstipierende Nahrungsmittel (Weißbrot, Reis, Schokolade, Bananen, Kakao, schwarzer Tee, Karottensaft), starkes Pressen bei der Entleerung, Organsenkung, hypertone Beckenbodenmuskulatur, erschlaffte Bauchmuskulatur evtl. mit geweiteter Bauchwand und/oder Rektusdiastase (insbesondere nach Schwangerschaften oder Gewichtsreduktion nach Adipositas), Bewegungsmangel (kein eindeutiger Nachweis), Medikamentennebenwirkungen/-interaktionen oder paradoxe Wirkung im Alter.
**Körperliche Untersuchung:** Inspektion (perianale Hautsituation, Marisken, Hämorrhoiden), funktionelle Demonstration der Entleerungsposition, Palpation, vaginale Untersuchung zur Beurteilung der Organsenkung und der Beckenbodenmuskulatur, rektale Untersuchung zur Beurteilung der muskulären Situation.
**Funktion:** Ballontestung zur Erfassung des Reservoirs des Rektums, EMG-Testung zur Erfassung der (Hyper-)Aktivität der Beckenbodenmuskulatur, Ultraschall-

testung zur Erfassen der korrekten Beckenbodenaktivierung bzw. Verhalten des Beckenbodens bei Valsalva-Manövern und beim Husten.

**Physiotherapeutische Maßnahmen:**

- Verhaltensschulung gemäß Befund durch das Stuhl- und Ernährungstagebuch (Nahrungsaufnahme, Trinkmenge > 1,5 l, Entleerungen)
- Unterstützen der Einnahme der verordneten Medikation
- Korrektur des Entleerungsverhaltens und der Entleerungsposition (flektierte LWS, nach vorn geneigt mit erhöhter Knieposition, „schieben statt pressen", entspannen der Sphinktermuskulatur bei der Entleerung, manuelle Stabilisierung der Bauchmuskulatur bei einer Rektusdiastase, vermeiden des Einziehens des Bauches)
- Entspannung hypertoner Beckenbodenmuskulatur durch Massage verspannter Muskelanteile
- Wahrnehmungsschulung, Schulung der An- und Entspannungsfähigkeit der Beckenbodenmuskulatur durch Biofeedback-unterstütztes Beckenbodentraining mittels Palpation und verbalem Feedback sowie visuelles Feedback mittels Ultraschall und EMG
- Atemarbeit zur Optimierung der Druckverhältnisse im Bauchraum
- Trainieren der Bauchmuskulatur inklusive Haltungsoptimierung (bei Rektusdiastase manueller Schutz der Diastase beim Training)
- BGM, Kolonmassage nach Vogler
- Ballontraining bei verminderter Rektumkapazität und/oder -wahrnehmung
- Elektrotherapie mit analer Sonde oder Klebeelektroden am Sakrum
- Optimieren der Haltung und des allgemeinen Bewegungsverhaltens (langes Sitzen meiden, 15–20 min körperliche Aktivität), Ernährungsberatung vermitteln

**Spezielle Unterstützung in der Langzeitpflege:**

- Konzept für die Kontrolle des Trink-, Harn- und Stuhlentleerungsverhaltens (Tagebuchführung am Bett oder im interprofessionellen elektronischen Erfassungssystem)
- geplante Toilettengänge (alle 2 h, bei Bedarf auch nachts)
- Förderung des gastrokolischen Reflexes (nach 5–15 min Start der Stuhlentleerung nach einer gut gekauten Mahlzeit, am besten am Morgen)
- Unterdrückung des Stuhldrangs vermeiden
- Entleerungshilfen (Klystiere, Darmspülungen)
- reaktives Beckenbodentraining bei kognitiver Einschränkung (Gleichgewichtsübungen, Vibrationsplatten, Gangschulung, Atemschulung)
- Berücksichtigen von Medikamentennebenwirkungen, Medikamenteninteraktion und einer möglichen paradoxen Reaktion auf Medikamente im Alter
- Nahrungsplan anpassen (2–3 ×/Wo. eine Portion Fleisch oder Wurst, 200 g/d Gemüse und 76 g/d Salat oder Rohkost)

# 37 Erkrankungen der Niere, Wasser- und Elektrolythaushalt

*Cornelia Christine Schneider und Heiner K. Berthold*

# 37.1 Chronische Nierenerkrankung

Die **chronische Nierenerkrankung (CKD)** betrifft nicht nur die Niere, sondern auch zahlreiche andere Systeme des Körpers. Insbesondere erhöht eine chronische Nierenerkrankung das kardiovaskuläre Risiko.

Die Niere filtriert und scheidet über den Urin harnpflichtige Substanzen des Proteinstoffwechsels (Wasser, Elektrolyte, wasserlösliche Stoffwechselprodukte u. a.) und körperfremde Stoffe chemischen Ursprungs (Xenobiotika) aus. Im Alter kommt es zu einem physiologischen Rückgang der Nierenfunktion, v. a. zu einem Rückgang des filtrierten Volumens (GFR: glomeruläre Filtrationsrate).

**Definition:** Struktur- und Funktionsveränderungen der Nieren, die länger als 3 Mon. bestehen und Implikationen für die Gesundheit haben.

**Epidemiologie:** Bei Menschen > 80 J. kann man von etwa 2 Millionen Menschen mit einer eingeschränkten GFR ausgehen (geht man von insgesamt 5 Millionen > 80-Jährigen aus, ist das fast die Hälfte).

**Ursachen/Folgen:** Durch Hypertonie, Diabetes Mellitus, Funktionsstörungen der Niere und Erkrankung des Organs Niere kommt es längerfristig zu strukturellen und funktionellen Veränderungen im renalen System, die sich u. a. auf das kardiovaskuläre System auswirken.

**Ärztliche Diagnostik/Therapie:** Ist die Niere geschädigt, hat die Behandlung von Folgeerkrankungen Vorrang. Aus diesen Gründen steht im geriatrischen Bereich die Abklärung einer CKD selten im Vordergrund.

- **Häufige Symptome:** Abgeschlagenheit, reduzierte Leistungsfähigkeit, Atembeschwerden bei Anstrengung, Arrythmien, Ödeme, Elektrolytstörungen, Pleura- oder Perikardergüsse, Weichteil- und Knochenschmerzen, Gewebsveränderungen, Parästhesien.
- **Progressionsverzögernde Therapie:** Blutdrucksenkung, Behandlung diastolischer Dysfunktion, Anämie, Verminderung der Proteinurie, Blutzuckereinstellung, Therapie von Harnwegsinfekten. Wenn die Niere länger als 6 Mon. erkrankt ist, spricht man von chronischer Nierenerkrankung. In der Folge kann die Niere akut lebensbedrohlich versagen.

### Eiweißversorgung
**Wichtig:** Der Eiweißverlust soll nicht durch zu hohe zusätzliche Eiweißzufuhr ausgeglichen werden, da Eiweiß grundsätzlich die Nierenfunktion belastet. Andererseits wird Eiweißzufuhr auch für Muskelaufbau in Kombination mit Training empfohlen. In der Tendenz soll die Eiweißzufuhr bei geriatrischen Patienten mit chronischer Nierenerkrankung nicht eingeschränkt werden.

## 37.1.1 Dialyse

Gründe für die Notwendigkeit eines Dialysebeginns sind meist Überwässerung, Hyperkaliämie oder metabolische Azidose, seltener ein Anstieg der harnpflichtigen Substanzen (Urämie). Dialyseshunts vereinfachen den Zugang bei Hämodialyse. Peritonealdialyse zu Hause ist möglich.

**Merke**
Dialysetage sind emotional belastend und anstrengend. Physiotherapie ist an diesen Tagen nicht sinnvoll oder empfehlenswert. Die körperliche Leistungsfähigkeit ist u. a wegen renaler Anämie, Myopathie und peripherer Neuropathie begrenzt.

 37

## 37.2 Dehydratation, Exsikkose

Exsikkose und Dehydratation sind bei alten Menschen ein häufiges und schwerwiegendes gesundheitliches Problem. Störungen des Flüssigkeitshaushalts und Elektrolytstörungen treten meistens gemeinsam auf und sind im Alter auch im Zusammenhang mit einer veränderten Nierenfunktion zu sehen.

**Cave**
Besondere Gefährdung durch den engen Zusammenhang zwischen Exsikkose und Entstehung eines Delirs.

**Physiologischer Flüssigkeitsbedarf:** Im Alter ca. 2250 ml (Getränke 1310 ml, feste Nahrung 680 ml, Oxidationswasser 260 ml [Stoffwechsel]). **Fazit:** ⅔ Getränke, ⅓ feste Nahrung.
- **Erhöhter Flüssigkeitsbedarf bei:** hohen Außentemperaturen, starkem Wind, warmer und trockener Heizungsluft, hoher Kochsalzzufuhr, hoher Eiweißzufuhr, Durchfall, Erbrechen, Fieber, Schilddrüsenüberfunktion, körperlicher Aktivität, Abführmitteln, Diuretika
- **Begrenzungen des Flüssigkeitsbedarfs empfohlen bei:** Herzinsuffizienz, Leberzirrhose, bestimmten Nierenerkrankungen

**Ursachen und Risikofaktoren:**
- **Risiko für Dehydration im Alter steigend aufgrund einer Kombination aus:** Veränderungen der Körperzusammensetzung (Muskelabbau), veränderten Organfunktionen, vermindertem Durstgefühl, geringer Flüssigkeitszufuhr, Versorgungsproblemen durch Isolation, kognitiven Einschränkungen, Immobilität, Schluckstörungen, Erkrankungen (Infekte usw.), chronischen Wunden, Mangelernährung, Inkontinenz, Pflegedefiziten, Medikamenten, Diabetes, Diuretika, Durchfall, Erbrechen.
- **Folgen der Dehydratation:** Erhöhtes Risiko für Dekubiti, Obstipation, orthostatische Dysregulation, Stürze, Delir, akutes Nierenversagen, Krampfanfälle, Schwäche, Schwindel, Apathie, Hypotonie, Risiko für Harnwegsinfektionen. Häufig ist das erste Symptom ein Verwirrtheitszustand oder die bekannte „AZ-Verschlechterung".

**Maßnahmen:** trinken, bei Bedarf Erfassung der täglichen Flüssigkeitsmenge, Ursachenbekämpfung. Bei Bedarf subkutane Flüssigkeitszufuhr (**Hypodermoclysis**). Krankenhauseinweisungen können so häufig vermieden werden.

**37**

## 37.3 Elektrolytstörungen

Die häufigste Elektrolytstörung des höheren Lebensalters ist die **Hyponatriämie** (gefolgt von Hyperkaliämie und Hyperkalzämie).

**Klinische Zeichen:** Müdigkeit, Mangelernährung, Muskelkrämpfe, Übelkeit, Erbrechen, Diarrhö, kognitive Störungen, Gangunsicherheiten, Verminderung der Knochendichte, Herzrhythmusstörungen.

**Mögliche Ursachen sind:** Herzinsuffizienz, Niereninsuffizienz, Medikamente, intravenöse Flüssigkeitszufuhr, Sondennahrung, Lebererkrankungen, onkologische Erkrankungen.

### 37.3.1 Harnwegsinfektionen (HWI)

HWI sind die häufigsten bakteriellen Infekte des Menschen. Frauen sind deutlich häufiger betroffen als Männer, der Geschlechtsunterschied wird mit zunehmendem Alter kleiner. Rezidivierende Harnwegsinfekte sind ein großes Problem in der Altersmedizin.

**Risikofaktoren:** vorhergehender Harnwegsinfekt, Antibiotikatherapie, Postmenopause, Geschlechtsverkehr, Analgetikaabusus, Harnblasenkatheter, Diabetes mellitus, Immunsuppression, Nierensteine, chronische Nierenerkrankung.

**Symptome:** können sich bei geriatrischen Patienten klinisch untypisch zeigen. Änderung des Allgemeinzustands, Bauchschmerzen, neu auftretende Inkontinenz oder Änderung des bisherigen Status, Nykturie, unklares Fieber, subfebrile Temperaturen, delirante Symptome. Der Urinstatus kann auch ohne klinische Symptome positiv ausfallen.

**Therapie:** medizinische Maßnahmen richten sich nach der Ursache und dem klinischen Bild. Die Physiotherapie wird an die Möglichkeiten und an die schwankende Befindlichkeit des Patienten angepasst (Puls- und Atemkontrolle). Regelmäßig etwas zu trinken anbieten.

**Ziele:** weitestgehende Selbstständigkeit und bestmögliche Lebensqualität.

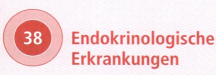

# 38 Endokrinologische Erkrankungen

*Silvia Knuchel-Schnyder, Constance Schlegl und Heiner K. Berthold*

# 38.1 Diabetes mellitus

*Silvia Knuchel und Heiner K. Berthold*

## 38.1.1 Grundlagen

### Definition

Der Diabetes mellitus ist eine Erkrankung des Kohlenhydratstoffwechsels (Insulinresistenz bzw. Insulinmangel), die ihre Hauptauswirkungen auf das Gefäßsystem hat. Morbidität und Mortalität sind mit den makro- und mikrovaskulären Komplikationen assoziiert.

### Prävalenz/Klassifikation

Es gibt ca. 8–10 Mio. Menschen mit Diabetes in Deutschland. Zunehmend im Alter, die Hälfte der Patienten mit Diabetes ist > 65 J. Die Prävalenz in der Altersgruppe der 75- bis 80-Jährigen beträgt ca. 20 %. In Pflegeheimen haben etwa 25 % der Bewohner einen Diabetes, davon ca. 10 % einen Typ-1-Diabetes, ca. 90 % einen Typ 2-Diabetes.

## 38.1.2 Ursachen und Risikofaktoren

### Pathogenese

**Typ-1-Diabetes:** Immunologische Erkrankung mit Zerstörung der Betazellen, in der Folge absoluter Insulinmangel.

**Typ-2-Diabetes:** Relativer Insulinmangel durch periphere Insulinresistenz, bei längeren Verlaufsformen verminderte Insulinsekretion. Ursachen hierfür sind Bewegungsarmut und hyperkalorische Ernährung. Typ 2 geht einher mit dem metabolischen Syndrom mit Adipositas (v. a. bauchbetont) mit entsprechender Insulinresistenz, Hypertonie (Risikofaktoren).

## 38.1.3 Diagnostik und Untersuchung

### Anamnese

- Die **medizinische Anamnese** bei einem älteren Patienten mit Diabetes ist umfassend: Krankheitsbeginn, bisherige Therapien, Schulungen, Komplikationen sowie deren Behandlung und aktuelle Beschwerden.
- Die **spezifischen Fragen in der Physiotherapie** richten sich nach den Hauptproblemen und Einschränkungen im Alltag; zudem werden betroffene Körperfunktionssysteme wie Sehvermögen, Durchblutung, Sensorik, Haut usw. erfragt. Für den Trainingsaufbau ist es wichtig zu wissen, wie der Patient körperlich aktiv und medikamentös eingestellt ist und welche Risikosituationen zu beachten sind.

### Diagnostik

Die diagnostischen Kriterien sind in jedem Lebensalter die gleichen. Beweisend für den Diabetes ist eine Nüchternglukose von ≥ 126 mg/dl oder ein HbA1c von ≥ 6,5 %.

### Assessments

Einschätzung der funktionellen Einschränkungen und ihrer individuellen Kompensationsmöglichkeiten mittels multimodalem geriatrischem Assessment sowie spezifischen Assessments in der Physiotherapie zu den verschiedenen Begleiterscheinungen wie Sturzgefahr, körperlicher Inaktivität, kognitiven Defiziten usw. (▶ Kap. 6).

## 38.1.4 Therapie

### Therapieziele und Therapieplanung

Die konkrete Therapieplanung orientiert sich an der bestehenden Multimorbidität und den Funktionsstörungen.

Die Behandlung zielt auf eine Verbesserung des Befindens, Erhöhung der Lebensqualität und Verlängerung der behinderungsfreien Lebenszeit, Verminderung von Pflegebedürftigkeit, Vermeidung von Folgeerkrankungen mit Auswirkungen auf die Lebensqualität (Schlaganfall, koronare Herzkrankheit, Nephropathie, Amputationen etc.).

- Bei allen geriatrischen Patienten sollte ein HbA1c < 8 % angestrebt werden, da darüber hyperglykämiebedingte Symptome wie Kraftlosigkeit, Müdigkeit, Konzentrationsschwäche oder eine Verschlechterung einer bestehenden Inkontinenz zu beobachten sind.
- Oberstes Ziel ist die Vermeidung von Hypoglykämien.
- Möglichst einfache Therapieschemata, im interprofessionellen Team besprechen.

 **Merke**
**Schulung**
Normale Schulungsmaßnahmen für Patienten mit Diabetes sind für geriatrische Patienten nur bedingt geeignet. Es wurden daher spezielle Schulungsprogramme entwickelt (SGS = strukturierte geriatrische Schulung), die eine altengerechte Didaktik verwenden und Patienten auch mit kognitiven Einschränkungen und physischen Funktionseinschränkungen gerechter werden.

### Nichtmedikamentöse Therapie

#### Körperliche Aktivität

Der Nutzen von körperlicher Aktivität (regelmäßiges Ausdauertraining, ergänzt mit Krafttraining) ist besonders evident. Spannungserhöhung der Muskelfasern steigert den muskulären Glukosetransport und führt zu Blutzuckersenkung (nach 20–30 min Tätigkeit). Langsamer Beginn und regelmäßige Durchführung sollen die Freude an der Bewegung wecken und einen Einstieg in einen aktiven Lebensstil ermöglichen.

 **Ausdauertraining**
- Große Muskelgruppen, dynamisches Bewegen gegen kleine Widerstände (z. B. Radfahren, Hometrainer, Nordic Walking usw.).
- Moderates Ausdauertraining (50–60 % der max. Herzfrequenz, aerober Bereich, Borg 13), individueller Trainingspuls kann auch mit der Karvonen-Formel berechnet werden.
- Zu Beginn Belastungsintensität und Dauer niedrig, dafür an möglichst vielen Tagen pro Woche mit langsamer Steigerung („Start low, go slow")
Für dauerhafte positive Therapieeffekte braucht es mind. 3×/Wo. eine Ausdauereinheit von 20–30 min (optimal 5×/Wo.)

38

**38**

Empfohlen wird auch ein Krafttraining für die großen Muskelgruppen. Bewegungsprogramme sollten außerdem das Training von Geschicklichkeit, Schnellkraft, Reaktionsvermögen, Koordination und Gleichgewicht beinhalten. Ergänzend wird die Steigerung der Alltagsaktivitäten propagiert.

**Zu beachten:**

- Bei Patienten mit hohem kardiovaskulärem Risiko ist eine kardiologische Untersuchung mit Ergometrie und das Festlegen des Trainingspulses erforderlich.
- Bei größerer Anstrengung regelmäßige Blutzuckermessungen insbesondere bei Insulintherapie (ggf. Anpassungen der Medikation und/oder der Ernährung durch den Arzt)
- Bei stark erhöhtem Blutzucker ≥ 15 mmol/l kein Training

**Blickpunkt Ernährung**

- Die Basisempfehlung ist eine ausgewogene Mischkost, im Vordergrund steht die Freude am Essen.
- Gewichtsreduktion oder Anstreben von Normalgewicht ist auch bei leicht übergewichtigen älteren Patienten mit Diabetes nicht das primäre Ziel.
- Die Vermeidung von Unterernährung ist wegen ungünstiger Prognose ein hochrangiges Therapieziel.
- Diätetische Therapie: Verteilung der Kohlenhydratmengen auf 5–6 kleinere Mahlzeiten (im Gegensatz zu 3 Hauptmahlzeiten).
- Bei einer konventionellen Insulintherapie (typischerweise 2 Injektionen Mischinsulin vor dem Frühstück und vor dem Abendessen) ist ein relativ starres Mahlzeitenschema erforderlich.

**Fazit**

- Eine Anpassung des Lebensstils, intensivierte Bewegung und eine Ernährungsumstellung kann das Risiko, an einem Diabetes Typ 2 zu erkranken, um 60 % reduzieren sowie das Fortschreiten einer bestehenden Erkrankung verlangsamen.
- Gewichtsreduktion ist auch bei leicht übergewichtigen älteren Patienten mit Diabetes nicht das primäre Ziel. Die Vermeidung von Unterernährung ist wegen ungünstiger Prognose wichtig.

## Medikamentöse Therapie

**Blickpunkt Medizin**

Im Alter werden nur Wirkstoffe eingesetzt, die bei alten Menschen erprobt und bewährt sind – unter Berücksichtigung des praktischen Umgangs bei der Arzneimittelanwendung (Normalinsulin, langsam wirksames Insulin und Mischinsulin).

**Orale Antidiabetika:** Ergänzung zur diätetischen Therapie, orales Antidiabetikum der ersten Wahl ist Metformin.

**Insulintherapie:** Insulintherapie gehört zu den nebenwirkungsreichsten Therapien; **wichtig:** Hypoglykämie vermeiden.

- **Basal unterstützte orale Therapie:** Kombination mit einem lang wirksamen Insulin, 1×/d Injektion; einfach durchführbar, wenig Hypoglykämien
- **Supplementäre Insulintherapie:** Gabe eines kurz wirksamen Insulins vor den Hauptmahlzeiten; aufwendig
- **Konventionelle Insulintherapie:** 2×/d Mischinsulin (vor dem Frühstück/vor dem Abendessen); geeignetste Form für geriatrische Patienten, Zwischenmahlzeiten erforderlich

Zur Einstellung der Therapie BZ-Profile durchführen (jeweils vor den Mahlzeiten) Hypoglykämien sollten regelmäßig abgefragt und dokumentiert werden. Sicherstellen, dass der Patient weiß, wie sich eine Hypoglykämie anfühlt.

**38**

### Auswirkungen des Diabetes auf geriatrische Syndrome

Es gibt starke Wechselwirkungen zwischen geriatrischen Syndromen und dem Diabetes bzw. seiner Behandlungsqualität. Beispiele:

- **Kontinenz:** Eine bessere BZ-Einstellung vermindert Harnflut und Dranginkontinenz.
- **Sinnesorgane:** Eine bessere BZ-Einstellung vermindert Retinopathie und verbessert Seh- und Hörvermögen, dadurch bessere Selbstmanagementfähigkeiten.
- **Affekt/Depression:** durch Depression schlechtere Therapieadhärenz, bei schlechter BZ-Einstellung häufiger Depressionen.
- **Demenz:** Bei Demenz schlechtere Therapieeinstellung, bessere Kognition durch gute BZ-Einstellung.

**Dekubitus:** Bei schlechter BZ-Einstellung häufiger Dekubitus.

# 38.2 Osteoporose

*Constance Schlegl und Heiner K. Berthold*

## 38.2.1 Grundlagen

### Definition

Systemische, kaskadenartige Skeletterkrankung mit Abnahme der Knochenmasse und Beeinträchtigung der Mikroarchitektur des Knochens (verminderte Knochenqualität). Die Folge ist eine erhöhte Frakturanfälligkeit, häufig bereits als Folge eines inadäquaten Traumas. Sind bereits Frakturen aufgetreten, liegt eine manifeste Osteoporose vor, auch frakturierende Osteoporose genannt.

Prädilektionsstellen für Frakturen sind Sinterungsfrakturen der BWS und LWS, die distale Radiusfraktur und die Schenkelhalsfraktur. Prinzipiell können aber alle Skelettregionen betroffen sein.

Auch bei optimaler Frakturversorgung kommt es häufig zu funktionellen Einschränkungen, chronischen Schmerzsyndromen, Größenverlust durch den Einbruch von Wirbelkörpern, Veränderung der Körperstruktur (z. B. Rundrücken) sowie erhöhter Morbidität und Mortalität. Als Frakturfolgen (insbesondere der Hüftfraktur) sind der Verlust der Selbstständigkeit sowie der Lebensqualität und der Autonomie im Alter bekannt.

Die Osteoporose ist aus Public-Health-Sicht ein zunehmend relevantes Problem, einerseits aufgrund der ökonomischen und gesundheitspolitischen Bedeutung, andererseits als Belastung für den Einzelnen.

## Prävalenz

Die Osteoporose ist eine wichtige und häufige Erkrankung des höheren Lebensalters. In Deutschland haben etwa 6,3–7,9 Mio. Menschen eine Osteoporose (ca. 900 000 Neuerkrankungen jährlich), weltweit ca. 75 Mio. Frauen sind etwa viermal häufiger betroffen als Männer.

Gemessen mit dem Kriterium verminderte Knochendichte – definiert als T-Score –2,5 Standardabweichung (SD), entspricht etwa 25 % Knochendichteminderung – findet sich eine Osteoporose in der Altersgruppe der 50- bis 64-Jährigen bei 9,4 % der Frauen und 3,4 % der Männer sowie in der Altersgruppe der >65-Jährigen bei 23,4 % der Frauen und 5,6 % der Männer. Die Prävalenz bei Frauen >75 J. beträgt 59,2 %.

Etwa 27 % der Patienten mit Osteoporose haben bereits eine Fraktur erlitten. Kommt es zu einer Fragilitätsfraktur, beträgt die Prävalenz der Osteoporose bei den >75-Jährigen 95 %, bei den 60- bis 74-Jährigen bereits 80–90 %.

## Klassifikation

Es gibt mehrere Möglichkeiten der Klassifikation. Von der WHO ist eine Einteilung in Kombination von T-Score und erfolgten Knochenbrüchen definiert.

### Der T-Wert (oder T-Score)

Um die Ergebnisse verschiedener Geräte vergleichen zu können, werden die Werte als Abweichung vom Durchschnittswert von Menschen des gleichen Geschlechts in Vielfachen der Standardabweichung angegeben. Dabei spielen zwei Werte eine Rolle:

- **T-Score:** Um wie viele SD (Standardabweichung) weicht die Knochendichte vom Durchschnittswert **gesunder 29-jähriger Menschen** ab?
- **Z-Score:** Um wie viele SD weicht die Knochendichte von einem **gleichaltrigen Vergleichskollektiv** ab?

Bei unterschiedlichen Messergebnissen an verschiedenen Lokalisationen (LWS, Femur) ist der niedrigere Wert ausschlaggebend.

> **Merke**
>
> **Klassifikation nach WHO**
> - Normale Knochendichte (Bone Mineral Density, BMD): T-score –1
> - **Grad 0:** Osteopenie oder erniedrigte Knochendichte: T-Score –1,0 bis –2,5
> - **Grad 1:** Osteoporose: T-Score < 2,5, noch keine aufgetretenen Brüche.
> - **Grad 2:** manifeste Osteoporose: T-Score < 2,5, 1–3 Wirbelkörperbrüche (ohne Unfall)
> - **Grad 3:** fortgeschrittene Osteoporose: T-Score < 2,5, mehrfache Wirbelkörperbrüche und zusätzlich oft Brüche anderer Knochen

### Ringe-Klassifikation

Eine weitere Möglichkeit ist die Einteilung nach Ringe in primäre (95 %) und sekundäre (5 %) Formen.

**Merke**
**Einteilung nach Ringe**
**Primäre Osteoporose:**
- Idiopathische Osteoporose: betrifft v. a. jüngere Menschen, Ursache unbekannt
- Postmenopausale Osteoporose: betrifft Frauen nach der Menopause
- Senile Osteoporose: betrifft ältere Menschen durch altersphysiologische Prozesse

**Sekundäre Osteoporose:** Komplikation verschiedener Erkrankungen und/oder Nebenwirkungen verschiedener Medikamente, kann in jedem Lebensalter auftreten

**38**

### Frakturlokalisation
Ebenso möglich ist eine Klassifikation nach Frakturlokalisation: Bei postmenopausalen Frauen stellen die Radiusfrakturen oftmals die ersten Frakturen dar (Indikatorfraktur). Im weiteren Verlauf treten Wirbelkörper- und Schenkelhalsfrakturen hinzu und bestimmen den weiteren Krankheitsverlauf.

### Knochenabbaurate
Des Weiteren gebräuchlich ist eine Einteilung orientiert an der Geschwindigkeit der zugrunde liegenden Knochenabbaurate (High Turnover – Low Turnover) und dem Remodeling (Knochenaufbau). Treffen hohe Abbaurate und niedrige Aufbaurate zusammen, ist die Knochenabbaurate weit erhöht und man spricht von einer typischen „Fast Loser Situation".

 **Merke**
**Klassifikation nach Knochenabbaurate**
- High Turnover → schneller Knochenabbau → Fast Loser Situation
- Low Turnover → geringer Knochenabbau → Slow Loser Situation

## 38.2.2 Ursachen und Risikofaktoren

### Pathogenese/Risikofaktoren
Verschiedene Leitlinien führen zahlreiche Risikofaktoren (RF) für die Entstehung von Osteoporose auf.
- Verhaltensbasierte, beeinflussbare RF: Bewegungsmangel, Fehlernährung, Grunderkrankungen, Medikationen.
- Nicht modifizierbare RF: Alter, weibliches Geschlecht, familiäre Veranlagung.

**Blickpunkt Medizin**
- Allgemeinmedizin: Alter ($\geq$ 50. Lj. 2- bis 4-fach/Dekade), Geschlecht (F : M = 2 : 1), prävalente WK-Frakturen (2- bis 10-fach), niedrigtraumatische periphere Fraktur, proximale Femurfraktur bei den leiblichen Eltern, Rauchen, Untergewicht (BMI < 20 kg/m²), hsCRP-Erhöhung, Kortikosteroide > 3 Mon. mit > 2,5 mg/d

**38**

- Endokrinologie: Cushing-Syndrom, primärer HPT, GH-Mangel bei Hypophyseninsuffizienz, Hyperthyreose, Diabetes mellitus Typ 1 oder 2, Glitazon-Therapie
- Gastroenterologie: B-II-OP oder Gastrektomie, Zöliakie, PPI über längere Zeit
- Geriatrie: Immobilität, multiple Stürze, Sedativa (v. a. Benzodiazepine), Neuroleptika
- Gynäkologie: Aromatasehemmer, Hypogonadismus
- Kardiologie: Herzinsuffizienz
- Neurologie: Epilepsie und Antiepileptika, Depression und Antidepressiva
- Pulmologie: COPD
- Rheumatologie/Orthopädie: rheumatoide Arthritis, Spondylitis ankylosans

## 38.2.3 Diagnostik

Zur ärztlichen Diagnostik gehören Anamnese und körperliche Untersuchung, apparative diagnostische Verfahren zur Knochendichtebestimmung (T-Score, Z-Score), bildgebende Diagnostik (hoher Stellenwert von Röntgen zur Frakturdiagnose bzw. CT, wenn keine eindeutigen Ergebnisse aus dem Röntgen), Laboruntersuchungen und funktionelle Untersuchungen. Die Beurteilung des Knochens hat ebenso große Bedeutung wie die Beurteilung der Muskultur und des Bewegungsapparats sowie der neuromuskulären Koordination, der Kognition und anderer Faktoren.

### Anamnese

- Gedeihen, Wachstum und Entwicklung als Kind, Abfragen der Endgröße (größte jemals erreichte Körpergröße)
- Fähigkeit zur Lokomotion bzw. Einschränkungen derselben im Erwachsenenalter
- Familienanamnese (Hinweise auf genetische Faktoren)
- Ernährungsgewohnheiten, Genussmittelgebrauch
- Metabolische und chronisch entzündliche Erkrankungen
- Arzneimittelanamnese

### Körperliche Untersuchung

- Körpergröße (aktuelle und Verlauf): Längenverlust kann Hinweis auf WK-Frakturen sein.
- Körpergewicht (aktuell und Verlauf): Aktuelles und früheres länger andauerndes Untergewicht sind ein RF. Gewichtsschwankungen (Essstörung?).
- Gelenkbeweglichkeit (Mobilität, Laxizität), Dehnbarkeit der Haut (Bindegewebserkrankung?), Striae rubrae (Hyperkortisolismus?), Kyphosierung, Gibbusbildung, schräg verlaufende Hautfalten am Rücken (Tannenbaumphänomen).
- Messung der Muskelkraft (z. B. Händedruck, Handkraftmessung). Untersuchung der Kraft der einzelnen Muskelgruppen bei der neurologischen Untersuchung.
- Einschätzung des Sturzrisikos und funktionelle Diagnostik: Methoden des geriatrischen Assessments (▶ Kap. 6).
- Labordiagnostik

**Blickpunkt Medizin**
**Methoden zur Knochendichtebestimmung**
- **Dual-Energy-X-ray-Absorptiometrie (DXA):** Die DXA (Osteodensito-metrie) ist das am weitesten verbreitete Verfahren zur Bestimmung des Surrogatparameters „Knochendichte".
- **Quantitative Computertomografie (QCT):** Durchgeführt an Armen oder Beinen, liefert (im Gegensatz zu DXA) eine dreidimensionale Dichte. Kann auch Dichte im Außenbereich (Kortikalis) und Innenbereich (Trabe-kelwerk) unterscheiden sowie die Knochenregion, die im Fokus des Inter-esses steht, gezielt untersuchen. Sehr viel größere Strahlung (1–5 mSv) als DXA.
- **Quantitativer Ultraschall (QUS):** Durchführung meist am Fersenbein. Keine Strahlung. Die Methode ist keine Knochendichtemessung, sondern eine kombinierte Beurteilung von Knochenmasse und Knochenqualität.

## Bestimmung des Frakturrisikos

Die Bestimmung des Frakturrisikos erfolgt nach verschiedenen Kriterien. Der Hauptrisikofaktor für die Fragilitätsfraktur (Fraktur als Folge eines inadäquaten Traumas, wie z. B. einem Sturz aus dem Stand oder aus noch geringerer Höhe bzw. ohne vorangegangenes Trauma) ist der Sturz. Aus diesem Grund kommt der Sturz-prävention im Zuge der physiotherapeutischen Intervention besondere Bedeutung zu. **Faktoren für Frakturen sind:**
- Ossäre Faktoren:
  - Verminderung der Knochenmasse
  - Erhöhte Knochenbrüchigkeit
- Extraossäre Faktoren:
  - Stürze
  - Verminderte neuromuskuläre Kapazität

**Blickpunkt Medizin**
**FRAX©-Algorithmus**
Der FRAX©-Algorithmus (mit der WHO entwickelt) wurde zur Berechnung des länderspezifischen Risikos, innerhalb der nächsten 10 J. eine osteoporotische Fraktur (Hüftfraktur oder irgendeine größere osteoporotische Fraktur, z. B. klinische Wirbelfraktur, Vorderarmfraktur, Hüft- oder Schulterfraktur) zu erleiden. Er wird bei der Universität Sheffield gehostet (www.sheffield.ac.uk/FRAX). Die Website enthält einen Online-Rechner, Tabellen zum Herunterladen, Literatur und weitere Informationen.

## 38.2.4 Therapie, Behandlung und Interventionen

Heute ist die Basis aller Therapieentscheidungen weniger allein die Knochendich-te, sondern das individuelle Frakturrisiko. Art und Intensität der Therapie hängen von den Ergebnissen der spezifischen Diagnostik, aber auch von den funktionellen Assessments, den Begleiterkrankungen und -therapien sowie den individuellen Patientenwünschen und -zielen ab.

## Nichtmedikamentöse Therapie

### Basistherapie mit Mikronährstoffen

Die verminderte Zufuhr von Kalzium und Vitamin D ist ein bedeutsamer RF für die Osteoporose und osteoporotische Frakturen. Die Kombination der verminderten Zufuhr von **Kalzium** und **Vitamin D** führt zu einer negativen Kalziumbilanz, aus der sich ein **sekundärer Hyperparathyreoidismus (HPT)** entwickelt, der die pathophysiologische Grundlage der Osteoporose darstellt.

**38**

### Kalzium

Eine tägliche Aufnahme von 1000 mg Kalzium wird empfohlen. Die Kalziumzufuhr sollte, wenn möglich, mit der Nahrung erfolgen. Bei normaler Mischkost (darunter Milchprodukte) wird genügend Kalzium zugeführt. Kalziumreiche Mineralwässer können die Ernährung ergänzen. Eine medikamentöse Zufuhr von Kalzium ist nur bei einseitiger Ernährung oder bei langfristig geringer Zufuhr von Kalorien notwendig. Gabe ggf. mittags, um Arzneimittelinteraktionen zu vermeiden. Eine Monotherapie mit Kalzium (ohne Vitamin D) wird wegen des erhöhten kardiovaskulären Risikos nicht empfohlen.

### Vitamin D

Eine tägliche Aufnahme von 800–2000 IE Vitamin D wird empfohlen. Diese Menge kann gewöhnlich nicht mit einer normalen Ernährung zugeführt werden. Die Supplementierung sollte umso höher sein, je höher das Defizit vermutet wird (z. B. bei Pflegeheimbewohnern).

Die positiven Effekte bzgl. Knochendichte, Sturzrisiko und Frakturen sind umso höher, je ausgeprägter die Basiskonzentrationen im Serum waren. Eine Vitaminsupplementierung hat möglicherweise bei niedrigen Ausgangskonzentrationen auch einen günstigen Einfluss auf die Frakturheilung.

### Frakturversorgung

Im Vordergrund der Therapie steht die akute Frakturversorgung. Dabei kann man bei hüftgelenknahen Frakturen von einer nahezu 100-prozentigen Versorgung ausgehen, da diese in fast allen Fällen diagnostiziert werden. Bei Wirbelkörperfrakturen ist die Diagnoserate erheblich geringer.

## Medikamentöse Therapie

In Deutschland erhalten nur etwa 25 % der Patienten mit einer diagnostizierten Osteoporose eine medikamentöse Behandlung. Je höher das Alter, umso niedriger die Wahrscheinlichkeit einer medikamentösen Therapie. Die Behandlung ist bei Männern deutlich schlechter als bei Frauen.

**Indikationsstellung:** Generell besteht eine Indikation zur medikamentösen Therapie bei einer manifesten Osteoporose.

- Osteoporoseassoziierte niedrigtraumatische Frakturen der LWS
- Grad-II- oder Grad-III-Fraktur
- Fraktur des proximalen Oberschenkels

Die Knochendichte, ab der eine medikamentöse Therapieempfehlung ausgesprochen wird, heißt **„Frakturschwelle"**. Diese ändert sich mit dem Alter, da das Frakturrisiko mit dem Alter ansteigt. Indikationsstellung für eine medikamentöse Therapie nach T-Score, Alter und Geschlecht.

**Blickpunkt Medizin**

Die medikamentöse Therapie ist i. d. R. eine Langzeittherapie (mind. 3–4 J. nach einer Fraktur). Bei den klinischen Verlaufskontrollen sollte die Adhärenz überprüft werden. Etwa jede zweite Patientin setzt ihre Medikamente innerhalb des ersten Jahres ab. Eine etwas bessere Adhärenz kann mit i. v. Bisphosphonaten oder mit Denosumab (Injektion alle 6 Mon.) erzielt werden – diese Umstände sind jedoch allein als Auswahlkriterium für die Therapie unzureichend.

**Risiken und Komplikationen der Therapie:**

- Die wesentlichen Risiken der Therapie mit Bisphosphonaten sind gastroenterologische Komplikationen. Intravenöse Bisphosphonate wie Zoledronat können die Nierenfunktion beeinträchtigen. Sie erhöhen auch das Risiko für klinisch relevante Hypokalzämien.
- Stellen sich während laufender, spezifischer Osteoporosetherapie neue Frakturen ein, kann von „Therapieversagen" gesprochen werden, ohne dass dafür genaue einheitliche Definitionen vorliegen.
- Patienten mit mehrfachen Frakturen in der Anamnese ohne entsprechende medikamentöse Behandlung haben eine Wahrscheinlichkeit von 85 %, im nächsten Jahr erneut eine Fraktur zu erleiden.

**38**

## Physiotherapie

Physiotherapie hat in Bezug auf die Osteoporose – von der Prävention bis zur kurativen Behandlung – einen großen Stellenwert. Dies ist auch in diversen Osteoporose-Leitlinien abgebildet. Die DVO-Leitlinie „Physiotherapie und Bewegungstherapie" wurde 2008 veröffentlicht, höhere Evidenzgrade wurden zu den Surrogatendpunkten Knochendichte und Sturz gefunden. Die DVO-Leitlinline kann als Basis für die physiotherapeutische Intervention betrachtet und individuell adaptiert – konform mit der ICF – für die Rehabilitation herangezogen werden.

### Prävention

- Prävention:
  - Sturzprävention und Gangsicherheitstraining
  - Training
- Kurative Behandlung:
  - Frakturnachbehandlung
  - Schmerzmanagement
  - Sturzangst
  - Bewegungstherapie

**Zielsetzungen der physiotherapeutischen Intervention:**

- Verbesserung von Kraft, Koordination und Ausdauer
- Senken des Sturzrisikos
- Verringerung der Sturzangst
- Verminderung von Gebrechlichkeit im Allgemeinen
- Empowerment und Stärken der Health Literacy
- Verbesserung der Lebensqualität

**Maßnahmen der physiotherapeutischen Intervention:** Die Anwendung der gewählten Maßnahmen sollte unter der Beachtung der folgenden, allgemeinen Trainingsparameter stattfinden:

- Kraft (Hypertrophietraining), Koordination und Ausdauer (Parameter)
- Mind. 2×/Wo.

- Effekt durch Beenden wieder rückläufig
- Progressives Training
- Beachtung des individuellen Leistungsniveaus und Gesundheitszustands

**Multimodale Trainingsprogramme:** Mischprogramme aus Kraft-, Ausdauer und Koordinationskomponenten.

**Multifaktorielle Trainingsprogramme:**
- Ansatz der Intervention an verschiedenen Faktoren des Sturzrisikos
Bewegungstherapie nur ein Faktor des Gesamtkonzepts

**Parameter physiotherapeutischer Intervention:**
- **Impact von Physiotherapie auf die Frakturrate** (primärere Zielparameter):
  - Monofaktoriell, für zu Hause lebende Personen: Krafttraining
  - Multifaktoriell, für in Institutionen lebende Personen:
    - Individuelle Anpassung
    - Fokussierung auf Muskelkraft, Verbesserung des Gleichgewichts
    - Gangsicherheit
    - ADL-Training
    - Training unter Supervision
- **Impact von Physiotherapie auf Knochendichte/-festigkeit** (Surrogatparameter): Die Trainingsempfehlungen in diesem Bereich beziehen sich konform zur untersuchten Literatur auf postmenopausale Frauen oder Frauen mit Osteopenie oder präklinischer Osteoporose.
  - Postmenopausale Frauen:
    - Krafttraining (site-specific, load-dependend)
    - Multimodal: Medium- und High-Impact-Komponenten, kombiniert mit Krafttraining
    - Muldimodal: Low-Impact-Komponenten kombiniert mit Walking
    - Tai-Chi
  - Osteopenische/osteoporotische Frauen:
    - Krafttraining
    - Multimodal: aerobe Komponenten kombiniert mit Krafttraining
    - Multimodal: Low-Impact-Komponenten kombiniert mit Krafttraining
- **Impact von Physiotherapie auf Sturzinzidenz und Sturzangst** (Surrogatparameter):
  - Leicht erhöhtes Sturzrisiko:
    - Monofaktoriell (für zu Hause lebende Personen)
    - Multimodal: Kraft und Gleichgewichtsübungen als Heimprogramm
    - Tai-Chi
    - Konditionstraining
    - Multifaktoriell
    - Multimodal: Kraft und Gleichgewicht
    - Wohnraumanpassung und Visuskorrektur
  - Stark erhöhtes Sturzrisiko:
    - Monofaktoriell
    - Multimodal: Kraft und Gleichgewichtsübungen als Gruppentraining
    - Kraft und Gleichgewichtsübungen bei stark dekonditionerten Patienten
    - Kraft und Gleichgewichtsübungen, kombiniert mit Walking
    - Tai-Chi

## Rehabilitation

Mit einer osteoporosebedingten Fraktur gehen meist funktionelle Einschränkungen, Einschränkungen der ADL sowie eine Abnahme der Lebensqualität einher.

Die Probleme von Osteoporosepatienten können anhand der 3 Ebenen der ICF definiert werden. Für die manifeste Osteoporose wurde Core Sets erarbeitet. Die Rehabilitation soll auf Basis der DVO-Leitlinie Physiotherapie konform mit der ICF erfolgen.

**Funktionsstörungen auf Körper- bzw. Organebene:** alle neuromuskuloskelettalen und Bewegung betreffenden Funktionen. In Zusammenhang mit Osteoporose: Schmerz, Muskelleistung, Gelenksfunktionen, emotionale Funktionen, Beibehalten der Körperbalance.

**Strukturelle Veränderungen auf Körper- bzw. Organebene:**
- Rumpf: Durch vertebrale Frakturen und zunehmende Kyphosierung kommt es zur Zusammenstauchung des Rumpfs, in weiterer Folge kann es zu Kontakt von Rippenbogen und Becken und dadurch schmerzhaftem Reiben kommen.
- Untere Extremität: Nach proximaler Femurfraktur können eine Beinlängendifferenz auftreten und eine Bewegungseinschränkung in den Gelenken der UE verbleiben.

**Funktionelle Veränderungen auf der Aktivitäts- und Sozialebene:** Veränderungen in Bereichen der ADL für Selbstversorgung, soziale Integration, Beruf, Freizeit und Erholung durch o. a. Veränderungen. Gehen, Heben, Tragen von Gegenständen, längeres Sitzen in Kino, Theater oder Konzert nicht möglich, manche Hobbys können nicht mehr ausgeführt werden.

**Kontextfaktoren:**
- Ausprägung des strukturellen oder funktionellen Defizits beeinflusst ADL und soziales Leben.
- Individuelle Selbstversorgung und Lebensqualität sind abhängig von Umweltfaktoren wie das jeweilige Gesundheitssystem, Gesundheitspolitik, Angebot von Waren und Dienstleistungen für den persönlichen Bedarf sowie zur Verfügung stehenden Gesundheitseinrichtungen.

**Assessments**

Das Assessment ist Teil der physiotherapeutischen Befundung und bietet die Möglichkeit zur Zieldefinition sowie einer messbaren Verlaufskontrolle. Assessments, die in der Physiotherapie bei der Behandlung der Osteoporose zum Einsatz kommen, sind in ▶ Tab. 38.1 dargestellt.

**Tab. 38.1** Assessments in der PT-Intervention bei Osteoporose (▶ Kap. 6, ▶ Kap. 40)

| Assessment | Aussage/Fragestellung |
|---|---|
| • Chair-Rising-Test | Muskelkraft und -leistung UE |
| • Functional-Reach-Test<br>• Timed-up-and-go (TUG)<br>• Einbeinstand<br>• Gehgeschwindigkeit<br>• Short Physical Performance Battery (SPPB)<br>• POMA-Tinetti-Test<br>• Berg Balance Scale<br>• Dynamic-Gait-Index | Sturzrisiko |
| • Fall Efficacy Scale (FES-I) | Sturzangst |
| • Wohnraumabklärung (Home Intervention Team, HIT, nach Nikolaus) | Sturzanamnese |

## 38.2.5 Überwachung und Weiterführung der Therapie

### Therapieziele

Oberstes Therapieziel ist die Vermeidung von Frakturen sowie von Stürzen, die zu Frakturen führen.

Im Rahmen der Physiotherapie stehen das Erhalten von Funktionen, Kraft- und Konditionsaufbau im Rahmen der individuellen Möglichkeiten, Schmerzreduktion sowie Schmerzmanagement und Minimierung von Sturzrisiko und Sturzangst dabei im Vordergrund.

### Therapiemonitoring

Das Therapiemonitoring erfolgt aus physiotherapeutischer Sicht im Rahmen des physiotherapeutischen Prozesses anhand der durchgeführten Assessments sowie im Rahmen der ICF anhand der funktionellen Parameter.

# 38.3 Schilddrüsenerkrankungen

*Silvia Knuchel-Schnyder und Heiner K. Berthold*

Schilddrüsenerkrankungen sind im Alter eine häufige Problematik mit großem Einfluss auf Morbidität und Mortalität.

Mit der ausgewogenen Produktion ihrer Hormone kontrolliert die Schilddrüse den Stoffwechsel jeder Körperzelle sowie den Energiebedarf des Körpers. Zur Produktion wird Jod benötigt; der tägliche Bedarf an Jod beträgt 150–200 µg.

Häufige Erkrankungen im Alter sind: **Struma diffusa und nodosa, Hypothyreose** und **Hyperthyreose.**

### Einteilung

*   Morphologische Veränderungen der Schilddrüse (bei euthyreoter Stoffwechsellage)
*   Hypothyreose
*   Hyperthyreose
*   Maligne Erkrankungen der Schilddrüse

## 38.3.1 Krankheitsbilder

### Hyperthyreose

**Pathogenese:** Überproduktion von Schilddrüsenhormonen, meist primäre Form (Morbus Basedow, Autonomie); **cave:** jodhaltige Kontrastmittel oder Medikamente im Alter.

**Diagnostik:**

*   **Anamnese:** Tachykardie, Gewichtsabnahme, Unruhe, Nervosität, Einschlafstörungen usw. sowie Fragen nach Jodeinnahme, Kontrastmitteluntersuchungen.
*   **Untersuchung:** Labor: TSH-Bestimmung und Schilddrüsenhormone (Normwerte TSH 0,3–4, im Alter 8–10 mU/l), TSH-Wert ist zu niedrig.
*   Sonografie/Szintigrafie.

**Therapie:** Gabe von Thyreostatika (Thiamazol oder Carbimazol); nach funktioneller Ausschaltung der SD erfolgt dauerhafte Substitution mit Levothyroxin. Bei älteren Patienten wird eine eher frühzeitige definitive Therapie vorgezogen, wenn schwerwiegende kardiovaskuläre Begleiterkrankungen vorliegen.

## Hypothyreose

**Pathogenese:** Mangel an Schilddrüsenhormonen, Verlust, Zerstörung des Schilddrüsengewebes, Hypophyseninsuffizienz, schwerer Jodmangel.

**Diagnostik:**

- **Anamnese:** Bradykardie, Gewichtszunahme, depressive Verstimmung, Müdigkeit, Verlangsamung usw.
- **Untersuchung:** Labor: TSH-Bestimmung und Schilddrüsenhormone (Normwerte TSH 0,3–4, im Alter 8–10 mU/l, TSH Wert ist erhöht)
- Sonografie/Szintigrafie

**Therapie:** Substitution von SD-Hormonen, Thyroxin einschleichend dosieren, da ältere Patienten durch eine hyperthyreote Entgleisung gefährdet sind (erhöhte Herzfrequenz, Rhythmusstörungen, bei längerer Überfunktion erhöhtes Osteoporoserisiko).

## Struma diffusa und nodosa

**Pathogenese:** Vergrößerung durch Jodmangel.

**Diagnostik:** Ein Screening auf Schilddrüsenveränderungen ist bei älteren Menschen kontraindiziert, da knotige Veränderungen sehr häufig und Schilddrüsenkarzinome extrem selten sind; ggf. Feinnadelpunktion, Sonografie.

**Therapie:** Gewöhnlich ist Beobachten der richtige Weg und nicht sofortige OP. Indikationen für OP sind: schnelles Wachstum, klinische Zeichen der Kompression oder Hinweis auf maligne Veränderungen. Bei Knoten mit metabolischer Relevanz ist Radiojodtherapie indiziert. Jodabgabe über jodiertes Speisesalz hilft nur in jüngeren Lebensjahren.

38

# 39 Hämatologische und onkologische Erkrankungen

*Stefanie Gstatter und Heiner K. Berthold*

Die Inzidenz maligner Tumoren und maligner Systemerkrankungen nimmt mit dem Alter kontinuierlich zu. Das Risiko an einer malignen Erkrankung zu erkranken ist bei >65-Jährigen etwa 10-mal höher als bei <65-Jährigen. Erst nach dem 85. Lj. ist wieder eine geringfügige Abnahme zu verzeichnen.

Die 5-Jahres-Überlebensrate aller Erkrankungen beträgt etwa 53 % für Männer und 60 % für Frauen.

# 39.1 Solide Tumoren

## 39.1.1 Allgemein

**Einteilung:**
- Benigne Tumoren: langsam wachsend, verdrängen Nachbargewebe
- Semimaligne Tumoren: wachsen in umliegendes Gewebe ein, bilden keine Metastasen
- Maligne Tumoren: infiltrieren umliegendes Gewebe, zerstören umliegendes Gewebe, bilden Metastasen über Lymph- (lymphogene Metastasierung) oder Blutbahn (hämatogene Metastasierung)

**Die häufigsten soliden Tumoren sind:**
- Bei Männern: Prostata, Kolon, Harnwege, Rektum, Magen, Pankreas, Lunge
- Bei Frauen: Kolon, Pankreas, Magen, Harnwege, Rektum, Lunge, Brust, Ovarien

**Häufigste Metastasierung:**
- Brust: Knochen, Leber, Lunge, Gehirn, Haut
- Prostata: Knochen, Leber, Lunge, Hirnhaut
- Darm: Leber, Lunge, Peritoneum, Knochen, Ovarien
- Lunge: Gehirn, Knochen, Leber, Nebenniere

**Diagnostik:** klinische Symptomatik, Blutbild, Bildgebung, Biopsie.

**Behandlungsmöglichkeiten:** operative Entfernung des Tumorgewebes, Bestrahlung, Chemotherapie mit Zytostatika, Antihormontherapie (fördert oft Osteoporose), immunonkologische Therapie.

### Blickpunkt Medizin

Bei Entscheidungen über die Durchführung krebsspezifischer Therapien ist ein geriatrisches Assessment unverzichtbar. Die Ziele sind die Identifikation der individuell besten Therapieoptionen und die Erstellung eines integrierten Behandlungsplans unter Berücksichtigung der speziellen Erkrankung, der Komorbiditäten, psychosozialer Variablen und der persönlichen Wünsche und Vorstellungen.

Mehr als die Hälfte aller Krebspatienten ist älter als 65 J. Entsprechend häufig sind Veränderungen des allgemeinen Gesundheitszustands, die bei der Therapie ebenso zu beachten sind wie die spezifische Tumortherapie.

Eine Krebserkrankung und ihre Behandlung ist ein kritisches Lebensereignis, das mit erheblichen psychischen und sozialen Belastungsreaktionen einhergehen kann. Depressionen und Angststörungen gelten als die häufigsten Erscheinungsformen. Depressionsneigung geht einher mit einem geringen funktionellen Status, kognitiven Einschränkungen, Multimorbidität und eingeschränkter Mobilität.

**Nebenwirkungen der Chemotherapie sind:**
- Übelkeit und Erbrechen
- Fatigue
- Haarausfall
- Schleimhautentzündungen
- Hautprobleme
- Erhöhte Infektanfälligkeit
- Sensorische Defizite

## 39.1.2 Physiotherapie

Die allgemeine Abnahme der körperlichen Leistungsfähigkeit im Alter erhöht das Risiko, bei einer festgestellten malignen Erkrankung eine schnellere Progression der Gebrechlichkeit und funktionelle Einschränkungen durch diese Erkrankung und eine belastende Therapie zu erleiden. Die größten Einschränkungen zeigen sich bei den Aktivitäten des täglichen Lebens und der Freizeit. Diese Patienten haben auch eine erhöhte Symptombelastung durch Schmerzen und Schlafstörungen.

 **Cave**
- **Hinweise auf Tumorerkrankungen** oder **Metastasen** bei ambulanter Physiotherapie: onkologische Erkrankungen in der Vorgeschichte, starker ungewollter Gewichtsverlust in kurzer Zeit, neurologische Symptome (zentral oder peripher), nächtliche Schmerzen, gleichbleibende/lagerungsunabhängige Schmerzen, plötzlich auftretende Rückenschmerzen ohne ausreichende Erklärung, Schwellungen z. B. an Lymphknoten.
- Bei bekannter Diagnose oder Therapie von malignen Tumoren oder Systemerkrankungen **Patient nicht überanstrengen** und **keine Techniken der manuellen Therapie** (Traktion, Kompression, Gleiten) ausführen. Gefahr einer pathologischen Fraktur bei Knochenmetastasen bzw. bei verringerter Knochenstabilität durch Bestrahlung und Chemotherapie.

Ein ausführlicher Befund nach ICF und dessen wiederholte Evaluation sind Grundvoraussetzungen für eine patientenorientierte Behandlung.
Physiotherapeutische Maßnahmen sind abhängig
- von der Zielformulierung des Patienten und des Therapeuten.
- von der genauen Diagnose des Patienten.
- vom Stadium der Erkrankung.
- von der medizinischen Behandlung.
- von weiteren Erkrankungen, Stichwort: Multimorbidität.

Bei bereits diagnostizierten Tumoren orientiert sich der Therapeut, wenn möglich, an den **4 Stufen der Nordic Cancer Union** von 2004 (▶ Tab. 39.1):
- **Stufe 1 – Diagnose und Vorbereitung:** Informationsvermittlung, wichtigste Botschaft: Inaktivität vermeiden!
- **Stufe 2 – Therapie:** Vorbeugung und Linderung von Nebenwirkungen, körperliche Aktivierung, Schmerzbehandlung, Stressmanagement, Förderung der Beweglichkeit.

**Tab. 39.1 Interventionsmöglichkeiten orientiert am Stufenmodell der Nordic Cancer Union**

| Stufe | Intervention |
|---|---|
| 1 | • Informationsvermittlung: Gruppenangebote, Selbsthilfegruppen, Angebote in Sportvereinen, psychosoziale Angebote<br>• Aktiv sein trotz der Diagnose<br>• Bei Auffälligkeiten, z. B. Stimmung des Patienten, mit Hausarzt in Kontakt treten und Eindrücke schildern |
| 2 | **Tipps bei Nebenwirkungen durch Chemotherapie:**<br>• Appetitlosigkeit: mehrere kleine Mahlzeiten, appetitliches Anrichten<br>• Obstipation: Bewegung, Bauchatmung, Kolonmassage **(cave: Kontraindikationen)**<br>• Schleimhautentzündungen: regelmäßige Mundhygiene v. a. bei Erbrechen, weiche Zahnbürsten, Mundspülungen, keine harten oder bröselnden Lebensmittel, um Verletzungen zu vermeiden<br>• Mundtrockenheit: viel trinken (Wasser wirkt oft „hart" und bringt keine Erleichterung, deshalb mit Limette oder Ingwer ansetzen), Spülen mit Flüssigkeiten, aber Vorsicht bei zuckerhaltigen Getränken → Karies (!), künstlicher Speichel, Brausepulver auf die Hand streuen und ablecken, Zahnreihen mit der Zunge abfahren (Reihenfolge: oben außen, unten außen, oben innen, unten innen)<br>• Hautprobleme (milde Waschlotionen, rückfettende Cremes, lauwarmes Wasser, weiche Handtücher und Waschlappen benutzen)<br>• Fatigue: Bewegungstraining, Entspannungstherapie (Muskelrelaxation nach Jacobsen, autogenes Training, Yoga)<br>• Periphere Nervenschädigungen: Bewegungsübungen<br>**Tipps bei Nebenwirkungen durch Bestrahlung:**<br>• Empfindliche Haut, gerötete Stellen: keine eng anliegende oder raue Kleidung, direkte Sonneneinstrahlung vermeiden, keine hautreizenden Pflegeprodukte, keine starken Massagen, Behandlung von Strahlenschäden (treten nur noch selten neu auf)<br>**Weitere Schwerpunkte:**<br>• Aktive Therapie und körperliche Aktivität angepasst an Allgemeinzustand: Kraft (Kräftigungsübungen von einfachen Übungen in Rückenlage bis zur MTT), Ausdauer (Gehtraining, Ergometer moderat ▶ Abb. 39.1), Gleichgewicht (statisch und dynamisch, Eigenübungsprogramm erarbeiten), Beweglichkeit, Koordination<br>• Erstmobilisation nach Operation, Kinästhetik<br>• Informationsvermittlung zu richtigem Verhalten nach Operation z. B. bei Mamma-CA<br>• Hilfsmittelversorgung (Gehhilfen, Greifzange, Strumpfanzieher etc.)<br>• Narbenmobilisation, Weichteiltechniken<br>• Atemtherapie: Stressbewältigung, Prophylaxe<br>• Entspannungstherapie, Aromatherapie<br>• Manuelle Lymphdrainage, evtl. Kompressionstherapie<br>• Physikalische Therapie: thermische Anwendungen (Wärme und Kälte), Elektrotherapie, Hydrotherapie<br>• Spezielle Behandlungen, z. B. Beckenbodentraining bei/nach Prostata-CA |
| 3 | • Lebensqualität und Rückkehr in den Alltag<br>• O. a. Therapiemöglichkeiten setzen sich mit erhöhter Intensität fort |
| 4 | • Symptomlinderung im Vordergrund<br>• Manuelle Lymphdrainage |

**39**

- **Stufe 3 – Genesung Rehabilitation:** Wiedergewinnung von Kraft und Lebensqualität, Verbesserung des Körperbildes nach Veränderungen, z. B. nach Operationen.
- **Stufe 4 – Rezidiv/Palliation:** Lebensqualität und Symptomlinderung stehen im Vordergrund, Erhalt der Fähigkeiten so lange wie möglich.

Alle physiotherapeutischen Maßnahmen müssen mit dem behandelnden Arzt abgesprochen sein. Während eines stationären Therapieaufenthalts ist der Patient i. d. R. in ein multiprofessionelles Team eingebettet, das sich regelmäßig austauscht.

**Sonderfall manuelle Lymphdrainage (MLD):** MLD gilt als relative Kontraindikation bei Tumorerkrankungen, d. h., dass der Therapeut in Absprache mit dem Arzt Nutzen und Risiken abwägen muss.

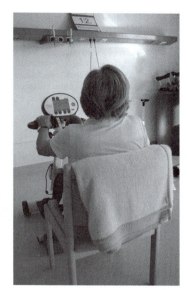

Abb. 39.1 Ergometertraining [M1043]

- Nutzen für den Patienten sind: Verringerung von Spannungsschmerz durch Ödem, Verbesserung der Beweglichkeit, Verbesserung des Körperbildes, Vermeidung von Hautproblemen
- Risiken: stärkere Herzbelastung (Multimorbidität!), höhere Belastung der Nieren (durch bereits vorbestehende Medikation oder Polymedikation bereits belastet), evtl. Verstärkung der lymphogenen Metastasierung

In der palliativen Therapie immer zum Nutzen des Patienten entscheiden. Durch komplexe Krankheitsbilder (Strahlenschäden) und veränderte Abflusswege der Lymphe (zerstörte Lymphgefäße, entfernte Lymphknoten) infolge medizinischer Therapie (Bestrahlung, Operation) darf die MLD nur durch speziell ausgebildete Lymphtherapeuten ausgeführt werden.

# 39.2 Leukämien

**Definition:** Krebserkrankung des blutbildenden Systems, d. h., statt reifer Leukozyten werden deren unreife Vorstufen stark vermehrt und ins Blut abgegeben. Die Folge ist die verminderte Produktion von reifen Leukozyten, Erythrozyten und Thrombozyten.

**Formen:**
- Akute Leukämien → führen unbehandelt innerhalb von Wochen zum Tod
- Chronische Leukämien → schreiten langsam fort, über längeren Zeitraum unbemerkt bis erste Symptome auftreten

**Symptome:**
- Müdigkeit, verminderte Leistungsfähigkeit, Appetitlosigkeit und Gewichtsverlust
- Atemnot, Blässe, Schwindel durch Sauerstoffmangel infolge verminderter Anzahl von Erythrozyten

- Entzündungen der Schleimhäute, häufiges Nasenbluten, Petechien, Hämatome durch verminderte Anzahl an Thrombozyten
- Erhöhte Infektanfälligkeit durch verminderte Anzahl an Leukozyten
- Lymphknotenschwellungen, Vergrößerung von Milz und Leber → Schmerzen im Bauchbereich durch vermehrte Produktion von unreifen Leukozyten

**Diagnostik:** klinische Symptomatik, Blutbild, ggf. Knochenmarkbiopsie.
**Behandlungsmöglichkeiten:** Chemotherapie, Stammzelltherapie.
**Nebenwirkungen Chemotherapie:** ▶ Kap. 39.1.1.

### 39.2.1 Physiotherapie

Die physiotherapeutischen Maßnahmen sind abhängig vom Stadium der Erkrankung, von der medizinischen Behandlung und von den Befundergebnissen (▶ Kap. 39.1.2).

> **Cave**
> Durch Immunsuppression besteht eine erhöhte **Infektanfälligkeit beim Patienten,** daher immer vor Therapie beim Pflegepersonal bzw. Arzt über erforderliche **Schutzmaßnahmen** informieren (Handschuhe, Mundschutz, Kittel etc.)!

## 39.3 Anämien

**Definition:** Blutarmut; Verminderung von Erythrozytenzahl, Hämoglobin und/oder Hämatokrit bei normalem Blutvolumen. Eine Anämie kann als eigene Erkrankung oder als Folge einer anderen Erkrankung auftreten, eine Anämie ist im Alter sehr häufig.
**Ursachen:**
- Übermäßiger Erythrozytenabbau = hämolytische Anämie
- Erythropoesestörung, d. h. es werden nicht genügend Erythrozyten produziert
- Größerer Blutverlust

**Symptome:**
- Müdigkeit, Leistungsminderung, Blässe, Schwindel
- Dyspnoe bereits bei geringer Belastung
- Tachykardie, Verschlechterung von Herzerkrankungen
- Besonders in der Geriatrie: Gefahr eines Delirs durch verminderte Sauerstoffversorgung des Gehirns!
- Weitere neurologische Ausfälle

### 39.3.1 Physiotherapie

**Physiotherapeutische Maßnahmen:**
- Wahrnehmungsschulung, Einschätzen der eigenen Belastungsgrenze, Pausenmanagement
- Ausdauer- und Krafttraining knapp unter der Belastungsgrenze zur Anregung der Produktion von Erythrozyten
- Atem- und Entspannungstherapie, atemerleichternde Ausgangstellungen bei Überbelastung oder Atemnot
- Wenn möglich Aktivität im Sinne des ICF
- ADL-Training

**Cave**

Eine geringere Anzahl an Erythrozyten führt zu vermindertem Sauerstofftransport und verminderter Belastungsfähigkeit des Patienten. **Blutdruck** und **Puls** sollten zumindest vor und nach der Behandlung gemessen werden. Das subjektive Belastungsempfinden sollte während der Therapie mittels **Borg-Skala** überprüft werden. Diese eignet sich auch gut zur Schulung der Körperwahrnehmung.

**39**

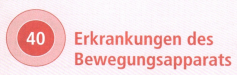

# 40 Erkrankungen des Bewegungsapparats

*Constance Schlegl und Heiner K. Berthold*

# 40.1 Arthrose

## 40.1.1 Grundlagen

### Definition

Die Arthrose ist eine degenerative Erkrankung des muskuloskelettalen Systems. Charakteristisch ist die degenerative – das „altersübliche" Ausmaß eines Verschleißes übersteigende – Abnutzung des Gelenksknorpels sowie die Schädigung der angrenzenden Strukturen wie Knochen, Bänder, Kapseln und Muskeln. Insbesondere in fortgeschrittenem Stadium kommt es zum Auftreten von Schmerzen und Funktionsstörungen. Einschränkungen der Mobilität im Alltag und der Selbstständigkeit sind die Folge. Ebenso einhergehend steigt das Risiko eines Sturzes. Somit kommt der Arthrose in Bezug auf ihre Folgen ebenso in volkswirtschaftlichem (vermehrte Inanspruchnahme von Leistungen des Gesundheitssystems, Anteil an Arbeitsunfähigkeit und Frühpensionierung) wie im Sinne der Belastung für den Einzelnen (Verlust an Autonomie und Lebensqualität) erhebliche Bedeutung zu.

### Prävalenz

Wegen der unscharfen Definition gibt es keine einheitlichen Prävalenzdaten, jedenfalls gilt die Arthrose als weltweit häufigste Gelenkerkrankung des erwachsenen Menschen und tritt vornehmlich in höherem Alter auf. Wahrscheinlich sind im Alter > 65–70 J. mindestens die Hälfte der Menschen betroffen. In Deutschland sind insgesamt derzeit 5 Mio. Menschen betroffen, am häufigsten wird die Kniegelenksarthrose diagnostiziert, gefolgt von Hüfte und Hand. Aufgrund der Relevanz für den Bereich Physiotherapie (Zuweisungshäufigkeit) liegt in diesem Kapitel der Fokus auf der Gonarthrose sowie der Koxarthrose.

### Klassifikation

Die Einteilung erfolgt in primäre und sekundäre Formen, wobei sekundäre Formen den primären in ihrer klinischen Erscheinung gleichen, aber von gelenkschädigenden Mechanismen hervorgerufen werden (z. B. Fraktur einer Gelenkfläche, bakterielle Infektion o. Ä.). Die primäre Arthrose befällt v. a. Hüfte und Knie, die proximalen und distalen Interphalangealgelenke der Hände, das Daumensattelgelenk, das Großzehengrundgelenk und die Facettengelenke der zervikalen und lumbalen Wirbelsäule.

Als internationale Standardklassifikation kann in Erweiterung der 4-stufigen Outerbridge-Klassifikation das 2003 veröffentlichte ICRS Hyaline Cartilage Lesion Classification System angesehen werden.

### Stadieneinteilung Koxarthrose

Die Stadieneinteilungen nach radiologischen und klinischen Kriterien sind nicht primär zur Therapieentscheidung gedacht, sondern dienen in erster Linie zur Beurteilung von Behandlungsergebnissen und zur Verlaufskontrolle.

**Radiologische Stadieneinteilung (nach Kellgren und Lawrence) in 5 Schweregrade:**

- Osteophyten (Grad I)
- Periartikuläre Ossifikationen (Grad II)
- Gelenkspaltverschmälerung und subchondrale Sklerosierung (Grad III)
- Zysten (Grad IV)
- Knöcherne Deformierung des Hüftgelenks (Grad V)

**Klinische Stadieneinteilung (nach Scores):**
Zur klinischen Beurteilung von Schmerzen und Funktion des Hüftgelenks können sowohl prä- als auch postoperativ v. a. der WOMAC und der Harris Hip Score mit hoher Validität und Reliabilität verwendet werden.
Der validierte Score nach Lequesne et al. erfasst den klinischen Schweregrad der Koxarthrose, die maximale Gehstrecke, Schmerz in Dauer und Qualität und die ADL.

- WOMAC (Western Ontario and McMaster Universities Osteoarthritis Index)
- Arthrose-Index von Bellamy und Buchanan
- Harris Hip Score (HHS)
- Score nach Merle d'Aubignè
- Score nach Lequesne et al.
- SF-36-Fragebogen

**Stadieneinteilung Gonarthrose**
- Radiologische Stadieneinteilung (nach Kellgren und Lawrence)
- Radiologische Klassifikation der Gonarthrose nach Ahlbäck
- Klinische Stadieneinteilung (nach Scores):
  - Oxford Score 1998
  - Knee Society Score
  - KOOS (Knee Injury and Osteoarthritis Outcome Score)
  - WOMAC (Western Ontario and McMaster Universities Osteoarthritis Index)

## 40.1.2 Ursachen und Risikofaktoren

### Pathogenese
Die Pathophysiologie beginnt mit einem reduzierten Gewebeunterhalt (qualitativ und quantitativ). Die Gewebe, insbesondere der Knorpel, werden mechanisch verletzlich. Die Synovialmembran reagiert mit einer Entzündungsreaktion, der subchondrale Knochen reagiert auf mechanische Belastung mit einem Knochenzonenödem, wird schlechter mineralisiert, sklerosiert und es bilden sich Osteophyten am Gelenkrand. Rezidivierende Entzündungsphasen führen zu Schmerzen und strukturellen Veränderung bis hin zur Instabilität oder Versteifung.

### Risikofaktoren
**Systemische Risikofaktoren:**
- Alter (starker RF)
- Geschlecht (Frauen häufiger betroffen)
- Genetik
- Ethnische Gruppierung
- Osteoporose, niedriger Vitamin-C- und Vitamin-D-Spiegel (in Diskussion)

**Mechanische Risikofaktoren:**
- Wiederholte Überbeanspruchung
- Berufliche Belastung (fortwährendes Knien, Hocken, schweres Heben und Tragen)
- Übergewicht und Adipositas (häufigste Assoziation mit Gonarthrose, weniger Konsistenz mit Koxarthose; generell begünstigt Übergewicht den Übergang von latenten in aktivierte Arthrosen)
- Menisektomien (Gonarthrose)
- Muskelschwäche
- Fehlhaltungen

## 40.1.3 Diagnostik und Untersuchung

### Klinik und Diagnostik
Die Diagnose wird klinisch aufgrund der Anamnese, der Symptomatik und der körperlichen Untersuchung gestellt.

### Anamnese
Elemente der Anamnese: Lokalisation der Symptome, Qualität, Quantität, zeitlicher Ablauf, Umstände, Beeinflussbarkeit und Begleitphänomene.

Klinisches Leitsymptom ist der Schmerz v. a. der gewichtstragenden Gelenke. Typisch ist der Anlaufschmerz, der sich nach einer Weile bessert, nach einer Gehstrecke aber in einen Ermüdungsschmerz übergehen kann. Bei der aktivierten Arthrose kann man Ergussbildung, Überwärmung und Ruheschmerzen feststellen. Die Morgensteifigkeit ist eher Zeichen einer rheumatoiden Arthritis.

**Fragen nach:**
- Schmerzen im betroffenen Gelenk (Belastungsschmerz, Bewegungsschmerz, Anlaufschmerz, Ruheschmerz, Nachtschmerz, Intensität, Lokalisation, Ausmaß, Häufigkeit, Qualität)
- Bewegungseinschränkungen
- Schmerzhaftigkeit anderer Gelenke
- Vorausgegangene Behandlung des betroffenen Gelenks
- Maximale Gehstrecke
- Funktionseinschränkung im Alltag

**Spezifische Koxarthrose:**
- > 30 min, < 60 min andauernde Morgensteifigkeit in der Hüfte
- Schmerzhafte Innenrotation

### Körperliche Untersuchung
**Allgemeine körperliche Untersuchung:**
- Inspektion (Schwellung, Konturvergröberung, Achsenabweichung)
- Palpation (Überwärmung, Erguss, Druckdolenz)
- Funktionsprüfung

**Koxarthrose:**
- Gangbild (Hinken, Trendelenburg- und Duchenne-Zeichen)
- Beckenstand, Beinlänge und Beinachse
- Trophik und Funktion der Bein- und Glutealmuskulatur
- Leistendruck-, Trochanterklopf- und Druckschmerz
- Bewegungsausmaß der betroffenen und kontralateralen Hüfte
- Bewegungsausmaß der benachbarten Gelenke

**Gonarthrose:**
- Gangbild
- Ausschluss einer Koxarthrose als Beschwerdeursache
- Umfangveränderung OS und US, periartikuläre Schwellung (präpatellar, Bakerzyste)
- Patellaführung, Patellamobilität
- Beinlängendifferenz
- Beweglichkeit (Kontrakturen?)
- Spezifische Funktionstests bezüglich Stabilität, Funktion der Beinmuskulatur
- Druckschmerz Patellafacetten/Patellarand, Epikondylen, Gelenkspalt
- Hautverfärbung (Rötung)

## Apparative Diagnostik

**Röntgenbild** (▶ Abb. 40.1): In belastetem Zustand mit den klassischen Befunden einer Gelenkspaltverschmälerung, Osteophyten, subchondrale Sklerose und subchondrale Zysten. Die radiologische Einteilung des Schweregrades erfolgt nach Kellgren und Lawrence.

**MRT:** ist im Kontext des klinischen Befundes sehr aufschlussreich.

**Sonografie:** frühzeitiges Erkennen von Osteophyten, Verdickung der Synovialmembran sowie Darstellung der Synovialflüssigkeit und der Sehnenansätze.

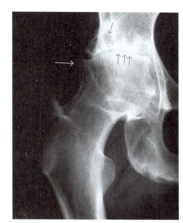

Abb. 40.1 Röntgenbild (Frontalebene) einer fortgeschrittenen Koxarthrose [M614]

**40**

## 40.1.4 Therapie, Behandlung und Interventionen

### Nichtmedikamentöse Therapie

Vor dem Beginn der Behandlung ist eine Aufklärung des Patienten durch den Arzt über den Verlauf der Erkrankung sowie deren Beeinflussbarkeit durch verschiedene Therapieoptionen (konservativ bzw. operativ) vorzunehmen. Diese Beratung ist individuell zu gestalten und sollte folgende Punkte beinhalten:

- Verhalten im Alltag, körperliche Belastung.
- Körpergewicht: Gewichtsreduktion kann sich günstig auf die Schmerzsymptomatik auswirken (**cave:** Malnutrition, Frailty bei älteren Patienten).
- Übungen zur Beseitigung von Muskeldefiziten, v. a. auch durch Eigenübungen.
- Möglichkeiten der Schmerz- und Krankheitsbewältigung.
- Selbsthilfegruppen.

Wesentlich für die **Therapiewahl** sind folgende **Patientenmerkmale:**

- Alter des Patienten
- Grad und Ursache der Arthrose
- Lokalisation, gelenkspezifische Risikofaktoren
- Aktivitätsgrad, körperliche Leistungsfähigkeit
- Beeinträchtigung der Lebensqualität
- Allgemeinzustand und Begleiterkrankungen
- Funktioneller Status und bisheriger Krankheitsverlauf
- Compliance

### Medikamentöse Therapie

Eine medikamentöse Therapie ist bei aktivierter oder schmerzhaft dekompensierter Arthrose indiziert. Ziel ist die Schmerzlinderung sowie die Reduktion der Entzündung, um eine möglichst physiologische Belastung der geschädigten Gelenke zu ermöglichen. Der Bewegungsprozess wiederum wirkt sich positiv auf die Knorpelernährung aus.

**Blickpunkt Medizin**

**Systemische und topische Analgetika**

**Paracetamol:** geringe Effektstärke, dennoch als Therapie der ersten Wahl empfohlen.

**NSAR:** sowohl in systemischer als auch in topischer Gabe deutlich effektiver als Paracetamol.

**Opioide und Opiate:** je nach Dosis deutlich bessere analgetische Wirksamkeit als NSAR. ZNS-UAW beachten und Vor- und Nachteile abwägen (Sturzgefahr, delirogene Wirkung, Hemmung von Antrieb).

**Schmerzmodulatoren:** Zweitlinienoption zusätzlich zu Analgetika zur Modifikation des Schmerzerlebens.

**Intraartikuläre Injektionen**

Lokalanästhetika und Kortikosteroide können intraartikulär injiziert werden und haben eine schnelle, aber kurz dauernde Wirkung. Gabe hat ggf. einen diagnostischen Stellenwert. Als Langzeittherapie bei Arthrose keine Option. Lokalanästhetika sind sogar chondrotoxisch. Intraartikuläre Steroidgaben sollten, wenn durchgeführt, nicht häufiger als 4×/J. erfolgen. Systemische UAW sind nicht zu befürchten.

**Entzündungshemmende Therapie**

**Kortikosteroide:** Eine langzeitige systemische Gabe von Kortikosteroiden bei aktivierter Arthrose ist nicht indiziert.

**Basistherapeutika:** Wirkstoffe wie Methotrexat oder Hydroxychloroquin sind in Einzelfällen erfolgreich angewandt worden.

**Krankheitsmodifizierende Therapien**

**Glykosaminoglykane:** Verwendet werden Chrondroitinsulfat, Glucosaminsulfat und Glucosaminhydrochlorid. Sie werden in den Leitlinien sehr kritisch gesehen. Ein Knorpelaufbau ist nicht zu erwarten, allenfalls ein etwas langsamerer Knorpelabbau.

**Viskosupplementation:** Die physiologische Synovialflüssigkeit enthält körpereigene Hyaluronsäure. Es gibt einzelne Studien, die eine schmerzreduzierende Wirkung zeigen, der klinische Effekt ist jedoch gering. Diese Präparate sind bei Patienten teilweise sehr beliebt. Insbesondere bei einer fortgeschrittenen Arthrose sind keine relevanten Effekte zu erwarten.

## Operative Techniken

**Operative Verfahren:** Bei der Diskussion von ultimativen operativen Therapiemöglichkeiten (Gelenkersatz, Umstellungsosteotomie, Arthrodese) sollte auch in der langfristigen Betreuung von Arthrosepatienten das Pulver nicht zu früh verschossen werden. Bei geriatrischen Patienten müssen die Chancen und Risiken dieser Eingriffe sorgfältig abgewogen werden.

Gelenkerhaltende Operationen sind bei geriatrischen Patienten selten, in den meisten Fällen ist ein Gelenkersatz nötig. Durch den endoprothetischen Gelenkersatz können Schmerzen verringert und Funktion sowie Lebensqualität verbessert werden.

Schweregrad der Arthrose, präoperative Funktion, Begleiterkrankungen, Compliance, aber auch soziale Faktoren haben Einfluss auf das Outcome.

Der Operationserfolg ist nicht vorhersagbar, in 15–20 % der Fälle verbleiben Schmerzen, Funktionseinbußen und Unzufriedenheit des Patienten.

## Physiotherapie

Die Physiotherapie hat einen hohen Stellenwert in der Behandlung von Arthrose, es gibt aufgrund der relativ schlechten Datenlage jedoch keine einheitlichen Empfehlungen. In Leitlinien zur Gonarthrose und Koxarthrose ist die Physiotherapie zur Behandlung der sekundären funktionellen muskulären Leiden, die auf ein schmerz- oder funktionsbedingt verändertes Gangbild oder eine veränderte Körperhaltung zurückgehen und/oder bei Gelenkinstabilität, die muskulär kompensiert werden muss, ebenso abgebildet, wie in der postoperativen Rehabilitation. Bei allen Arthrosen der UE ist durch die funktionellen Einschränkungen eine Sturzabklärung empfohlen. Maßnahmen der Sturzprävention zur Minimierung des Sturzrisikos sind durchzuführen (▶ Kap. 28).

### Physiotherapie bei Arthrose (konservativ)

Systematischer, stufenförmiger Behandlungsaufbau mit dem Ziel, physiologische Bewegungsabläufe möglichst wiederherzustellen oder zu erhalten und die körperliche Belastbarkeit zu erhöhen:

- Muskelaufbau/Koordinationsschulung (Prinzipien der Trainingstherapie)
- Progressives propriozeptives Training
- Haltungs- und Gangschulung
- Edukation bezüglich belastender Aktivitäten und Entlastungsstellungen
- Aufklärung über möglichen, gelenkschonenden Sport (Schwimmen, Radfahren etc.)
- Therapien in Gruppen zur gegenseitigen Motivation und Selbsthilfe
- Kombinierte Programme (Bewegungstherapie mit edukativen Interventionen zur Schmerzbewältigung) siehe GLA:D, Good Life with Osteoarthritis in Denmark (wird bereits jetzt in mehreren Ländern praktiziert)

**Physikalische Maßnahmen:** Hydrotherapie, Balneotherapie und Elektrotherapie können positiven Einfluss auf Schmerzen und Funktionseinschränkungen haben, valide Studien zur Beurteilung der Wirksamkeit der einzelnen Therapieformen liegen derzeit allerdings nicht vor.

**Weitere Verfahren konservativer Therapie:**

- Ergotherapie
- Versorgung mit Hilfsmitteln und Orthesen
- Akupunktur (heterogene Studienlage)

**Blickpunkt Ergotherapie**

- ADL-Training und Hilfsmittelversorgung sowie Erlernen von Kompensationsstrategien
- Schienenversorgung
- Passives und aktives Bewegungstraining
- Kontrakturprophylaxe
- Gelenkschutzmaßnahmen
- Schmerzreduktion

### Physiotherapie (postoperativ) bei Gonarthrose und Koxarthrose

Die postoperative Physiotherapie richtet sich nach der jeweiligen Operationsform und den gültigen Nachbehandlungsschemata, wobei die individuelle Disposition des Patienten (Multimorbidität, individuelle Ressourcen, soziales Umfeld etc.) zu berücksichtigen ist. Beim geriatrischen Patienten ist eine frühzeitige Mobilisation anzustreben.

Grundsätzlich gelten die allgemeinen Behandlungsgrundsätze der Rehabilitation konform der ICF und der Sturzprävention (▶ Kap. 28).

# 40.2 Rheumatische Erkrankungen

Rheumatische Erkrankungen betreffen zahlreiche Organsysteme und haben meistens einen chronischen oder schubförmig verlaufenden Charakter. Ihre funktionellen Folgen betreffen viele Aspekte der Gesundheit älterer Menschen. Die Behandlung erfolgt auf ärztlicher Seite durch Hausärzte, Internisten, Rheumatologen, Orthopäden und Geriater. Im Vordergrund steht das Erkennen und Behandeln von Komorbiditäten, von denen die wichtigsten das kardiovaskuläre System betreffen, aber auch Lungenerkrankungen, infektiologische Erkrankungen, Depressionen, Nierenerkrankungen und Osteoporose. Eine weitere wichtige Aufgabe der interprofessionellen Zusammenarbeit ist das Entdecken und Beherrschen von Komplikationen einer teilweise nebenwirkungsträchtigen Therapie. In der Geriatrie steht der Umgang mit irreversiblen krankheitsbedingten Schäden und den begleitenden Funktionsverlusten im Vordergrund.

Das vorliegende Kapitel beschäftigt sich exemplarisch mit der rheumatoiden Arthritis, der häufigsten rheumatologischen Erkrankung. Es handelt sich dabei um eine Entzündung der Synovialis nach autoimmuner Aktivierung des Immunsystems.

## 40.2.1 Grundlagen der rheumatoiden Arthritis

Die rheumatoide Arthritis (RA; = chronische Polyarthritis) ist eine entzündliche Systemerkrankung, die sich an Gelenken und anderen Strukturen des Bewegungsapparats manifestiert.

**Gesamtprävalenz:** 5–50/100 000, F : M ca. 3 : 1, Altersgipfel der Erstmanifestation etwa 65 J.

## 40.2.2 Diagnostik und Untersuchung

**Klinik:** klinische Manifestation als überwiegend symmetrische Polyarthritis der großen und kleinen Gelenke. Erstmanifestation häufig an den Hand-, Fingergrund- und Fingermittelgelenken. Im weiteren Verlauf typische Deformitäten der Hände. Extraskeletale Manifestationen als Rheumaknoten, Keratoconjunctivitis sicca, interstitielle Lungenerkrankungen, Kleingefäßvaskulitis der Haut oder des peripheren Nervensystems.

**Diagnostik:** Anzahl betroffener Gelenke, Serologie (Rheumafaktoren), Entzündungsparameter, Dauer der Synovitis (Abgrenzung von anderen Arthritiden durch ACR/EULAR-Klassifikationskriterien).

## 40.2.3 Therapie, Behandlung und Interventionen

**Blickpunkt Medizin**
Ziel der Therapie ist eine vollständige Remission (Treat to Target) oder zumindest eine niedrige Krankheitsaktivität. Eine möglichst frühzeitige Therapie ist unbedingt erforderlich, um irreversible Destruktionen der Gelenke nach Möglichkeit zu vermeiden.

Aufrechterhaltung der funktionellen Selbstständigkeit, Teilhabe am sozialen Leben und Schmerzfreiheit sind wichtige allgemeine Ziele.
**Medikamentöse Therapie:** Im Zentrum der spezifischen Rheumatherapie stehen die krankheitsmodifizierenden Arzneimittel (DMARD = Disease-modifying Antirheumatic Drugs).
Die Prognose der RA wird wesentlich auch durch die Komorbiditäten bestimmt (negativer Effekt der systemischen Kortikosteroide auf viele Begleiterkrankungen, z. B. infektiologische Erkrankungen, Kontrolle kardiovaskulärer Risikofaktoren).

## Physiotherapie
**Ziele:**
- Systematischer, stufenförmiger Behandlungsaufbau
- Erhaltung bzw. Erhöhung der körperlichen Belastbarkeit
- Physiologische Bewegungsabläufe möglichst wiederherstellen oder erhalten
- Größtmöglicher Erhalt der Selbstständigkeit

**Mithilfe von:**
- PT-Techniken und -Prinzipien der Trainingstherapie im geriatrischen Bereich
- Therapie in Gruppen zur gegenseitigen Motivation und Selbsthilfe
- Aufklärung über unphysiologische Aktivitäten, Erarbeiten von alternativen Strategien
- Aufklärung und Schulung gelenkschonender Bewegungsmöglichkeiten

**Verbesserung der:**
- Schmerzsituation
- Beweglichkeit
- Trophik der Muskulatur
- Sicheren Bewegung (Reduktion der Sturzgefährdung)

**Mithilfe von:**
- Gangschulung
- Sturzpräventionstraining
- Haltungsschulung
- Koordinationsschulung
- Muskelaufbau (Krafttraining)
- Ausdauertraining
- Kombinierte Programme (Bewegungstherapie mit edukativen Interventionen zur Schmerzbewältigung)

**Blickpunkt Ergotherapie**
- Maßnahmen zum Gelenkschutz
- Funktionstraining der Hände, Wärme-/Kälteanwendungen
- Schienenversorgung: Ruhigstellungs- und Funktionsschienen
- ADL-Training und Hilfsmittelversorgung, auch Erlernen von Kompensationsstrategien (Einhandtechniken)

# 40.3 Alterstraumatologie

Die Frakturhäufigkeit steigt mit zunehmendem Lebensalter, u. a. bedingt durch den demografischen Wandel. Genaue Inzidenzzahlen gibt es nur für die hüftgelenknahen Frakturen (ca. 125 000/J.).

Gründe für Frakturen im Alter sind abnehmende Beweglichkeit und Kraft, Störungen des Gleichgewichts und der Koordination mit erhöhtem Sturzrisiko sowie die Osteoporose.

Eine besondere Herausforderung für die beteiligten Health Professionals ist es, Patienten zu identifizieren, bei denen Abweichungen vom üblichen Rehabilitationsverlauf auftreten, bedingt durch kognitive Einschränkungen, perioperatives Delir, höheres perioperatives Risiko aufgrund von Begleiterkrankungen oder verminderte Knochenqualität. Es gilt frühzeitig Maßnahmen zu ergreifen, um Rezidive, Hilfs- und Pflegebedürftigkeit, Immobilität und dauerhafte Unterbringung in Einrichtungen abzuwenden.

Die bedeutsamsten Frakturen des höheren Lebensalters mit Auswirkung auf die Autonomie sind hüftgelenknahe Femurfrakturen, Beckenfrakturen, Oberarmkopffrakturen, distale Radiusfrakturen, Wirbelsäulenfrakturen sowie periprothetische Frakturen.

**Ziele der Versorgung in der Alterstraumatologie:**

- Management der Akutsituation und Vermeidung bzw. Minimierung von Komplikationen
- Wiederherstellung von Mobilität und Wiedererlangung der Autonomie mit Minimierung des Sturzrisikos
- Verbesserung von Lebensqualität und Patientenzufriedenheit
- Berücksichtigung ökonomischer Aspekte (Kosten der Akutversorgung und der Folgekosten)

## 40.3.1 Perioperative Versorgung und Frühreha

Ältere Patienten weisen i. d. R. Multimorbidität auf, haben ein erhöhtes OP-Risiko und sind in der Folge v. a. durch einen Autonomieverlust bedroht. Neben der adäquaten traumatologischen Erstversorgung spielt auch die Art der postoperativen Rehabilitation eine bedeutende Rolle. Zur Verbesserung des Gesamterfolgs ist die multiprofessionelle Zusammenarbeit zwischen Unfallchirurgen, Geriatern und weiteren Disziplinen wie Physiotherapeuten und anderen Health Professionals wichtig. Behandlungspfade moderner Versorgungsformen basieren immer auf der Zusammenarbeit eines multiprofessionellen Teams.

Die Rehabilitation bezieht sich immer auf die bestmögliche Wiederherstellung von Mobilität, Selbstständigkeit bei Aktivitäten des täglichen Lebens und gesundheitsbezogener Lebensqualität sowie Vermeidung von dauerhafter Pflegebedürftigkeit. Wichtig sind eine frühe postoperative Mobilisierung und die Planung der weiterführenden Rehabilitation. Bei Bedarf erfolgt das Überleitungsmanagement in eine weiterführende stationäre Reha oder – nach modernen Konzepten der integrierten Versorgung – zunehmend auch in teilstationäre oder ambulante Angebote mit den notwendigen Therapieeinheiten.

### Physiotherapie

**Grundlagen für die physiotherapeutische Intervention in der Alterstraumatologie:**

- Beachtung allgemeiner Grundsätze der Frakturbehandlung (Wundheilungsphasen, Belastungsgrenzen, Belastungsstufen)
- Beachtung operationsabhängiger Behandlungsschemata (ggf. Rücksprache mit dem Operateur) und klinikinterner Behandlungsrichtlinien
- Relative und absolute Kontraindikationen gegen Behandlungen

- Beachtung des veränderten Schmerzempfindens beim geriatrischen Patienten
- Beachtung physiologischer Alterserscheinungen:
  - Vermindertes Hörvermögen (Funktioniert das Hörgerät und wird es verwendet? Hört der Patient ausreichend?)
  - Vermindertes Sehvermögen (Wird die Brille verwendet? Sieht der Patient ausreichend? Veränderung des Blickfelds?)
  - Abnahme von Kraft, Koordination und Ausdauer

**Untersuchung/Behandlungsplanung:**

- Erhebung der individuellen Ressourcen vor und nach dem Ereignis:
  - Aktivitäten (Mobilität, körperliche Aktivität und funktionelle Fähigkeiten in den ADL)
  - Teilhabe und Lebensqualität
- Erhebung der körperlichen Funktions- und Leistungsfähigkeit (Schmerz, Kraftgrad, Gleichgewicht und Koordination, Beweglichkeit, Ausdauer, Merkfähigkeit, Orientierung, Stimmungslage, Inkontinenz)
- Assessments als Grundlage für Behandlungsplanung (▶ Kap. 6)
- Erstellung der PT Diagnose in Kontext mit der ICF
- Beachtung des prämorbiden Zustands, Verletzungsgeschehen und Kontextfaktoren
- Identifikation von Risikozuständen und Risikopatienten sowie interprofessionelle Abklärung im Behandlungsteam:
  - Sturzgefährdung, Sturzangst
  - Schwindel
  - Nebenwirkungen von Medikamenten
  - Kognitive Einschränkungen, Demenz, Abgrenzung Delir, erhöhte Agitation
  - Frailty, Sarkopenie

Abstimmung der Behandlung im multiprofessionellen Team; bei Bedarf Beratung und Einbeziehen betreuender Personen im häuslichen Umfeld des Patienten.

**Schwerpunkte der physiotherapeutischen Intervention in der Alterstraumatologie:**

- Erhalt von Autonomie und Lebensqualität mit Wiederherstellung der Mobilität unter Berücksichtigung individueller Ressourcen mithilfe von:
  - Schmerzmanagement (bei Lagerung, Transfer, Mobilisation)
  - Lokale Maßnahmen: Ödemresorption, Verbesserung der Narbenbeweglichkeit (nach Abschluss der Wundheilung)
  - Funktionelle Schulung von Bewegungsabläufen (z. B. Gangschulung)
  - Hilfsmittelmanagement
  - Training von Kraft, Koordination, Gleichgewicht und Ausdauer
  - Verbesserung der Beweglichkeit, Erhalt der ROM in den angrenzenden Gelenken
- Vermeidung von Komplikationen mithilfe von:
  - Thrombose- und Pneumonieprophylaxe
  - Dekubitus- und Kontrakturprophylaxe
  - Sturzprophylaxe
- Schmerzmanagement mithilfe von:
  - Aufklärung über Wundheilung und Funktion von Schmerz
  - Erarbeiten möglichst schmerzfreier Bewegungsabläufe
  - Regulation des Muskeltonus
  - Adäquater Einsatz von Hilfsmitteln zur Entlastung

**40**

## 40.3.2 Schulter und obere Extremität

### Proximale Humerusfraktur

Typische osteoporotische Fraktur des alten Menschen, Inzidenz ist deutlich altersabhängig.

**Klinik und Diagnostik:** Röntgen, ein MRT kann weitere Läsionen (z. B. Rotatorenmanschetten- oder Bizepssehnenläsionen) gut detektieren.

**Frakturversorgung:** Bei stabilen und nicht bzw. nur gering dislozierten Frakturen ist eine konservative Therapie mit temporärer Ruhigstellung gerechtfertigt. Ob eine Ruhigstellung möglich ist, hängt überwiegend von patientenseitigen Faktoren ab (z. B. Demenz). Bei operativen Verfahren wird bei einfacheren Frakturen die gelenkerhaltende OP bevorzugt (Osteosynthesen). Bei komplexen Frakturen ist der Gelenkersatz häufig die erfolgreichere Therapie.

**Komplikationen, Verlauf, Prognose:** Bei stabilen Frakturen ist ein frühes, assistives Üben einer reinen Ruhigstellung überlegen. Osteosynthetisch behandelte Frakturen können früh funktionell nachbehandelt werden. Eine Plattenosteosynthese ist einem Gelenkersatz funktionell häufig überlegen. Werden komplexere Frakturen osteosynthetisch versorgt, ist mit erhöhten Re-OP-Raten zu rechnen. Die häufigste Komplikation nach Implantation einer inversen Prothese ist die Luxation.

### Distale Radiusfraktur

Mit ca. 200 000 Fällen/J. in Deutschland ist die distale Radiusfraktur in der Alterstraumatologie die häufigste Fraktur. Häufig Traumata mit geringer Energie gehäuft bei Frauen mit Osteoporose. 90 % sind Extensionsfrakturen durch Abstützen, Flexionsfrakturen sind deutlich seltener.

**Klinik und Diagnostik:** Röntgen, ggf. erweiterte Diagnostik mit CT oder MRT. Weichteil-, Gefäß- und Nervenbeteiligungen (v. a. N. medianus) müssen immer sorgfältig untersucht werden.

**Frakturversorgung:** Die operative Therapie scheint radiologisch bessere und funktionell der konservativen Therapie ebenbürtige Ergebnisse zu haben. Aufgrund vermehrter sekundärer Dislokationen nach konservativer Therapie wird häufig operativ versorgt.

**Komplikationen, Verlauf, Prognose:** In der Nachbehandlung sind frühzeitige Bewegungsübungen der Fingergelenke wichtig. Konservative Therapie: Nach 6 Wo. Gips Beginn mit Bewegungsübungen. Operative Therapie: Bei übungsstabiler Osteosynthese werden die Komplikationen einer längeren Ruhigstellung vermieden.

### Physiotherapie bei Frakturen der oberen Extremität

- Beachtung der Ziele und Grundlagen physiotherapeutischer Intervention in der Alterstraumatologie
- Bei operativer Versorgung Beachtung der jeweiligen Behandlungsschemata (▶ Tab. 40.1)
- Beweglichkeit in den angrenzenden Gelenken erhalten:
  - Skapulafixatoren kräftigen
  - Aktiv assistives Bewegen bevorzugen; wenn nicht anders möglich (z. B. durch kognitive Einschränkung) passiv assistives Bewegen
  - Erhalt der Beweglichkeit der HWS
- Vermeidung von Schonhaltung (Rundrücken): dehnen der ventralen Ketten

**Tab. 40.1** Nachbehandlung operativ versorgter Frakturen – obere Extremität (Zahlenangaben beziehen sich auf den Operationstermin)

| Frakturlokalisation | Art der operativen Versorgung | Ruhigstellender Verband | | Bewegungstherapie | | | Erwarteter knöcherner Durchbau nach | Metallentfernung nach |
|---|---|---|---|---|---|---|---|---|
| | | Art | Dauer | Vorsichtig ab | Uneingeschränkt | | | |
| **Oberarm** | Unaufgebohrter Humerusnagel PHP/Philos®-Platte | – | – | Sofort | 4–6 Wo. | | 10–12 Wo. | 12–18 Mon. |
| **Distaler Oberarm, Ellenbogengelenk** | Schrauben, Spickdrähte, anatomische winkelstabile Platten | Dorsale Oberarm-Gipsschiene | 2–3 Wo. | 1–2 Wo. | 5–6 Wo. | | 8–12 Wo. | 6 Mon. |
| **Olekranon** | Zuggurtung, anatomische winkelstabile Platten | – | – | Sofort | 3 Wo. | | 12–16 Wo. | 6–10 Mon. |
| **Unterarm** | Plattenosteosynthese | – | – | Sofort | 2 Wo. | | 8–12 Wo. | 18–24 Mon. |
| | LCP, Intramed-Schienen | – | – | Sofort | 2. Wo | | 6–8 Wo. | 6–12 Mon. |

Aus: Kremer und Müller: Die chirurgische Poliklinik (Thieme, Stuttgart 1984), modifiziert

40

- Training funktioneller Abläufe in Bezug auf ADL (z. B. An- und Ausziehen, Handhabung von Essbesteck, Körperpflege)
- Training mit ggf. adaptierter Gehhilfe
- Handhabung von Orthesen (Gilchrist, Schulterabduktionskissen)
- Entspannung überlasteter Muskulatur der kontralateralen Seite (Kompensation ist wahrscheinlich)
- Sturzprophylaxe

**Blickpunkt Ergotherapie**
**Frakturen OEX**
- Hilfsmittelversorgung und Anleitung zum Handling
- ADL-Training: Defizite kompensieren, Ressourcen nutzen, Strategien entwickeln
- Feinmotoriktraining
- Anleitung zum selbstständigen Üben
- Ggf. Narbenbehandlung, Sensibilitätstraining

## 40.3.3 Untere Extremität

### Proximale, per- und subtrochantäre Femurfraktur

Die typische geriatrische Fraktur. Inzidenz ca. 150–250/100 000/J., zunehmend mit dem Altern. Bei Patienten >70 J. jährliche Anzahl in Deutschland etwa 125 000 Fälle. Mit einem starken Anstieg der Inzidenz wird gerechnet.

**Einteilung in drei Frakturtypen:**
- **Schenkelhalsfraktur:** Einteilung in undisloziert und disloziert (im Verhältnis von 1 : 3–1 : 4). 6–7 % können konservativ behandelt werden.
- **Pertrochantäre Fraktur:** stabile und instabile.
- **Subtrochantäre Fraktur:** verschiedene Unterteilungen.

**Klinik und Diagnostik:** Röntgen mit Beckenübersicht, ggf. CT oder MRT.

**Frakturversorgung:** Der Dislokationsgrad ist entscheidend. Konservative Therapie ist möglich bei nicht dislozierten bzw. eingestauchten Frakturen sowie bei Patienten, die bereits vorher schwere Funktionseinschränkungen hatten (z. B. Bettlägerigkeit) oder ein besonders hohes OP-Risiko haben.

Im Regelfall frühzeitige OP anstreben (möglichst innerhalb von 12 h, spätestens nach 48 h), möglichst mit unmittelbar postoperativ erlaubter Vollbelastung.

- **Versorgung bei Schenkelhalsfrakturen:** Bei Patienten bis zum 65. Lj. wird bei medialen Schenkelhalsfrakturen hüftkopferhaltend operiert, jenseits des 65. Lj. ist meist die Totalendoprothese indiziert. Bei der Wahl der Prothese sind Alter, Geschlecht, Knochendichte, Aktivitätsniveau und Gesamtbefinden zu berücksichtigen. Dabei kommt mit steigendem Lebensalter aufgrund der abnehmenden Knochendichte und herabgesetzten Regenerationsfähigkeit des Femurs bevorzugt die zementierte Variante zur Anwendung.
  – **Zementierte Hüft-TEP:** Es werden dabei sowohl die Gelenkpfanne als auch der Schaft einzementiert und die Hüftprothese auf diese Weise mit dem Knochen verbunden. Dadurch ist die Hüftprothese bereits am Tag nach der Operation belastbar und eine längere Immobilisierung kann vermieden werden. Bei geringer Gesamtbelastung ist eine Prothesenlockerung und somit ein erforderlicher Prothesenwechsel unwahrscheinlich, also für Patienten mit höherem Lebensalter passend.

– **Hybridprothese:** Die Gelenkpfanne der Hüfttotalendoprothese ist zementfrei verankert, der Schaft wird mit Knochenzement befestigt. Postoperative Belastung ist i. d. R. möglich.
– **Zementfreie Hüftprothese:** Die Rehabilitationszeit ist aufgrund der anfangs noch nicht gegebenen Belastbarkeit deutlich länger als bei zementierten TEP, die Belastbarkeit nach Einheilung ist jedoch deutlich höher, ein Prothesenwechsel gestaltet sich einfacher. So ist bei jüngeren oder aktiveren Personen zumeist eine zementfreie Hüftprothese indiziert.
- **Versorgung bei pertrochantären Frakturen:** dynamische Hüftschraube (DHS), Verbundosteosynthese, Verplattung.
- **Versorgung bei subtrochantären Frakturen:** langer Marknagel. Häufig werden auch additive Cerclagen eingebracht.

**Komplikationen, Verlauf, Prognose:** häufig postoperatives Delir. Die Komplikationsrate ist hoch (medizinische, lokale und chirurgische Komplikationen).

## Physiotherapie bei Frakturen der unteren Extremität
- Beachtung der Ziele und Grundlagen physiotherapeutischer Intervention in der Alterstraumatologie, frühzeitige Mobilisation
- Bei operativer Versorgung Beachtung der jeweiligen Behandlungsschemata (▶ Tab. 40.2)
- Beweglichkeit in den angrenzenden Gelenken erhalten: aktiv assistives Bewegen bevorzugen, wenn nicht anders möglich (z. B. durch kognitive Einschränkung) passiv assistives Bewegen
- Muskelkräftigung der OE (Verwendung von Hilfsmitteln)
- Muskelkräftigung der UE
- Entspannung überlasteter Muskulatur der kontralateralen Seite der UE (Kompensation ist wahrscheinlich) und der OE (vermehrtes Stützen bei Verwenden einer Gehhilfe)
- Gangschulung, Training ggf. mit adaptierter Gehhilfe oder Orthesen
- Verstärkter Fokus auf Sturzprävention (▶ Kap. 28)
- Training funktioneller Abläufe in Bezug auf ATL (z. B. An- und Ausziehen, Toilettengang, Transfers)
- Aufklärung über Verhalten nach Operationen mit Gelenksersatz
- Belastung entsprechend den Schemata (bei zementierter Hüft-TEP bereits am 1. Tag postoperativ möglich)

**40**

**◐ Blickpunkt Ergotherapie**
**Frakturen UEX**
- Hilfsmittelversorgung und Anleitung zum Handling (auch Schuhversorgung, falls erforderlich)
- Outdoortraining: Wege bewältigen, Sicherheit im Straßenverkehr, die eigenen Ressourcen einteilen
- ADL-Training: Defizite kompensieren, Ressourcen nutzen, Strategien entwickeln

# 40.3.4 Frakturen der Wirbelsäule

Der Anteil der WK-Frakturen bezogen auf das Wirbelsäulensegment ist wie folgt: zervikal 60 %, thorakal 8 %, thorakolumbal 20 %, lumbal 10 %, sakral 2 %.

**40**

Tab. 40.2 Nachbehandlung operativ versorgter Frakturen – untere Extremität (Zahlenangaben beziehen sich auf den Operationstermin)

| Frakturlokalisation | Art der operativen Versorgung | Teilbelastung ab | Vollbelastung ab | Erwarteter knöcherner Durchbau nach | Metallentfernung nach |
|---|---|---|---|---|---|
| Medialer Schenkelhals | Osteosynthese (Schrauben) | 6. Wo. | 12.–18. Wo. | ab 18. Wo. | 12.–18 Mon. |
| | Hüftendoprothese | | Sofort (zementiert) | | |
| Femur | Osteosynthese (Winkelplatte), LISS-Platte | 2.–4. Wo. | 8.–12. Wo. | 12.–16 Wo. | 12.–18 Mon. |
| | Periprothetische Fraktur (NCB Platten, Cables) | 2.–4. Wo. | 8.–12. Wo. | 26–52 Wo. | Keine |
| Pertrochantär | Nagelung, DHS, PFN, TFN | 2.–4. Wo. | 8.–12. Wo. | 12.–16 Wo. | 12.–18 Mon. |
| Mittlerer und distaler Femur | Plattenosteosynthese, LISS-Platte | 8.–12. Wo. | 16.–20. Wo. | 16.–20 Wo. | 24.–36 Mon. |
| | Mehrfragmentbruch mit Platte und Spongiosaplastik | 6.–12. Wo. | 12.–18. Wo. | 20–24 Wo. | 24.–36 Mon. |
| | Marknagel aufgebohrt | 2.–4. Wo. | 6.–12. Wo. | 16.–20 Wo. | 24.–36 Mon. |
| | Marknagel unaufgebohrt | 6.–12. Wo. | 12.–18. Wo. | 16.–20 Wo. | 24.–36 Mon. |
| Patella | Zuggurtung, kanülierte Schraube | 2. Wo. | 5. Wo. | 20.–24 Wo. | 8.–12 Mon. |
| Tibiakopf | Schrauben, Plattenosteosynthese u. Spongiosaplastik | 2.–12. Wo. | 16.–20. Wo. | 16.–20 Wo. | 10.–18 Mon. |
| | LISS-Platte | 2.–8. Wo. | 10.–12. Wo | 16.–20 Wo. | 12.–18 Mon. |

**Tab. 40.2 Nachbehandlung operativ versorgter Frakturen – untere Extremität (Zahlenangaben beziehen sich auf den Operationstermin) (Forts.)**

| Frakturlokalisation | Art der operativen Versorgung | Teilbelastung ab | Vollbelastung ab | Erwarteter knöcherner Durchbau nach | Metallentfernung nach |
|---|---|---|---|---|---|
| US-Schaft | Plattenosteosynthese | 5.–6. Wo. | 12.–16. Wo. | 12–16 Wo. | 18–24 Mon. |
| | Mehrfragment- bzw. Etagenbruchplatte und Spongiosaplastik | 8.–12. Wo. | 16.–20. Wo. | 16–20 Wo. | 18–24 Mon. |
| | Marknagelung | 2.–3. Wo. | 4.–6. Wo. | 12–16 Wo. | 24 Mon. |
| | Fixateur externe | 2.–12. Wo. | 12.–18. Wo. | 20–24 Wo. | 12–16 Wo. |
| Distale Tibia (Pilon tibiale) | Platten- und Schraubenosteosynthese, LCP | 6.–12. Wo. | 12.–18. Wo. | 12–16 Wo. | 8–12 Mon. |
| Sprunggelenk | Zuggurtung, 1/3-Rohrplatte, Schrauben, LCP | 2. Wo. Abrollbelastung | 8. Wo. | 8–12 Wo. | 6–12 Mon. |
| | Zuggurtung, 1/3-Rohrplatte, Schrauben und Syndesmosennaht | 6. Wo. | 8. Wo. | 8–12 Wo. | 6–12 Mon. |
| | Mit Knorpel-Knochen-Aussprengung, LCP | 6. Wo. | 8.–10. Wo. | 8–12 Wo. | 6–12 Mon. |

Modifiziert nach Kremer/Müller

40

Geriatrische Patienten haben bei gleich schwerer Verletzung eine schlechtere Prognose und eine höhere Mortalität als jüngere Patienten.

## Halswirbelsäule

Degenerative Veränderungen und Osteoporose spielen eine wichtige Rolle bei HWS-Frakturen, die häufig durch ein Bagatelltrauma verursacht werden. Häufigste Frakturen >65 J. betreffen den Dens. Insgesamt besteht bei Älteren wegen der HWS-Instabilität ein erhöhtes Risiko für neurologische Ausfälle.

**Klinik und Diagnostik:** Röntgen, ggf. CT. Vor geplanter OP ggf. eine Darstellung der hirnversorgenden Gefäße.

**Frakturversorgung:** Die Therapieentscheidung wird neben den neurologischen Symptomen 3 Faktoren berücksichtigen: Instabilität, Mobilität und Morbidität. Konservative Therapie: starre Halskrause (Philadelphia-Orthese) erzielt gute Stabilität, kann aber zu Einschränkungen der Respiration und zu Weichteilschäden führen. Bei instabiler Fraktur primäre interne Fixierung (ventrale Schraubenfixierung oder dorsale Fusionierung C1 mit C2). Konservativ eher bei Patienten mit geringen funktionellen Ansprüchen, operativ bei eher hohen funktionellen Ansprüchen.

**Komplikationen, Verlauf, Prognose:** Die rasche Mobilisierung ist essenziell. Häufig werden auch nach operativem Vorgehen weiche Orthesen verordnet, um den Patienten an vorsichtige Bewegungen zu erinnern. Sie sollten aber schnellstmöglich abtrainiert werden. Alle Patienten mit HWS-Frakturen sollten auf Dysphagien gescreent werden.

## Brust- und Lendenwirbelsäule

Frauen sind deutlich häufiger betroffen als Männer. Die Wirbelkörperkompressionsfrakturen bilden den häufigsten osteopenotischen Frakturtyp. Etwa zwei Drittel der osteoporotischen WK-Frakturen bleiben klinisch initial symptomlos, etwa ein Drittel verursacht Schmerzen.

**Klinik und Diagnostik:** Röntgen, zur genaueren Diagnostik der osteoporotischen WK-Fraktur ist das MRT Goldstandard (Unterscheidung älterer von frischeren WK-Frakturen)

**Frakturversorgung:** Bei osteoporotischen WK-Kompressionsfrakturen primär konservativ, gute Schmerzmedikation, frühe Mobilisierung, Vermeidung sekundärer Komplikationen. Neurologische Komplikationen dürfen nicht vorliegen. Falls Schmerzen persistieren, nach 4–6 Wochen operieren (Vertebroplastie, Kyphoblastie)

**Komplikationen, Verlauf, Prognose:** Neben den intraoperativen Komplikationen treten vor allem Zementextravasate auf, die in Einzelfällen zu Querschnittslähmungen oder Wurzelkompressionssyndromen führen können. Nicht zu unterschätzen sind auch die Zementembolien.

## Physiotherapie bei Frakturen der Wirbelsäule

### Halswirbelsäule

- Beachtung der Ziele und Grundlagen physiotherapeutischer Intervention in der Alterstraumatologie
- Bei operativer Versorgung Beachtung der jeweiligen Behandlungsschemata
- Schmerzreduktion, Entspannung der Schultermuskulatur
- Verbesserung der Narbenbeweglichkeit

- Muskelaktivität erhalten:
  - Aktivität der angrenzenden Muskulatur
  - Aktivität der Nacken und Rumpfmuskulatur
- Schulung der Bewegungsübergänge
- Gehtraining, Sturzprophylaxe, Training der ATL
- Ggf. Schwindelbehandlung

**Brust- und Lendenwirbelsäule**

> **Merke**
> **Kontraindiziert sind:** Kyphosierung, Seitneigung, Rotation der WS sowie maximale Hüftflex bei tiefen LWS-Frakturen wegen weiterlaufenden Bewegungen in die LWS.

- Beachtung der Ziele und Grundlagen physiotherapeutischer Intervention in der Alterstraumatologie
- Bei operativer Versorgung Beachtung der jeweiligen Behandlungsschemata
- Tonusregulation der Schultermuskulatur
- Muskelaktivität erhalten: statisch-symmetrische Muskelarbeit des ganzen Körpers
- Transfers erarbeiten und schulen
- Sturzprophylaxe (▶ Kap. 28)

**40**

## 40.3.5 Beckenfrakturen

### Acetabulumfrakturen
Seltener Frakturtyp, aber mit deutlicher Zunahme in höherem Lebensalter.
**Klinik und Diagnostik:** Röntgen; bei V. a. Acetabulumfraktur immer CT.
**Frakturversorgung:** konservative Therapie nur bei nicht dislozierten Frakturen und bei sehr hohem OP-Risiko. Das Risiko für eine posttraumatische Arthrose ist bei konservativer Therapie hoch. Die Therapie besteht in entlastender Mobilisation (10-kg-Teilbelastung) unter Analgetikatherapie. Zunehmende Belastung bei sichtbarer Frakturkonsolidierung bis zur Vollbelastung. Eine operative Versorgung erfolgt als offene, perkutane oder minimalinvasive Osteosynthese oder primäre totale Hüftarthroplastik.
**Komplikationen, Verlauf, Prognose:** hohes Thromboserisiko. Meist ausgeprägte Schmerzen über mehrere Wochen. Nosokomiale Infektionen sind häufig, ebenso wie Dekubitus, wenn keine ausreichende Mobilisierung gelingt. Häufig sekundäre Koxarthrose, ggf. mit Erfordernis einer weiteren OP. Hohe 1-Jahres-Mortalität.

### Beckenringfrakturen
Fragilitätsfrakturen des Beckenrings nehmen in höherem Lebensalter deutlich zu. Risikofaktoren sind Osteoporose, Immobilität, ggf. frühere Bestrahlungen oder frühere Verletzungen im Beckenbereich. Bei alten Menschen besteht häufig nur eine geringe Instabilität des Beckenrings. Einteilung in stabile, dislozierte, unilaterale, bilaterale Frakturen.
**Klinik und Diagnostik:** Röntgen; ggf. CT; bei geriatrischen Patienten Indikation für ein CT (ggf. auch MRT) großzügig stellen, da Diagnosestellung häufig verzögert.

**Frakturversorgung:** Je nach Stabilität der Frakturen sind therapeutische Strategien von konservativ über minimalinvasiv bis zu offen reponierten und mit interner Fixation versorgten Frakturen möglich.

**Komplikationen, Verlauf, Prognose:** In Einzelfällen kommt es bei konservativer Therapie zu Pseudarthrosen, die ggf. sekundär operativ stabilisiert werden müssen. Thrombosen sind häufig, die 1-Jahres-Mortalität ist hoch.

### Physiotherapie bei Frakturen des Beckens

- Beachtung der Ziele und Grundlagen physiotherapeutischer Intervention in der Alterstraumatologie
- Bei operativer Versorgung Beachtung der jeweiligen Behandlungsschemata
- Schmerzlinderung:
  - Lagerung
  - Allgemeine Entspannung
- Muskelaktivität erhalten: Kräftigung der Arm- und Beinmuskulatur (soweit erlaubt)
- Schulung der Transfers (Anfangs mit aufgestelltem Kopfteil)
- Gangschulung
- Sturzprophylaxe (▶ Kap. 28)

> **Blickpunkt Pflege**
> **Frühmobilisation**
> Wichtig ist die Unterstützung der frühestmöglichen Mobilisation und der Reduktion der Aufenthaltszeit im Bett:
> - Schmerzmanagement (Medikamente, Lagerung etc.)
> - Optimierung von Transfertechniken (Physiotherapie, Kinästhetik, Hilfsmittel)
> - Viele Pflegeverrichtungen im Sitzen oder Stehen durchführen
> - Gehtraining im Pflegealltag einbauen (Toilettengang, zum Essen gehen etc.)
> - Vermeidung von Komplikationen (Sturz, Dekubitus, Pneumonie etc.)
>
> Weitere Rehabilitationsmaßnahmen einleiten unter Einbeziehung von Patient und Angehörigen

# 40.4 Amputationen der unteren Extremität

## 40.4.1 Grundlagen

Amputationen von Gliedmaßen gehören zu den schwerwiegenden Eingriffen im Leben eines Menschen. Amputationen und die nachfolgende prothetische Versorgung müssen gut geplant und sorgfältig begleitet werden. Psychologische Unterstützung hilft mit, diesen Lebenseinschnitt zu bewältigen.

Etwa ¾ aller Beinamputationen erfolgen bei Menschen >65 J. Die häufigsten Gründe für Beinamputationen im höheren Lebensalter sind die PAVK und der Diabetes mellitus.

## 40.4.2 Prothetische Versorgung

Ziel einer prothetischen Versorgung ist die Wiederherstellung der Mobilität. Dabei ist es sinnvoll, mit dem Patienten einen zu erwartenden bzw. anzustrebenden Mobilitätsgrad zu definieren (▶ Tab. 40.3). Selten wird dieser höher sein als vor der Amputation. Es gilt jedoch zu klären, ob nicht doch z. B. durch eine hochgradige PAVK eine erzwungene Immobilität bestand, die nach erfolgreicher prothetischer Versorgung auf ein höheres als das Voramputationsniveau angehoben werden kann.

| Tab. 40.3 Mobilitätsgrade | |
|---|---|
| **Gering** | Innenbereich: kurze, ebene Strecken, langsame Geschwindigkeit |
| **Mittel** | Außenbereich eingeschränkt: unebene Strecken, überwinden niedriger Hindernisse (Bordsteinkante, Stufen) |
| **Hoch** | Außenbereich: alle Untergründe, längere Strecken, unterschiedliche Gehgeschwindigkeiten, Hindernisse |
| **Sehr hoch** | Besondere Herausforderungen: Sport, Freizeit |

**40**

Die Wahl der Prothese im geriatrischen Bereich sollte sich an realistischen Funktionszielen orientieren. Ein zu komplexes Prothesensystem bei geriatrischen Patienten, v. a. bei kognitiven Einschränkungen, kann zu einem Fehlgebrauch der Prothese führen, zur Verunsicherung oder auch zu einer grundsätzlichen Ablehnung.
Die **Amputationshöhe** ist für die Wahl der Prothese entscheidend. Die Prognose des Mobilitätsgrades mit Prothese ist umso schlechter, je proximaler die Amputationshöhe liegt.

## 40.4.3 Vorbereitungsphase

Interprofessionelle Zusammenarbeit ist besonders wichtig: Die medizinische Vorbereitung der Amputation, die Planung der Frühreha und der Prothesenanpassung sowie die bestmögliche Re-Integration für die Wiederherstellung und den Erhalt einer guten Lebensqualität. Dabei spielen Pflege, Physio- und Ergotherapie sowie der Orthopädietechniker eine wesentliche Rolle.

## 40.4.4 Versorgung nach der Amputation

Phase der Wundheilung: Vermeiden von Druckausübung auf den Stumpf (meist Ödem). Bei längerer Schwellung oder bei Wundheilungsstörungen verzögert sich die Prothesenanpassung.
Nach Abschluss der Wundheilung und Fadenzug beginnt eine Kompressionstherapie, um den Stumpf für die spätere Prothese vorzubereiten.

 **Cave**
Bei Kniegelenkexartikulationen wird i. d. R. nicht komprimiert, damit keine Nekrosen an den Kondylen entstehen.

Danach erfolgt der Übergang zu einem Silikonliner. In Kombination mit dem richtigen Verschlusssystem, das den Schaft am Stumpf festhält, bestimmt der Liner die Funktionalität der Prothese (Trainingsbeginn mit der Prothese). Eine endgültige Anpassung von Liner und Verschlusssystem ist erst möglich, wenn sich am Stumpf nicht mehr viel ändert.

> ⚡ **Cave**
> Im geriatrischen Bereich ist nach langem Gebrauch einer Prothese durch Veränderungen des Stumpfes (z. B. Rückgang der Muskulatur) häufig eine Neuanpassung dieser Bestandteile notwendig.

## 40.4.5 Physiotherapie

### Schwerpunkte in der Vorbereitungsphase

Wenn eine Beinamputation länger geplant ist, wird bereits im Vorfeld der Operation mit einem gezielten Training begonnen: Training der Muskulatur (Bein-, Rumpf- und Stützmuskulatur), Training der Bewegungsabläufe (z. B. Transfers Bett – Rollstuhl) sowie Training der Feinmotorik der Hände fürs Anziehen der Prothese.
Die Mitsprache bei der Prothesenauswahl ist wünschenswert, da die Physiotherapeutin über die funktionellen und kognitiven Ressourcen i. d. R. bestens Bescheid weiß.

### Physiotherapie nach der Amputation

- Maximal mögliche Mobilisierung (so frühzeitig wie möglich) mit dem Ziel der größtmöglichen Selbstständigkeit in allen Phasen
- Schulung der Körperwahrnehmung (verändertes Körperschema)
- Üben der Transfers und Rollstuhltraining

**Phase I (Behandlung bis Wundheilung):**
- Adäquate Lagerung, um Verkürzungen der Muskeln und Sehnen sowie Kontraktur der angrenzenden Gelenke zu vermeiden; Stumpf möglichst gestreckt lagern (Amputationsbrett)
- Erhalten der Gelenkbeweglichkeit (vorsichtiges passives Bewegen des betroffenen Gelenks sowie aktives Bewegen der angrenzenden Gelenke)
- Ödemresorption anregen:
  - Amputationsbrett unters Rollstuhlkissen zur Hochlagerung
  - Manuelle Lymphdrainage
- Schmerzlinderung (schmerzfreie Lagerung)
- Erhalten der Muskelaktivität

**Phase I (Behandlung nach der Wundheilung):**
Nach abgeschlossener Wundheilung wird mit Dehnung der an den Stumpf angrenzenden Muskeln und Gelenke begonnen. Diese sollten möglichst maximale Beweglichkeit in alle Richtungen behalten oder zurückgewinnen. Danach erfolgt das Muskelaufbautraining am Stumpf:
- Ödemresorption anregen (zusätzlich zu Phase I): konische Umwicklung des Stumpfs oder bereits des Liners
- Haut- und Narbenpflege:
  - Regelmäßig sorgfältige Untersuchung der Narbe. Auch wenn die Narbe äußerlich reizlos ist, kann die innere Abheilung mehrere Monate betragen.
  - Narbenbehandlung: Dehnung der Narbe in Längsrichtung, Zirkelungen am Narbenrand mit Narbensalbe.

- Stumpfpflege:
  - Stumpf sauber und trocken halten
  - Kontrolle auf Hautrötungen (nach Ablegen der Prothese)
- Stumpf abhärten:
  - Erhöhung der Widerstandsfähigkeit (Stumpf meist sehr empfindlich): mechanisch mit Bürsten oder Igelbällen, Eisabreibung und Wechselduschen
  - Gewichtsübernahme auf Stumpf mit Prothese im Stand
- Verminderung des Phantomgefühls:
  - Spiegeltherapie
  - Statische Muskelarbeit
  - Massage der nicht betroffenen Extremität

**Phase III (Behandlung mit Prothese):**
- An- und Ausziehen der Prothese üben
- Erarbeiten der Standphase mit der Prothese (mit adäquatem Hilfsmittel)
  - Übungsprogramme zur gezielten Kräftigung
  - Gleichgewichtstraining, Sturzprophylaxe
  - Gangschulung, Einüben von Alltagssituationen
- Erlernen des Selbstmanagements bezüglich des Einhaltens der Tragedauer mit selbstständiger Stumpfkontrolle (bei kognitiven Einschränkungen Angehörige und [ambulante] Pflegedienste miteinbeziehen)

**40**

**Blickpunkt Ergotherapie**
- ADL-Training und Hilfsmittelversorgung, auch Erlernen von Kompensationsstrategien:
  - Körperpflege
  - An-/Ausziehen im Sitzen durchführen
  - Kurze Stehphasen im Einbeinstand auch ohne Prothese üben, um z. B. das Waschen des Intimbereichs in der Dusche (auch im Stand) durchführen zu können (= Erhalt von Ressourcen)
- Stumpfpflege und Maßnahmen zur Desensibilisierung, z. B. bürsten

# 41 Erkrankungen der Augen

*Silvia Knuchel-Schnyder und Heiner K. Berthold*

# 41.1 Allgemeines

Das Auge ist neben dem Gehör das wichtigste Kommunikationsorgan des Menschen. Schlechtes Sehen führt zu verminderter Teilhabe am sozialen Leben, zu verminderter Lebensqualität, psychischen Problemen, Einschränkungen der Selbstständigkeit und Mobilität mit einem erhöhten Sturzrisiko.

**Altersphysiologische Veränderungen:** Verdickung und Versteifung der Linse mit verminderter Adaptation (Altersweitsichtigkeit), langsame Hell-Dunkel-Adaptation, Blendungsempfindlichkeit, Einschränkungen des Gesichtsfeldes und Abnahme der Sehschärfe durch Verlust an retinalen Sinneszellen.

Verarbeitungsleistung im Gehirn ist für das Sehvermögen entscheidend und beeinflusst die räumliche Orientierung wesentlich.

# 41.2 Diagnostik

## 41.2.1 Allgemeine Diagnostik

**Screening beim Hausarzt:** Anamnese (inklusive Arzneimittelanamnese), Inspektion und Untersuchung der Pupillo- und Augenmotorik, Gesichtsfeldprüfung.

Mit dem **Sehtest** (Snellen Eye Chart) können Visusprobleme identifiziert werden, die stets augenärztlicher Abklärung bedürfen. Auch in der Physiotherapie gut durchführbar.

**41**

> **Snellen-Sehtest**
> Snellen-Tafel, DIN-A4-Format, in 2,8 m Entfernung auf Augenhöhe anbringen und rechtes und linkes Auge einzeln testen (wenn bereits vorhanden, mit Brille bzw. Linsen testen). Buchstaben werden zeilenweise gelesen. Kann die Zeile 8 gelesen werden, besteht eine optimale Sehschärfe von 20/20. Alles, was > 20 ist, muss augenärztlich abgeklärt werden.

Liegt ein augenärztlicher Notfall vor, muss umgehend der Transport zu einem Facharzt erfolgen.

## 41.2.2 Leitsymptome

- **Allgemeine Sehverschlechterung:** Presbyopie, Katarakt, altersabhängige Makuladegeneration (AMD), Amaurosis fugax, Netzhautablösung
- **Gesichtsfeldausfall (Skotom):** akuter Gesichtsfeldausfall (z. B. zerebrale Ischämie), Glaukom
- **Gerötetes, schmerzendes Auge:** Konjunktivitis, Gerstenkorn, Fremdkörper, Verletzungen, Verätzungen, Erosio corneae, Lidfehlstellung, akuter Glaukomanfall, Unterblutung der Bindehaut, Entzündungen der Tränenwege
- **Augenmotilitätsstörungen:** Schielen, Störungen der Pupillomotorik
- **Exophthalmus:** endokrine Orbithopathie (Morbus Basedow), Tumoren
- Komplikationen systemischer Erkrankungen: diabetische Retinopathie, Erkrankungen bei rheumatischen Syndromen

# 41.3 Einfluss von Allgemeinerkrankungen auf das Auge

Zahlreiche allgemeine und systemische Erkrankungen haben Einfluss auf die Augen.
**Diabetes mellitus:** Die Retinopathie ist eine schwerwiegende mikroangiopathische Komplikation des schlecht eingestellten DM.
**Rheumatische Erkrankungen:** Augensymptome können bei rheumatischen Erkrankungen sogar die ersten Symptome sein.
**Zoster ophthalmicus:** Befall des 1. Trigeminusastes durch Varizella-Zoster-Viren (VZV). Bläschenbildung an Stirn, Oberlid und Nasenwurzel. Schmerzhaft. Lichtscheu, Tränenfluss. **Therapie:** virustatisch; wichtig: am Auge nicht berühren, um eine Übertragung auf das andere Auge zu vermeiden.
**Endokrine Orbitopathie:** organspezifische Autoimmunerkrankung der Augenhöhle, manifestiert sich mit Exophthalmus (ein- oder beidseitig).

# 41.4 Einfluss von Arzneimitteln auf das Auge

Eine Vielzahl von Wirkstoffen kann zu unerwünschten Wirkungen am Auge führen. Bei jeder Verschreibung von Arzneimitteln sollten vorbestehende Augenerkrankungen anamnestisch erfasst werden. Nachstehende Aufzählung ist eine unvollständige Listung.

**Blickpunkt Medizin**

**41**

**Auswahl von möglichen UAW am Auge:**

- **Anticholinergika:** Akkommodationsstörungen, Lichtempfindlichkeit Störungen der Sehschärfe, Erhöhung des Augeninnendrucks (bis zum Glaukomanfall)
- **Glukokortikoide:** Linsentrübung, Erhöhung des Augeninnendrucks
- **Digitalis:** Veränderungen des Farbsehens
- **Tamoxifen:** Makulaödem mit teilweise schweren Sehstörungen
- **Betablocker:** verminderte Tränenproduktion, Verminderung der Hornhautsensibilität
- **Antikoagulanzien:** grundsätzlich Gefahr der Netzhaut- oder intraokularen Blutung
- **Antihypertensiva:** Gesichtsfeldausfälle bei Niedrigdruckglaukom möglich
- **Pupillenerweiternde Medikamente** (nach augenärztlichen Untersuchungen): vorübergehende Sehstörungen und Sturzgefahr
- **Antidiabetika und Diuretika:** Veränderungen der Brechkraft der Linse
- **Vigabatrin (Antiepileptika):** Gesichtsfeldausfälle

# 41.5 Wichtige Augenerkrankungen

**Presbyopie (Alterssichtigkeit):** altersphysiologische Sehverschlechterung bei nachlassender Elastizität der Linse mit Verlust der Anpassungsfähigkeit für den Nahsehbereich mittels Akkomodation. **Therapie:** Brillengläser.
**Katarakt (grauer Star):** Trübung der Augenlinse mit Abnahme der Sehschärfe, nebelartiges Sehen und vermehrtes Blenden (20 % der > 80-Jährigen). **Therapie:** ambulante OP, Einsatz einer künstlichen Linse.

**Glaukom (grüner Star):** verschiedene Ursachen können zu einer Optikusneuropathie und damit zu unterschiedlichen Gesichtsfeldausfällen führen. Meist chronisches Glaukom mit erhöhtem Augeninnendruck (> 90 % der Fälle), zusätzlich häufig atherosklerotische Erkrankungen und/oder Hypertonie. **Therapie:** Verringerung des Augeninnendrucks durch medikamentöse Maßnahmen. Der Erfolg einer medikamentösen Drucksenkung scheitert häufig an der Compliance. Falls erfolglos, operative Therapie oder Laserbehandlung.

**Makuladegeneration:** Netzhautschäden mit Beginn ≥ 50. Lj (30 % der > 75-Jährigen). Abnahme der Sehschärfe, Sehverzerrungen und Abnahme von Farb- und Kontrastsehen. Hauptsächlich trockene Form (ca. 80–90 % der Betroffenen), mit Atrophie des Epithels, langsamer Verlauf. **Therapie und Prävention:** keine kausale Therapie; optische Hilfsmittel wie Leselupen und Lesegeräte können die verminderte Sehschärfe zu einem Teil kompensieren. Prophylaktische Maßnahmen sind möglich, es ist wichtig, regelmäßig zum Augenarzt zu gehen.

**Retinopathie (diabetische Netzhauterkrankung):** Gefäßveränderungen durch langfristig bestehende Hyperglykämie. Nach einer Krankheitsdauer von 15–20 J. sind bis zu 95 % der Patienten mit DM1 und bis zu 80 % mit DM2 betroffen. Regelmäßige augenärztliche Kontrollen sind bei allen Patienten mit DM angeraten. **Prävention und Therapie:** gute BZ-Einstellung, Behandlung der anderen kardiovaskulären RF. Bei Vorhandensein der Spätschäden kann die Laserkoagulation zum Einsatz kommen.

**Netzhautablösung, Netzhautblutung:** akuter Visusverlust, ophthalmologischer Notfall. Ursachen: riss-, traktions- oder tumorbedingte bzw. exsudative Netzhautablösung. Vorboten manchmal Blitze-, Schatten- oder Schleiersehen. **Therapie:** operativ, kleine Defekte mit Laser- oder Kryotherapie.

**Amaurosis fugax:** akute reversible einseitige Erblindung. Neurologischer Notfall (Stroke Unit). Meist Verschluss der Netzhautarterie. **Therapie:** hoch dosierte Kortikosteroide.

**Gesichtsfeldausfälle:** bedingt durch Erkrankung der Netzhaut, der Sehbahn oder des Sehzentrums. Akut auftretend sind es ophtalmologische Notfälle. **Cave:** häufig Ausdruck zerebraler Ischämien.

## Erkrankungen des äußeren Auges

Leitsymptome sind häufig Rötung und Schmerz:

- **Trockene Augen,** mit erhöhter Infektanfälligkeit und Epithelschäden
- **Konjunktivitis,** infektiös oder mechanisch bedingt
- **Gerstenkorn,** eine schmerzhafte Entzündung der Augenliddrüse
- **Hagelkorn,** eine nicht schmerzhafte verstopfte Talgdrüse des Lids
- **Epitheldefekt der Hornhaut** nach Fremdkörper, chemischer Reizung oder Trockenheit.
- **Hyposphagma:** flächige subkonjunktivale Blutung. Im Alter relativ häufig, besonders bei Antikoagulation; Auslösung durch Druckbelastung, meist spontane Resorption in 14 Tagen.
- **Akute Dakryozystitis:** hoch entzündliche, schmerzhafte Auftreibung der Tränenwege durch Abflussstörung.

## Weitere Augenerkrankungen

- **Motilitätsstörungen:** Das Neuauftreten von Doppelbildern ist immer als Notfall zu werten und bedarf der neurologischen und/oder ophthalmologischen Abklärung. Bei lange bestehenden Doppelbildern gibt es häufig gute Kompensation. Gleichwohl haben die Patienten ein erhöhtes Sturzrisiko.

- **Pupillomotorik:** Die Pupillomotorik wird sympathisch (Mydriasis) bzw. parasympathisch (Miosis) gesteuert. Klinische Untersuchung der direkten und indirekten Lichtreaktion sowie der Akkommodation. Die Therapie wird von der Grundkrankheit bestimmt. An UAW als Ursache denken.
- **Verletzungen** und **Tumoren.**

# 41.6 Physiotherapie bei Patienten mit Sehbehinderung

Es gibt fast keinen älteren Menschen, der nicht eine visuelle Einschränkung hat. Das Spektrum reicht von leichten Einschränkungen der Sehkraft bis hin zur Blindheit. Wichtig ist die Aufrechterhaltung der funktionellen Kapazitäten und der Selbstständigkeit des Patienten.

Sensorische Funktionseinbußen führen im Alter dazu, dass die Abhängigkeit vom Sehen ansteigt. Fällt dann durch eine Sehbehinderung die visuelle Dominanz weg, kommt es rasch zu unsicherer Mobilität, Sturzgefahr und Abhängigkeit. Ein spezifisches Training und Anpassungen im Alltag sind indiziert:

- **Gleichgewichtstraining:** spezifisches Training der sensorischen Systeme (somatosensorisch und vestibulär).
- **Funktionstraining:** Training der Alltagsfunktionen mit den nötigen Hilfsmitteln.
- **Training der Okulomotorik:** Augenfolgebewegungen, Sakkaden, Konvergenz-/Fusionstraining, je nach Grunderkrankung und klinischen Befunden.
- **Hilfsmittel:** angepasste Brille tragen, Abdeck- oder Prismafolien einsetzen bei Doppelbildern, falls nötig, Gehhilfsmittel, Tablets, E-Books, Lupen, Hörbücher.
- **Licht:** gute nicht blendende Raumbeleuchtung, Leselampen etc.
- **Raumgestaltung:** Beleuchtung, Markierungen (z. B. Tritte bei der Treppe), Ordnung immer gleich belassen, freie Wege, Stolperquellen eliminieren.
- **Orientierungshilfen:** gut lesbare Beschilderungen, Auszeichnung von wichtigen Hinweisen in Blindenschrift (z. B. Aufzugknöpfe), akustische Signale (Ampelübergänge).
- **Umgang mit sehbehinderten Menschen:** Im Kontakt mit sehbehinderten Menschen müssen mehr akustische Informationen gegeben werden. Bei therapeutischen Maßnahmen Information und Ankündigung, was durchgeführt werden soll. Noch bessere Rücksichtnahme bei mehrfach kommunikationsbehinderten Menschen (visuelle Einschränkungen plus Schwerhörigkeit) oder bei zusätzlichen kognitiven Störungen (visuelle Einschränkungen plus Demenz). Beim Führen immer vorausgehen und immer den Kontakt halten.

**41**

**Blickpunkt Ergotherapie**
Bei einer altersbedingten Sehschwäche kann die Ergotherapie folgende Interventionen anbieten:
- Prävention von Verletzungen und Unfällen (z. B. durch Adaptierung der Lichtverhältnisse)
- Erlernen neuer Techniken/Strategien/Fähigkeiten
- Umweltadaption und Hilfsmittelversorgung
- ADL-Training: ressourcenorientiert (tasten) und kompensatorisch

# 42 Erkrankungen im HNO-Bereich

*Silvia Knuchel-Schnyder und Heiner K. Berthold*

# 42.1 Schwerhörigkeit

Die **Altersschwerhörigkeit** (Presbyakusis) ist ein symmetrisch progressiver Hörverlust (vorwiegend der hohen Frequenzen) mit zunehmendem Alter, 72 % der ≥ 80-Jährigen sind betroffen. Die Altersschwerhörigkeit ist vorwiegend im Corti-Organ (Innenohr), aber auch im Hörnerv lokalisiert.

Die Schwerhörigkeit allgemein wird eingeteilt in:

- **Schallleitungsschwerhörigkeit:** Die Störung liegt zwischen dem Trommelfell und dem Innenohr. Eher in jüngeren Lebensjahren als bei Hochaltrigen.
- **Schallempfindungsschwerhörigkeit:** Die Schädigung liegt auf der Ebene der Cochlea oder des Hörnervs.
- **Kombinierte Schwerhörigkeit:** bei gleichzeitiger Erkrankung des Mittel- und Innenohrs.
- **Zentrale Schwerhörigkeit:** z. B. bei Z. n. Schlaganfall oder auch bei Demenzen

**Merke**

**Wichtig:** Die Verminderung der Hörfähigkeit ist assoziiert mit abnehmender Kommunikationsfähigkeit, vermindertem psychosozialem Wohlbefinden, Isolation und kognitiven Beeinträchtigungen. Bei hörgeminderten alten Menschen wird jedoch auch überproportional häufig die (falsche) Diagnose einer kognitiven Beeinträchtigung/Demenz gestellt. Mit Hörgeräten versorgte schwerhörige Menschen haben ein niedrigeres Risiko für die Entwicklung einer Demenz, als nicht mit Hörhilfen versorgte Menschen.

Die verminderte Hörwahrnehmung führt auch zu einer verminderten Orientierungsfähigkeit und kann in Kombination mit Sehproblemen die Sturzgefahr erhöhen. **Risikofaktoren** sind das Alter, exogene Lärmexposition, ototoxische Medikamente.

**Diagnostik und Untersuchung:**

- **Anamnese:** Anamnestische Screening-Fragen können bereits wegweisend sein.
- **Assessments:** Screening nach Lachs (Flüstertest), Fragebögen (Hearing Handicap Inventory for the Elderly [HHIE], Amsterdam Inventory for Auditory Disability and Handicap [AIADH]).
- **Diagnostik:** HNO-ärztliche Untersuchung, Reintonaudiogramm, Test des Sprachverständnisses (Speech Transmission Index, STI) **Cave:** Tonaudiometrien bei kognitiv eingeschränkten Patienten sind mit Unsicherheiten behaftet. Untersuchung des äußeren Ohrs (Cerumen).

**Cave**

Bei einseitigen Schwerhörigkeiten sollte an Hörsturz, Tumoren, Virusinfektionen oder Schlaganfall gedacht werden.

**Therapie, Behandlung und Interventionen:**

- **Schallleitungsstörung:** oft OP möglich, sonst Hörgerät.
- **Schallempfindungsschwerhörigkeit:** Im Zentrum der Behandlung steht der Einsatz von Hörhilfen. Diese können das Sprachverständnis verbessern, jedoch nicht die normale Hörfähigkeit wiederherstellen.
- **Hörgeräte:** In-Ohr-Geräte, Hinter-dem-Ohr-Geräte, knochenverankerte Hörgeräte

- **Cochlea-Implantate:** werden verwendet, wenn Innenohr geschädigt, aber Hörnerv intakt.
- **Tinnitus-Masker:** Bei Tinnitus als Folge der Hörstörung.
- **Weitere Therapieoptionen:** Hörtraining, Gebärdensprache, Lippenlesen, Psychotherapie, Sozialberatung.

**Merke**
**Umgang mit Hörbehinderung im Alltag**
- Akzeptanz und das Tragen von Hörgeräten unterstützen
- Kommunikationsregeln anwenden (ruhige Gesprächsatmosphäre, direktes Ansprechen mit Blickkontakt, kurze Sätze klar und deutlich artikulieren, wiederholen im selben Wortlaut und prüfen, ob die Person sie verstanden hat; wichtige Informationen aufschreiben)
- Identifikation von kritischen Situationen (direkte Kommunikation, z. B. bei pflegerischen Maßnahmen, Visite etc.), Fernsehen/Radiohören, Telefonieren, Haushalt (Türklingel, Alarmsignale von Haushaltsgeräten), soziale Teilhabe (Gespräche in Gruppen, Ausgehen), Straßenverkehr

# 42.2 Rhinosinusitis

Im Alter kommt es zu einem Struktur- und Funktionsverlust des Flimmerepithels mit klinisch typischer Laufnase (seröse Rhinorrhö). Auch Trockenheit der Schleimhäute wird beobachtet (auch infolge anticholinerger Medikation).
Die Rhinosinusitis ist ein entzündlicher Prozess der Nasen- und Nasennebenhöhlenschleimhaut als Folge einer nasalen Infektion bei gestörtem Abfluss oder gestörter Ventilation der Nasennebenhöhlen (viral, selten bakteriell).
**Diagnostik** (der akuten und der rezidivierenden akuten Rhinosinusitis): Wird durch die Symptomatik und den klinischen Befund gestellt, ggf. HNO-Untersuchung, evtl. allergologische Abklärung, Röntgen, CT.
**Therapie, Behandlung und Interventionen:**
- **Akut:** Viren, selten Bakterien → Medikamente, lokal physiologische NaCl-Lösung, Inhalation
- **Chronisch:** Belüftungsstörung → Medikamente, nasale Salzlösung, topische Gabe von Glukokortikoiden (Nasenspray), evtl. OP zur besseren Belüftung der Nebenhöhlen
- **Allgemein:** Flüssigkeitsdefizite ausgleichen, delirvermeidende Maßnahmen; ggf. Schmerzmedikation.

**42**

# 42.3 Riechstörungen

Das Riechvermögen lässt mit zunehmendem Alter nach. Parosmie (veränderte Wahrnehmung von Gerüchen), Phantosmie (Geruchshalluzination), olfaktorische Intoleranz (übersteigerte subjektive Empfindlichkeit).
**Häufige Ursachen sind:** sinusale Erkrankungen, postviral, nach Schädel-Hirn-Trauma, toxisch (z. B. Chemotherapie). Sie manifestieren sich häufig als Symptom verschiedener Grunderkrankungen (z. B. Morbus Parkinson, Demenz, multiple Sklerose, Myasthenia gravis, Diabetes etc.).
**Untersuchung:** Anamnese inklusive Erfassen relevanter Begleiterkrankungen, HNO-Abklärung, evtl. weitere fachärztliche Diagnostik, Riechtest, MRT oder CT.

**Therapie:** Therapie der Grunderkrankung, Elimination der Noxe, Patientenberatung. Prognose postinfektiös besser als posttraumatisch.

# 42.4 Schmeckstörungen

Am häufigsten sind qualitative Schmeckstörungen, d.h. Schmeckreize werden anders als gewöhnlich wahrgenommen.

**Mögliche Ursachen:** Schädel-Hirn-Traumata, Infektionen des oberen Respirationstraktes, toxische Substanzen, iatrogene Ursachen (OP, Radiatio), Arzneimittelnebenwirkungen (Terbinafin, ACE-Hemmer), hormonell, psychisch, ernährungsbedingt, internistische Erkrankungen.

**Untersuchung:** Anamnese und fachärztliche Untersuchung, Geschmackstest (süß, sauer, salzig, bitter).

**Therapie:** Therapie der Grunderkrankung, Elimination der Noxe (Rauchen) Patientenberatung, Ernährungsberatung (bei Gefahr von Malnutration), medikamentös (Zink, Selen, lokal Lidocain).

# 42.5 Chronischer Tinnitus

Tinnitus ist ein häufiges Symptom des auditorischen Systems, das in Verbindung mit Komorbiditäten (z.B. Belastungs-, Konzentrations-, Angststörungen, somatoforme Störungen, Muskelverspannungen, Kopfschmerz etc.) zu einer schwerwiegenden Krankheitsbelastung führen kann. Er beruht häufig auf einem primären pathophysiologischen Prozess im Ohr. Bei gleichzeitigem Hörverlust ist die Tinnitusfrequenz häufig im Bereich des größten Hörverlustes.

Die zentralnervöse Verarbeitung kann zu pathologisch übersteigerten Reizantworten (z.B. übersteigerte Aufmerksamkeitslenkung zum Tinnitus, Angstauslösung, Schlafstörungen) führen. Dafür werden psychophysiologische und neurophysiologische Verarbeitungsmechanismen des Tinnitusreizes verantwortlich gemacht.

- **Objektiver Tinnitus:** Körpereigene physikalische Schallquelle, deren Schallaussendungen gehört werden (gefäß- oder muskelbedingte Geräusche, sehr selten).
- **Subjektiver Tinnitus:** Weder externe noch körpereigene Schallquelle, der Tinnitus entsteht durch abnormale Aktivität im Innenohr und/oder ZNS.

**Untersuchung:** Anamnese (z.B. strukturiertes Tinnitus-Interview [STI] nach Goebel & Hiller, 2001), HNO-ärztliche Abklärung, neurologische Untersuchung, internistische, psychiatrische Abklärung.

**Therapie:** Professionelles Tinnitus-Counseling (individuell, interprofessionell), tinnitusspezifische kognitive Verhaltenstherapie, bei Hörproblemen Empfehlungen für Hörgeräte, Behandlung der Grunderkrankungen (z.B. HWS-Erkrankungen, zahnärztliche oder kieferorthopädische Erkrankungen). Spezifische Medikamente oder Nahrungsergänzungsmittel stehen nicht zur Verfügung, arzneitherapeutische Behandlungen von Grundkrankheiten (z.B. Depression) konsequent und leitliniengerecht durchführen.

**Physiotherapie:** Eine Mitbeurteilung der Halswirbelsäule und Kiefer mit spezifischer Behandlung ist indiziert.

# 43 Erkrankungen der Haut

*Silvia Knuchel-Schnyder, Yvette Stoel und Heiner K. Berthold*

## 43.1 Die Altershaut

Der Alterungsprozess der Haut wird durch intrinsische Faktoren (Genetik, kalendarisches Altern, hormonelle und metabolische Einflüsse) und durch extrinsische Faktoren (Noxen wie UV-Bestrahlung, Ozon, Hitze, Kälte, Stress, Alkohol, Rauchen, Ernährung) beeinflusst. Außerdem manifestieren sich zahlreiche unerwünschte Arzneimittelwirkungen.

Klinisches Erscheinungsbild der Altershaut: Falten, Trockenheit, Schuppigkeit, häufig Rauheit, Blässe, Dünne, mangelnde Festigkeit und verminderte Elastizität, Pigmentstörungen, sichtbare Kapillaren und senile Angiome. Es bestehen eine eingeschränkte Wundheilung und ein höheres Risiko für Ulzerationen. Veränderte Thermoregulation durch Haarausfall und verminderte Talgdrüsen- und Schweißdrüsenfunktion. Verminderte Barrierefunktion führt zu erhöhter Durchlässigkeit für Toxine und verminderter Vitamin-D-Synthese.

Einige Hauterkrankungen sind Manifestationen von systemischen Erkrankungen (Diabetes mellitus, neurologische und angiologische Erkrankungen). Mit zunehmendem Alter wächst das Risiko für gut- und bösartige Neubildungen.

Die extrinsische Hautalterung kann durch Noxenvermeidung sowie durch eine adäquate Pflege beeinflusst werden.

## 43.2 Pruritus, Xerosis cutis und Ekzeme

Chronischer Juckreiz bei gemischter Genese wie Hauttrockenheit (Xerose) und internistischen Erkrankungen sowie als unerwünschte Arzneimittelwirkungen.

**Klinik und Diagnostik:** differenzialdiagnostischer Ausschluss einer irritativen oder allergischen Kontaktdermatitis ausgelöst durch Pflegeprodukte oder Lokaltherapeutika.

**Therapie:** rückfettende Externa, Harnstoffsalben. Bei Kontaktekzemen Beseitigung der Ursache.

## 43.3 Bakteriell infektiöse Hauterkrankungen

Durch das Eindringen von Bakterien ausgelöst, am häufigsten sind die Erysipele (Wundrosen) und die typische Streptokokkeninfektion. Eintrittspforten sind meist winzige Hautdefekte zwischen den Zehen.

**Klinik und Diagnostik:** plötzliches Unwohlsein, schweres Krankheitsgefühl, hohes Fieber, Schüttelfrost und Schmerzen im Bereich der Infektion. Die Haut (meist Unterschenkel) zeigt eine flammende Rötung, ist gespannt und ödematös (häufig mit Lymphknotenbeteiligung). Patienten mit bestehendem Lymphödem haben ein höheres Risiko. Häufige Stehbelastungsunfähigkeit.

**Therapie:** strikte Bettruhe, kühlende Umschläge, Bein hochlegen und ruhig stellen. Therapie mit Penicillin oder Alternativantibiotika. Fiebersenkende und Schmerztherapie. Verhindern von schweren Verlaufsformen (phlegmonös, nekrotisierend, septischer Schock). Bekannte Folgekomplikationen sind Lymphangitis und Elephantiasis.

**Physiotherapie:** entstauende Maßnahmen, um dem Schwellungsschub entgegenzuwirken:

- Kompressionsbandagen, sobald die Überwärmung zurückgeht.
- Manuelle Lymphdrainage, Beginn frühestens 2 Wo. nach Abklingen der Rötung. Bei einer intravenösen antibiotischen Behandlung ist ein früherer Beginn möglich.

43

# 43.4 Mykosen der Haut

Hautpilze befallen die Haut, die Haare und die Nägel. Die Infektionsquellen sind in der Regel die Familie oder das direkte Umfeld.

Klinisch werden zwei Arten von Mykosen unterschieden: Pilzinfektionen der Haut ohne systemische Mykosen sowie Infektionen durch Hefen, die auch Schleimhäute und innere Organe befallen können.

## 43.4.1 Fußpilz (Tinea pedis) und Nagelpilz (Tinea ungium)

Fußpilz als häufigste klinische Erscheinungsform mit Beginn zwischen den Zehen. Es kommt zu Juckreiz, Rötungen, Hautablösungen, Rissen oder ringförmigem Ausschlag. In besonders schweren Fällen können sich Abszesse bilden. Die Diagnose wird klinisch gestellt und in einem Schnelltest bestätigt.

**Therapie:** Kleidung und Schuhe wechseln, die Haut reinigen und regelmäßige hygienische Maßnahmen anwenden. Je nach Lokalisation, Ausdehnung und Schwere des Befundes wird zwischen topischer und systemischer Therapie entschieden. Alle Pilzinfektionen der Haut und der Nägel sind heilbar. Wichtig ist ein sporizides Spray für die Schuhe. Bei gleichzeitigem Fußpilz Cremes, Lösungen oder Sprays.

**Zu beachten in der Physiotherapie:**
- Hygiene- und Pflegemaßnahmen beachten (Füße gut abtrocknen)
- Benutzte Geräte gut desinfizieren
- Bei Befall nicht mit nackten Füssen trainieren (Gefahr der Verbreitung)

## 43.4.2 Kopf- und Hautpilz (Tinea corporis et capitis)

Befall von Gesicht, freier Haut und Haaren. Die wichtigsten Erreger kommen von Tieren (Katzen, Hunde Meerschweinchen). An den Kontaktstellen entstehen runde Herde mit randbetonter Rötung, Schuppung und zentraler Abblassung.
**Therapie:** lokale Therapie, bei ausgedehnten Infektionen zusätzlich systemische Therapie.

# 43.5 Dermatitis

**43**

Durch Aufquellen der Hornschicht bei ständig feuchter Haut (z. B. Intimbereich) kommt es zum Verlust der Barrierefunktion mit sekundären Infekten.
**Blickdiagnose:** Ekzem mit Rötung, scharf bis unregelmäßig begrenzten Rändern, Streuherden in der Umgebung, Erosionen, Nässen, Schuppungen, Krusten, Juckreiz.
**Therapie:** möglichst kausal; ggf. topische Steroide. In schweren Fällen oder auch bei gleichzeitigem Vorliegen eines Dekubitus kommen bei Immobilität eine Dauerkatheteranlage sowie stuhlableitende Systeme in Betracht. Ein präventives Vorgehen mit guter Pflegequalität ist essenziell.

# 43.6 Chronische Wunden

Eine chronische Wunde ist definiert als ein Integritätsverlust der Haut und einer oder mehrerer darunterliegender Strukturen mit fehlender Abheilung innerhalb von 8 (4–12) Wo.

Das Risiko für chronische Wunden steigt mit zunehmendem Lebensalter. Chronische Wunden bedeuten Schmerzen, Schlafstörungen, psychische Belastung, Exsudat- und Geruchsbelästigung, eingeschränkte Mobilität, Funktionsverlust, Infektionsrisiko, Verlust der Lebensqualität, erhöhten Pflegeaufwand und Kosten. Etwa 4 Mio. Menschen in Deutschland leiden an chronischen Wunden. Die häufigste Einzelursache ist das Ulcus cruris (> 1,5 Mio.), gefolgt von Patienten mit diabetischen Fußulzera (1,5 Mio.) und Menschen mit Dekubiti (1 Mio.).

**Anamnese, Klinik und Diagnostik:** Die häufigsten klinischen Grundkrankheiten bei chronischen Wunden sind Diabetes mellitus, PAVK sowie Ulcera cruris bei venöser Insuffizienz. Die anamnestische Erfassung des Krankheitsverlaufs der Grundkrankheiten, eine exakte Wunddokumentation und der Verlauf von Behandlung und Komplikationen sind wichtig.

Regelmäßige gründliche ärztliche Untersuchung mit Wund- und Fotodokumentation und evtl. Abstrich oder Biopsie und Mitbeurteilung der regionalen Durchblutung und Sensibilität.

**Therapie:** kausale Behandlung der Grundkrankheit (z. B. Diabetes einstellen, Durchblutung verbessern, venösen Abfluss verbessern, Ödeme/Infektionen behandeln, Mobilität verbessern, Immunsuppressiva); adäquate Schmerzbehandlung, Behandlung von Juckreiz und Schlafproblemen.

Adäquate Ernährung evtl. supplementäre Versorgung mit Mikronährstoffen, die für eine Wundheilung essenziell sind (z. B. Vitamin C, Zink, Mangan). Überwachung und Ausgleich des Flüssigkeitshaushalts und der Elektrolyte.

Ziel ist es, neben der Behandlung der Grundkrankheit die lokalen Bedingungen für das Abheilen einer Wunde zu verbessern (chronische Wunde feucht halten). Die lokale Wundbehandlung wird durch Lagerungsmaßnahmen und Prävention oder Behandlung von Ödemen ergänzt.

Wundreinigung und chirurgisches Débridement: Das Hauptziel des Débridements ist es, eine chronische Wunde in den Zustand einer akuten Wunde zurückzuversetzen.

In Einzelfällen kann mit Vakuumversiegelung gearbeitet werden. Der Unterdruck fördert das Abfließen des Sekrets und eine bessere Durchblutung. Die Indikation liegt bei chronischen großen Wunden oder komplizierten frischeren Wunden. Der Patient kann in seiner Mobilität stärker behindert sein als mit konventionellen Verbänden.

**Physiotherapie:**
- Funktionelle Einschränkungen (Mobilität, ADL) verhindern, kompensieren.
- Allgemeine körperliche Aktivität zur besseren Durchblutung und Wundheilung.
- Druckentlastung, Lagerung, Hilfsmittel (Kissen, Schuhe etc.).

Die Abheilung und Prophylaxe gegen Rezidive erfolgt bei einem Ulcus cruris venosum zwingend unter Kompression. Anfänglich mit lymphologischen Kompressionsverbänden und anschließend mit einer Kompressionsstrumpfversorgung (evtl. mit Unterstrumpf über den Wundverband).

**Fazit:** Die Versorgung chronischer Wunden erfordert ein interprofessionelles strukturiertes Behandlungskonzept mit gut funktionierenden Schnittstellen. Patientenedukation oder Angehörigenschulung für Selbstmanagement ist wichtig.

## 43.7 Dekubitus

Der Dekubitus zählt zu den chronischen Wunden, entsteht durch Druckbelastung der Haut und infolgedessen verminderte Durchblutung.

Studien zur Querschnittsprävalenz zeigen, dass bis zu 15 % aller Krankenhauspatienten einen Dekubitus haben, bei älteren Patienten bis zu 30 %.

**Pathophysiologie:** Äußerer Druck auf die Haut an den Aufliegestellen vermindert die Hautdurchblutung. Verminderte Sauerstoff- und Nährstoffzufuhr schädigen das Gewebe gleichermaßen wie ein verminderter Abtransport von Stoffwechselprodukten und eine Azidose des Gewebes (trophische Störungen). Stärke des Drucks und Einwirkzeit wirken multiplikativ.

Zusätzlich zur Druckbelastung kommen die Faktoren Reibung (Rutschen im Bett, Kleidung, Schuhe, Verbände) und Scherkräfte (Verschiebung der Hautschichten gegeneinander) hinzu. Hauptursache sind Immobilität, Grundkrankheiten, Sensibilitätsstörungen, Malnutrition und Flüssigkeitsdefizite, Kachexie oder Adipositas, Infektionen, Fieber und Inkontinenz, Arzneimittel (z. B. Sedativa, Schmerzmittel) u. v. m.

**Klinik, Diagnostik, Therapie:** ▶ Abb. 43.1. Risikoermittlung mittels standardisierten Assessments und Erfassen der Risikofaktoren, z. B. Braden-Skala (www.bradenscale.com).

- **Primärpräventive Maßnahmen:** Mobilisation und Lagerung sind die wichtigsten Faktoren. Bei eingeschränkter Mobilität muss umgelagert werden (Lagerungsintervalle, meist 2–4 h) oder Freilagerung. **Cave:** Die Druckbelastung ist im Sitzen deutlich höher als im Liegen → im Sitzen kürzere Lagerungsintervalle.
- **Hilfsmitteleinsatz zur Druckentlastung:**
  - **Weichlagerungssysteme:** Vergrößerung der Auflagefläche durch Schaumstoffmatratzen, Gelauflagen, Luftkissen.
  - **Wechseldrucksysteme:** klein- und großzellige Systeme, die in unterschiedlichen Intervallen aufgepumpt und entlastet werden.
  **Nachteile:** wegen reduzierter propriozeptorischer Wahrnehmung können neurologische und motorische Symptome zunehmen, erhöhter Muskelabbau, Körperschemastörungen.
  Relative Kontraindikationen sind Schlaganfallpatienten, Demenzpatienten und schmerz- oder wahrnehmungsgestörte Patienten.
  - **Mikrostimulationssysteme:** Wahrnehmungsfördernde, schmerzreduzierende, bewegungsfördernde Systeme. Systeme fördern die Eigenbewegung und Wahrnehmung des Patienten durch Rückkopplung.
  - **Umstrittene Hilfsmittel:** Felle, Watteverbände, Fersenschoner, Sitzringe, Wasserbetten sollten nicht eingesetzt werden.
- **Weitere Therapie und Physiotherapie:** ▶ Kap. 43.3.

**43**

# 43.8 Autoimmune Hauterkrankungen

**Lupus erythematodes:** Autoimmunerkrankung mit Manifestation meist im höheren Lebensalter mit häufigem Befall der Lunge und Serositis. Medikamentöse Therapie mit Antiphlogistika, Kortikosteroiden und Immunsuppressiva.

**Pemphigus:** Erkrankungen des höheren Lebensalters, Blasenbildung der Epidermis mit starkem Juckreiz. Medikamentöse Therapie mit lokalen oder systemischen Kortikosteroiden

**Psoriasis:** chronisch-entzündliche, genetisch bedingte Erkrankung. Glänzend silbrige Schuppung, Rötungen, manchmal blutend. Bei Befall der Gelenke kommt es im Verlauf auch zu Destruktionen. Lokale Behandlung mit Cremes, Salben, Immunsuppressiva oder Biologicals.

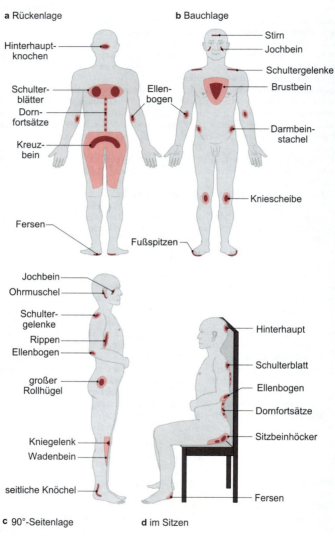

Abb. 43.1 Dekubitus: Prädilektionsstellen [L141]

# 43.9 Chronisch-venöse Insuffizienz

*Silvia Knuchel-Schnyder, Yvette Stoel und Heiner K. Berthold*

Chronische Venenerkrankungen sind lange bestehende morphologische und funktionelle Veränderungen des Venensystems. Die Varicosis ist die häufigste Venenerkrankung. Eine chronisch-venöse Insuffizienz (CVI) ist Ausdruck einer fortgeschrittenen Venenerkrankung.

**Anatomie:** Rückfluss des venösen Blutes über drei kommunizierende venöse Systeme: epifasziales (oberflächliches), subfasziales (tiefes) und transfasziales (Perforansvenen) Venensystem.

**Pathophysiologie:** Das pathophysiologische Korrelat der CVI ist die venöse Hypertonie (Anstieg des intravasalen hydrostatischen Drucks) als Folge eines venösen Refluxes in den drei venösen Systemen mit Zeichen der Störung der Mikro- und/oder Makrozirkulation.

**Ätiologie:** Die Ätiologie chronischer Venenerkrankungen ist in 1–3 % der Fälle angeboren, in 70–80 % primär und in 18–25 % sekundär. Die primären Ätiologien umfassen venösen Rückfluss im oberflächlichen und tiefen Venensystem aufgrund von Veränderungen der Venenwand, der Klappen etc. Die sekundären Ätiologien resultieren aus vorausgegangenen Erkrankungen, wie Phlebothrombosen und nichtthrombotischen Abflussbehinderungen, z. B. im Beckenbereich.

**Epidemiologie:** Eine genaue Prävalenz der CVI ist nicht bestimmbar, sie liegt bevölkerungsweit bei ca. 6,5–19 %. Es besteht eine klare Altersabhängigkeit; bei ca. 4 % der > 65-Jährigen finden sich aktive oder abgeheilte venöse Ulzera. Gerade die schweren Venenerkrankungen sind Erkrankungen des höheren Lebensalters.

**Klinik und Diagnostik:**

- **Klinik:** Frühestes klinisches Zeichen der CVI ist das Ödem, gefolgt von spezifischen Veränderungen der Haut und des Unterhautgewebes an den unteren Extremitäten. Klinische Zeichen sind: Schwellung, Schwere- und Spannungsgefühl der Beine, Schmerzen, nächtliche Wadenkrämpfe, Juckreiz und unruhige Beine. Zunahme der Beschwerden bei Wärme, im Verlauf des Tages und bei längerem Sitzen oder Stehen. Besserung beim Hochlegen der Beine.

- **Diagnostik:** Die farbcodierte Duplexsonografie zur Erfassung von oberflächlichen und tiefen Abflussbehinderungen. Zusätzlich sollten arterielle Durchblutungsstörungen ausgeschlossen werden. Der ABI kann bei CVI infolge eines Ödems fehlerhaft und bei Vorliegen einer Stauungsdermatitis oder eines Ulkus nicht möglich sein. Bei Bedarf kann die Diagnostik durch Venenverschlussplethysmografie ergänzt werden.
  Sind phlebochirurgische oder interventionelle Therapiemaßnahmen geplant, wird die Diagnostik meist durch invasive bildgebende Verfahren ergänzt.

**Therapie:**

- **Nichtmedikamentöse Therapie/Physiotherapie:** Therapieziel ist die Beseitigung oder Reduktion der venösen Hypertonie. Die Basis ist, wenn möglich, Lebensstilmodifikation (Bewegungstherapie, ggf. Gewichtsnormalisierung). Die physikalischen Maßnahmen sind die Entstauungs- bzw. Kompressionstherapie. Die konservative Therapie ist langfristig ausgelegt und erfordert eine gute Mitarbeit des Patienten, um erfolgreich zu sein.

- **Kompressionstherapie:** Eine graduierte Kompression bewirkt eine venöse Querschnittsverminderung und Volumenreduktion. Der venöse Reflux wird vermindert, die Muskelpumpfunktion verbessert, die Lymphdrainage erhöht und somit die Mikrozirkulation verbessert.

**43**

– Medizinische Kompressionsstrümpfe Klasse II (23–32 mmHg) eignen sich häufig zur Ödemkontrolle. Falls unzureichend, Klasse III (> 40 mmHg) verordnen.

– Meist reichen Strümpfe bis zu den Knien aus. Anmessen morgens nach weitgehender Ödemreduktion. Anziehen morgens. Die Strümpfe werden nur tagsüber getragen.

– Wesentliche Kontraindikationen der Kompressionstherapie sind höhergradige PAVK und dekompensierte Herzinsuffizienz. Bei Patienten mit Diabetes und sensomotorischer Neuropathie und bei Patienten mit moderater PAVK sollte eine gute Überwachung erfolgen.

– Von Hand gewickelte lymphologische Kompressionsverbände sind aufwendig, aber sehr wirksam und sollten daher nur zur Entstauung und nicht als definitive Lösung eingesetzt werden.

– Kompressionstherapie sollte immer in Kombination mit Bewegungstherapie erfolgen. Diese kräftigt die Wadenmuskulatur und bessert die Sprunggelenksfunktion.

> **Merke**
>
> Primäre Entstauung mit lymphologischen Kompressionsverbänden. **Cave:** Bei ABI < 0,8 sollte die Kompressionsbandage nur von erfahrenen Physiotherapeuten angelegt werden (Anlegedruck im Fesselbereich ca. 30 mmHg). Bei ABI < 0,6 nicht bandagieren.
>
> Anschließende Bestrumpfung mit Abgabe von Hilfsmitteln für das selbstständige An- und Ablegen der Strümpfe.
>
> Vor allem bei älteren Patienten mit chronisch-venöser Insuffizienz bestehen häufig (endgradige) Bewegungseinschränkungen im OSG, welche das Ausnützen der Muskelpumpe unmöglich machen. **Physiotherapie:** OSG-Mobilisation passiv und aktiv, Kräftigung und Dehnung der Wadenmuskulatur, Gangmusterkorrektur und Anleitung zur Steigerung der Bewegung im Alltag.

- **Medikamentöse Therapie:** Die medikamentösen Möglichkeiten sind begrenzt. Vor allem Diuretika haben keinen Stellenwert. Auch für Ödemprotektiva (Flavonoide, Saponine) gibt es keine überzeugenden Daten. Über die Art und Dauer einer Antikoagulation entscheidet das individuelle Thromboembolierisiko.

**43**

## 43.9.1 Postthrombotisches Syndrom

Im höheren Lebensalter hat das postthrombotische Syndrom eine besondere Bedeutung. Es führt häufiger und rascher zu einer CVI als eine Varicosis. Als Risikofaktoren gelten höheres Lebensalter, Adipositas, eine proximale oder initial ausgedehnte Phlebothrombose, ein ipsilaterales Thromboserezidiv sowie eine suboptimale Antikoagulation nach einer Phlebothrombose. Es ist die häufigste Komplikation nach Phlebothrombose und ist bei 20–40 % aller Patienten innerhalb 1–2 J. nach einer Bein- oder Beckenvenenthrombose zu erwarten. Nach 5–10 J. liegt die Prävalenz bei 50–100 %.

Die Definition und Schweregradeinteilung eines PTS erfolgt mit der **Villalta-Skala** (in Ergänzung zur CEAP-Klassifikation, ▶ Tab. 43.1).

**Tab. 43.1 Villalta-Skala zur Definition und Schweregradbestimmung eines postthrombotischen Syndroms**

| Symptome | Schmerzen, Krämpfe, Schweregefühl, Parästhesien, Pruritus |
|---|---|
| Klinische Zeichen | Prätibiales Ödem, Hautinduration, Hyperpigmentierung, Rötung, Venektasien, Schmerz bei Wadenkompression, Ulcus cruris venosum[1] |

Jedes Symptom und jedes klinische Zeichen wird graduiert: 0 = nicht vorhanden, 1 = mild, 2 = moderat, 3 = schwer.
Der Scorewert ergibt sich aus der Punktesumme: 0–4 Pkt. = kein PTS, 5–9 Pkt. = mildes PTS, 10–14 Pkt. = moderates PTS, ≥ 15 Pkt. = schweres PTS.
[1] Patienten mit Ulcus cruris venosum werden unabhängig vom Scorewert als schweres PTS klassifiziert.

# 43.10 Tumorerkrankungen

Verschiedene dermatologische Tumorerkrankungen haben eine Häufung mit zunehmendem Alter. Suspekte Hautveränderungen sollen sorgfältig überwacht werden und ggf. dermatologisch abgeklärt werden. Auch die Physiotherapeutin soll bei suspekten Befunden den Patienten auffordern, zum Hausarzt zu gehen.

**Aktinische Keratosen:** intraepitheliale Neoplasien der Haut (Plattenepithelkarzinome in situ). **Risikofaktoren:** Männer, helle Hauttypen, häufige Sonnenbrände, Tätigkeit im Freien. Lokalisation meist auf sonnenexponierten Stellen. In 10 % der Fälle Übergang in ein Stachelzellkarzinom, kann metastasieren. **Therapie:** Fotodynamische Therapie (Bestrahlung mit Infrarotlicht), Immunmodulatoren, Virustatikum.

**Basalzellkarzinom (Basaliom):** häufigste maligne Neubildung (Kopf-Halsbereich) bei weißen Europäern, mit destruierendem Wachstum aber selten metastasierend. **Risikofaktoren** sind höheres Alter, heller Hauttyp, Sonneneinstrahlung, positive Familienanamnese, Immunsuppression, chemische Karzinogene. **Therapie:** lokale Exzision.

**Plattenepithelkarzinom:** Das kutane Plattenepithelzellkarzinom ist der zweithäufigste helle Hautkrebs mit höherem Metastasierungsrisiko als das Basalzellkarzinom. **Risikofaktoren** wie bei den bereits erwähnten Hautkrebsformen.

**Malignes Melanom:** Wichtigster **Risikofaktor** ist UVA/UVB und korreliert mit der Zahl der Sonnenbrände. Jedes wachsende Pigmentmal ist verdächtig, dermatologische Untersuchung. **Therapie:** vollständige Exzision mit Sicherheitsabstand und Entfernung des ersten drainierenden Lymphknotens; ggf. medikamentöse Nachbehandlung

**43**

**VII** Arzneimitteltherapie

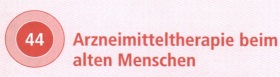

# 44 Arzneimitteltherapie beim alten Menschen

*Heiner K. Berthold und Silvia Knuchel-Schnyder*

## 44.1 Allgemeine Einführung

**Verbrauchsepidemiologie:** Mehr als die Hälfte der zulasten der GKV verschriebenen Arzneimittel geht an Menschen > 65 J. Von den Patienten zwischen 80 und 100 J. nehmen nur < 5 % gar kein Arzneimittel ein. Mehr als 40 % der > 65-Jährigen und die Hälfte der > 80-Jährigen nehmen ≥ 5 Dauerarzneimittel ein. Der Bereich der Selbstmedikation ist nicht mit berücksichtigt.

**Polypharmazie** (Syn.: Polymedikation, Multimedikation, Multipharmazie): In einer WHO-Definition spricht man von Polypharmazie, wenn „viele Arzneimittel gleichzeitig oder wenn eine übermäßige Anzahl gegeben wird". Im zweiten Teil der Definition wird angesprochen, dass mehr Arzneimittel gegeben werden als klinisch erforderlich. Andere Definitionen sprechen von Polypharmazie, wenn ≥ 5 Wirkstoffe gleichzeitig eingenommen werden. Mit kumulativer Polypharmazie ist die Anzahl der angewandten Wirkstoffe über einen definierten Zeitraum (z. B. 3 Mon.) gemeint.

Die Definition über die **Anzahl der Wirkstoffe** allein ist wenig hilfreich. Manche einzelne Erkrankung erfordert für eine leitliniengerechte Therapie bereits ≥ 5 Wirkstoffe. Auch kann eine Verminderung der Anzahl der Wirkstoffe **per se** kein primäres Therapieziel bei Patienten im höheren Lebensalter sein, da Medikamente bei chronischen Krankheiten auch positiv die Lebensqualität beeinflussen können. Bei der Vermeidung von UAW infolge Polypharmazie liegt das größte Präventionspotenzial bei alten Menschen. Entscheidend für eine gute Arzneimitteltherapie ist der handwerklich gute Umgang mit den Arzneimitteln (Dosierungen, KI beachten, UAW beachten) und nicht so sehr, die Anzahl um jeden Preis zu reduzieren.

Fehlen von adäquaten Studien im Alter: Arzneimitteltherapie im Alter ist u. a. auch deshalb erschwert, da es ein Wissensdefizit in der evidenzbasierten Medizin gibt. In vielen zulassungsrelevanten Studien sind ältere Menschen unterrepräsentiert. Auch die Studien zur Pharmakokinetik der untersuchten Wirkstoffe werden überwiegend an gesunden jungen Erwachsenen (meist Männern) durchgeführt.

**Leitliniengerechte Therapie:** Leitlinien machen selten Angaben zur Behandlung der entsprechenden Indexerkrankung, wenn diese Bestandteil einer Multimorbidität ist. Bei theoretisch konstruierten leitliniengerechten Behandlungen von Patienten mit ≥ 5 chronischen Erkrankungen (hinzu kommen Akutbehandlungen für akute Störungen) kommt man leicht zu exzessiv hohen Wirkstoffzahlen, aber auch zu widersprüchlichen Empfehlungen und nicht vertretbaren Arzneimittelinteraktionen oder Arzneimittel-/Krankheitsinteraktionen. Außerdem sind Leitlinien immer populationsbasiert und berücksichtigen nicht individuelle Besonderheiten und meist auch nicht Patientenpräferenzen. Der derzeit einzig denkbare Lösungsansatz ist die ärztliche Verschreibungskunst im Rahmen einer pragmatischen, Schwerpunkte setzenden Arzneimitteltherapie, die sich v. a. an funktionalen Aspekten des Patienten orientiert.

**44**

## 44.2 Veränderungen der Körperzusammensetzung im Alter, von Pharmakokinetik und -dynamik

**Physiologische Alterungsprozesse:** Bedeutsam für die Arzneimitteltherapie sind altersassoziierte Veränderungen in der Körperzusammensetzung und altersbedingte Veränderungen der Organfunktionen. Für sich genommen haben diese Veränderungen keinen Krankheitswert, sie tragen aber zur abnehmenden Organreserve und somit zu verminderten Kompensationsmechanismen im Umgang des Körpers mit Xenobiotika bei. Veränderungen der Körperzusammensetzung und der Organfunktionen führen letztlich zu Veränderungen der Pharmakokinetik und der Pharmakodynamik.

**Körperzusammensetzung:** Wesentliche Änderungen sind die Zunahme des Körperfetts und die Abnahme des Körperwassers bzw. des Extrazellulärvolumens. Zudem Abnahme der fettfreien Masse (Muskelmasse). Nach der Pubertät haben Frauen i. d. R. einen höheren Fettanteil als Männer. Dieser steigt im Laufe des Lebens kontinuierlich auf 40 % bei den Frauen und auf 30 % bei den Männern an. Dabei gibt es eine große interindividuelle Heterogenität.

### Körperzusammensetzung

Die Bestimmung der Körperzusammensetzung erfolgt im klinischen Bereich primär mit dem **Body-Mass-Index (BMI),** in den Gewicht und Größe eingehen (BMI = kg/m$^2$ ▸ Kap. 31).

Der BMI wird meist als Surrogatparameter für den Fettgehalt des Körpers verwendet, dieser korreliert aber nicht besonders gut mit dem tatsächlichen Fettanteil. Ein hoher BMI kann sich auch bei ausgeprägter Muskelmasse oder Ödemen ergeben. Dies kann klinisch problematisch sein, wenn beispielsweise Ödemausschwemmung und Gewichtszunahme (Masse) gleichzeitig gewünscht ist. Mit der **bioelektrischen Impedanzanalyse (BIA)** lassen sich auf einfache Weise mehr Informationen über die Körperzusammensetzung bestimmen. Dabei können die **Fettmasse (FM)** bestimmt und folgende weitere Werte berechnet werden:

- **Fettmasse-Index** (FMI = Verhältnis von FMI zur Größe; kg/m$^2$).
- **Fettfreie Masse** (FFM = LBM) ergibt sich als Differenz aus Körpergewicht und Fettmasse.
- **Fettfreie-Masse-Index** (FFMI = Verhältnis von FFMI zu Größe; kg/m$^2$). Den größten Anteil an der FFM hat das Körperwasser mit durchschnittlich 73,2 %. Zur FFM zählen weiterhin Muskeln und Organe (als wichtigste stoffwechselaktive Kompartimente), aber auch Knochen, Knorpel, Sehnen und Bänder.

Das **Gesamtkörperwasser** (TBW) macht etwa 60 % des Körpergewichts aus. Etwa ⅔ befinden sich im Zellinneren (intrazelluläres Wasser, ICW) und ⅓ außerhalb (extrazelluläres Wasser, ECW).

Fettmasse und fettfreie Masse (bzw. FMI und FFMI) können grafisch zueinander in Beziehung gesetzt werden (▸ Abb. 44.1). Dadurch kann z. B. unterschieden werden, ob ein erhöhter BMI durch einen erhöhten Fett- oder Muskelanteil bedingt ist. Bei einem erhöhten BMI bei gleichzeitig verminderter Muskelmasse spricht man von **sarkopener Adipositas.**

Die **BIA-Messung** generiert noch weitere Messgrößen: Die **Körperzellmasse (BCM)** ist die Summe der sauerstoffverbrauchenden, glukoseoxidierenden Zellen. Sie ist eine Teilkomponente der FFM (Muskulatur, Organe etc.). Die BCM ist die zentrale Größe bei der Beurteilung des Ernährungszustands.

Der Quotient ECM/BCM beschreibt eine gewichtsunabhängige Größe als Verhältnis von Extrazellulärraum und Körperzellmasse. Der Quotient ist immer < 1. Ein steigender ECM/BCM-Index deutet eine Verschlechterung des Ernährungszustands an.

**44**

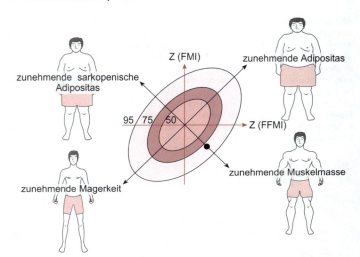

Abb. 44.1 Body Composition Chart [L141]

**Bedeutung der Körperzusammensetzung für Verteilungsvolumen und Clearance:** Eine veränderte Körperzusammensetzung führt zu einer veränderten Verteilung eines Wirkstoffs im Körper.

Praktische Bedeutung: Bei Bolusgabe von hydrophilen Substanzen kann es zu überhöhten Spitzenkonzentrationen kommen. Bei lipophilen Substanzen kann es bei einem erhöhten Verteilungsvolumen zu einer verlängerten Halbwertszeit mit Kumulation kommen.

**Veränderung der Arzneimittelclearance:** Die wesentlichen **Eliminationswege** für Arzneimittel sind die Niere und die Leber. Durch verminderte Organleistungen kommt es zu einer verminderten Gesamtkörper-Clearance, die zu einer Kumulation und damit zu unerwünschten Arzneimittelwirkungen führen kann.

**Veränderung der Nierenfunktion:** Im Alter kommt es zu einer Atrophie der Glomeruli und einer Reduktion der Nierenperfusion. Es kommt aber bei etwa ⅓ der Menschen nicht zu einem Abfall der GFR und es besteht insgesamt eine große Heterogenität. Deshalb darf ein höheres Lebensalter nicht automatisch mit einer verminderten Nierenfunktion gleichgesetzt werden.

**Veränderung der Leberfunktion:** Die Lebermasse ist im Alter vermindert, sodass mengenmäßig weniger arzneimittelmetabolisierende Enzyme zur Verfügung stehen. Dies hat nur bei hochgradiger Verminderung eine praktische Bedeutung. Eine verminderte Leberperfusion kann eine verminderte Plasmaeiweißbindung zur Folge haben.

**Veränderung der Plasmaeiweißbindung (PEB):** Die praktische Bedeutung einer verminderten Plasmaeiweißbindung ist wahrscheinlich eher gering. Zu den stark an Plasmaeiweiße gebundenen Wirkstoffen gehören Phenytoin, NSAR, Benzodiazepine etc.

**Veränderung der Herzleistung:** Die Veränderung der Herzleistung hat einen Einfluss auf die Verteilung, die klinische Relevanz dieses Effekts ist aber unklar.

**Veränderungen der gastrointestinalen Resorption:** Auch hier sind altersbezogene Veränderungen bekannt, deren klinische Relevanz unklar ist.

**Im Alter veränderte Pharmakodynamik:** Veränderungen der Pharmakodynamik im Alter sind experimentell gesichert, sie sind in der klinischen Praxis aber umso schwerer konkret zu erfassen.

# 44.3 Unerwünschte Arzneimittelwirkungen (UAW)

## 44.3.1 Grundlagen

**Definition:** Nach Definition der europäischen Arzneimittelbehörde EMA ist eine UAW eine Reaktion auf ein Arzneimittel, die schädlich und unbeabsichtigt ist. Um das Kriterium zu erfüllen, bedarf es eines Kausalzusammenhangs, der mindestens als „möglich" eingeschätzt wird.

Unerwünschte Arzneimittelwirkungen sind im Alter häufiger und zum Teil schwerer als in jüngeren Lebensjahren. Es wird geschätzt, dass bis zu 7 % der Krankenhausaufnahmen wegen UAW erfolgen. Von diesen Patienten sind mehr > ⅔ > 65 J. und bei den meisten besteht Polypharmazie.

Eine UAW, die aus einem **Medikationsfehler** resultiert, also einem unbeabsichtigten fehlerhaften Gebrauch eines Arzneimittels, wird als vermeidbar angesehen. Von besonderem Interesse für die Geriatrie ist es, die Häufigkeit von **im Prinzip vermeidbaren UAW** zu vermindern. Es besteht keine Einigkeit, ob zu der engeren Definition von Medikationsfehlern auch iatrogene Fehler, wie falsche Dosierung oder Missachtung einer Kontraindikation gehören.

**UAW bei älteren Patienten**

Unerwünschte Arzneimittelwirkungen bei älteren Patienten
- sind häufiger und schwerer als bei jüngeren Patienten (Vulnerabilität, herabgesetzte Kompensationsmechanismen).
- resultieren häufiger aus Medikationsfehlern (eingeschränkte ADL, kognitive Einschränkungen).
- sind in vielen Fällen vermeidbar. Das größte Potenzial liegt in der Sorgfalt bei richtiger Indikationsstellung, in der Beachtung von Kontraindikationen, in angepasster Dosierung und im sorgfältigen proaktiven Monitoring der Verträglichkeit

**Klinische Präsentation:** Die klinischen, laborchemischen oder apparativen Zeichen einer UAW hängen in den meisten Fällen vom Wirkmechanismus und den klinischen Wirkungen eines Arzneimittels ab. Gerade im geriatrischen Bereich präsentieren sich die klinischen Charakteristika jedoch unspezifisch. Bei unspezifischen Beschwerden sollte deshalb immer auch an eine UAW gedacht werden. Gegebenenfalls können häufige unspezifische Symptome direkt erfragt werden, z. B.:
- Mundtrockenheit
- Abgeschlagenheit, Müdigkeit, Schläfrigkeit, reduzierte Wachsamkeit, Schlafstörungen, Schwäche
- Bewegungsstörungen, Tremor, Stürze
- Obstipation, Diarrhö, Inkontinenz, Appetitlosigkeit, Übelkeit
- Hautausschläge, Juckreiz

**44**

- Depression, Interesselosigkeit
- Verwirrtheit, Halluzinationen
- Angst und Aufregung
- Schwindel

Die überwiegende Anzahl der UAW manifestiert sich als Erkrankungen des Nervensystems (einschl. psychiatrischer Symptome), des Gastrointestinaltrakts, der Lunge und der Atemwege sowie als allgemeine Erkrankung oder Beschwerden am Verabreichungsort. Die übrigen Systemorganklassen sind deutlich seltener betroffen.

## 44.3.2  UAW als Folge verminderter Kompensationsmechanismen

Geriatrische Patienten sind aufgrund verminderter Kompensationsmechanismen anfälliger für UAW als jüngere Erwachsene.

Bestimmte **Patientencharakteristika** sind mit einem hohen Risiko für UAW assoziiert. Dazu gehören:

- Anzahl der Wirkstoffe ($\geq 8$ = hohes Risiko, 5–7 = intermediäres Risiko)
- Frühere UAW oder Maladhärenz
- Multimorbidität ($\geq 4$ chronische Erkrankungen)
- Erkrankung von Leber, Herz, Niere
- Bestimmte Wirkstoffgruppen (Antikoagulanzien, Insulin oder orale Antidiabetika, psychotrope Medikationen, Sedativa/Hypnotika, kardiovaskuläre Arzneimittel, NSAR)
- Kognitive Einschränkungen
- Allein leben
- Bekannte psychiatrische Erkrankungen
- Substanzmissbrauch

## 44.3.3  UAW als Folge von Interaktionen

Es werden klassische Arzneimittelinteraktionen (i. S. von Drug/Drug-Interaktionen) von Interaktionen mit Erkrankungen (Drug/Disease-Interaktionen) unterschieden. Außerdem gibt es Arzneimittel/Nahrungsmittel-Interaktionen.

Eine Arzneimitteltherapie ohne Interaktionen ist praktisch nicht möglich; deshalb ist die kombinierte Gabe von $\geq 2$ Wirkstoffen immer ein klinischer Abwägungsprozess, der die Wahrscheinlichkeit von klinisch relevanten Interaktionen berücksichtigen muss.

### Arzneimittelinteraktionen

Klassische Arzneimittel/Arzneimittel-Interaktionen bedeuten erweitert auch die Einbeziehung der Arzneimittel/Xenobiotika-Interaktionen. Dazu gehören Interaktionen mit Tabakrauch, Alkohol, Koffein und pharmakologisch wirksamen Xenobiotika aus Nahrungsmitteln (Brokkoli, Grapefruit, gegrillte Lebensmittel etc.).

### Pharmakokinetische Interaktionen

Pharmakokinetische Wechselwirkungen entstehen, wenn Wirkstoffe die gleichen Verstoffwechselungs- oder Eliminationswege haben und dadurch gegenseitig ihre Konzentrationen beeinflussen.

Die Wechselwirkungen können zur Erhöhung oder Verminderung der Plasmakonzentration einer oder beider beteiligter Wirkstoffe führen. Die Veränderung der Plasmakonzentration kann zur Wirkverstärkung oder Wirkabschwächung der

**44**

Wirkstoffe führen. Bei mehreren gleichzeitig gegebenen Wirkstoffen werden die möglichen Wechselwirkungen in Zahl und Art manchmal unkalkulierbar.

Es gibt zahlreiche elektronische Hilfen zum Interaktionscheck. Der eher unerfahrene Nutzer bekommt durch die elektronischen Hilfen häufig keine zuverlässige Hilfe, da es letztlich um eine Abwägungsfrage geht, wenn aufgrund der klinischen Situation entschieden werden muss, ob zwei interagierende Arzneimittel trotz möglicher Interaktion gegeben werden sollen.

Viele Krankenhausinformationssysteme und Praxisverordnungssysteme haben integrierte Interaktionsmodule.

### Pharmakodynamische Interaktionen

**Prinzip:** 2 Arzneimittel mit gleichsinnigen oder ähnlichen Wirkungen (oder Nebenwirkungen!) können sich wechselseitig in ihren Wirkungen (oder Nebenwirkungen) verstärken.

Beispiele: Blutdrucksenkung, Blutzuckersenkung, gerinnungshemmende Wirkung, Thrombozytenaggregationshemmung, analgetische Wirkung, Sedierung, Urininkontinenz, Obstipation, Verschlechterung der Nierenfunktion etc.

**Komplexes Beispiel:** Erhöhtes Risiko für GI-Blutungen oder Herzinsuffizienz durch gleichzeitige Gabe von NSAR und Glukokortikoiden.

**Erwünschte pharmakodynamische Interaktionen:** In der klinischen Praxis sind Arzneimittelkombinationen mit gewünschten pharmakodynamischen Interaktionen weitverbreitet. Beispielsweise werden häufig 2 Antihypertensiva miteinander kombiniert und nicht 1 Monopräparat max. ausdosiert, um einen gewünschten Zielblutdruck zu erreichen.

### Krankheitsinteraktionen

**Definition:** Eine Arzneimittel/Krankheits-Interaktion (Drug/Disease-Interaction) ist definiert als unerwünschte Wirkung eines Arzneimittels aufgrund einer bestimmten Erkrankung des damit behandelten Patienten.

Es gibt zahlreiche Beispiele. Ein **in der Geriatrie relevantes Beispiel** sind die anticholinergen Effekte von Wirkstoffen bei bereits kognitiv eingeschränkten Patienten. NSAR sollten bei Hypertonie vorsichtiger dosiert werden.

Mit Arzneimittel/Krankheit-Interaktionen ist umso häufiger zu rechnen, je ausgeprägter Multimorbidität und Polypharmazie sind.

## 44.3.4 Verschreibungskaskade

Ein klinisch relevantes Problem ist die sog. Verschreibungskaskade. Gemeint ist, dass in einer komplexen klinischen Situation ein neu auftretendes Symptom oder neue Beschwerden, welche eigentlich unerwünschte Wirkungen einer Medikation sind, nicht als solche erkannt werden. Sie werden fälschlich als eigenständiges neues medizinisches Problem gedeutet und mit der Verschreibung eines neuen, zusätzlichen Arzneimittels beantwortet, anstatt das ursächliche Arzneimittel abzusetzen, umzusetzen oder anders zu dosieren. Es kommt in vielen Fällen zu einer Kaskade der inadäquaten Verschreibung.

**44**

## 44.3.5 Hauptfelder der UAW

### Delirverursachung

Delire sind meist multifaktoriell bedingt. Arzneimittel können dabei eine wichtige kausale Rolle spielen. Grundsätzlich kommen v. a. Wirkstoffe mit ZNS-Wirkungen infrage. Eine besondere Rolle spielen dabei Wirkstoffe mit anticholinergen Eigenschaften. Diese werden daher gesondert behandelt (s. u.).

Aber auch Wirkstoffe, die keine oder kaum anticholinerge Eigenschaften haben, aber ins ZNS penetrieren, kommen in Betracht. Dazu gehören Opioide, Lithium, Kortikosteroide, Theophyllin u. v. m.

Es gibt relevante Arzneimittel/Krankheit-Interaktionen bei der Deliurauslösung. Vorbekannte ZNS-Erkrankungen stellen einen besonderen Risikofaktor dar (degenerative Erkrankungen wie Demenz und Parkinson-Syndrome, Z. n. Schlaganfall, vaskuläre Demenz, Krampfleiden u. v. m.; ▶ Kap. 33).

### Anticholinergika

Zahlreiche Wirkstoffe haben anticholinerge Eigenschaften. Anticholinergika (Antidepressiva, Sedativa, Neuroleptika, Parkinsonmittel u. v. m.) sind mit verminderten kognitiven Funktionen und Sturzneigung, aber auch mit generell erhöhter Morbidität und Mortalität assoziiert. Sie verursachen oder verstärken Verstopfung und Harnverhalt.

### Sturzneigung

Eine zunehmende Sturzneigung ist ein typisches Phänomen im höheren Lebensalter, das kausal meist multifaktoriell ist (▶ Kap. 28). Ohne Zweifel haben Arzneimittel einen Anteil, und zwar zum einen die absolute Anzahl der gleichzeitig gegebenen Wirkstoffe und zum anderen bestimmte Wirkstoffgruppen (Fall Risk Increasing Drugs, FRIDs), darunter v. a. ZNS-wirksame Substanzen. Nach einem Sturz bzw. bei Vorliegen eines Sturzsyndroms müssen die Arzneimittel auf mögliche (mit-)verursachende Gründe überprüft werden.

Zu den Wirkstoffgruppen mit **großem Einfluss** zählen die Sedativa und Anxiolytika (Benzodiazepine, Z-Drugs), Neuroleptika, Antidepressiva, Antihypertensiva und Diuretika.

**Mittelstarken Einfluss** haben Antiarrhythmika, Nitrate und andere Vasodilatatoren, Digitalis, Opioide, Anticholinergika, Antihistaminika, Antivertiginosa und orale Antidiabetika.

Ethanol hat ebenfalls einen signifikanten Einfluss und gehört ohne Zweifel zu den häufigsten Sturzauslösern.

Es bestehen signifikante Zusammenhänge zwischen sturzauslösenden Arzneimitteln und bestimmten Erkrankungen, z. B. den Parkinson-Syndromen.

### Inkontinenz

▶ Kap. 25. Die häufigsten ursächlichen Arzneimittel sind natürlich die Diuretika. weiterhin sind wichtige Auslöser oder Verstärker einer Inkontinenz urologische Anticholinergika (z. B. Oxybutinin), Donepezil und Opiate.

### Appetitlosigkeit/Gewichtsverlust

▶ Kap. 1.2.4. Die häufigsten ursächlichen Arzneimittel für Geschmacks- und Geruchsveränderungen sind Metformin, Antibiotika und ACE-Hemmer. Die genannten Störungen können so stark sein, dass sie zu Gewichtsverlust führen.

### Verminderung der Mobilität

▶ Kap. 1.2.3. Die häufigsten ursächlichen Arzneimittel sind Antihypertensiva, übermäßige Bradykardisierung, allgemein sedierende Arzneimittel. Auch eine Hypokaliämie (direkt oder indirekt) kann zur Mobilitätsstörung beitragen.

**44**

# 44.4 Potenziell inadäquate Medikation

Seit den 1990er-Jahren ist bekannt, dass es bei älteren Patienten potenziell inadäquate Medikationen (PIM) gibt, d. h. ein Wirkstoff hat eine zu geringe Nutzen-Risiko-Relation und dadurch ein hohes Risiko für Unverträglichkeiten oder UAW. Zur Einschätzung des Nutzen-Risiko-Verhältnisses muss zwingend berücksichtigt werden, ob es therapeutisch vergleichbare Alternativen gibt. Auch gehört dazu, ob nur eine bestimmte Dosierung potenziell inadäquat ist.

Das Konzept der PIM wurde von dem amerikanischen Geriater Mark H. Beers entwickelt. Die potenziell inadäquaten Medikationen wurden in PIM-Listen zusammengefasst. Meist werden PIM-Listen im Konsensverfahren von Expertengremien verfasst und überarbeitet, da es keine allgemein anerkannten Kriterien gibt.

- **PIM-Listen:** Sind nicht als starre Algorithmen konzipiert, sondern als Hilfsmittel im Gesamtkontext zu sehen. Die Kategorisierung eines Wirkstoffs ist schnell und einfach möglich; Detailkenntnisse und Erfahrungen in der Anwendung sind nicht erforderlich, die Bewertung der Medikation ist auch ohne Kenntnis der klinischen Situation möglich. **Cave:** Besonderheiten der individuellen Therapiesituation werden nicht einbezogen; begründete Ausnahmen bleiben unberücksichtigt.
- **FORTA-Klassifikation** (Fit for the Aged): Wurde erstmals 2012 vorgelegt und mehrmals überarbeitet, zuletzt 2018 (www.umm.uni-heidelberg.de/ag/forta). Es erfolgen 273 Bewertungen in 29 Indikationen. Die Angabe von Mittelwerten (Medianen) und Konfidenzintervallen für die Bewertung lässt nachvollziehen, wie einig sich die Experten bei der Einschätzung eines Arzneistoffs waren. Die FORTA-Liste kombiniert die Negativ- mit einer Positivbewertung. Sie ist auch als App für das Smartphone verfügbar.
- **PRISCUS-Liste:** Veröffentlicht 2010 und seither mehrmals durch 27 Experten überarbeitet (www.priscus.net). Es handelt sich um eine Negativliste. Sie enthält Begründungen für die Negativbewertung sowie Therapiealternativen, Maßnahmen, die beachtet werden sollen, wenn die Verschreibung nicht vermieden werden kann, und führt zu vermeidende Komorbiditäten auf.

**Weitere Konzepte: STOPP- und START-Kriterien:** Die STOPP- und START-Kriterien wurden 2008 in Irland entwickelt.

- **STOPP** (Screening Tool of Older Persons' Potentially Inappropriate Prescriptions): Nach den STOPP-Kriterien wird eine Übertherapie identifiziert. Die Liste enthält 81 nach physiologischen Systemen geordnete Entitäten, bei denen bestimmte Wirkstoffe nicht eingesetzt werden sollen.
- **START** (Screening Tool to Alert Roctors to Right, i. e. Appropriate, Indicated Treatment): Untertherapie ist im Alter nicht selten. Sie ist definiert als die Nichtverschreibung eines Arzneimittels, das eigentlich indiziert wäre. Zu der Definition gehört, dass das Alter per se der entscheidende Ausschlussgrund ist. Interessanterweise betrifft die Untertherapie Menschen mit Polymedikation nicht seltener als Patienten mit nur wenigen Arzneimitteln. In manchen Studien wurde sogar gezeigt, dass Patienten mit Polymedikation tendenziell unterversorgt sind. Eine naheliegende Erklärung wäre das Bestreben, eine ohnehin lange Arzneimittelliste nicht noch weiter zu verlängern. Die START-Kriterien führen 34 Situationen auf, in denen bestimmte Wirkstoffe eingesetzt werden sollten, z. B. orale Antikoagulation bei VHF, Inhalativa bei COPD, Vitamin D bei Osteoporose u. v. m.

**44**

Zu bedenken ist, dass eine **rein wirkstoffbezogene Sichtweise** nicht allein darüber entscheiden kann, ob ein Arzneimittel für einen Patienten geeignet ist oder nicht. Patientenseitige Faktoren, und dabei v. a. auch funktionelle Defizite beim Medikationsprozess, spielen eine mindestens ebenso große Rolle wie die wirkstoffseitigen Charakteristika. Das Konzept von Berthold und Steinhagen-Thiessen (2008) sieht vor, dass vor einer Verordnung möglichst alle relevanten individuellen patientenseitigen Eigenschaften erhoben und dokumentiert werden und diese in Zusammenschau mit wirkstoffbezogenen Kriterien zu der Entscheidung führen, ob ein Patient für die Therapie mit einem bestimmten Wirkstoff geeignet ist. Bei der Charakterisierung der Patienteneigenschaften kommt v. a. das Instrumentarium der geriatrischen Assessments zum Einsatz.

## 44.5  Praktische Umsetzung

**Arzneimittelanamnese:** Die Erhebung einer guten Arzneimittelanamnese ist Bestandteil jeder guten geriatrischen Anamnese und ist Voraussetzung für die Verbesserung der aktuellen Arzneimitteltherapie. Es versteht sich von selbst, dass im geriatrischen Bereich Arzneimittelanamnesen häufig Fremdanamnesen sind bzw. durch solche ergänzt werden müssen. Die Befragung eines Patienten zu seinen Arzneimitteln erbringt häufig bereits aufschlussreiche Hinweise zu seinem kognitiven Status und zu einer individuellen Einschätzung der Sicherheit des Medikationsprozesses. Auch an frühere (z. B. systemische Kortikosteroide, onkologische Therapien) sowie an Selbstmedikationen und Bedarfsmedikationen (z. B. Schmerzmittel, Benzodiazepine, Psychopharmaka u. v. m.) sollte gedacht werden.

**Charakterisierung der Funktionalität:** Der nächste Schritt bei der Verbesserung der Medikation im Alter ist die Charakterisierung der Funktionalität eines Patienten (▶ Kap. 6). Ziel ist die Identifikation der vulnerablen alten Menschen, die Bewertung der vorhandenen Ressourcen und Defizite sowie darauf aufbauend auch die Priorisierung von individuellen Therapiezielen.

**Unterscheidung symptomatisch wirksam/prognoseverbessernd:** Eine einfache Unterteilung in symptomatisch wirksame Medikationen und prognoseverbessernde (präventive) Medikationen ist hilfreich (Überschneidungen sind möglich).

**Symptomatische vs. prognoseverbessernde Medikation**
**Symptomatisch wirksame Medikation:** Diese müssen eine messbare oder klinisch bestimmbare Wirkung haben (Besserung der Luftnot, Schmerzreduktion, etc.). Die Vorteile müssen klar überwiegen. Kurzfristige Kontrollen, wenn keine Verbesserung erkennbar ist, muss das Arzneimittel abgesetzt werden (ggf. Dosisanpassung).
**Prognoseverbessernde (präventiv wirksame) Medikation:** Der Benefit ist im Einzelfall nicht direkt erkennbar, da er nur statistisch gesichert ist. Auch hier muss jedoch die individuelle Verträglichkeit mit dem erwarteten Benefit abgeglichen werden. Diese Medikationen müssen regelmäßig auf den Prüfstand gestellt werden.

**44**

Für eine Arzneimitteltherapie mit einer präventiv konzipierten Nutzenerwartung, die nur statistisch, nicht aber individuell erfassbar ist (z. B. orale Antikoagulation zur Prävention von Schlaganfällen, Statine zur Prävention von kardiovaskulären Ereignissen, Bisphosphonate zur Frakturprävention), kann die Nutzen-Risiko-Abwägung verändert sein, wenn die verbleibende Lebenserwartung den Zeithorizont des präventiv zu beeinflussenden Ereignisses deutlich unterschreitet → angemessene Abwägung finden zwischen unkritischem Aktionismus (mit der Gefahr der Übertherapie) und einem ebenfalls unangemessenen therapeutischen Nihilismus.

An dieser Stelle gilt es v. a., auch die Patientenwünsche zu berücksichtigen bzw. die Wünsche von Angehörigen und Betreuern, wenn der Patient zu einer Willensbildung oder Willensäußerung nicht mehr in der Lage ist. Daher ist auch eine Veränderung vormals bestehender Therapieziele bei Patienten und Angehörigen ein wichtiger Aspekt für eine veränderte Medikation im Alter.

Ein aus dem onkologischen Bereich übernommenes Modell orientiert eine Verschreibung an Patienten mit reduzierter Lebenserwartung (zu denen alle geriatrischen Patienten definitionsgemäß gehören) an den **patientenseitigen Faktoren Lebenserwartung** und **Versorgungsziele** und an den **medikationsseitigen Faktoren Time Until Benefit** und **spezifische Therapieziele.**

**Beispiele für abgestufte Medikationsziele**

Von 1. nach 4: am ehesten symptomatische Therapie bis am ehesten präventive (d. h. prognoseverbessernde) Therapie:

1. Symptomlinderung, z. B. Analgetika, Laxanzien
2. Stabilisierung, z. B. Antianginosa, Antidiabetika
3. Heilung, z. B. Antibiotika, Helicobacter-pylori-Eradikation, Chemotherapie, antidelirante Therapie
4. Prävention, z. B. Osteoporosebehandlung, Lipidsenkung, Antikoagulation

**Prioritäre Therapieziele setzen:** Manchmal kann man für einen geriatrischen Patienten mit einer nichtmedikamentösen Therapie oder ohne spezifische Therapie mehr erreichen als mit Arzneimitteln. Im Allgemeinen sind die prioritären Therapieziele im Alter Funktionserhalt, Selbstständigkeit und Lebensqualität.

**Abschätzung der Nierenfunktion:** Mittels Bestimmung der Kreatinin-Clearance zur Dosisanpassung bei Niereninsuffizienz (www.dosing.de)

**Compliance, Adhärenz, Persistenz:** Der Begriff Compliance bedeutet, dass ein Patient seine Medikation nicht oder nicht wie verschrieben einnimmt. In neuerer Zeit wurde der Begriff durch den Terminus Adhärenz ersetzt. Es gibt zahlreiche Unterarten der Adhärenz.

Ein weiterer wichtiger Begriff ist der der **Persistenz.** Während Adhärenz eher das unregelmäßige und/oder das systematische Abweichen von einem Einnahmeplan bedeutet, beschreibt Persistenz die zeitliche Dauer der (adhärenten oder nicht adhärenten) Anwendung einer Dauermedikation, bis diese ganz abgesetzt wird.

Die Adhärenz liegt bei Dauermedikationen, je nach Definition, meist bei 50–80 %, die Persistenz im Bereich der Herz-Kreislauf-Medikationen bei ca. 50 % nach dem ersten Jahr.

Die perfekte Adhärenz bedeutet die Einnahme exakt nach verschriebenem bzw. vereinbartem Schema. **Beispiel:** Ein Blutdruckmittel, verschrieben als 1 Tbl. morgens und 1 Tbl. abends wird exakt so eingenommen, sodass eine Packung mit 100 Tbl. nach 50 d aufgebraucht ist.

**Risikofaktoren für Nonadhärenz:** Zahlreiche Risikofaktoren für schlechte Adhärenz und Persistenz sind bekannt und gut untersucht. Dazu gehören die Anzahl der gleichzeitig gegebenen Arzneimittel, Komplexität des Einnahmeschemas, Schwierigkeiten bei der Anwendung (Sehstörungen, feinmotorische Störungen, kognitive Einschränkungen, Schluckstörungen), vorsätzliche Malcompliance, unzureichende Kenntnisse über die Therapieziele und Notwendigkeit der Verordnung, schlechte

**44**

Verträglichkeit bzw. UAW, psychische Probleme (v.a. Depression), Behandlung einer asymptomatischen Erkrankung, inadäquates Follow-up oder unzureichende Entlassungsplanung, fehlendes Vertrauen des Patienten in die Vorteile der Behandlung, fehlendes Verständnis des Patienten für die Art der Erkrankung etc.

## 44.5.1 Maßnahmen zur Verbesserung des Medikationsprozesses

**Gute Kommunikation anstreben:** nachvollziehbar machen, warum etwas verschrieben wird (Indikationen, Beschwerdebilder). Schriftliche Einnahmepläne aushändigen. Auf Unverträglichkeiten hinweisen. Je nach kognitiver Kompetenz des Patienten mit den versorgenden Angehörigen/Pflege kommunizieren. Änderungen ansprechen, nicht nur schriftlich vornehmen.

**Schnittstellen berücksichtigen:** Eine gute Kommunikation über Änderungen der Medikation in Krankenhausentlassungsbriefen hat für die Hausärzte mit den höchsten Stellenwert (Adam, Niebling, Schott 2015).

**Merke**
Hausärzte sind die Schnittstelle für die simultane Behandlung bei verschiedenen Fachärzten. Ihnen kommt bei der Koordination des Medikationsprozesses die wichtigste Rolle zu.

**Bundeseinheitlicher Medikationsplan schriftlich mit folgenden Angaben:**
- Arzneimittel (Name, Stärke, Form und Einheit).
- Dosierung, Einnahmehinweise, Dauer und Einnahmegrund.
- Regelmäßige Aktualisierung.
- Barcode erleichtert in Praxen und Krankenhäusern das Erfassen der Medikamente.

Der einheitliche Medikationsplan ist ein Schritt in die elektronische Arzneimitteltherapiesicherheit, ersetzt jedoch nicht eine sorgfältige Arzneimittelanamnese.

**Praktisches Handling:** Viele geriatrische Patienten kommen mit dem praktischen Handling der Arzneimittel nicht zurecht. Tipps für die Handhabung sind wichtig (Erinnerungshilfen, Inhalationsgeräte, Flüssigkeit, Nahrung, Schluckhilfen etc.).

Vereinfachte Therapieschemata: Kombipräparate, Gabe einmal am Tag (langwirkende Wirkstoffe, Retardpräparate), Ritualisierungen im Tagesablauf etablieren, technische Hilfen (Dosette, Foliensysteme), Halbierung von Tabletten vermeiden (auch wenn Teilbarkeit zugelassen).

Surrogatparameter (Zielgröße) für die Überprüfung der Einnahme bestimmen (kurzfristig oder langfristig): Blutzucker, Blutdruck, Lipidkonzentrationen, Schmerzskala, Mobilität, Miktionshäufigkeit.

**UAW-Vermeidung:** Nach einer viel beachteten Studie führten einige wenige Arzneimittelgruppen (z.B Opiate, Digitalis, Insuline, orale Antidiabetika, Thrombozytenaggregationshemmer) besonders häufig zu Krankenhausaufnahmen wegen unerwünschter Arzneimittelwirkungen. Es liegt nahe, diese häufig zu schweren UAW führenden Arzneimittel besonders gut zu überwachen bzw. deren Indikationsstellung besonders streng vornehmen.

Neue und wenig erprobte Arzneimittel sind bei älteren und vulnerablen Patienten problematisch. Daher sollten in der geriatrischen Arzneimitteltherapie eher bekannte und bewährte Wirkstoffe verschrieben werden.

**44**

**Individualisierter Behandlungsplan:** Alte Menschen brauchen mehr als jüngere Menschen individualisierte Behandlungspläne, in welche alle in diesem Kapitel genannten Faktoren eingehen.

**Stationärer Bereich – tägliche Visite:** Bei einem längeren stationären Aufenthalt (z. B. geriatrische Komplexbehandlung) kann auch die Umstellung einer Dauermedikation erwogen werden, wenn diese als nicht optimal eingeschätzt wird. Grundsätzliche Medikationsentscheidungen (z. B. Gabe von oralen Antikoagulanzien, Statinen, rheumatologischen Basistherapeutika) sollten immer sorgfältig mit genügend Zeit und zusammen mit einem Facharzt getroffen werden.

**Ambulanter Bereich – Arzneimittelüberprüfung:** Im ambulanten Bereich (dazu gehören auch Einrichtungen wie Pflegeheime) sollte in regelmäßigen Abständen die gesamte Medikation auf den Prüfstand (Brown Bag Medication Review) kommen (z. B. 1×/J., mit dem Ziel, die Medikationsliste zu aktualisieren und Fehlerquellen im Medikationsprozess zu identifizieren).

**Prinzip „Start low, go slow":** Für die meisten Arzneimittel im geriatrischen Bereich gilt dieser Satz. Ausnahmen: Antibiotika, Tumortherapien, bestimmte klinische Schmerzsituationen.

Geriatrische Patienten haben geringere Metabolisierungs- und Eliminationskapazitäten, die individuell ausgetestet werden müssen, und sie sind empfindlicher für initiale Unverträglichkeiten. Bei zahlreichen Wirkstoffen ist es im geriatrischen Bereich sogar empfehlenswert, die Hälfte der allgemein bei Erwachsenen empfohlenen Startdosis zu verwenden.

**Therapeutisches Drug-Monitoring (TDM):** definiert die Bestimmung der Konzentration von Arzneistoffen im Blut (Serum, Plasma) mit dem Ziel der Dosierungsoptimierung (Wirksamkeit, Vermeidung von UAW).

**Therapeutische Referenzbereiche** (untere Grenze = Wirksamkeitsbereich, obere Grenze = Toxizitätsbereich) werden von den Labors angegeben und sind über die Literatur und Leitlinien verfügbar.

---

 **Beitrag der Physiotherapie**

Eine Arzneimittelanamnese ist auch in der Befundaufnahme der Physiotherapie wichtig:
- Vorsicht-Situationen können identifiziert werden (z. B. erhöhte Blutungsgefahr bei Antikoagulation, mögliche Osteoporose nach langer Einnahme von Kortison etc.).
- Komorbiditäten werden ersichtlich (Diabetes, Herz-Kreislauferkrankungen etc.).
- Hilfreich für die Analyse bei bestimmten Symptomkomplexen (Benzodiazepine bei Schwindel oder rezidivierenden Stürzen etc.).
- Wichtig zu kennen bei der Einschätzung einer Schmerzsituation und für die Dosierung der therapeutischen Maßnahmen (Wie viele Schmerzmittel werden genommen?).
- Mithilfe beim Detektieren von Einnahmefehlern mit Meldung an die behandelnde Ärztin.

**44**

## 44.5.2 Deprescribing

Die Kunst des Weglassens (Weniger ist mehr/Less is more) ist eine aktuelle Entwicklung in der Medizin, die für die Geriatrie eine große Bedeutung hat. „Weniger ist mehr" könnte der Königsweg zu einer sichereren Arzneimitteltherapie sein, wenn statt der initialen Verschreibung eines Arzneimittels eine nichtmedikamentöse therapeutische Alternative gesucht wird. Ist ein Arzneimittel erst einmal angesetzt, erscheint es häufig viel schwerer, es wieder abzusetzen, als es initial anzusetzen. Das Deprescribing von Dauermedikationen ist ein neuer Weg dazu, diesen Prozess zu operationalisieren.

**Definition:** Unter Deprescribing versteht man die Praxis des Absetzens, der Dosisreduktion oder des langsamen Ausschleichens von Medikationen, die inadäquat, unsicher oder unwirksam sind.

Deprescribing ist im Prinzip eine periodische Indikationsüberprüfung unter Berücksichtigung aller Aspekte, die sich in der Zwischenzeit seit Ansetzen der Medikation ergeben haben könnten. Insofern findet Deprescribing nicht nur in der Pharmakotherapie im Alter Anwendung, sondern bei jedem Patienten. Bei alten Menschen ist es aber besonders wichtig, da diese häufig unter Frailty leiden und eher als jüngere Patienten eingeschränkte Kompensationsmechanismen haben, um unerwünschte Wirkungen abzuwenden.

**Wissenschaftliche Evidenz:** Die wissenschaftliche Datenlage, ob Deprescribing eine belastbare objektive Verbesserung von patientenrelevanten Endpunkten bringt, ist noch sehr schwach. Gleichwohl ist es einleuchtend, dass ausgewählte Patienten vom Deprescribing profitieren können. Es gibt Studien, die bestätigen, dass bei kontrolliertem Deprescribing zumindest keine größeren klinischen Nachteile zu befürchten sind.

**Beispiele für Deprescribing:** Die folgende Liste (unvollständig) ist eine Anregung, welche Dauermedikationen auf den Prüfstand gestellt werden können. Weitergabe oder Absetzen müssen im Einzelfall entschieden werden.

- **Benzodiazepine/Z-Drugs:** erhöhtes Risiko für demenzielle Entwicklung, Delir, Stürze mit entsprechenden Folgen, Verkehrs- und Haushaltsunfälle, Wesensveränderung, psychische Abhängigkeit.
- **Protonenpumpenhemmer:** verminderte Absorption von Kalzium, $B_{12}$ und Schilddrüsenhormonen, erhöhtes Frakturrisiko bei Stürzen, akutes und chronisches Nierenversagen, erhöhtes Risiko für Darminfektionen, erhöhtes Pneumonierisiko.
- **Statine** in der kardiovaskulären Primärprävention: keine gute Beleglage; muskuläre Probleme, kognitive Verschlechterung, Diabetesrisiko, mögliche Interaktionen; immer Time to Benefit abschätzen.
- **ASS in der Primärprävention:** Bei niedrigem kardiovaskulären Risiko und/oder gastrointestinaler Vorgeschichte ist das Nutzen-Risiko-Verhältnis nicht gut (GI-Blutungen).
- **Betablocker** bei KHK-Patienten: Es gibt keine Hinweise für einen Benefit von prolongierter Gabe > 3 J. nach kardialem Ereignis. Betablocker sind relativ schwache Antihypertensiva und deshalb bei alten Menschen als Antihypertensiva eher ungeeignet.
- **Muskelrelaxanzien** zur Behandlung von Rückenschmerzen: kognitive Verschlechterung.
- **Diabetesmittel:** Ältere Patienten können einen Typ-2-Diabetes verlieren, wenn sie an Gewicht verlieren. Unkontrollierte Weiterführung einer BZ-senkenden Medikation kann zu Hypoglykämien führen.

**44**

> **Identifikation von Wirkstoffen zum Absetzen**
> In vielen Fällen ist der einzige Weg eine Medikation zum Deprescribing zu identifizieren, sie einfach abzusetzen und zu beobachten, ob sich etwas am klinischen Zustand verändert. Dies gilt nicht für rein prognoseverbessernde Arzneimittel, es sei denn, sie sind nebenwirkungsbehaftet

Deprescribing ist eine hohe Kunst, zu der pharmakologische und klinische Kenntnisse gehören sowie gute kommunikative Skills. Es gibt zunehmend Leitlinien zum Deprescribing.

### 44.5.3 Ausschleichen

Einige häufig eingesetzte Arzneistoffe müssen ausgeschlichen werden, wenn die Entscheidung zum Absetzen gefallen ist. Die Gründe können eine Verschlechterung der behandelten Erkrankung oder die Auslösung eines Entzugssyndroms sein, z. B. bei Wirkstoffen mit zentralnervösen (sedierenden) Eigenschaften (Hypnotika, Benzodiazepine, Opiate, Antidepressiva, Antipsychotika, Antikonvulsiva u. v. m.).

# 44.6 Medication Reconciliation (Medikationsabgleich)

Aus Patientensicht liegt im Prozess des Medikationsabgleichs eines der größten Potenziale für eine gute Versorgungsqualität.

**Ebenen der Medication Reconciliation[1]**

**Übereinkunft der Kliniker:** Theoretisch sollten alle an der Behandlung eines Patienten beteiligten Ärzte die Medikationsliste gemeinsam verabschieden. In der Praxis steht der Hausarzt im Zentrum der Koordination.

**Patientenzustimmung:** Der Patient sollte theoretisch seine Zustimmung zu der Medikationsliste geben. In der Praxis wird die Patientenperspektive häufig nicht einbezogen, der Patient ist möglicherweise gleichgültig oder aufgrund kognitiver Einschränkungen nicht in der Lage, sich zu beteiligen. Falls der Patient eine Medikation ablehnt und der Arzt sie dennoch für wichtig hält, sollte weitere Überzeugungsarbeit geleistet werden, an deren Ende eine formale Entscheidung über Aufnahme in die Liste oder Absetzen steht. Auch der umgekehrte Fall ist denkbar, wenn der Patient auf bestimmten Arzneimitteln besteht, die der behandelnde Arzt nicht für sinnvoll hält.

**Deprescribing:** Der Deprescribing-Prozess sollte schon im Moment der Verschreibung in die Überlegungen einbezogen und periodisch wiederaufgenommen werden.

**Patientenbelastung reduzieren:** Dieser Punkt besteht aus zwei wichtigen Aufgaben; der Medikationsplan sollte möglichst einfach gehalten werden (z. B. einmal tägliche Gaben), damit der Patient nicht unnötig belastet wird. Und die Medikation sollte so gewählt werden, dass der Patient eine möglichst gute Verträglichkeit und möglichst geringe Nebenwirkungen hat.

**Kosteneinsparung:** Unnötig teure Medikationen gehören nicht auf die Liste.

**Allseitige Kommunikation:** Eine Medikationsliste tritt erst in Kraft, wenn sie allen Beteiligten zur Verfügung steht. In die Kommunikation sollten auch Apotheker einbezogen werden. Im Normalfall legt ein Patient bei der Einlösung von Verschreibungen dem Apotheker seinen Medikationsplan vor.

[1] Nach Rose AJ et al. (2017)

**44**

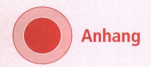

# Anhang

# Literatur

Zu Gunsten der besseren Lesbarkeit wurde auf Literaturangaben direkt im Text verzichtet. Sämtliche Referenzliteratur wird jedoch im hier folgenden ausführlichen Literaturverzeichnis genannt.

## Kapitel 1

**Kap. 1.1**
Aner K, Karl U: Handbuch soziale Arbeit und Alter. VS Verlag, Wiesbaden, 2010
Becker St, Brandenburg H: Lehrbuch Gerontologie. Huber, Bern, 2014
Berner F, Rossow J, Schwitzer K-P: Altersbilder in der Wirtschaft, im Gesundheitswesen und in der pflegerischen Versorgung. VS Verlag, Wiesbaden, 2012
Generali Deutschland: Generali Altersstudie. Köln, 2017
Statistisches Bundesamt: Statistisches Jahrbuch 2010. Wiesbaden, 2010
Voges W: Soziologie des höheren Lebensalters. Maro Verlag, Augsburg, 2008

**Kap. 1.2.4**
Barmer: GEK Report Krankenhaus. Schwerpunkt Adipositas. Berlin, 2016
Huhn S: Praxisheft Dehydratation. DBfK Nordost, Potsdam, 2014
Kurth C, Schütt M: Endokrinologie, Ernährung und Stoffwechsel. In: Willkomm M: Praktische Geriatrie. Thieme, Stuttgart, 2017
Volkert D (Hrsg.): Ernährung im Alter. De Gruyter, Berlin, 2015

**Kap. 1.2.5**
Bach I, Böhmer F (Hrsg.): Intimität, Sexualität, Tabuisierung im Alter. Böhlau Verlag, Wien, Köln, Weimar, 2011
Schultz-Zehden B: Wie wandelt sich Sexualität im Alter? Das Sexualleben älterer Frauen – ein tabuisiertes Thema. FU Berlin, 2004
Tessler S, Lindau, L, Schumm P et al.: A Study of Sexuality and Health among Older Adults in the United States. In: New England Journal of Medicine 357(8), 2007. 762–774

**Kap. 1.3**
Bundesvereinigung Prävention und Gesundheitsförderung: Depression, sprechen wir's an. Dokumentation. Bonn, 2017
Hausteiner-Wiehle C, Henningsen P, Häuser W. (Hrsg.): Umgang mit Patienten mit nichtspezifischen, funktionellen und somatoformen Körperbeschwerden. S3-Leitlinie. Schattauer, Stuttgart, 2013
Hofmann W, Kopf D, Rösler A: Neurologie und Psychiatrie. In: Willkomm M: Praktische Geriatrie. Thieme, Stuttgart, 2. A., 2017
Schneider G: Somatoforme Störungen. In: Pantel J. et al: Praxishandbuch Altersmedizin. Kohlhammer, Stuttgart, 2014

**Kap. 1.4**
Generali Deutschland (Hrsg.): Generali Altersstudie 2017. Wie ältere Menschen in Deutschland denken und leben. Springer, Heidelberg, 2017
Kruse A: Isolation. In: Pantel J et al.: Praxishandbuch Altersmedizin. Kohlhammer, Stuttgart, 2014
ADAC: Älter werden. Sicher fahren. Eigenverlag, München, 2015
Generali: Altersstudie 2017. Springer, Köln, 2017

**Kap. 1.5**
Füsgen I, Wiedemann A: Multimorbidität – Definition und Epidemiologie Teil 1. In: Kontinent aktuell 3 (o.J.), 2016. 5–7

Hoffmann U, Sieber C: Ist Alter eine Komorbidität? Dtsch med Wochenschr 142(14), 2017. 1030–1036
Muth Ch, van den Akker M: Multimorbidität. In: Pantel J et al.: Praxishandbuch Altersmedizin. Kohlhammer, Stuttgart, 2014

**Kap. 1.6**
Hager K: Sehen, Hören, Schmecken, Riechen. In: Kolb GF, Leischker AH (Hrsg.): Medizin des alternden Menschen. WVG, Stuttgart, 2009
Richter K: Der ältere Mensch in der Physiotherapie. Springer, 2016

**Kap. 1.7**
Boutcher St (Hrsg.): Physical Activity and Psychological Well-Being. Routledge, London, New York, 2000
Enzyklopädie für Psychologie und Pädagogik. lexikon.stangl.eu
Gatterer G, Croy A: Leben mit Demenz. Springer, Wien, 2005
Gerring RJ, Zimbardo PG: Psychologie. Pearson Studium, München, 2008
Oswald WD, Fleischmann MU, Gatterer G: Gerontopsychologie: Grundlagen und klinische Aspekte. Springer, Wien, 2. A., 2008

**Kap. 1.9**
Graupner T: Die Spiritualität der Sozialarbeit im Hospiz. Hospizverlag, Wuppertal, 2008

**Kap. 1.11**
Aner K, Karl U: Handbuch soziale Arbeit und Alter. VS Verlag, Wiesbaden, 2010
Statistisches Bundesamt: Statistisches Jahrbuch. Wiesbaden, 2010

**Kapitel 2**
Fuchs Ch, Gabriel H, Raischl J et al.: Palliative Geriatrie. Ein Handbuch für die interprofessionelle Praxis. Kohlhammer, Stuttgart, 2012
Lauster M, Drescher A, Wiederhold D (Hrsg.): Pflege Heute. Elsevier Urban & Fischer, München, 6. A., 2014
Marwedel U: Gerontologie und Gerontopsychiatrie. Europa-Lehrmittel, Haan, 5. A., 2013
Müller M, Schnegg M: Der Weg der Trauer. Verlag Herder, Freiburg, 2. A., 2005
Nieland P, Simader R, Taylor J (Hrsg.): Was wir noch tun können: Rehabilitation am Lebensende Physiotherapie in der Palliativ Care. Elsevier Urban & Fischer, München, 2013
Schnell M, Schulz C (Hrsg.): Basiswissen Palliativmedizin, Springer, Heidelberg, Berlin, 2014

**Kapitel 3**
**Kap. 3.3**
Albert S: Weiterführung körperlicher Aktivitäten nach Abschluss einer Physiotherapie: Selbstwirksamkeitserwartung als unterstützender Faktor zur Motivierung des älteren Menschen zum aktiveren Lebensstil. Masterarbeit, MAS in Gerontologie der Berner Fachhochschule, 2011
Conrad I, Riedel Heller DG: In: Müller SV, Gärtner C: Lebensqualität im Alter. [Electronic Version]. Springer VS, Wiesbaden, 2016. 39–51
Kruse A: Prävention und Gesundheitsförderung im hohen Alter. In Hurrelmann K et al. (Hrsg): Prävention und Gesundheitsförderung. Huber, Bern, 2010. 88–98
Kryspin E, Pintzinger N: Theorien der Krankheitsprävention und des Gesundheitsverhaltens. In: Hurrelmann K et al. (Hrsg): Prävention und Gesundheitsförderung. Huber, Bern, 2010. 24–34

Lippke S, Kalusche A: Stadienmodelle der körperlichen Aktivität. In: Fuchs R et al. (Hrsg.): Aufbau eines körperlich aktiven Lebensstils. Hogrefe, Göttingen, 2007. 170–191

Rennberg B, Lippke S: Lebensqualität. In: Rennberg B, Hammelstein P (Hrsg.): Gesundheitspsychologie. Springer, Heidelberg, 2006. 29–33

Reuter T, Schwarzer R: Verhalten der Gesundheit. In: Bengel J, Jerusalem M (Hrsg.), Handbuch der Gesundheitspsychologie und Medizinische Psychologie. Hogrefe, Göttingen, 2009, S. 40

Taylor D: Physical activity is medicine for older adults. Postgrad Med J. 2014 Jan; 90(1059): 26–32. doi: 10.1136/postgradmedj-2012-131366. Epub 2013 Nov 19

**Kap. 3.4**

Bibliomed: Dossier Krankenhaushygiene. Bibliomed Verlag, Melsungen, 2017

RKI: Infektionsepidemiologisches Jahrbuch meldepflichtiger Krankheiten für 2013. Datenstand: 1. März 2014. www.rki.de/DE/Content/Infekt/Jahrbuch/Jahrbuch_2013.pdf?__blob=publicationFile

Tiemer B, Körting N, Rupp J: Infektionskrankheiten und Hygiene. In: Willkomm M: Praktische Geriatrie. Thieme, Stuttgart, 2017. 386–405

**Kap. 3.5**

Bundeszentrale für gesundheitliche Aufklärung (BZgA): Kriterien guter Praxis in der Gesundheitsförderung bei sozial Benachteiligten. Köln, 2011

Geutner G, Hollederer A: Handbuch Bewegungsförderung und Gesundheit. Huber, Bern, 2012

Runge M, Rehfeld G: Geriatrische Rehabilitation im therapeutischen Team. Thieme, Stuttgart, 2011

**Kap. 3.6**

Brandt H, Fiedler J, Fränkert-Fechter H et al.: Wenn das Unfassbare eintritt. Echter Verlag, Würzburg, 2012

**Kap. 3.9**

Deutsche Vereinigung für Rehabilitation (DVfR): Überwindung von Problemen bei der Versorgung mit Hilfsmitteln. Heidelberg, 2009

Bundesministerium für Familie, Senioren, Frauen und Jugend. Länger zuhause leben. Ein Wegweiser für das Wohnen im Alter. 9. A., 2018. www.bmfsfj.de

## Kapitel 4

### Deutschland

Betreuungsrecht Broschüre, BMJV, 2016. www.bmjv.de/SharedDocs/Publikationen/DE/Betreuungsrecht.html;jsessionid=418D68A112A51BC5E6FF22BAD6A531E1.1_cid297

Raack, Thar J, Raack W: Leitfaden Betreuungsrecht, 6. A., Bundesanzeiger Verlag, 2014

Bachstein E: Freiheitsentziehende Maßnahmen. In: Geprüfte Schulungsmaterialien für die Pflege, Raabe Verlag, Berlin, 2004

Bayerisches Staatsministerium: Eure Sorge fesselt mich. Alternativen zu freiheitsentziehenden Maßnahmen in der Pflege

www.leitlinie-fem.de

www.biva.de/dokumente/broschueren/Freiheitsentziehende-Massnahmen.pdf

www.bundesanzeiger-verlag.de

http://werdenfelser-weg-original.de

**Österreich**

Behandlungsanspruch – Judikatur des Obersten Gerichtshofes (OGH): www.ris.
bka.gv.at

Rechtsfragen zur Physiotherapie, Leistungsfragen Physiotherapie, Kassenver-
tragsrecht – Physio Austria, Bundesverband der PhysiotherapeutInnen Österreichs: www.physioaustria.at

Gewaltprävention und Soforthilfe bei Gewalt/-verdacht: www.gewaltfreies-alter.at
www.sozialministerium.at/Themen/Pflege.html

Erwachsenenschutzgesetz-Informationsbroschüren und Hilfestellung des
Justizminsteriums: www.justiz.gv.at/home/buergerservice/erwachsenenschutz/
kontaktadressen-und-links~44.de.html und www.justiz.gv.at/home/buergerser-
vice/erwachsenenschutz/informationsbroschueren~41.de.html

Freiheitsentziehende Maßnahmen – Meldung solcher Maßnahmen an Vertretungs-
vereine zur Prüfung/Genehmigung: https://vertretungsnetz.at/bewohnervertre-
tung/meldung-einer-freiheitsbeschraenkenden-massnahme

Freiheitseinschränkende Maßnahmen – Gesetzestext Heimaufenthaltsgesetz
(HeimAufG): www.ris.bka.gv.at/GeltendeFassung.wxe?Abfrage=Bundesnor-
men&Gesetzesnummer=20003231

Unterbringung – Gesetzestext Unterbringungsgesetz (UBG): www.ris.bka.gv.at/
GeltendeFassung.wxe?Abfrage=Bundesnormen&Gesetzesnummer=10002936

Pflegegeld (Voraussetzungen, Stufen, Beantragung und Verfahren) – Bundesministerium für Arbeit, Soziales, Gesundheit und Konsumentenschutz: https://
broschuerenservice.sozialministerium.at/Home/Download?publicationId=181

**Schweiz**

Chronisch krank – was leisten die Sozialversicherungen?: https://shop.krebsliga.
ch/broschueren-infomaterial/fachpersonen-und-interessierte/publikationen-
fuer-fachpersonen/chronisch-krank-was-leisten-die-sozialversicherungen

www.curaviva.ch/Fachinformationen/Heimeintritt-und-Aufenthalt/PyCZW

Erwachsenenschutz: https://kescha.ch/de/erklaerungen-zum-kindes-und-erwach-
senenschutz/erklaerungen-zum-erwachsenenschutz/was-ist-erwachsenenschutz.
php#anchor_6721c197_Accordion-Erwachsenenschutzrecht-

Patientenverfügung:
www.prosenectute.ch/de/ratgeber/finanzen-vorsorge/patientenverfuegung.html
www.fmh.ch/dienstleistungen/recht/patientenverfuegung.cfm

Vorsorgeauftrag: www.prosenectute.ch/de/ratgeber/finanzen-vorsorge/vorsorge-
auftrag.html

**Kapitel 5**

Institut für Sozialpolitik: Studie des Instituts für Sozialpolitik: Die Kosten der
Pflege in Österreich. WU Wien, 2005

Rösler A, Hofmann W, Renteln-Kruse W: (2010). Spezialisierte Stationen zur
Behandlung von akut erkrankten geriatrischen Patienten mit zusätzlichen
kognitiven Beeinträchtigungen in Deutschland. Zeitschrift Für Gerontologie
Und Geriatrie, 43(4), 2010. 249–253.

Schaeffer D, Büscher A, Ewers M: (2008). Ambulante pflegerische Versorgung
alter Menschen. In: Kuhlmey A, Schaeffer D (Hrsg.): Alter, Gesundheit und
Krankheit. Huber, Bern, 2008. 352–369

Schaeffer D, Schmidt-Kaehler S: Patientenberatung: wachsende Bedeutung und
neue Aufgaben, 2006

Vaupel JW, von Kistowski KG: Der bemerkenswerte Anstieg der Lebenserwartung
und sein Einfluss auf die Medizin, 2005

Wächtler C, Feige A, unter Mitarbeit von Lange J, Zeidler M: Psychotherapeutische Konzepte bei Demenz. PiD – Psychotherapie im Dialog 2005; 6(3). 295–303

Wingenfeld K: (2008). Stationäre pflegerische Versorgung alter Menschen. In: Kuhlmey A, Schaeffer D (Hrsg.): Alter, Gesundheit und Krankheit. Huber, Bern, 2008. 370–381

**Internetadressen**

https://shop.austrian-standards.at/action/de/public/details/597955/OENORM_B_1600_2017_04_01 (letzter Zugriff: 9. Januar 2020)

http://shop.sia.ch/normenwerk/architekt/sia%20500/d/D/Product (letzter Zugriff: 9. Januar 2020)

www.din18040.de/ (letzter Zugriff: 9. Januar 2020)

**Kap. 5.4**

Frehner, Mösli. Assessments in der Geriatrie. Physioactive, 3, 2017. 7–14

Lanz Preusser, Holenstein. Interprofessionalität. Physioactive, 2, 2017. 24–30

Nagel M. Koordinierte Versorgung in der Geriatrie, 3, 2017. 30–34

**Kapitel 6**

IPTOP Standards of Clinical Practice v 1.2_23.04.2013 © 2013 The International Association for Physical Therapists working with Older People [IPTOP]

Richter K, Greiff Ch, Weidmann-Wendt N: Der ältere Mensch in der Physiotherapie. Springer-Verlag, Berlin/Heidelberg, 2016

Schädler S: Stimmgabeltest. Physiopraxis, 6(42–43), 2012

Schädler S et al.: Assessments in der Rehabilitation Bd 1: Neurologie. Huber Verlag, Bern, 2012

Shumway-Cook A, Woollacott MH: Motor Control Translating Research into Clinical Practice. Williams & Wilkins Ed., 4th ed., Lippincott, 2012

**Internetadressen**

https://www.hs-gesundheit.de/fileadmin/user_upload/Studieren_an_der_hsg/Bachelor_Studiengaenge/Physiotherapie/140812_DEMMI_Handbook_German.pdf (letzter Zugriff: 1. Januar 2020)

www.icf-core-sets.org (letzter Zugriff: 1. Januar 2020)

www.sralab.org/rehabilitation-measures (letzter Zugriff: 1. Januar 2020)

**Kapitel 11**

Achttien RJ, Staal JB, van der Voort S et al., Practice Recommendations Development Group: Exercise-based cardiac rehabilitation in patients with chronic heart failure: a Dutch practice guideline. Neth Heart J. 2015 Jan; 23(1): 6-17. doi: 10.1007/s12471-014-0612-2

European Society of Cardiology: 2016 ESC Guidelines for the diagnosis and treatment of acute and chronic heart failure. leitlinien.dgk.org/2016/2016-escguidelines-for-the-diagnosis-and-treatment-of-acute-and-chronic-heart failure (letzter Zugriff: 10. Oktober 2019)

Piepoli M, Conrads V M, Corrà U et al.: Exercise training in heart failure: From theory to practice. A consensus document of the Heart Failure Association and the European Association for Cardiovascular Prevention and Rehabilitation. Eur J Heart Fail. 2011 Apr;13(4): 347–357. doi: 10.1093/eurjhf/hfr017

**Kapitel 16**

World Health Organizatio:. Dementia: a public health priority. World Health Organization, 2012. https://apps.who.int/iris/handle/10665/75263

**Kapitel 17**

Beyreuter K, Einhäupl KM, Kurz A: Demenzen-Grundlagen und Klinik. Thieme, Stuttgart, 2002

Noelle R: Grundlagen und Praxis gerontopsychiatrischer Pflege. Psychiatrie Verlag GmbH, Köln, 2015, www.hospitalelderlifeprogram.org

**Kapitel 18**

Böhmer F, Füsgen I: Geriatrie. Böhlau, Wien, Köln, Weimar, 2008

Nationale VersorgungsLeitlinie Unipolare Depression, 2015. www.leitlinien.de/mdb/downloads/nvl/depression/depression-2aufl-vers4-lang.pdf

**Kapitel 20**

Guessous I, Cornuz J, Stoianov R et al.: Efficacy of clinical guideline implementation to improve the appropriateness of chest physiotherapy prescription among inpatients with community-acquired pneumonia. Respir Med. 2008 Sep; 102(9): 1257–1263

Guidelines for the physiotherapy management of the adult, medical, spontaneously breathing patient. Thorax 2009; 64 (Suppl I): i1–i51. doi:10.1136/thx.2008.110726

Guralnik JM, Ferrucci L, Simonsick EM, Salive ME, Wallace RB.: Lower-extremity function in persons over the age of 70 years as a predictor of subsequent disability. N Engl J Med. 1995 Mar 2; 332(9): 55661.

Management of adult community-acquired pneumonia and prevention – published by the German Respiratory Society, the Paul-Ehrlich-Society for Chemotherapy, the German Society for Infectious Diseases, the Competence Network CAPNETZ, the Austrian Respiratory Society, the Austrian Society for Infectious and Tropical Diseases and the Swiss Respiratory SocietyLeitlinien der Deutschen Gesellschaft für Pneumologie und Beatmungsmedizin Update 2016

Lachs MS, Feinstein AR, Cooney LM Jr. et al.: A simple procedure for general screening for functional disability in elderly patients. Ann intern Med 990; 112: 699–706

Mundy LM, Leet TL, Darst K et al.: Early mobilization of patients with community-acquired pneumonia Chest 2003; 124;3.883

Prina E, Ranzani OT, Torres A: Community-acquired pneumonia. Lancet 2015; 386: 1097–1108

Thiem U, Greuel HW, Reingräber A et al.: Consensus for the identification of geriatric patients in the emergency care setting in Germany

Yang M, Yan Y, Yin X et al.: Chest physiotherapy for pneumonia in adults. Cochrane Database of Systematic Reviews 2010, Issue 2

Lim WS, BaC et al.: BTS guidelines for the management of community acquired Suppl. 3 iii1–iiii55

**Kapitel 22**

Adams J, Molnar F: The GERIATRIC 5 Ms. Giants for the next generation. BGS Newsletter 2018; 65(5): 8

Molnar F, Huang A und Tinetti M: The geriatrics 5 Ms: A new way of communicating what we do. JAGS 2017; 65(9): 2115

Morley JE: The new geriatric giants. Clinics in Geriatric Medicine 2017, 33(3): xi–xii

Richter K: 1.3 Geriatrie und ihre Geschichte. Der ältere Mensch in der Physiotherapie, 15, 14, 2016

**Kapitel 23**

Abdulla A et al.: British Geriatric Society. Guidance on the management of pain in older people. Age Ageing 2013; 42(Suppl. 1): i1–i57

American Geriatrics Society Panel on Pharmacological Management of Persistent Pain in Older Persons: Pharmacological management of persistent pain in older persons. J Am Geriatr Soc 2009; 57: 1331–1346

Brandstätter S: Rückenleiden. Holzhausen, 2009

Ebelt-Paprotny G, Preis R (Hrsg): Leitfaden Physiotherapie. Elsevier Urban & Fischer, München, 2012

Emmerich O, Haarmann O: Schmerz im Alter. Schmerztherapie 2010; 3:2–3

Makris UE et al.: Management of persistent pain in the older patient. A clinical review. JAMA 2014; 312: 825–836

Zenz M, Schwarzer A, Willweber-Strumpf A: Taschenbuch Schmerz. Ein diagnostischer und therapeutischer Leitfaden. Wissenschaftliche Verlagsgesellschaft, Stuttgart, 2013

**Kapitel 24**

Pawelec G. Exp. Gerontol. 105, 2018, 4–9

**Kapitel 25**

Abrams P, Cardozo L: The standardisation of terminology in lower urinary tract function: report from the standardisation sub-committee of the International Continence Society. Urology. 61, 2003, 37–49

AG Inkontinenz der DGG: Harninkontinenz bei geriatrischen Patienten – AWMF S2e-Leitlinie 084/001. AWMF online, 2016, 1–142. www.awmf.org/leitlinien/detail/ll/084-001.html (letzter Zugriff: 6. Oktober 2019)

Avery K, Donovan J, Peters T et al.: ICIQ: A brief and robust measure for evaluation the symptoms and impact of urinary incontinence. Neurol. Urodyn. 23, 2004, 322–330

Beutel M, Hessel A, Schwarz R, Brähler E: (2005): Prävalenz der Urininkontinenz in der deutschen Bevölkerung. Komorbidität, Lebensqualität, Einflussgrössen. Urologe A. 44, 2005, 232–238

Cardozo L: The standardisation of terminology in lower urinary tract function: report from the standardisation sub-committee of the International Continence Society. Urology. 61, 2003, 37–49

Chaitow L, Bradley D, Gilbert C: Recognizing and treating breathing disorders, a multidisciplinary approach. 2nd ed. Churchill Livingstone Elsevier, Edinburgh, 2014

Kauffmann TL, Scott R, Barr JO, Moran ML: A comprehensive guide to geriatric rehabilitation, 3rd ed. Churchill Livingstone Elsevier, Edinburgh, 2014

Miller J, Sampselle C,

Ashton-Miller J et al.: Clarification and confirmation of the Knack maneuvre: the effect of volitional pelvic floor muscle contraction to preempt expected stress incontinence. Int. Urolgynecol. J. 19, 2008, 773–782

Royal Dutch Society for Physical Therapy: KNGF Guideline for Physical Therapy in patients with stress urinary incontinence. Dutch Journal of Physical Therapy, suppl., vol 121, issue 3, 2011, 1–28

Sökeland J, Rübben H, Schulze H: Urologie. Thieme, Stuttgart, 14. A., 2008

## Kapitel 26

Abrams P, Cardozo L, Fall M et al.: The standardisation of terminology in lower urinary tract function: report from the standardisation sub-committee of the International Continence Society. Urology. 61, 2003, 37–49

Bartlett L, Sloots K, Novak M, Ho Y: Biofeedback for fecal incontinence: a randomized study comparing exercise regiments, Dis Colon Rectum 54, 2011, 845–856

Bharucha AE: Epidemiology, pathophysiology, and classification of fecal incontinence: state of the science summary for National Institute of Diabetes and Digestive and Kidney Disease (NIDDK) Workshop. Am J Gastroenterol, 126(Suppl 1), 2015, PS3–PS7

British Geriatrics Society: Behind closed doors: delivering dignity in toilet access and use, 2007. www.bgs.org.uk/campaigns/dignitypress.htm

Chelvanayagam S, Norton C: Quality of live with faecal continence problems. Nursing Times 2000; 96(31), 33–36

Frieling T: Analinkontinenz im Alter. Gynäkologie 2006; 39:173–177

National Institute for Health and Clinical Excellence. Faecal incontinence: the management of faecal incontinence in adults. London: NICE, 2007. www.nice.org.uk/49

Norton C, Cody JD, Hosker G: Biofeedback and / or sphincter exercises for the treatment of faecal incontinence in adults. Cochrane Database Syst Rev 2006; 3: CD002111

Schwander T, König IR: Triple target treatment (3T) is more effective than biofeedback alone for anal incontinence: the T3-AI study. Dis Colon Rectum 20103: 1007–1016

## Kapitel 27

Clegg A et al.: Frailty in elderly people. Lancet 2013; 381: 752–762

Cruz-Jentoft AJ et al.: European consensus on definition and diagnosis: Report of the European Working Group on Sarcopenia in Older People. Age Ageing 2010; 39: 412–423

Fried LP et al.: Frailty in older adults: Evidence for a phenotype. J. Gerontol. A Biol. Sci. Med. Sci. 2001; 56: M146–M156

Rockwood K, Mitnitski A: Frailty in relation to the accumulation of deficits. J. Gerontol. A Biol. Sci. Med. Sci. 2007; 62: 722–727

## Kapitel 28

American Geriatrics Society, British Geriatric Society, and American Academy of Orthopaedic: Guideline for Prevention of falls in older Persons, JAGS 49, 2001/2010: 664–672

Best practice guidelines for Australian hospitals, Preventing falls and harm from falls in older people, 2009. www.safetyandquality.gov.au (letzter Zugriff: 7. Oktober 2019)

Falls Efficacy Scale www.researchgate.net/publication/6887640_The_German_version_of_the_Falls_Efficacy_Scale-International_Version_FES-I (letzter Zugriff: 7. Oktober 2019)

Granacher U, Gruber M, Strass D, Gollhofer A: Auswirkungen von sensomotorischem Training im Alter auf die Maximal-und Explosivkraft. Deutsche Zeitschrift für Sportmedizin 58 (12), 446–451

Gschwind YI, Pfenninger B: Training zur Sturzprävention, Bfu Beratungsstelle für Unfallverhütung, 2013. www.bfu.ch/de/Documents/03_Fuer_Fachpersonen/11_Sturzpraevention/Sturzprävention/Training zur Sturzpraevention/Training zur Sturzpraevention.zip (letzter Zugriff: 7. Oktober 2019)

Gschwind YI, Wolf I, Bridenbaugh SA, Kressig RW: Best practice Gesundheits-förderung im Alter, Teilbereich Sturzprävention. Basel 2011, www.gesundheitsfoerderung.ch (letzter Zugriff: 7. Oktober 2019)

Jansenberger H: Sturzprävention in Therapie und Training. Thieme 2011, www.jansenberger.at (letzter Zugriff: 7. Oktober 2019)

Lord R, Sherrington C, Menz HB, Close JCT: Falls in older people, Cambridge University Press, 2007

NICE clinical guidelines 161, Assessment and prevention of falls in older people, Manchester 2013, www.nice.org.uk (letzter Zugriff: 7. Oktober 2019)

Schädler S et al.: Assessments in der Rehabilitation Bd 1: Neurologie, Huber Verlag, 2012

Sherrington C. et al.: Effecitve Exercise for the Prevention of Falls in older people living in the community. Cochrane Database of Systematic Reviews, 2019

Wolf SL, Barnhart HX, Kutner NG, McNeely E, Coogler C, Xu T: Reducing frailty and falls in older persons: an investigation of Tai Chi and computerized balance training. Atlanta FICSIT Group. Frailty and Injuries: Cooperative Studies of Intervention Techniques. J Am Geriatr Soc. 1996 May; 44(5): 489–97

Zeitler H P et al: DEGAM-Leitlinie Nr. 4: Ältere Sturzpatienten. 2004, www.degam.de/files/Inhalte/Leitlinien-Inhalte/_Alte%20Inhalte%20Archiv/Sturz/LL-4_Langfassung-sturz001.pdf

### Kapitel 29

Deutsche Gesellschaft für Neurologie: S1-Leitlinie Schwindel-Diagnose. www.dgn.org (letzter Zugriff: 8. Oktober 2019)

Deutsche Gesellschaft für Neurologie: S1-Leitlinie Schwindel-Therapie. www.dgn.org (letzter Zugriff: 8. Oktober 2019)

Hall CD, Herdman SJ, Whitney SL et al.: Vestibular rehabilitation for peripheral vestibular hypofunction: an evidence-based clinical practice guideline: from the American physical therapy association neurology section. Journal of Neurologic Physical Therapy, 40(2), 2016, 124

Jahn K, Kressig R et al.: Schwindel und Gangsicherheit im Alter. Deutsches Ärzteblatt 2015; 112. 387–393

Fernandez L et al.: Vertigo and dizziness in the elderly. Front. Neurol. 6:144. 2015

Furman J, Whitney SL et al.: Geriatric vestibulopathy assessment and management. Curr Opin Otolaryngol Head Neck Surg. 2010 Oct; 18(5). 386–391

Schädler S: Gleichgewicht und Schwindel". Elsevier Urban & Fischer, München, 2016

### Kapitel 30

Caritasverband Mainz: Merkblatt für die gesetzliche Betreuung Nr. 6 Verwahrlo-sung/Vermüllung, 2016

Gogl A (Hrsg.): Selbstvernachlässigung bei alten Menschen. Verlag Hans Huber, Bern, 2014

### Kapitel 31

AKE Arbeitsgemeinschaft für klinische Ernährung ake-nutrition.at, www.ake-nutrition.at (letzter Zugriff: 8. Oktober 2019)

DGE Praxiswissen: Mangelernährung im Alter. www.dge-medienservice.de/mangelernahrung-im-alter.html (letzter Zugriff: 8. Oktober 2019)

DGEM Leitlinie Deutsche Gesellschaft für Ernährungsmedizin: Klinische Ernährung in der Geriatrie. www.dgem.de/leitlinien (letzter Zugriff: 8. Oktober 2019)

Diekmann R et al.: Proteinbedarf älterer Menschen. Deutsche medizinische Wochenzeitschrift. Thieme, Stuttgart, 2014

Kiesewetter E: Mangelernährung beim älteren Menschen. In: Der informierte Arzt 12/2011. Aerzteverlag medinfo AG Erlenbach

Mini Nutritional Assessment. www.mna-elderly.com/forms/MNA_german.pdf (letzter Zugriff: 8. Oktober 2019)

Noreik M: Ernährungstherapie bei Kachexie und Sarkopenie. Aktuelle Ernährungsmedizin. Thieme, Stuttgart, 2014

Rehrmann N: Gut ernährt im Alter. UGB-Forum spezial 2/07 Gut leben im Alter. UGB Verlags GmbH. https://www.ugb.de/ernaehrungsplan-praevention/gut-ernaehrt-im-alter/druckansicht.pdf (letzter Zugriff: 8. Oktober 2019)

Schweizerische Gesellschaft für Ernährung: Mangelernährung trotz Überfluss. www.sge-ssn.ch/media/Mangelernaehrung_trotz_Ueberfluss.pdf (letzter Zugriff: 8. Oktober 2019)

## Kapitel 32

### Kap. 32.1

Deutsche Gesellschaft für Neurologie (DGN): Leitlinien für Diagnostik und Therapie in der Neurologie. Rehabilitation: Rehabilitation aphasischer Störungen nach Schlaganfall. Entwicklungsstufe: S1. Stand: September 2012. Gültig bis: September 2017. www.dgn.org/leitlinien/2434-ll-92-2012-rehabilitation-aphasischer-stoerungen-nach-schlaganfall (letzter Zugriff: 8. Oktober 2019)

GAB & DGNKN: Leitlinien 2000 für die Behandlung von Aphasie und Dysarthrie. www.dgn.org/leitlinien/2434-ll-92-2012-rehabilitation-aphasischer-stoerungen-nach-schlaganfall (letzter Zugriff: 8. Oktober 2019)

Götze R, Höfer B: AOT – Alltagsorientiere Therapie bei erworbener Hirnschädigung. Thieme, Stuttgart, 1999

Huber W, Poeck K, Springer L: Klinik und Rehabilitation der Aphasie: Eine Einführung für Therapeuten, Angehörige und Betroffene. Thieme. Stuttgart, 2. unveränderte A., 2013. 7–25

Mesulam M-M, Weintraub S: Is it time to revisit the classification guidelines for primary progressive aphasia? Neurology. 2014; 82. 1108–1109.

Saur D, Lange R, Baumgaertner A et al.: Dynamics of language reorganization after stroke. Brain. 2006; 129: 1371–1384

### Kap. 32.2

Deutsche Gesellschaft für Neurologie (DGN). Leitlinien für Diagnostik und Therapie in der Neurologie, Kapitel Rehabilitation. Neurogene Sprech- und Stimmstörungen (Dysarthrie/ Dysarthrophonie). Entwicklungsstufe: S1. Stand: September 2012. Gültig bis: September 2017. www.awmf.org/leitlinien/detail/ll/030-103.html (letzter Zugriff: 8. Oktober 2019)

Enderby PM: Frenchay Dysarthrie-Untersuchung. Übersetzt von Grosstück K, Grün HD et al.: Gustav Fischer Verlag. Stuttgart, Jena, New York, 1991

GAB & DGNKN: Leitlinien 2000 für die Behandlung von Aphasie und Dysarthrie. www.dgn.org/leitlinien/2434-ll-92-2012-rehabilitation-aphasischer-stoerungen-nach-schlaganfall (letzter Zugriff: 8. Oktober 2019)

### Kap. 32.3

Bartolome G, Schröter-Morasch H (Hrsg.): Schluckstörungen. Diagnostik und Therapie. Elsevier Urban & Fischer, München, 5. A., 2014

Burger-Gartner J, Heber D: Schluckstörungen im Alter. Hintergrundwissen und Anwendung in der Praxis. Kohlhammer, Stuttgart, 2011

Nusser-Müller-Busch R. (Hrsg.): Die Therapie des Facio-Oralen-Trakts. Springer, Berlin, 4. A., 2015

Rüffer N, Wilmskötter J: Presbyphagie. Kompensation und Schluckplanung. Forum Dysphagie. März 2013;3(1): 24–41

Sticher H, Gampp Lehmann K: Das Schlucken fördern. Physiopraxis 3/17: 38–41. Thieme, Stuttgart 2017

Ursachen von Mangelernährung/Flüssigkeitsdefizits und möglichen Interventionen. Modifiziert nach: Ratgeber für die richtige Ernährung bei Demenz. Ernst-Reinhardt Verlag. 2006. 50–81.

## Kapitel 33

### Kapitel 33.1

Beyreuter K, Einhäupl KM, Kurz A: Demenzen – Grundlagen und Klinik, Thieme, Stuttgart, 2002

www.geriatrie-online.at (letzter Zugriff: 28. Oktober 2019)

### Kap. 33.2

gesundheitsfoerderung.ch/assets/public/documents/1_de/a-public-health/4-aeltere-menschen/5-downloads/Via_-_Best-Practice-Studie_Foerderung_der_psychischen_Gesundheit_im_Alter.pdf (letzter Zugriff: 28. Oktober 2019)

www.neurologen-und-psychiater-im-netz.org/psychiatrie-psychosomatik-psychotherapie/ratgeber-archiv/meldungen/article/im-alter-werden-angststoerungen-leicht-uebersehen-und-fehlinterpretiert/ (letzter Zugriff: 28. Oktober 2019)

### Kap. 33.3

Böhmer F, Füsgen I: Geriatrie. Böhlau, Wien, Köln, Weimar, 2008

Nationale VersorgungsLeitlinie „Unipolare Depression", 2015. www.awmf.org/leitlinien/detail/ll/nvl-005.html (letzter Zugriff: 28. Oktober 2019)

Noelle R: Grundlagen und Praxis gerontopsychiatrischer Pflege: Psychiatrie Verlag GmbH, Köln, 2015

### Kap. 33.4

Beyreuter K, Einhäupl MK, Förstl H, Kurz A: Demenzen: Grundlagen und Klinik. Thieme, Stuttgart, 2002

Burn DJ: Dementia in Parkinson's disease. In: Cahudhuri KR, Tolosa ET, Schapira A, Poewe W: Non-motor Symptoms of Parkinson's Disease. Oxford University Press, Oxford, 2009

Gogia PP, Rastogi N: Alzheimer-Rehabilitation. Huber, Bern, 2014

Österreichischer Demenzbericht 2014. https://www.sozialministerium.at/cms/site/attachments/6/4/5/CH4156/CMS1436868155908/demenzbericht2014.pdf (letzter Zugriff: 28. Oktober 2019)

Schriftreihe der Baden-Württemberger Stiftung, 42: www.bwstiftung.de/uploads/tx_news/BWS_TrainingDemenz_Publikation_final_01.pdf (letzter Zugriff: 28. Oktober 2019)

WebMD 2005: Seven Alzheimer's warning signs. Retrieved June 2007 from www.webmd.com/alzheimers/guide/7-alzheimers-warning-signs (letzter Zugriff: 28. Oktober 2019)

WHO Demenzbericht 2012. www.who.int/mental_health/publications/dementia_report_2012/en (letzter Zugriff: 28. Oktober 2019)

### Kap. 33.5

Deutsche Gesellschaft für Neurologie: Leitlinien für Diagnostik und Therapie in der Neurologie, 2012

Deutsche Schlaganfall-Gesellschaft (DSG) und Deutsche Gesellschaft für Neurologie (DGN): S3-Leitlinie „Sekundärprophylaxe ischämischer Schlaganfall und transitorische ischämische Attacke", 2015. www.awmf.org/leitlinien/leitliniensuche.html (letzter Zugriff: 28. Oktober 2019)

KNGF: Practice Guideline for Physical Therapy in patients with stroke, 2014 Kompetenznetzwerk Schlaganfall, www.kompetenznetz-schlaganfall.de (letzter Zugriff: 28. Oktober 2019)

Langhorne P, Bernhardt J, Kwakkel G: Stroke rehabilitation. The Lancet, 2011

Rosbergen I et al.: Embedding an enriched environment in an acute stroke unit increases activity in people with stroke. Clinical Rehabilitation, 2017

Veerbeek J et al.: What is the evidence for physical therapy poststroke? A systematic review and Meta-Analysis. Plos one, 2014

Wade D: Rehabilitation – a new approach. Clinical rehabilitation, 2015

**Kap. 33.6**

Allen et al.: Reduced muscle power is associated with slower walking velocity and falls in people with Parkinsons' Disease. Parkinsonism Relat disorder 2010; 16/4. 261–264

Buchreihe/Informationsbroschüren Parkinson Schweiz. www.parkinson.ch (letzter Zugriff: 29. Oktober 2019)

Europäische Physiotherapie-Leitlinie beim idiopatischen Parkinson Syndrom, 2015, www.parkinsonnet.info/euguideline (letzter Zugriff: 29. Oktober 2019)

Hoehn M M, Yahr M D: Parkinsonism: onset, progression and mortality. In: Neurology. 17, 1967, 427–442, PMID 6067254, doi:10.1002/mds.20213

Morris M: Movement Disorders in People with Parkinson Disease: A model for physical Therapy. Physical Therapy, Vol 80, Nr 6, June 2000

Morris M: Locomotor Training in People with Parkinson Disease. Physical Therapy, Vol 86, Nr 10, Oct 2006

Schweizer Leitfaden für Physiotherapie bei Morbus Parkinson, 2016, www.igptr.ch (letzter Zugriff: 29. Oktober 2019)

**Kap. 33.7**

Löscher W, Iglseder B: Z. Gerontol. Geriat. 50 (2017), 347–361

**Kap. 33.8**

Cole C, Richards K: Sleep Disruption in Older Adults: Harmful and by no means inevitable, it should be assessed for and treated. AJN The American Journal of Nursing, 107(5), 2007. 40–49

Driver HS, Taylor S R: (2000). Exercise and sleep. Sleep medicine reviews, 4(4), 2000. 387–402

Lira FS et al.: Exercise training improves sleep pattern and metabolic profile in elderly people in a time-dependent manner. Lipids in health and disease 10.1, 2011. 113

Penzel T, Peter JH, Peter H et al.: Schlafstörungen. Themenheft 27, 2005

**Kapitel 34**

Büsching G et al.: Assessments in der Rehabilitation, Bd 3: Kardiologie und Pneumologie, Hans Huber Verlag, Bern, 2009

Piepoli MF, Conraads V, Corrà U et al.: Exercise training in heart failure: from theory to practice. A consensus document of the Heart Failure Association and the European Association for Cardiovascular Prevention and Rehabilitation. Eur J Heart Fail. 2011; 13(4): 347–357. doi:10.1093/eurjhf/hfr017

Rehabilitation Measures Database. www.sralab.org/rehabilitation-measures (letzter Zugriff: 10. Oktober 2019)

Schweizerische Herzstiftung Auszug Manual Gemeinsam zu einem gesunden Lebensstil – Der Weg zur eigenen Herzgruppe www.swissheartgroups.ch/fileadmin/user_upload/Swissheartgroups/1_Deutsch_Dokumente_PDF/Auszug_Manual_Gemeinsam_zu_einem_gesunden_Lebensstil.pdf (letzter Zugriff: 10. Oktober 2019)

Vanhees, L., De Sutter, J., Geladas, N et al. : Importance of characteristics and modalities of physical activity and exercise in the management of cardioascular health within the general population: Recommendations from the EACPR (PartI). European Journal of Preventive Cardiology. Published online before print January 20, 2012

**Kap. 34.1**

Büsching G et al.: Assessments in der Rehabilitation, Bd 3: Kardiologie und Pneumologie, Hans Huber Verlag, Bern, 2009. Rehabilitation Measures Database. www.sralab.org/rehabilitation-measures (letzter Zugriff: 10. Oktober 2019)

Dixhoorn JY, White A: Relaxation therapy for rehabilitation and prevention in ischaemic heart disease: a systematic review and meta-analysis. Eur J Cardiovasc Prev Rehabil, 12, 2005. 193–202

ESC Pocket Guidelines (Deutsche Gesellschaft für Kardiologie, Deutsche Hochdruckliga, European Society of Cardiology, European Society of Hypertension). www.escardio.org/guidelines, www.dgk.org, www.hochdruckliga.de (letzter Zugriff: 10. Oktober 2019)

Piepoli MF, Hoes AW, Agewall S et al.: 2016 European Guidelines on cardiovascular disease prevention in clinical practice: The Sixth Joint Task Force of the European Society of Cardiology and Other Societies on Cardiovascular Disease Prevention in Clinical Practice (constituted by representatives of 10 societies and by invited experts) Developed with the special contribution of the European Association for Cardiovascular Prevention & Rehabilitation (EACPR). European Heart Journal, 37(29), 2016. 2315–2381. http://doi.org/10.1093/eurheartj/ehw106 (letzter Zugriff: 10. Oktober 2019)

Schweizerische Herzstiftung: Auszug Manual „Gemeinsam zu einem gesunden Lebensstil – Der Weg zur eigenen Herzgruppe" www.swissheartgroups.ch/fileadmin/user_upload/Swissheartgroups/1_Deutsch_Dokumente_PDF/Auszug_Manual_Gemeinsam_zu_einem_gesunden_Lebensstil.pdf (letzter Zugriff: 10. Oktober 2019)

Vanhees L, De Sutter J, Geladas N et al.: Importance of characteristics and modalitie of physical activity and exercise in the management of cardioascular health within the general population: Recommendations from the EACPR (PartI). European Journal of Preventive Cardiology. Published online before print January 20, 2012

Vanhees L, Rauch B, Piepoli M et al. (on behalf of the writing group of the EACPR): (2012). Importance of characteristics and modalities of physical activity and exercise in the management of cardiovascular health in individuals with cardiovascular disease (Part III). European Journal of Preventive Cardiology Vol 19, Issue 6, 2012. 1333–1356. https://doi.org/10.1177/2047487312437063 (letzter Zugriff: 10. Oktober 2019)

**Kap. 34.2**

Achttien RJ, Staal JB, van der Voort S et al. (on behalf of the Practice Recommendations Development Group): Exercise-based cardiac rehabilitation in patients with coronary heart disease: a practice guideline. Netherlands Heart Journal, 21(10), 2013. 429–438. http://doi.org/10.1007/s12471-013-0467-y (letzter Zugriff: 10. Oktober 2019)

Nationale VersorgungsLeitlinie (NVL) Chronische KHK, 2016. www.leitlinien. de/nvl/khk (letzter Zugriff: 9. Oktober 2019)

**Kap. 34.3**

Deutsche Gesellschaft für Angiologie: S3-Leitlinie „Diagnostik, Therapie und Nachsorge der peripheren arteriellen Verschlusskrankheit". AWMF-Register-Nr. 065/003, 2015

Lawall H, Huppert P, Espinola-Klein C, Rümenapf G: Clinical practice guideline: The diagnosis and treatment of peripheral arterial vascular disease. Dtsch Arztebl Int 2016; 113: 729–36. DOI: 10.3238/arztebl.2016.072. www.ncbi.nlm. nih.gov/pmc/articles/PMC5150211/ (letzter Zugriff: 10. Oktober 2019)

Mays RJ., Regensteiner JG: Exercise Therapy for Claudication: Latest Advances. Current Treatment Options in Cardiovascular Medicine, 15(2), 2013. 188–199. http://doi.org/10.1007/s11936-013-0231-z (letzter Zugriff: 10. Oktober 2019)

Parmenter BJ, Dieberg G, Phipps G, Smart NA: Exercise training for health-related quality of life in peripheral artery disease: A systematic review and meta-analysis. Vascular Medicine Vol 20, Issue 1, 2014. 30–40. https://doi. org/10.1177/1358863X14559092 (letzter Zugriff: 10. Oktober 2019)

Writing Committee Members, Gerhard-Herman MD, Gornik HL, Barrett C et al. (ACC/AHA Task Force on Clinical Practice Guidelines): (2017). 2016 AHA/ACC Guideline on the Management of Patients With Lower Extremity Peripheral Artery Disease: Executive Summary: A Report of the American College of Cardiology/American Heart Association Task Force on Clinical Practice Guidelines. Circulation, 135(12), 2017. e686–e725. http://doi.org/10.1161/CIR.0000000000000470 (letzter Zugriff: 10. Oktober 2019)

**Kap. 34.4**

European Society of Cardiology (ESC): Management von Vorhofflimmern, 2016. https://leitlinien.dgk.org/2017/pocket-leitlinie-management-von-vorhofflimmern-version-2016 (letzter Zugriff: 9. Oktober 2019)

Kirchhof P, Benussi S, Kotecha D et al. (ESC Scientific Document Group): 2016 ESC Guidelines for the management of atrial fibrillation developed in collaboration with EACTS, European Heart Journal, Volume 37, Issue 38, 2016. 2893–2962. https://doi.org/10.1093/eurheartj/ehw210 (letzter Zugriff: 10. Oktober 2019)

Kompetenznetzwerk Vorhofflimmern e.V., www.kompetenznetz-vorhofflimmern.de (letzter Zugriff: 9. Oktober 2019)

Pathak RK, Elliott A, Middeldorp ME et al.: (2015). Impact of CARDIOrespiratory FITness on Arrhythmia Recurrence in Obese Individuals with Atrial Fibrillation: The CARDIO-FIT Study. Journal of the American College of Cardiology, Volume 66, Issue 9, 2015. 985–996. https://doi.org/10.1016/j.jacc.2015.06.488 (letzter Zugriff: 10. Oktober 2019)

**Kap. 34.5**

Achttien RJ, Staal JB, van der Voort S et al. (on behalf of the Practice Recommendations Development Group): Exercise-based cardiac rehabilitation in patients with coronary heart disease: a practice guideline. Netherlands Heart Journal, 21(10), 2013. 429–438. http://doi.org/10.1007/s12471-013-0467-y (letzter Zugriff: 10. Oktober 2019)

European Society of Cardiology: 2016 ESC Guidelines for the diagnosis and treatment of acute and chronic heart failure. leitlinien.dgk.org/2016/2016-esc-guidelines-for-the-diagnosis-and-treatment-of-acute-and-chronic-heart-failure (letzter Zugriff: 10. Oktober 2019)

Nationale Versorgungsleitlinie Herzinsuffizienz. www.leitlinien.de/nvl/herzinsuf-
fizienz (letzter Zugriff: 10. Oktober 2019)
Vanhees L, Rauch B, Piepoli M et al. (on behalf of the writing group of the
EACPR): (2012). Importance of characteristics and modalities of physical
activity and exercise in the management of cardiovascular health in individuals
with cardiovascular disease (Part III). European Journal of Preventive Cardiology Vol 19, Issue 6, 2012. 1333–1356. https://doi.org/10.1177/2047487312437063
(letzter Zugriff: 10. Oktober 2019)

**Kap. 34.6**

Deutsche Gesellschaft für Angiologie: Diagnostik und Therapie der Venenthrom-
bose und der Lungenembolie. S2k-Leitlinie (2015). www.awmf.org/leitlinien/
detail/ll/065-002.html (letzter Zugriff: 10. Oktober 2019)
Rabe E, Partsch H, Hafner J et al.: Indications for medical compression stockings
in venous and lymphatic disorders: An evidence-based consensus statement.
Phlebology. 2018; 33(3): 163–184. www.ncbi.nlm.nih.gov/pubmed/28549402
(letzter Zugriff: 10. Oktober 2019)
Ten Cate-Hoek AJ, Bouman AC, Joore MA et al.: The IDEAL DVT study,
individualised duration elastic compression therapy against long-term duration
of therapy for the prevention of post-thrombotic syndrome: protocol of a
randomised controlled trial. BMJ Open. 2014;4(9):e005265. https://bmjopen.
bmj.com/content/4/9/e005265 (letzter Zugriff: 10. Oktober 2019)

**Kapitel 35**

Deutsche Gesellschaft für Pneumologie: S2k-Leitlinie zur Diagnostik und Therapie von Patienten mit chronisch obstruktiver Bronchitis und Lungenemphysem
(COPD), 2018. www.awmf.org/leitlinien/detail/ll/020-006.html (letzter Zugriff:
29. Oktober 2019)
Global Initiative for Chronic Obstructive Lung Disease (GOLD). www.goldcopd.
com (letzter Zugriff: 29. Oktober 2019)
Gloeckl R, Marinov B, Pitta F. Practical recommendations for exercise training in
patients with COPD. Eur Respir Rev 2013, 22:128. 178–186
Maltais F et al : An Official American Thoracic Society/European Respiratory
Society Statement: Update on limb muscle dysfunction in chronic obstructive
pulmonary disease. Am J. Respir Crit Care Med Vol 189, Iss 9, May 1, 2014.
e15–e62
Nationale Versorgungsleitlinie COPD. www.leitlinien.de/nvl/copd (letzter
Zugriff: 29. Oktober 2019)
Spruit MA et al. : An Official American Thoracic Society/European Respiratoty
Society Statement: Key Concepts and Advances in pulmonary Rehabilitation.
Am J Respir Crit Care Med Vol 188, Iss. 8, Oct 15, 2013. e13–e64

**Kapitel 36**

Battaglia E, Serra AM, Buonafede G et al.: Long term study on the effect of visual
biofeedback and muscle training as a therapeutic midality in pelvic floor
dyssynergia and slow-transit constipation. Dis Colon Rectum 2004; 47, 90–95
Deutsche Gesellschaft für Gastroenterologie, Verdauungs- und Stoffwechsel-
krankheiten (zahlreiche Leitlinien). www.dgvs.de/wissen-kompakt/leitlinien/
dgvs-leitlinien (letzter Zugriff: 23. Oktober 2019)
Lembo A, Camilleri M: Chronic constipation. N Engl J Med 2003; 349,
1360–1368

Müller-Lissner SA, Kamm MA, Scarpignato C, Wald A : Myths and misconceptions about chronic constipation. Am J Gastroenterol 2005; 100, 232–242

## Kapitel 37

AWMF: S3-Leitlinie Harnwegsinfektionen (zuletzt erschienen 2017): Epidemiologie, Diagnostik, Therapie, Prävention und Management unkomplizierter, bakterieller, ambulant erworbener Harnwegsinfektionen bei erwachsenen Patienten. AWMF-Register 043-044, 2017. www.awmf.org/uploads/tx_szleitlinien/043-044l_S3_Harnwegsinfektionen_2017-05.pdf (letzter Zugriff: 1. Oktober 2019)

Hyponatriämie Klinische Praxis-Leitlinie: Spasovski G. et al.: Eur. J. Endocrinol. 170 (2014), G1-G47

Daul AE: Körperliches Training und Dialyse. In: Der Nephrologe, November 2011 Vol. 6 Issue 6. 537–547

www.pelvisuisse.ch/physiotherapeutische-beckenbodentherapie (letzter Zugriff: 1. Oktober 2019)

## Kapitel 38

### Kap. 38.1

Esefeld K et al.: Diabetes, Sport und Bewegung. Diabetologie und Stoffwechsel 9. S 02 (2014). 196–S201

Chodzko-Zajko WJ et al.: Exercise and physical activity for older adults. Medicine & science in sports & exercise 41.7 (2009). 1510–1530

Zeyfang A et al.: Diabetes mellitus im Alter. DDG Praxisempfehlungen. Diabetologie 11; 2016: 170–176

www.d-journal.ch/diabetes (letzter Zugriff; 2. Januar 2020)

### Kap. 38.2

Dachverband der deutschsprachigen wissenschaftlichen osteologischen Gesellschaften. Prophylaxe, Diagnostik und Therapie der Osteoporose. AWMF-Register-Nr. 183-001. 2018. www.awmf.org/leitlinien/detail/ll/183-001.html

Gosch M. et al. Management der Osteoporose nach Fragilitätsfrakturen. Z. Geriat. Geriat. 1/2018

Pallamar M, Friedrich M. Journal für Mineralstoffwechsel & Muskuloskelettale Erkrankungen 2005; 12 (4), 94–100

Preisinger E. Journal für Mineralstoffwechsel & Muskuloskelettale Erkrankungen 2010; 17(2), 72–75

Ringe JD (Hrsg.). Osteoporose: Pathogenese, Diagnostik, Therapiemöglichkeiten. De Gruyter, Berlin, New York. 1991: 157–216

www.dv-osteologie.org

www.osteoporosezentrum.de/einteilung-der-osteoporose-postmenopauasale-osteoporose-und-altersosteoporose-typ1-osteoporose-typ-2

### Kap. 38.3

Leitlinie der European Thyroid Association (ETA). The 2015 European Thyroid Association Guidelines on Diagnosis and Treatment of Endogenous Subclinical Hyperthyroidism. 2015

## Kapitel 39

Deutsche Krebsgesellschaft und Deutsche Krebshilfe. S3-Leitlinie „Psychoonkologische Diagnostik, Beratung und Behandlung von erwachsenen Krebspatienten". 2014. AWMF-Register-Nr. 032-051OL. www.awmf.org/leitlinien/detail/ll/032-051OL.html

Deutsche Krebsgesellschaft und Deutsche Krebshilfe. Patientenleitlinie „Psycho-onkologie – Psychosoziale Unterstützung für Krebspatienten und Angehörige". 2016. Leitlinienprogramm Onkologie der AWMF. www.leitlinienprogramm-onkologie.de/patientenleitlinien/psychoonkologie

Nieland P, Simader R, Taylor J (Hrsg.). Was wir noch tun können: Rehabilitation am Lebensende Physiotherapie in der Palliativ Care. Elsevier Urban & Fischer. München, 2013

Zalpour C (Hg.) (2006) 2.Auflage: Anatomie und Physiologie für die Physiotherapie. Elsevier Urban & Fischer. München, 2006

www. krebsinformationsdienst.de

## Kapitel 40

**Kap. 40.1**

Deutsche Gesellschaft für Orthopädie und Orthopädische Chirurgie (DGOOC). S2k-Leitlinie Orthopädie 033-004. Gonarthrose. 2018. www.awmf.org/leit-linien/detail/ll/033-004.html

Deutsche Gesellschaft für Orthopädie und Orthopädische Chirurgie und des Berufsverbandes der Ärzte für Orthopädie. S3-Leitlinie Orthopädie 033-001. Koxarthrose. 2009. www.awmf.org/leitlinien/detail/anmeldung/1/ll/033-001.html

Pereira D, Peleteiro B, Araujo J et al. The effect of osteoarthritis definition on pre-valence and incidence estimates: a systematic review. Osteoarthritis Cartilage 19 (11): 2011. 1270–1285

Rabenberg M, Robert Koch-Institut (Hrsg). Gesundheitsberichterstattung des Bundes, Arthrose. Heft 54, 2013

Skou ST, Roos EM: Good Life with osteoArthritis in Denmark (GLA: D™): evidence-based education and supervised neuromuscular exercise delivered by certified physiotherapists nationwide. BMC musculoskeletal disorders, 18(1), 2017. 72

Wildi L. Der Internist 5. 2015. 527–541

**Kap. 40.2**

European League Against Rheumatism. Empfehlungen zum Management rheu-matischer Erkrankungen. www.eular.org/recommendations_management.cfm

Deutsche Gesellschaft für Rheumatologie e.V. (DGRh). S2e-Leitlinie: Therapie der rheumatoiden Arthritis mit krankheitsmodifizierenden Medikamenten. 2018. www.awmf.org/leitlinien/detail/ll/060-004.html

**Kap. 40.3**

Ebelt-Paprotny G, Preis R (Hrsg.). Leitfaden Physiotherapie. Elsevier Urban & Fischer, München, 2012

Kremer K, Müller E: Die chirurgische Poliklinik, Thieme, Stuttgart, 1984

Ruchholtz S et al. Alterstraumatologie. Georg Thieme Verlag, Stuttgart und New York, 2016

## Kapitel 41

Deutsche Gesellschaft für Ophthalmologie. www.dog.org/?cat=7 (letzter Zugriff: 30. Oktober 2019)

Schweizerischer Blindenbund. https://blind.ch/infos/publikationen.html (letzter Zugriff: 30. Oktober 2019)

## Kapitel 42

**Kap. 42.1**

Kramer SE et al.: Audiology 1995, 34. 311–320

Ventry I, Weinstein BE: Ear Hear 1982, 3. 128–134. Deutsche Version von Bertoli et al. (1996)

**Kap. 42.2**

Deutsche Gesellschaft für Hals-Nasen-Ohren-Heilkunde, Kopf- und Hals-Chirurgie und Deutsche Gesellschaft für Allgemeinmedizin und Familien-medizin. S2k-Leitlinie Rhinosinusitis (2017). AWMF-Register-Nr. 017/049 und 053-012. www.awmf.org/leitlinien/detail/ll/017-049.html und www.awmf.org/leitlinien/detail/ll/053-012.html (letzter Zugriff: 30. Oktober 2019)

**Kap. 42.3**

Deutsche Gesellschaft für Hals-Nasen-Ohren-Heilkunde, Kopf- und Hals-Chirurgie. S2k-Leitlinie Riech- und Schmeckstörungen (2016). www.awmf.org/leitlinien/detail/ll/017-050.html (letzter Zugriff: 30. Oktober 2019)

**Kap. 42.4**

Deutsche Gesellschaft für Hals-Nasen-Ohren-Heilkunde, Kopf- und Hals-Chirurgie. S2k-Leitlinie Riech- und Schmeckstörungen (2016). www.awmf.org/leitlinien/detail/ll/017-050.html (letzter Zugriff: 30. Oktober 2019)

**Kap. 42.5**

Deutsche Gesellschaft für Hals-Nasen-Ohren-Heilkunde, Kopf- und Hals-Chirurgie. S3-Leitlinie Chronischer Tinnitus (2015). AWMF-Register-Nr. 017/064. www.awmf.org/leitlinien/detail/ll/017-064.html (letzter Zugriff: 30. Oktober 2019)

Für Patienten: www.drhschaaf.de

## Kapitel 43

**Kap. 43.6 und 43.7**

Deutsche Gesellschaft für Wundheilung und Wundbehandlung: S3-Leitlinie „Lokaltherapie chronischer Wunden bei Patienten mit den Risiken periphere arterielle Verschlusskrankheit, Diabetes mellitus, chronische venöse Insuffi-zienz". AWMF-Register Nr. 091/001 (2014). www.awmf.org/leitlinien/detail/ll/091-001.html (letzter Zugriff: 16. Oktober 2019)

Deutsches Netzwerk für Qualitätsentwicklung in der Pflege (DNQP). Experten-standard Pflege von Menschen mit chronischen Wunden (2015). www.dnqp.de/de/expertenstandards-und-auditinstrumente (letzter Zugriff: 16. Oktober 2019). Leider kostenpflichtig

Deutsches Netzwerk für Qualitätsentwicklung in der Pflege (DNQP). Exper-tenstandard Dekubitusprophylaxe in der Pflege (2017). www.dnqp.de/de/expertenstandards-und-auditinstrumente (letzter Zugriff: 16. Oktober 2019). Leider kostenpflichtig

**Kap. 43.9**

Orr L et al.: A Systematic Review and Meta-analysis of Exercise Intervention for the Treatment of Calf Muscle Pump Impairment in Individuals with Chronic Venous Insufficiency. Ostomy Wound Manage, 63(8), 30–43, 2017

O'Brien J, Finlayson K, Kerr G, Edwards H: Evaluating the effectiveness of a self-management exercise intervention on wound healing, functional ability and health-related quality of life outcomes in adults with venous leg ulcers: a randomised controlled trial. Int Wound J, 14(1), 130–137. doi:10.1111/iwj.12571, 2017

Rabe E, Partsch H, Hafner J, Lattimer C et al.: Indications for medical compression stockings in venous and lymphatic disorders: An evidence-based consensus statement. Phlebology, 33(3), 163–184. doi:10.1177/0268355516689631, 2018

Taute BM: Chronisch venöse Insuffizienz. Internist 51, 2010, 351–358

## Kapitel 44

Hilfreicher Online-Kalkulator für Formeln, Scores etc.: www.mdcalc.com (letzter Zugriff: 31. Oktober 2019)

A practical guide to stopping medicines in older people. Best Practice Journal 2010; 27: 11–23. https://bpac.org.nz/BPJ/2010/April/docs/bpj_27_stop_guide_pages_10-23.pdf (letzter Zugriff: 31. Oktober 2019)

Barry PJ et al. Inappropriate prescribing in the elderly: a comparison of the Beers criteria and the improved prescribing in the elderly tool (IPET) in acutely ill elderly hospitalized patients. J Clin Pharm Ther 2006; 31: 617–626

Berthold HK & Steinhagen-Thiessen E. Drug therapy in the elderly: What are the problems? What are the dos and don'ts? Internist (Berl) 2009; 50: 1415–1424

Boyd CM et al. Clinical practice guidelines and quality of care for older patients with multiple comorbid diseases: implications for pay for performance. JAMA 2005; 294: 716–724

Chew ML et al. Anticholinergic activity of 107 medications commonly used by older adults. J Am Geriatr Soc 2018; 56: 1333–1341

Frank C, Weir E. Deprescribing for older patients. CMAJ 2014; 186: 1369–1376

Gallagher P et al. STOPP (Screening Tool of Older Person's Prescriptions) and START (Screening Tool to Alert doctors to Right Treatment). Consensus validation. Int J Clin Pharmacol Ther 2008; 46: 72–83

Rose AJ et al. Beyond medication reconciliation: The correct medication list. JAMA 2017; 317: 2057–2058

Rudolph JL et al. The anticholinergic risk scale and anticholinergic adverse effects in older persons. Arch Intern Med 2008; 168: 508–513

Scott IA et al. Minimizing inappropriate medications in older populations: a 10-step conceptual framework. Am J Med 2012; 125: 529–537

Therapeutics Initiative (evidence based drug therapy). Reducing polypharmacy, a logical approach. Therapeutics Letter 2014; 90. www.ti.ubs.ca

Tinetti ME et al. Health outcome priorities among competing cardiovascular, fall injury, and medication-related symptom outcomes. J Am Geriatr Soc 2008; 56: 1409–1416

www.prescqipp.info/polypharmacy-deprescribing-webkit (letzter Zugriff: 31. Oktober 2019)

www.polypharmacy.scot.nhs.uk (letzter Zugriff: 31. Oktober 2019)

www.deprescribing.org (letzter Zugriff: 31. Oktober 2019)

# Register